功能泌尿外科学

Functional Urology

功能泌尿外科学

Functional Urology

主 编 许克新

北京大学医学出版社

GONGNENG MINIAO WAIKEXUE

图书在版编目（CIP）数据

功能泌尿外科学/许克新主编. —北京：北京大
学医学出版社，2018.11
ISBN 978-7-5659-1707-3

Ⅰ．①功…　Ⅱ．①许…　Ⅲ．①泌尿外科学
Ⅳ．①R69

中国版本图书馆 CIP 数据核字（2017）第 270002 号

功能泌尿外科学

主　　编：许克新
出版发行：北京大学医学出版社
地　　址：（100191）北京市海淀区学院路 38 号　北京大学医学部院内
电　　话：发行部 010-82802230；图书邮购 010-82802495
网　　址：http://www.pumpress.com.cn
E - mail：booksale@bjmu.edu.cn
印　　刷：中煤（北京）印务有限公司
经　　销：新华书店
责任编辑：高　瑾　责任校对：靳新强　责任印制：李　啸
开　　本：787 mm×1092 mm　1/16　印张：20.75　字数：458 千字
版　　次：2018 年 11 月第 1 版　2018 年 11 月第 1 次印刷
书　　号：ISBN 978-7-5659-1707-3
定　　价：108.00 元

本书由
北京大学医学科学出版基金
资助出版

编者名单

（按姓名汉语拼音排序）

方志伟（郑州大学第一附属医院）
果宏峰（北京大学首钢医院）
何凌峰（山西中医药大学附属医院）
胡　浩（北京大学人民医院）
黄广林（北京积水潭医院）
霍　飞（北京大学人民医院）
梁　晨（首都医科大学附属北京世纪坛医院）
廖利民（中国康复研究中心北京博爱医院）
孙秀丽（北京大学人民医院）
王焕瑞（北京大学人民医院）
王　起（北京大学人民医院）
吴栗洋（首都医科大学附属北京朝阳医院）
吴士良（北京大学第一医院）
许克新（北京大学人民医院）
张　鹏（首都医科大学附属北京朝阳医院）
张维宇（北京大学人民医院）
张晓鹏（北京大学人民医院）
赵文锋（北京大学首钢医院）

绘图

孟德鸿（齐齐哈尔大学美术与艺术设计学院）

秘书

张维宇（北京大学人民医院）

序

很高兴受许克新教授的邀请，为他主编的《功能泌尿外科学》一书作序。

《功能泌尿外科学》是现今我国第一部以下尿路功能障碍为主要内容的泌尿外科学专业书籍。该书紧扣学科发展前沿，内容涵盖了下尿路症状、压力性尿失禁、膀胱过度活动症、膀胱无力症、间质性膀胱炎、神经源性下尿路功能障碍、盆底功能障碍、尿道狭窄、尿动力学检查等各个方面，全面系统地论述了对于下尿路功能性疾病的病因、诊断及治疗，并介绍了人工尿道括约肌植入术、男性吊带手术、骶神经调节术、膀胱扩大术等方面的国内外最新技术的进展，对国内功能泌尿外科的发展做了系统的综述。

本书的主编是我国功能泌尿外科学领域的知名学者和专家，他不仅具有与时俱进的创新精神，更具有丰富的临床经验，本书将成为从事尿控领域工作的泌尿外科医师的一部重要参考书。

《功能泌尿外科学》的出版不仅为功能泌尿外科这一泌尿外科的重要分支学科的临床诊疗提供了专业理论知识，而且也为这一专业的发展奠定了坚实的基础。

最后，由衷祝贺《功能泌尿外科学》的出版，并诚挚地推荐本书。

王建业
北京医院
2018 年 10 月

前　言

　　泌尿外科是中国传统医学专科之一。早在春秋战国时期的医学名著《五十二医方》中便有治疗泌尿系统结石的记载。两千年前的中国医药文献中更有很多关于泌尿及男性生殖系统疾病的详细记载。古籍中记载的用葱管和鹅毛管给太监导尿，或许是医学史上最早的软管导尿术。我国这些早期的泌尿外科医学记载远远早于西方文献。

　　古老的泌尿外科传承千年，但泌尿外科中的功能泌尿外科专业，却是近年来随时代发展及疾病学科细分而逐渐发展起来的新生代表，更是脱胎于泌尿外科而独立出来的一个新领域。它所涉及的疾病虽大多非性命攸关，但更影响患者生活质量。时代变迁，发展日新月异，对新学科来说，是挑战，也是机遇。

　　功能泌尿外科学的绝大多数疾病常见于中老年人群，随着我国人口老龄化的进展与加剧，功能外科领域疾病的发病率将逐渐增多，功能泌尿外科学势必将在患者需求和学科发展的推动下，迎来快速发展的大好时机。当前此专业分支在全球范围内刚具雏形，我国功能泌尿外科领域的研究也不够深入和系统。

　　本书是国内首部功能泌尿外科领域专著，旨在全面系统地梳理和总结功能泌尿外科学内容，全书共18章，主要涉及下尿路功能性疾病，包括下尿路症状、膀胱过度活动症、间质性膀胱炎、膀胱阴道瘘、神经源性膀胱、压力性尿失禁、膀胱出口梗阻等疾病的诊治。

　　功能泌尿外科专业在整个泌尿外科领域尚处于宏图刚展、前景无限的开创期，但每一小步的努力，都是推进学科发展、奠定学科进步的重要根基。

　　积淀尚起步，发展待长足。集腋可成裘，未来终可期。

许克新

2018 年 9 月

目　录

第一章

男性下尿路症状

下尿路症状（lower urinary tract symptoms，LUTS）是世界范围内成年男性，尤其是 40 岁以上男性最为常见的临床表现。LUTS 包括储尿期症状、排尿期症状和排尿后症状。良性前列腺增生（benign prostatic hyperplasia，BPH）、膀胱过度活动症（overactive bladder，OAB）、膀胱无力症（underactive bladder，UAB）、神经源性膀胱、泌尿系结石、膀胱肿瘤、前列腺炎、尿道狭窄等都会伴随 LUTS[1]，甚至其他非泌尿系统疾病也可能导致 LUTS，如代谢综合征、勃起功能障碍、高脂血症等。

一、定义

LUTS 这一词汇首先于 19 世纪 90 年代被提出，是指由下尿路疾病引起的或与下尿路疾病相关的一系列症状，但无下尿路异常的其他疾病也可能引起 LUTS，如多尿[2]。2002 年，国际尿控协会（International Continence Society，ICS）根据症状将 LUTS 分成三个部分[3]：

（1）储尿期症状：尿频、尿急、夜尿、尿失禁等。

➢ 尿频：是一种患者主诉，客观标准通常为排尿次数≥8 次/天。

➢ 尿急：突然出现强烈的并难以延迟的尿意。

➢ 夜尿：夜间睡眠期间起床排尿，ICS 的定义是≥1 次即为夜尿，也有研究认为≥2 次有临床意义。

➢ 夜间遗尿：睡眠期间尿液渗漏。

➢ 压力性尿失禁：腹压增高（如咳嗽、打喷嚏、用力）时尿液渗漏。

➢ 急迫性尿失禁：尿急同时或之后很快发生的尿液渗漏。

➢ 混合性尿失禁：压力性尿失禁和急迫性尿失禁同时存在。

（2）排尿期症状：尿流弱、尿踌躇、间歇性尿流、排尿费力、终末滴沥。

➢ 尿流弱：包括尿流减慢和尿线细、无力。

➢ 尿踌躇：启动排尿困难。

➢ 间歇性尿流：排尿过程中尿流时停时现。

➢ 排尿费力：患者需用力增加腹压来启动、维持或改善尿流。

➢ 终末滴沥：排尿终末延迟、尿流缓慢呈滴沥状。

（3）排尿后症状：尿不尽感、尿后滴沥。

➢ 尿不尽感：排尿后仍觉得膀胱尚未排空，可伴随较大量的残余尿（post-void residual，PVR）。

> 尿后滴沥：排尿结束后短暂的不自主漏尿，可能弄湿衣裤。

欧洲泌尿外科学会（European Association of Urology，EAU）2012 年对男性 LUTS 的定义[1]是 40 岁以上男性人群中继发于良性前列腺增大（benign prostatic enlargement，BPE）或良性前列腺梗阻（benign prostatic obstruction，BPO）、OAB、夜间多尿产生的症状，然而需要知道的是，其他疾病如神经源性膀胱、间质性膀胱炎/膀胱疼痛综合征（interstitial cystitis/painful bladder syndrome，IC/PBS）、泌尿系统感染（urinary tract infection，UTI）、恶性肿瘤、结石等也会导致 LUTS[4-6]。男性 LUTS 是包括储尿期、排尿期、排尿后一系列症状的统称，不应作为一项诊断。

二、病因及危险因素

导致 LUTS 的病因很多，可按系统分为泌尿系统疾病、非泌尿系统疾病，非泌尿系统疾病导致 LUTS 则更需接诊大夫的仔细鉴别。引起 LUTS 的疾病中，可进一步分为几大类：

（1）前列腺：BPE、膀胱出口梗阻（bladder outlet obstruction，BOO）或 BPO、BPH、前列腺炎、前列腺癌等。

> BPH 主要是前列腺移行区及尿道周围间质和腺体细胞的增生[7]，由于前列腺体积增大造成对尿道的压迫而导致排尿期症状（静态压迫）；前列腺平滑肌细胞收缩也对尿道起压迫作用，如使用肾上腺素受体激动药可以增加前列腺尿道部阻力（动态压迫）。

> 前列腺体积与梗阻的程度并无明显相关性，而其他因素如对尿道的动态压迫、前列腺纤维囊以及前列腺的解剖多形性等因素可能对临床症状的产生起更多作用[6]。

（2）膀胱：OAB、UAB、膀胱肿瘤、细菌性膀胱炎、IC/PBS、神经源性膀胱、膀胱结石等。

> 由于尿道的压迫引起膀胱充盈扩张、缺血、炎症反应和氧化应激状态等导致的膀胱逼尿肌代偿性改变（肥大、顺应性下降、收缩力下降），神经系统功能病变，尿道上皮腺苷三磷酸（ATP）及神经生长因子等介质的释放，都会导致尿频、尿急、夜尿等其他 BPH 相关的储尿期症状[8-9]。

> 即使没有尿道压迫的因素，对尿道感觉神经的刺激也会导致储尿期症状[10]。

> 年龄相关的逼尿肌力下降也是排尿期症状产生的重要因素之一[11]。

（3）尿道：尿道狭窄、尿道炎、尿道结石、尿道异物等。

（4）其他：老龄、氯胺酮等药物滥用、多尿、夜尿增多、睡眠障碍、心理障碍、代谢综合征、勃起功能障碍等。

> 代谢综合征近来被发现与 LUTS/BPH 关系密切[12-13]，一个假说认为胰岛素抵抗继发的高胰岛素血症可能与前列腺增生有关：高胰岛素血症和高血糖导致交感神经系统激活，进而导致前列腺平滑肌收缩力增加，LUTS 症状加重，是独立于前列腺体积增大的危险因素之一[14-15]。代谢综合征导致的前列腺炎症反应或性激素紊乱对 BPH 的发展也起到推进作用[12]。另一个假说认为盆腔血管动脉粥样硬化导致膀胱、前列腺的慢性缺血状态进而

导致其功能受损，因此盆腔血管动脉粥样硬化也是 LUTS 发生过程中的因素之一[16]。

➤ 男性性功能障碍和 LUTS 也存在一定的相关性[17]，其原因目前有四个假说：

第一个，阴茎及前列腺内环磷酸鸟苷（cGMP）通路中一氧化氮/一氧化氮合酶（NO/NOS）的改变；

第二个，Rho 激酶和内皮肽通路的激活；

第三个，自主神经高反射以及代谢综合征假说；

第四个，盆腔血管动脉粥样硬化的结果。

上述诸多因素都可导致膀胱出口阻力增加，影响勃起过程，由此导致 LUTS/BPH 以及勃起功能障碍[17]。

作为男性 LUTS 主要构成的 BPH 是一个进展性的疾病，其进展及发生严重并发症最主要及有力的预测因子是 PSA 基础水平＞1.3 ng/ml 以及前列腺体积≥30 ml。其他危险因素还有高国际前列腺症状评分（international prostate symptom score，IPSS 评分）、最大尿流率下降等[18-19]。在临床实践中综合上述危险因素可帮助识别高危患者，并尽早进行有效干预。

三、流行病学

BPH 作为男性 LUTS 主要的病因之一很大程度上影响了 LUTS 的发病率。BPH 是成年男性中非常常见的良性疾病，以其高发病率和对生活质量的影响显著而成为主要的医疗问题之一。BPH 发生后，对其中观察和等待治疗的人群为期 12 年的研究发现，IPSS 评分以每年 0.18 分的速度增长，尿流率以平均每年 2% 的速度下降，4 年内急性尿潴留（acute urinary retention，AUR）的发生率为 2.7%[20-21]。

最近一项大型的流行病学调查 EPIC 研究提示，LUTS 在整体人群中的发病率约为 62.5%，且发病率随年龄增长，40 岁以下男性的发病率为 51.3%，而在 60 岁以上人群中则为 80.7%。储尿期、排尿期和排尿后症状的发生率分别为 51.3%、25.7%、16.9%，其中，储尿期最常见的症状分别是夜尿（48.6%～69.4%）和尿急（10.8%～22.4%）。尽管储尿期症状是发病率最高的症状，但排尿期症状通常需要进一步诊疗，更需引起重视。

四、评估

对于男性 LUTS 患者的诊断，医生能够发掘出其背后的病因对于后续治疗是极为重要的。男性 40 岁以上患者的非神经源性良性疾病的诊断多为排除性诊断，而 LUTS 所包含的症状大量而繁杂，因此详细而有条理的病史采集和查体对于除外大量的鉴别诊断而得出最确切的病因学诊断尤为重要，不同的问卷可以协助完善病史采集，对于疾病的诊断、严重程度的判断给予更完善的评价。对于尿频、夜尿为主的患者，排尿日记是一项重要评估方法。血常规、尿常规、肾功能检查和 PSA 对于鉴别诊断有较多帮助。如果患者有明显 LUTS 表现或 IPSS≥8 分，则推荐行尿流率检查及残余尿测定。其他检查如压力-流率尿动力检查、前列腺超声、膀胱镜检等在必要时采用，可进一步明确诊断。

（一）病史采集

病史采集需要接诊医生详细地逐条询问症状，以便得出最完整的症状集合，而寻找导致所有症状的原因和鉴别诊断则更为重要。

1. 症状
- 诱因。
- 储尿期、排尿期、排尿后症状。
- 持续时间：包括起病时间和症状持续时间。
- 严重程度：如尿失禁发作频率、漏尿量，各症状严重程度排序。
- 生活困扰程度及排序。
- 既往治疗及疗效。

2. 长期用药史
- 利尿药、中药。
- 药物滥用（尤其是氯胺酮）。

3. 合并症
- 糖尿病。
- 尿崩症。
- 既往手术史，如阴茎手术、前列腺手术、直肠或经直肠手术。
- 外伤史。
- 神经源性疾病：帕金森病、多发性硬化症、脑血管疾病、脊髓损伤、腰椎病变、脊柱裂。
- 心血管、呼吸系统疾病：心力衰竭、睡眠呼吸暂停。
- 肾病。

（二）体格检查

1. 腹部查体
- 尿潴留：下腹部膨隆。
- 手术瘢痕：既往手术史。

2. 外生殖器查体
- 包茎。
- 尿道口狭窄。
- 闭塞性干燥性龟头炎。
- 阴茎癌。

3. 直肠指诊
- 肛门括约肌肌力、感觉：提示合并神经系统疾病。
- 前列腺：大小、形状、质地、边界、活动度。

➤ 直肠肿物。

4. 下肢查体

➤ 活动度、感觉。

（三）问卷

评估下尿路症状的问卷较多，可信度良好，对于症状严重程度的评估以及治疗效果的监控都有良好效果。临床应用最广泛的问卷即 IPSS 评分（表 1-1）。

表 1-1　国际前列腺症状评分问卷（IPSS 评分）

在最近一个月内，您是否有以下症状？	无	在五次中					症状评分
		少于一次	少于半数	大约半数	多于半数	几乎每次	
1. 是否经常有尿不尽感？（梗阻、排尿期）	0	1	2	3	4	5	
2. 两次排尿间隔是否经常小于两小时？（刺激、储尿期）	0	1	2	3	4	5	
3. 是否曾经有间断性排尿？（梗阻、排尿期）	0	1	2	3	4	5	
4. 是否有排尿不能等待现象？（刺激、储尿期）	0	1	2	3	4	5	
5. 是否有尿线变细现象？（梗阻、排尿期）	0	1	2	3	4	5	
6. 是否需要用力及使劲才能开始排尿？（梗阻、排尿期）	0	1	2	3	4	5	
7. 从入睡到早起一般需要起来排尿几次？（刺激、储尿期）	无 0	1 次 1	2 次 2	3 次 3	4 次 4	5 次 5	

症状总评分＝

生活质量（QOL）评分表

	高兴	满意	大致满意	还可以	不太满意	苦恼	很糟
8. 如果在您今后的生活中始终伴有现在的排尿症状，您认为如何？	0	1	2	3	4	5	6

生活质量（QOL）评分＝

1. IPSS 评分

IPSS 评分前 7 项问题中，第 1、第 3、第 5、第 6 项判断排尿期症状，而第 2、第 4、第 7 项判断储尿期症状；第 8 项为生活质量初判。IPSS 问卷可由初诊患者或医生填写以明确协助 LUTS 的判断，也可在治疗过程中再次填写以判断其症状和严重程度的变化，协助判断治疗效果。OAB 症状的判断可由 OAB-SS 问卷评估[22]，具体详见相关章节。

症状评分（问题 1~7 得分总和）根据严重程度分为四级：

- 无症状：0 分
- 轻度：1~7 分
- 中度 8~19 分
- 重度 20~35 分

IPSS 评分最大的不足在于其缺乏对尿失禁症状的评估，因此对 LUTS 的诊断并不全面。

2. ICI-Q-SF

国际尿失禁咨询委员会尿失禁问卷量表（ICI-Q-LF）分四部分记录了尿失禁及其严重程度和对日常生活、性生活和情绪的影响，ICI-Q-SF为其简化版本（表1-2）。

表1-2　国际尿失禁咨询委员会尿失禁问卷简表（ICI-Q-SF）

仔细回想您近四周来的症状，尽可能回答以下问题。

1. 您的出生日期：　　　　年　　　月　　　日

2. 性别（在空格处打√）　　男 □　　　女 □

---

3. 您漏尿的次数？
（在空格内打√）

从来不漏尿	□	0
一星期大约漏尿1次或经常不到1次	□	1
一星期漏尿2次或3次	□	2
每天大约漏尿1次	□	3
一天漏尿数次	□	4
一直漏尿	□	5

---

4. 我们想知道您认为自己漏尿的量是多少？
在通常情况下，您的漏尿量是多少（不管您是否使用了防护用品）
（在空格内打√）

不漏尿	□	0
少量漏尿	□	2
中等量漏尿	□	4
大量漏尿	□	6

---

5. 总体上看，漏尿对您日常生活影响程度如何？
请在0（表示没有影响）～10（表示有很大影响）之间的某个数字上画圈

0　1　2　3　4　5　6　7　8　9　10
没有影响　　　　　　　　　　　　　　　　有很大影响

ICI-Q-SF评分（把第3、4、5个问题的分数相加）：□

---

6. 什么时候发生漏尿？
（请在与您情况相符合的项目后的空格内打√）

从不漏尿	□
未能到达厕所就会有尿液漏出	□
在咳嗽或打喷嚏时漏尿	□
在睡着时漏尿	□
在活动或体育运动时漏尿	□
在小便完和穿好衣服时漏尿	□
在没有明显理由的情况下漏尿	□
在所有时间内漏尿	□

（四）排尿日记

排尿日记通过记录 24 小时排尿时间、排尿量、尿急症状及程度、尿失禁事件、尿垫使用情况、饮水量及类型、其他相关信息，提供了患者详细的饮水及排尿模式的信息、症状的严重程度，在病史外提供了更多客观信息，从而有针对性地给予相应指导，如避免刺激性饮品，在特定时间适当减少饮水量等。虽然理想状态是记录 3～7 天的排尿日记综合分析[23]，但通常认为 1～2 天就可以提供较多的信息。对于存在白天和夜间排尿次数增多的患者，排尿日记可以提供每次尿量，也可明确多尿（24 h 尿量＞40 ml/kg）及夜尿增多（儿童夜尿量＞20％日尿量；成人夜尿量＞33％日尿量）的诊断。若排尿日记记录了排尿次数增多，每次尿量较少，可能提示患者存在 OAB；通过排尿日记记录的排尿间隔可以记录膀胱训练的成效。排尿日记记录的最大排尿量是患者行尿动力学检查时膀胱灌注量的依据，也是无法测量最大膀胱容量时的有效膀胱容量。

（五）检验

1. 尿常规

最廉价、快捷的手段，通过尿常规可发现血尿、尿糖增高、蛋白尿、脓尿、尿比重异常、尿亚硝酸盐增高等，对 LUTS 可能无直接诊断意义，但对糖尿病、UTI、肾病、泌尿生殖系统肿瘤的排除都有意义[24]。

2. 肾功能

男性 LUTS 患者存在肾功能损伤的可能性较小，MTOPS 研究认为其发生率不足 1％。但肾功能损伤会提高经尿道前列腺电切术（transurethral resection of prostate，TURP）后并发症的发生率，因此，EAU 推荐肾功能检查的适应证为：

（1）怀疑存在肾功能损伤。

（2）影像学检查提示肾积水。

（3）拟行 LUTS 相关手术治疗。

3. PSA

血清 PSA 浓度和前列腺体积关系密切。因前列腺体积＞30 ml 情况下发生急性尿潴留风险为正常体积前列腺者的 3 倍，因此通过 PSA 测定推测前列腺体积≥30 ml 有积极意义，其参考值为：

（1）50～59 岁男性：PSA≥1.3 ng/ml。

（2）60～69 岁男性：PSA≥1.5 ng/ml。

此外，PSA＞4 ng/ml 时有 89％概率存在 BPO。对于 40 岁以上男性，如果其 LUTS 可疑由 BPO 引起或直肠指诊前列腺异常，或者患者担心前列腺癌的发生，则考虑行 PSA 检测[25]。

然而，血清 PSA 浓度受多种因素的影响，如前列腺癌、急性尿潴留、前列腺炎等。PSA 水平越高，发生前列腺癌可能性越大，其他如 BPH、感染、外伤、年龄都对 PSA 水平有影响。EAU 建议若 PSA 测定可能改变患者治疗方案或患者有疾病进展可能时须进行 PSA 测定；否则无须进行 PSA 检测。

（六）检查

当患者的病史、症状或检验结果提示其他疾病的存在，则需要进一步检查，如有尿潴留、泌尿系统感染、肉眼血尿病史，盆腔手术或放疗病史或肾病，则都需深入评估。其他如膀胱疼痛、会阴区疼痛，或直肠指诊、尿常规、肾功能有异常发现，或 PSA 升高等也需进一步检查明确其病因。

1. 残余尿测定

如果患者有明显 LUTS 表现或 IPSS≥8 分，则推荐行尿流率检查及残余尿测定。残余尿可通过经腹超声测量，估算方法为：长×宽×高×0.7；也可通过导尿直接测量。残余尿增多可能与 BOO/BPO、UAB 有关，推荐常规行残余尿检查。

2. 自由尿流率测定

是一项无创的尿动力学检查，简便易行，门诊即可完成，通过排尿期测定自主排尿状态下尿液流速衡量排尿功能，可作为下尿路功能障碍者的初筛方法。通过测量尿流指标评估下尿路功能，主要参数包括：①最大尿流率（Q_{max}）；②排尿量（VV）；③残余尿量（PVR）；④排尿模式。

建议排尿后通过即刻导尿或 B 超进行残余尿测定，有助于评估膀胱排空功能。有条件者推荐进行两次自由尿流率测定，尤其有异常结果者，且排尿量需超过 150 ml 才能保证各项参数测定准确，否则可能因尿流率过低，导致假性梗阻。

自由尿流率对 BOO、尿道狭窄、UAB 等均有提示作用，尿流率与 BOO 发生率的关系见表 1-3。Q_{max}≥15 ml/s 基本可以除外 BOO/BPO 的诊断，因此这类患者行 TURP 术后效果一般不显著；因此对于存在 LUTS 且拟行前列腺手术的患者，若自由尿流率提示 Q_{max}≥15 ml/s，则建议进一步行压力–流率检查[25]。

表 1-3　自由尿流率与膀胱出口梗阻（BOO）关系

Q_{max}（ml/s）	BOO 发生率（%）
≥15	3
10～15	28
<10	69

3. 尿动力学检查

需要尿道及肠道置管，为一项有创尿动力学检查，因此适应证选择需慎重，仅当检查结果可能影响治疗结局时才推荐做此项检查。过程包括储尿期及排尿期测定。储尿期图形和参数可协助 OAB 的诊断；排尿期图形和参数则可协助 UAB 及 BOO 的诊断（详见各章）。

对于临床诊断为 BOO 的患者，尿动力学检查发现 57%～61% 为 OAB、29% 为 BOO/BPO、11% 为 UAB，而研究发现对于临床诊断为 BPO 而实则为 UAB 的男性患者行经尿道前列腺切除术（UTRP），无论是尿动力学检查参数还是症状改善方面均无获益。此外，术前行尿动力学检查诊断发现 OAB 的存在会提示术后发生尿失禁可能，从而更好地和患者沟通病情，制订诊疗方案。EAU 推荐压力-流率检查适应证为：①$Q_{max}\geqslant$ 15 ml/s；②年龄<50 岁或>80 岁；③PVR>300 ml；④可疑神经源性膀胱；⑤双侧肾积水；⑥既往盆腔根治性手术；⑦既往治疗失败。

4. 前列腺超声

可以较准确地评估前列腺体积及形状。经腹超声用一般探头即可，为无创操作并可同时测定 PVR 及发现膀胱病变。经直肠超声需要特殊探头，但可以提供前列腺内部结构更详细的信息。

5. 膀胱镜检查

对于尿道及膀胱形态改变如肿物、小梁、憩室等有直观判断，对于拟行手术或可疑其他疾病（如尿道狭窄、膀胱结石、肿瘤等）者更有意义。

（七）诊断

LUTS 并不作为一项诊断提出，男性 LUTS 最常见的病因为 BPO。BPO 是指由于前列腺体积增大或收缩力增强导致膀胱出口梗阻的一种良性疾病，此诊断的得出需有尿动力学证据支持，并除外其他疾病。

压力-流率检查是诊断 BOO 的金标准，多种列线图可评价复杂 BOO 的存在（详见具体章节）。若患者存在 BOO 而可除外 BPO 的诊断时，则需其他检查如影像尿动力学检查或膀胱镜检查来明确诊断。影像尿动力学检查并非 BOO 诊断所必需，但可帮助确定 BOO 病因及梗阻部位，如是前列腺突入尿道、尿道狭窄还是膀胱颈挛缩。

五、治疗

男性 LUTS 的治疗方案包括保守治疗、口服药物治疗和手术治疗。

（一）保守治疗

如前所述，男性 LUTS 的致病原因有许多，尽管前列腺所占比例最高，但其他器官组织如膀胱、盆底结构、中心或周围神经系统甚至肾病变都可能导致 LUTS。有时，原发病变可能很难找出甚至终无定论，因此，对无绝对手术指征的 LUTS 患者进行保守治疗应是第一步，也是重要的一个步骤。保守治疗模式包括：

（1）宣传教育：科普下尿路解剖、尿液储存排空的病生理过程及导致 LUTS 的原因；关于饮水量及饮品种类的指导；解释饮水及尿频的关系。

（2）生活方式的建议：因人而异，如饮水过量者减少饮水量；夜尿频繁者减少睡前饮水量并于睡前排空膀胱；分散注意力，避免过度关注膀胱和排尿，如呼吸训练、会阴训练；老年尿频者进行膀胱训练来提高膀胱容量、增加排尿间隔；通过放松盆底及二次排尿等方式排空膀胱等。

（3）定期检测：规律随访 LUTS 情况、前列腺及病理结果，强调若症状加重需随诊。

保守治疗已证实可显著减少 LUTS 表现。64% 患者进行 5 年以上保守治疗效果良好。

对无手术指征及疾病进展风险（表 1-4）的轻、中度 LUTS 患者首先进行保守治疗，其次考虑药物治疗（推荐等级 A）[25]。

表 1-4　LUTS/BOO 疾病进展预测因子及对应风险[4]

预测因子	风险提高
年龄＞70 岁	8
PSA＞1.4 ng/ml	3
IPSS＞7	3
Q_{max}＜12 ml/s	4
前列腺体积＞30 ml	3
PVR＞50 ml	3
前列腺炎	
药物治疗失败	

（二）口服药物治疗

若保守治疗效果不理想可加用口服药物治疗。目前有五种药物可用于男性 LUTS 的治疗：

（1）α 受体阻滞药：可以抑制 $α_1$ 肾上腺受体激活引起的平滑肌舒张，通过作用于膀胱和前列腺，以及中枢神经系统而改善排尿症状。服药 1～3 个月后，排尿症状可获得最大改善。

（2）5α 还原酶抑制药：抑制睾酮转化为双氢睾酮，从而减小前列腺体积、增大尿流率，改善症状，达到显著改善需要 6～9 个月。

（3）M 受体阻滞药：通过抑制毒蕈胆碱能受体改善膀胱过度活动的症状，可在 1 周内发挥疗效，3 个月后达到最大疗效。

（4）5 型磷酸二酯酶抑制药：可加强勃起功能，也可降低逼尿肌和前列腺、尿道平滑肌张力，从而改善排尿症状；加强硝酸类药物的降压作用，故可能导致致命的低血压；与 α 受体阻滞药合用时应警惕低血压的发生。

（5）精氨酸加压素类似物（去氨加压素）：增加肾重吸收水分，调节体液平衡，减轻夜尿症状。

（三）手术治疗

TURP 仍是 BPO 的一线治疗方案，目前推荐前列腺体积在 30～80 ml 考虑进行 TURP。其他手术方式包括经尿道前列腺切开（transurethral incision of the prostate，TUIP）、开腹前列腺切除术、钬激光前列腺剜除术（holmium laser enucleation，HoLEP）和钬激光前列腺切除术（holmium laser resection of the prostate，HoLRP）、绿激光汽化、前列腺支架、前列腺动脉栓塞、A 型肉毒毒素注射等。

六、结论

LUTS/BPO 是世界范围内共有、影响生活质量的常见问题，对患者的详细评估并发现其背后的致病原因、识别相关因素极其重要，与患者制订治疗方案时要了解患者期望并给予充分宣教，指导其生活习惯并详细告知药物治疗副作用，制订个体化治疗方案。手术治疗选择很多，但可能受限于外科医生个人喜好或医院医疗条件。

（梁　晨　何凌峰）

参考文献

[1] Oelke M，Bachmann A，Descazeaud A，et al. EAU guidelines on male lower urinary tract symptoms （LUTS），including benign prostatic obstruction （BPO）. European Urology，2013，64 （1）：118.

[2] Abrams P，Blaivas JG，Stanton SL，et al. The standardisation of terminology of lower urinary tract function. The International Continence Society Committee on Standardisation of Terminology. Scand J Urol Nephrol Suppl，1988，114：5-19.

[3] Abrams P，Cardozo L，Fall M，et al. The standardisation of terminology of lower urinary tract function：report from the Standardisation Sub-committee of the International Continence Society. Am J Obstet Gynecol，2002，187 （1）：116-126.

[4] Kakizaki H，Koyanagi T. Current view and status of the treatment of lower urinary tract symptoms and neurogenic lower urinary tract dysfunction. British Journal of Urology International，2000，85 （s2）：25-30.

[5] Homma Y，Gotoh M，Yokoyama O，et al. Outline of JUA clinical guidelines for benign prostatic hyperplasia. Int J Urol，2011，18 （11）：741-756.

[6] Roehrborn C. Benign prostatic hyperplasia and lower urinary tract symptom guidelines. Can Urol Assoc J，2012，6 （5 Suppl 2）：S130-S132.

[7] Mcneal J. Pathology of benign prostatic hyperplasia. Insight into etiology. Urol Clin North Am，1990，17 （3）：477-486.

[8] Azadzoi KM，Radisavljevic ZM，Golabek T，et al. Oxidative modification of mitochondrial integrity and nerve fiber density in the ischemic overactive bladder. J Urol，2010，183 （1）：362-369.

[9] Birder LA，Wolf-Johnston A，Griffiths D，et al. Role of urothelial nerve growth factor in human bladder function. Neurourol Urodyn，2007，26 （3）：405-409.

[10] Yokoyama O，Nagano K，Kawaguchi K，et al. The influence of prostatic urethral anesthesia in overactive detrusor in patients with benign prostatic hyperplasia. J Urol，1994，151 （6）：1554-1556.

[11] Abrams PH，Griffiths DJ. The assessment of prostatic obstruction from urodynamic measurements and from residual urine. Br J Urol，1979，51 （2）：129-134.

[12] De Nunzio C，Freedland SJ，Miano L，et al. The uncertain relationship between obesity and prostate cancer：an Italian biopsy cohort analysis. Eur J Surg Oncol，2011，37 （12）：1025-1029.

[13] Briganti A. Oestrogens and prostate cancer：novel concepts about an old issue. Eur Urol，2009，55

(3)：543-545.

[14] Rohrmann S，Crespo CJ，Weber JR，et al. Association of cigarette smoking，alcohol consumption and physical activity with lower urinary tract symptoms in older American men：findings from the third National Health And Nutrition Examination Survey. BJU Int，2005，96（1）：77-82.

[15] Sarma AV，Kellogg PJ. Diabetes and benign prostatic hyperplasia：emerging clinical connections. Curr Urol Rep，2009，10（4）：267-275.

[16] Gorbachinsky I，Akpinar H，Assimos DG. Metabolic syndrome and urologic diseases. Rev Urol，2010，12（4）：e157-e180.

[17] Mirone V，Sessa A，Giuliano F，et al. Current benign prostatic hyperplasia treatment：impact on sexual function and management of related sexual adverse events. Int J Clin Pract，2011，65（9）：1005-1013.

[18] Roberts RO，Jacobsen SJ，Jacobson DJ，et al. Longitudinal changes in peak urinary flow rates in a community based cohort. J Urol，2000，163（1）：107-113.

[19] Roehrborn CG，Boyle P，Gould AL，et al. Serum prostate-specific antigen as a predictor of prostate volume in men with benign prostatic hyperplasia. Urology，1999，53（3）：581-589.

[20] Fitzpatrick JM. The natural history of benign prostatic hyperplasia. BJU Int，2006，97 Suppl 2：3-6，21-22.

[21] Jacobsen SJ，Jacobson DJ，Girman CJ，et al. Treatment for benign prostatic hyperplasia among community dwelling men：the Olmsted County study of urinary symptoms and health status. J Urol，1999，162（4）：1301-1306.

[22] Homma Y，Yamaguchi O，Hayashi K. Epidemiologic survey of lower urinary tract symptoms in Japan. Urology，2006，68（3）：560-564.

[23] Homma Y，Ando T，Yoshida M，et al. Voiding and incontinence frequencies：variability of diary data and required diary length. Neurourol Urodyn，2002，21（3）：204-209.

[24] Ezz EDK，Koch WF，de Wildt MJ，et al. The predictive value of microscopic haematuria in patients with lower urinary tract symptoms and benign prostatic hyperplasia. Eur Urol，1996，30（4）：409-413.

[25] Heesakkers J，Chapple C，Ridder DD，et al. Practical Functional Urology. Springer International Publishing，2016.

第二章

膀胱过度活动症

2001 年 9 月国际尿控协会（International Continence Society，ICS）将膀胱过度活动症（OAB）定义为一种以尿急症状为特征的症候群，常伴有尿频和夜尿症状，可伴或不伴有急迫性尿失禁；不包括由急性尿路感染或其他形式的膀胱、尿道局部病变所致的症状[1]。尿动力学上常表现为逼尿肌过度活动（DO），即尿动力学检查时膀胱充盈期自发或刺激可诱发的逼尿肌无抑制性收缩。但是，并不是所有的 OAB 患者都有逼尿肌过度活动（DO），同样 DO 的患者也并不都存在 OAB。Hashim 和 Abrams 应用最新的 ICS 定义对 1076 名 OAB 患者进行了回顾性研究，他们发现 64% 患者存在 DO，有趣的是，超过 30% 的患者没有 OAB，而在膀胱灌注过程中存在 DO。同时，他们发现存在尿急症状的患者中，69% 的男性患者存在 DO，而只有 44% 的女性患者存在 DO。

一、病因假说

OAB 和 DO 确切病因目前尚未阐明，其原因是 OAB 主要依靠临床症状进行诊断，这就阻碍了可靠的动物模型的建立，因为动物是不能表述自己的症状的。这就意味着目前的研究主要集中在传入信号的异常和 DO 的发生机制。对于 OAB 和 DO 的病因目前主要有三种假说，依次说明如下。

第一种是肌源性假说，它的主要理论是：逼尿肌的不自主收缩主要是由膀胱平滑肌性质改变造成的。逼尿肌的部分去神经使平滑肌的比例发生变化，从而提高细胞的兴奋性及细胞间的电耦联。此时，任一部位逼尿肌的局部收缩将迅速传递至整个膀胱壁，使整个膀胱的肌肉发生协同收缩。DO 的发生也和其超微架构特点的改变有关，其特征为：①中间连接明显减少或消失；②丰富的细胞突触连接（protrusion junction）和超近桥基（ultraclose abutment）；③肌细胞间隙中度增宽。这些特点使得逼尿肌的收缩较正常情况下传播的范围更广。

第二种是神经源性假说，中枢抑制通路或膀胱传入神经敏感性的破坏致使膀胱原发性排尿反射失去抑制，触发了逼尿肌的过度活动。其原因可能是：①脑部的损害使脑桥上中枢神经对排尿反射的抑制不足；②脊髓轴突通路损伤激活原始的脊髓膀胱反射；③突触可塑性使神经系统功能重组，形成由 C 神经纤维膀胱传入神经元传入信号，以骶髓副交感神经元为中心的新骶髓反射。神经性的病因可见于多发性硬化、脑血管意外以及帕金森病患者。

第三种是自主性膀胱理论，该假说认为：逼尿肌具有模块性，即逼尿肌是由肌肉局部区域形成的模块（module）构成。每个模块有独立的膀胱壁内神经节或间质细胞神经节，它们统称为膀胱肌丛（myovesical plexus）。模体间的神经活性具有同步性，这种同步性是通过膀胱壁内神经或间质细胞网络以及直接的肌细胞间信号转导进行扩散的。根据该理论，正常膀胱充盈期间，膀胱逼尿肌存在着自发性的、非排尿性的收缩和局部感觉释放。在病理条件下，由于过度兴奋性信号传入或者抑制信号不足，导致这些调节机制失衡，进而引起膀胱自主性过度增强以及产生逼尿肌过度活动。也就是说，任何引起模体间联系增强的因素均易导致逼尿肌过度活动。其他的病因还包括 P2X3 受体缺失、身心因素致行为障碍和心理性疾病等。

总之，OAB 的病理生理学主要是膀胱传入和传出通路的损害，包括膀胱对传入信息处理能力的降低、反射信号的传入活性增强、脑桥上神经元对排尿反射抑制的减弱和神经元对所释放的收缩介导递质的敏感性增强等。关于 OAB 的真正病因，因人而异，且还存在很多尚未阐明的机制和理论。

二、流行病学及危险因素

（一）OAB 的流行病学

应用新的 OAB 定义的流行病学调查是近几年才开展的，以前的研究大多集中在尿失禁或者应用旧的 OAB 的定义，很多研究表明：尿失禁的患病率随着年龄的增加而增长，女性多于男性，根据急迫性尿失禁的定义，其患病率在 3% 到 43%。

目前在欧洲和美国各有一项应用旧的 OAB 定义进行的关于 OAB 患病率的大宗人群调查。在欧洲进行的研究是通过电话问卷的形式，对欧洲六个国家 40 岁以上的男性和女性进行调查。该项研究显示：OAB 的总体患病率是 16.6%，男性（15.6%）略低于女性（17.4%），都随年龄的增长而增高。如果应用新的定义，这个患病率可能略偏高，该项研究中 9.2% 的人群存在尿急，这个数据可能更接近 OAB 真正的患病率。总之，在欧洲大约有 4700 万的人群受到 OAB 的困扰，但在他们之中只有 60% 的人去咨询医生，仅有 27% 的人接受了治疗。当然，各国之间也存在较大差异。

在美国，也对 OAB 的流行病进行了类似的调查研究，该研究将 OAB 定义为在过去的 4 周中出现过 4 次及 4 次以上的尿急的感觉，或者每天排尿次数在 8 次以上，或者需要应用尿垫等进行特殊处理。该项研究得到的数据和欧洲的结果非常接近，OAB 的总体患病率也是 16.6%，女性（16.9%）略高于男性（16.0%）。它说明在美国大约有 3300 万人群受到 OAB 困扰。

欧洲癌症与营养前瞻性调查研究（EPIC）是目前最大的一项应用最新的 ICS 的定义评估下尿路症状（储尿期和排尿期）患病情况的多国家人群横断面抽样调查。OAB 属于储尿期症状。总共有加拿大、德国、意大利、瑞典和英国的 19 165 名年龄在 18 岁以上的成年人参与了该项研究，OAB 的总体患病率为 11.8%（男性 10.8%，女性 12.8%），并随年龄的增长患病率逐渐提高。在 60 岁之前，女性的患病率高于男性，而 60 岁以后，男性的患病率超过了女性。各国之间的患病率也存在着微小差异，其中瑞典是 OAB 患病率最高的国家，这可能和文化差异和气候差异有关，因为瑞典的气温一般比其他国家低。中国 18 岁以上成人 OAB 患病率为 6.0%，40 岁以上成人 OAB 患病率为 11.3%。

在这些 OAB 患者中，49.2% 的女性和 28.7% 的男性伴有尿失禁。在女性患者中混合性尿失禁最常见，其次为压力性尿失禁和急迫性尿失禁。而在男性患者中急迫性尿失禁最常见，其次是混合性尿失禁和压力性尿失禁。

（二）OAB 的其他危险因素

除了年龄，某些生活方式（如饮食、吸烟、肥胖）与 OAB 患病率的日益上升有密切的关联。肥胖（BMI > 30 kg/m²）增加了 OAB 患病风险。一项研究表明 BMI > 30 kg/m² 的人群 OAB 的患病率是 BMI < 24 kg/m² 的人群的 2.2 倍。吸烟者也是 OAB 的高发人群（RR = 1.44），碳酸饮料的饮入量和 OAB 的患病率呈正相关。素食者相对来说较少出现 OAB 症状。目前还没有种族与 OAB 患病率相关的证据。OAB 的患病率［特别是合并尿失禁（UI）的 OAB］与个人的受教育程度呈负相关。

三、对个体和社会的影响

OAB 是一种慢性疾病，它严重影响着人们的生活质量。79% 患者的 OAB 的病程在 1 年以上，大约一半的患者病程在 3 年以上，62% 的患者不得不采取控制饮水量等方法应对 OAB 所带来的不便。OAB 不仅给个人的生理、社会、心理及性生活等方面带来诸多影响，还造成了社会的巨大经济支出。

在一项研究中显示，超过 21% 的人群担心由于频繁去卫生间而打断会议，3% 的人群由于尿控问题而换工作或者被辞退。患急迫性尿失禁也是不被聘用的一项重要因素。尽管 OAB 严重影响人们的生理、心理健康，但是患者通常对 OAB 缺乏认识，从而导致很少有患者主动向医疗保健专家寻求帮助。将近一半的女性 OAB 患者并不认为这些症状是一种疾病引起的，并且超过 70% 的人认为她们应该逐渐去适应目前的状况。另一项研究发现：40～74 岁的 OAB 患者中仅仅有 60% 的人去求医，而她们之中只有 23% 的人目前正在进行药物治疗。在这些目前没有进行药物治疗的患者中，73% 的人从来没尝试过药物治疗，大多数的患者认为 OAB 的症状是没有有效的治疗方法的。因此，加强公众对 OAB 本质的认识和对治疗方法的选择是非常必要的。据统计，OAB 对生活质量的影响已经超过了糖尿病。

OAB 患者通常需要频繁去卫生间，这就增加了尿路感染的概率，而且尿急通常使他们匆忙去厕所，这就增加了在去卫生间的途中滑倒的可能，相应也就增加了骨折发生的概率。总体而言，合并有急迫性尿失禁的患者较正常人增加了 30% 滑倒的可能，增加了 3% 发生骨折的可能。

很多调查研究显示：受 OAB 困扰的患者大多比较沮丧。在欧洲的一项研究中，32% 的患者感到 OAB 症状使他们很沮丧，28% 的患者感到压力很大。和没有急迫性尿失禁的患者相比，合并急迫性尿失禁的患者有更大的情感压力（36.4% vs. 19.6%）和自卑感（39.8% vs. 23.3%）。在 EPIC 的这项研究结果也说明此问题。

四、临床评估

OAB 症状的评估集中在症状的发生频率和严重程度上，主要依靠患者对症状及其严重程度的主诉，并结合其对患者生活质量的影响[2]。2004 年第三届国际尿失禁咨询委员会提出了评估 OAB 所必需的几种基本方法：病史、身体检查和适当的检查方法。适当的检查方法至少应包括尿液分析（排除感染、血尿和糖尿），膀胱残余尿测定等。

1. 收集病史

排除其他原因和病因所导致的和 OAB 有相似特点的疾病：

（1）先天性畸形，神经系统疾病，相关手术史，放射治疗史以及其他并发症。

（2）近期手术史，肿瘤，感染，膀胱结石，生活方式因素（如多饮）等导致的急性症状。

（3）性功能、胃肠功能障碍，以及妇女的月经和生产史。

（4）排除其他的药物作用。

（5）筛选检查发现以下情况者应怀疑可能同时存在压力性尿失禁：病史提示既有急迫性尿失禁，又有压力性尿失禁表现；生育前后和绝经前后控尿功能出现明显变化；女性盆腔器官膨出。

2. 体格检查

体格检查是为了排除其他疾病导致的类似症状，包括腹部触诊、女性的阴道检查和男性的直肠指诊等。

3. 尿液分析和细胞学

尿液分析是多数患者应该做的基本检查，对于 OAB 来讲，尿液分析虽然不能作为确诊的工具，但是能排除血尿、糖尿、脓尿和菌尿等能够导致类似 OAB 典型症状的其他原因。尿液分析费用较低，专家一致推荐将尿液分析作为 OAB 的基础检查方法。对疑有尿路上皮肿瘤的患者应进行尿液细胞学检查。

4. 排尿频率/容量表（FVC）和排尿日记

排尿频率/容量表（FVC）和排尿日记在设计上不同。排尿频率/容量表（FVC）：记录患者排尿量及排尿的时间，24 小时尿垫的使用量。排尿日记：用来记录排尿的时间及尿量，尿失禁发生情况，是否使用尿垫，尿急发生情况，液体摄入量。采用哪种图表取决于需要什么样的信息。记录图表的时间范围为 1~14 天，7 天是平均时间：但至少需要 3 天，目的是不减少 FVC 的诊断价值，以便精确地计算出排尿的频率、液体出入量，评估膀胱容量，排除多尿（如尿崩症）和夜尿增多。

5. 尿流率和残余尿测定

尿流率和残余尿都反映下尿路梗阻的情况。尿流率用来评估单位时间的尿流量，可看作 BOO 和逼尿肌收缩力这两个因素共同作用的结果。残余尿是在正常排尿后利用导尿术留尿或者超声计算膀胱里的残余尿量，它属于形态学上的诊断而缺乏对排尿功能的准确判断，故将两项参数综合起来考虑有助于我们对膀胱功能和梗阻状况进行较准确的评价。

6. 尿急的评估方法

症状特异性尿急量表引起了临床医生和研究者的极大兴趣。尿急的量化评估方法能够更好地反映患者对于这种特殊症状的感受，从而对治疗结果进行更有针对性的评估。尿急量表集中于对症状的评估，而它也能反映出一些对生活治疗的影响，因为尿急是OAB症状中对生活质量负面影响最大的症状。临床医生希望将尿急量表与其他的方法结合起来，综合地评估OAB的其他症状和对生活质量的影响。但是值得注意的是，尿急和急迫性尿失禁的确切定义还存在着争论，尿急量表还在研发阶段，有待完善。

7. 症状和生活质量评估工具

目前所有的评估方法都是排除导致类似OAB症状的其他病因，而不是建立对OAB的诊断方法。因为OAB是一个症候群，所以没有诊断标准。对于OAB患者症状和对生活影响的评估越来越受到人们的重视。因为生物反应评估方法很难区分出患者之间的明显差异。

研究显示：客观结果并不总能和主观结果相一致。自我报告问卷是一种主观评估工具，如果能够恰当地应用和评估，能更准确地反映出患者对OAB症状的感受和对其生活质量的影响。关于OAB症状和生活质量的调查问卷目前有很多，但是属于疾病特异性的却不多，基本上都是症状特异性问卷，它们在有效性、可信度和变化的敏感性方面各有特点。目前比较流行的问卷有ICIQ-OAB，ICIQ-OAB qol（以前的OABq），PPBC（患者对膀胱情况的感知）等几种。

8. 尿动力学检查

尿动力学检查并非常规检查项目，但在以下情况时应进行侵入性尿动力学检查：尿流率减低或剩余尿增多；首选治疗失败或出现尿潴留；在任何侵袭性治疗前进行；对筛选检查中发现的下尿路功能障碍需进一步评估。该检查的目的是确定有无下尿路梗阻，评估逼尿肌功能[3]。

9. 影像学和膀胱镜

膀胱尿路上皮癌除了镜下血尿，通常伴有尿急、尿频等症状。如果存在血尿，就需要进行全面的检查，包括尿液细胞学、上尿路影像学和膀胱镜以排除膀胱癌。

OAB需要通过症状来诊断，尿急是它的中心症状。如果保守方法不能明确诊断，那么在进行侵入性治疗之前要进行尿动力学检查以明确是否存在DO。并且，非常重要的一点是，一定要排除患有神经系统疾病和引起储尿期下尿路症状的其他原因。

五、治疗

OAB的治疗基于它的临床诊断，并且要排除尿路感染、膀胱结石、糖尿病等其他病变。OAB的治疗目的是缓解症状，目前还没有治愈的方法。OAB的治疗主要有保守治疗、药物治疗和侵入性治疗[4]。

（一）保守治疗

OAB的保守治疗包括：生活方式干预，盆底肌训练（凯格尔运动），膀胱训练，生物反馈治疗等[5]。这些方法的治疗原则是增加膀胱的排尿量（因此减少尿频和夜尿），减少尿急以及急迫性尿失禁发生的频率。对于那些不适合或不愿意行药物治疗和手术干预的患者也可以应用抗尿失禁工具来辅助保守治疗。

1. 生活方式干预

为了减少尿频、尿急和尿失禁等发生的频率，每天应减少 25% 的饮水量，饮水次数控制在每天 1～3 次之间。生活中患者应尽量减少咖啡因和酒精的摄入，因为咖啡因和酒精是一种温和的利尿药，对逼尿肌也有兴奋作用，容易诱导 DO 的发生。晚上睡觉前 4 小时尽量不要饮水，并且睡前排空膀胱。如果夜尿问题很严重，那么晚上应尽量减少含水量较高的食物的摄入，比如蔬菜和水果（估计含水量 300～500 ml）。摄入维生素 D、蛋白质及钾可以减少 OAB 的发生，而饮用啤酒的作用恰恰相反。

对于女性，肥胖、吸烟和饮用碳酸饮料能够增加 OAB 发作的风险，而多摄入一些蔬菜、面包和鸡肉能降低风险。对于轻度肥胖的女性来讲，减少 5%～10% 的体重，似乎对减少压力性和急迫性尿失禁的发生均有帮助。减少 10% 的体重，能使尿垫的使用量明显减少，King 健康问卷的得分显著提高。对于男性，身体活动、吸烟和肥胖似乎与 OAB 无明显关联。

2. 膀胱训练

膀胱训练的目的是通过生物反馈抑制逼尿肌自发收缩，恢复膀胱的控制能力，从而增加排尿量，增大排尿间隔并且通过减少尿频而改善排尿情况。膀胱训练包括延迟排尿和定时排尿两种方法。

延迟排尿通过重新学习和掌握控制排尿的技能，打断精神因素的恶性循环，降低膀胱的敏感性。适应证为尿急、尿频等 OAB 症状；禁用于低顺应性膀胱，储尿期末膀胱压大于 40 cmH$_2$O 者；要求切实按计划实施治疗，配合充分的思想工作、排尿日记及其他措施。

定时排尿方法通过减少尿失禁次数，提高生活质量，适用于尿失禁严重且难以控制者，伴有严重尿频者禁用。

3. 盆底肌训练

盆底肌训练通常作为膀胱训练的补充疗法，从坐位变为立位或者从平卧位改为坐位时常常会引起逼尿肌自发收缩，从而导致尿急和急迫性尿失禁，而盆底肌训练可以使患者在逼尿肌自发收缩的时候收紧盆底肌，从而减少尿急和急迫性尿失禁的发生。

在患者进行膀胱训练和盆底肌训练期间，应该使用 FVC 图以评估治疗的效果和顺应性。这种治疗方法廉价且能有效地减轻 OAB 症状，但是要向患者强调想达到这种效果要坚持训练至少 3 个月。

4. 生物反馈治疗

生物反馈治疗也是一种主动的盆底康复方法，用于指导患者正确地收缩盆底肌肉以及自主性地抑制膀胱逼尿肌的不正常收缩。其原理是借助置于阴道或直肠内的电子生物反馈治疗仪，监视盆底肌肉的肌电活动，同时也可监测腹部肌肉活动和逼尿肌活动，将这些肌肉活动的信息转化为听觉和视觉信号反馈给患者，指导其进行正确的、自主的盆底肌肉训练，并形成条件反射。

盆底肌训练和生物反馈治疗主要用于治疗压力性尿失禁，少量文献报道治疗急迫性尿失禁的有效率为 30%～40%。

5. 针灸和经皮电刺激神经疗法（TENS）

针灸已成为 OAB 治疗的一种可选择方法，有资料显示，足三里、三阴交、气海、关元穴针刺有助于缓解 OAB 症状。

经皮电刺激神经疗法也是一种非侵入性治疗方法，但是目前电极放置、电流量以及持续时间都还没有定论[6]。并且，和奥昔布宁相比，TENS 似乎只能改善一些客观指标，对于主观症状没有明显改善。因此它只适用于其他保守治疗方法失败和不愿意进行药物和外科治疗的患者。

综上，OAB 的一线治疗包括：①减少咖啡因的摄入；②控制液体入量；③对于 BMI >30 kg/m² 的患者应适当减肥；④戒烟；⑤盆底肌训练至少坚持 3 个月；⑥电刺激和（或）生物反馈治疗；⑦膀胱训练至少持续 6 周。

以上这些方法廉价、安全、无创。如果保守治疗失败，可以将药物治疗和保守治疗结合起来应用。抗尿失禁工具一般不作为 OAB 的常规治疗方法，但是可以作为 OAB 症状的应对措施或者其余方法的辅助治疗。

（二）药物治疗

药物治疗的目的是降低膀胱副交感神经的兴奋性及阻断膀胱传入神经。很多物质参与调节膀胱平滑肌的兴奋性，如乙酰胆碱由节后副交感神经释放，是人体膀胱平滑肌收缩的主要神经递质；M 胆碱受体（毒蕈碱受体）主要为神经诱导而产生膀胱平滑肌兴奋收缩的受体；嘌呤能系统为一种腺苷酸磷酸调节机制，其功能接近胆碱能受体系统；另一种存在于中枢神经系统中的神经递质是 P 物质，P 物质拮抗剂能抑制动物排尿；小而无髓鞘 C 类传入神经纤维和大而有髓鞘 Aδ 神经纤维与中枢神经系统识别膀胱活动密切相关，C 类传入神经只有当膀胱受到伤害性刺激后才出现兴奋[7]。

1. M 胆碱受体阻滞药

逼尿肌由副交感神经（S2、S3 和 S4 脊髓段）支配。正常排尿反射是 A 类纤维（有髓鞘）激活后导致传出神经冲动增加，从而使逼尿肌收缩。逼尿肌上神经末梢的主要神经递质是乙酰胆碱，它作用于膀胱上的 M 受体从而导致逼尿肌收缩，因此在膀胱充盈过程中应用 M 胆碱受体阻滞药阻断 M 受体可以抑制逼尿肌的收缩[8]。

目前已证实在人类膀胱有 5 种 M 受体亚型，其中，M_2 受体占 70%～80%、M_3 受体占 20%～30%。在胆碱能神经末梢，M_1 为兴奋性受体，M_2 及 M_4 为抑制性受体。在逼尿肌，节后 M_3 受体是介导收缩的主要亚型。M 胆碱受体阻滞药虽然对 OAB 的疗效很显著，但是患者的耐受性较差。临床实践中很少有 M 胆碱受体阻滞药长期使用的数据，因为乙酰胆碱不仅是膀胱 M_3 受体的神经递质，在许多其他器官/组织，例如平滑肌、唾液腺、眼和大脑，也存在 M_3 受体。因此，当阻断 M_3 受体时，会出现便秘、口干、视物模糊和困倦的不良反应。心脏存在 M_2 受体，M_2 受体兴奋会导致心跳缓慢；大脑存在 M_1 受体，M_1 受体兴奋可以促进记忆。所以，阻断 M_2 和 M_1 受体可能分别导致心动过速和记忆损失。因此，开发对膀胱高选择性的药物是亟待解决的问题。

值得一提的是，临床医生在开出处方时，应权衡疗效和副作用的利弊，应熟知 M 胆碱受体阻滞药的禁忌证及慎用指征，应该询问患者是否同时伴有其他疾病，尤其是肾衰竭和肝衰竭，这将影响 M 胆碱受体阻滞药的代谢和消除。

对老年患者开具处方时更应小心，因为 M 胆碱受体阻滞药消除时间可能会延长（如奥昔布宁）。并且因为老年患者可能服用其他药物，这样就增加了药物相互作用的可能性。老年患者发生药物不良反应可能更严重，持续时间更长。

2. β_3 受体激动药

米拉贝隆是一种 β_3 肾上腺素受体激动药，已成为一种治疗膀胱过度活动症的新型药物。我国已经完成多中心、随机、双盲、平行研究（安慰剂组和托特罗定缓释剂组）的 3 期临床试验，证实了米拉贝隆相对于安慰剂的疗效和安全性。常用剂量为每次 25 mg 或 50 mg，每日一次。不良反应少见且比较轻微。

3. 其他药物

（1）雌激素：雌激素局部用药疗效强于全身用药，而且对于缓解绝经后的女性 OAB 症状效果较好。

（2）黄酮哌酯：是一种非抗胆碱类的解痉药，现在发达国家已经很少应用，因为没有证据显示它的疗效强于安慰剂组。目前它只在一些发展中国家应用。

（三）侵入性治疗

如果保守治疗和药物治疗失败，那么可考虑进行侵入性治疗例如膀胱内灌注疗法、神经调节或者手术治疗，但是在采用这些方法之前一定要进行尿动力学检查明确诊断。

1. 膀胱内灌注疗法

（1）辣椒辣素及辣椒辣素类似物（RTX）治疗：辣椒辣素及辣椒辣素类似物（RTX）是 Vanilloid 家族的两个成员。Vanilloid Ⅰ 型受体（TRPV1）是 C 类传入神经纤维（C 纤维是负责传递膀胱痛觉到中枢的主要通路）表面的离子通道，它是一种非特异性的钙离子通道，能控制膀胱的排尿反射，并受神经生长因子（NGF）的上调。膀胱过度活动时香草酸受体 1（VR1）的浓度增加，辣椒辣素和 RTX 通过香草基酰胺在膀胱内与 TRPV1 相连，通过减少感觉神经对 NGF 的吸收，干扰 TRPV1 的上调。辣椒辣素和 RTX 能增加膀胱容积，减少神经性或非神经性逼尿肌过度活动时急迫性尿失禁的发生。

（2）肉毒毒素膀胱多点注射治疗

肉毒杆菌毒素有 7 个亚型，其中肉毒毒素 A 是与 OAB 最相关的，肉毒毒素 A 选择性地裂解突触相关蛋白-25（SNAP-25），阻断突触前膜乙酰胆碱的释放，从而引起可逆性的化学去神经化和肌肉松弛。它还可以阻碍尿道上皮释放 ATP，降钙素基因相关肽

（CGRP）和 P 物质，降低 TRPV1 的表达，从而减弱膀胱的传入信号。肉毒毒素 A 能提高膀胱的容积及降低排尿压力，从而改善脊柱损伤或神经源性 OAB 患者的症状，且疗效持续 6～9 个月以上；膀胱逼尿肌多点注射肉毒毒素还可有效地缓解由膀胱逼尿肌无抑制收缩所导致的急迫性尿失禁，它的副作用有：尿潴留，轻微的血尿，膀胱不适感，尿路感染以及罕见的外周肌肉或呼吸肌的短暂无力。

2. 神经调节

神经调节是通过电刺激影响运动和感觉功能。神经调节技术主要有以下几种：①肛门生殖器电刺激；②经皮电刺激；③骶神经电刺激；④阴部神经电刺激；⑤经皮胫后神经电刺激（斯托勒传入神经刺激）；⑥磁刺激。目前神经调节的确切机制尚未完全阐明，但至少是以下两点中的一点或者两点：①刺激支配尿道横纹括约肌和盆底肌的传出神经，从而反射性抑制 DO；②刺激传入纤维，从而在脊髓及脊髓以上水平抑制逼尿肌。

（1）骶神经刺激（SNS）：骶神经电刺激利用介入技术将一种短脉冲刺激电流连续施加于特定的骶神经（S3），以此剥夺神经细胞本身的电生理特性，激活兴奋性或抑制性神经通路，干扰异常的骶神经反射弧，进而影响与调节膀胱、尿道括约肌及盆底等骶神经支配的效应器官，从而达到治疗尿失禁或尿潴留的效果[9]。SNS 的绝对适应证目前包括三类：①难治性的急迫性尿失禁；②难治性的尿频尿急综合征；③非梗阻性的慢性尿潴留。

骶神经刺激治疗时有两个阶段：第一阶段为经皮穿刺试验刺激。如果测试成功，那么此后进入第二阶段，即脉冲发生器永久性植入阶段。SNS 刺激装置植入的过程如下：先通过手术切开方法将含 4 个电极的电极头插入 S3 骶神经孔，并固定于骨膜，可通过典型的 S3 运动反应（肛提肌收缩和大脚趾屈曲）实现正确的定位；之后在髂嵴下后方上臀部另取一切口放置电刺激器，连接电极与刺激器，然后进行 7～14 天的试验性刺激，通过详细的排尿日记观察效果。如果主、客观指标明显改善，就可以将脉冲发射器永久性植入体内。

已有随机对照试验和系统性回顾显示 SNS 能使 60%～70%患者的症状得到改善，并且尿动力学检查提示 DO 受到抑制。一项多中心的 SNS 前瞻性研究表明：通过 5 年的随访，急迫性尿失禁的治疗有效率为 68%，难治性的尿频尿急综合征的治疗有效率为 56%。

当然，SNS 也有一定的局限性，比如个体差异较大，有效的脉冲频率很难掌握等。由于植入物可能会移位，引起疼痛、感染等，使得 SNS 再手术的发生率很高。另外，SNS 的成本比较高。

（2）其他神经调节方法：除骶神经电刺激外，周围神经电刺激或磁刺激也常被采用，主要的位点如肛门、阴道、大腿和胫后区域（经皮电刺激，TENS）。有研究显示，随着刺激位点与中枢神经系统距离的增大，临床效果也有所下降。

3. 手术治疗

OAB 的手术应严格掌握指征，仅适用于严重低顺应性膀胱、膀胱容量过小且危害上尿路功能，经其他治疗无效者。主要的手术方法有以下几种：

（1）去神经手术：因为膀胱收缩是由运动神经支配的，所以阻断或者破坏支配膀胱的神经会抑制膀胱肌肉的过度活动。但是它并不是真正的去神经。从技术上讲，去神经比较困难，因为难以破坏节后的副交感纤维。此类手术并未取得更为满意的远期疗效，并且操作复杂、创伤较大、并发症多，术后18～24个月后复发率高达100%，因此难以被患者和医生普遍接受，临床上未能普及。

（2）膀胱扩大成形术：该手术的目的是增加膀胱的容量，使膀胱变为具有正常顺应性、正常逼尿肌稳定性的贮尿囊，从而减少尿频、尿失禁的发生，以及减轻对上尿路的影响。

膀胱扩大成形术包括以下几种术式：①膀胱自体扩大成形术：通过对膀胱穹窿部行逼尿肌切开或切除，使尿路上皮膨出从而扩大膀胱容量的手术方法。不需要膀胱以外的其他组织。②肠道膀胱扩大成形术：通常需要其他组织来完成膀胱的扩大成形，最常用的是小肠，其他的还有胃、乙状结肠等。③组织工程材料：有人已经提出可以用组织工程材料制造一个有功能的新膀胱植入体内，但是组织工程技术所使用的材料目前存在体内吸收过快、生物相容性及机械性不够理想，以及免疫排斥反应等问题，所以还在研究开发之中。

膀胱扩大成形术主要用来治疗顽固性DO，对挛缩性膀胱有其独特的效果，但是它也存在着很多问题和并发症，例如：胃肠道的无抑制性自主收缩，代谢失衡，结石、肿瘤形成，穿孔，细菌尿等。

（3）尿流改道术：尿流改道术是其他治疗方法都无效后的最后一种手术方法[10]。通常有两种选择：回肠代膀胱术和膀胱全切后新膀胱重建术。两者比较而言，前者应用更多些，改变的尿流通道由一段由保留肠系膜进行血液供应的游离回肠肠瓣构成。方法是分别将两侧输尿管吻合于游离肠瓣上，在腹壁合适位置行游离回肠远端造口术。对于顽固性OAB的治疗来讲，是不需要切除原来的膀胱的。目前，膀胱全切后新膀胱重建术很少应用于治疗OAB，而是用于治疗膀胱癌。同膀胱扩大术一样，尿流改道术也存在着很多并发症，一项对131名患者远期并发症的研究显示，术后10～20年主要的并发症有肾形态和功能的改变，反复感染，肾盂肾炎，肠道并发症，吻合口漏及狭窄，结石和代谢异常等。

还有一种较少应用的选择是Mitrofanoff可控性尿流改道术。该术原理是一种瓣膜机制，当储尿囊内压力增高传导至软性Mitrofanoff管（阑尾、输尿管、小肠、输卵管等）时，包埋于黏膜下或包裹于储尿囊壁的细管被挤压于相对较硬的储尿囊壁使管腔闭合，达到阻止尿液流出的目的。但是这是一项技术性要求很高的手术方法，并发症也很常见，目前还没有广泛应用。

手术治疗对于那些保守治疗等其他方法无效的患者起到了不错的效果，但是我们要清楚的是，通过手术方法是无法恢复正常的膀胱功能的，并且还可能会带来很多副作用和并发症。因此，在进行手术干预时，不但要权衡利弊，而且要征求患者意愿。

六、结论

OAB 一种在世界范围内患病率非常高的疾病，严重影响着数百万患者的生活质量，给社会造成了巨大的经济负担。由于 OAB 的病因还未完全明确，所以针对 OAB 的治疗主要是缓解症状而不是治愈。病史、体格检查、排尿日记，以及生活质量都是对 OAB 患者进行评估的重要方法，保守治疗包括生活方式改变、膀胱训练、盆底肌训练等，是 OAB 的一线治疗。如果口服药物治疗失败，可进行膀胱内灌注药物治疗、神经调节及手术治疗等。目前，这种慢性且严重影响人们生活质量的疾病已经得到了世界范围内的广泛重视，因此我国需要进一步加强临床和基础的研究，以明确 OAB 的病因，从而对其采取更有针对性、更为有效的预防和治疗方法。

（张维宇　许克新）

参考文献

［1］Abrams P，Cardozo L，Fall M，et al. The standardization of terminology of lower urinary tract function: report from the standardization subcommittee of the international continence society. Neurourol Urodyn，2002，21：167-178.

［2］Gormley EA，Lightner DJ，Burgio KL，et al. Diagnosis and treatment of overactive bladder (non-neurogenic) in adults: AUA/SUFU guideline. J Urol，2012，188：2455-2463.

［3］Brown ET，Krlin RM，Winters JC. Urodynamics: examining the current role of UDS testing. What is the role of urodynamic testing in light of recent AUA urodynamics and overactive bladder guidelines and the VALUE study? Curr Urol Rep，2013，14（5）：403-408.

［4］Nice. National Institute for Health and Care Excellence. The management of urinary incontinence in women. Issued September 2013. Nice Clinical Guideline 171.

［5］Murphy AM，Krlin RM，Goldman HB. Treatment of overactive bladder: what is on the horizon? Int Urogynecol J，2013，24（1）：5-13.

［6］Finazzi-Agrò E，Rocchi C，Pachatz C，et al. Percutaneous tibial nerve stimulation produces effects on brain activity: study on the modifications of the long latency somatosensory evoked potentials. Neurourol Urodyn，2009，28（4）：320-324.

［7］Andersson KE，Chapple CR，Cardozo L，et al. Pharmacological treatment of overactive bladder: report from the International Consultation on Incontinence. Curr Opin Urol，2009，19（4）：380-394.

［8］Chapple CR，Khullar V，Gabriel Z，et al. The effects of antimuscarinic treatments in overactive bladder: an update of a systematic review and meta-analysis. Eur Urol，2008，54（3）：543-562.

［9］van Kerrebroeck PE，van Voskuilen AC，Heesakkers JP，et al. Results of sacral neuromodulation therapy for urinary voiding dysfunction: outcome of a prospective, worldwide clinical study. J Urol，2007，178（5）：2029-2034.

［10］Gulur DM，Drake MJ. Management of overactive bladder. Nat Rev Urol，2010，7（10）：572-582.

第三章

膀胱无力症

一、流行病学及人口学情况

膀胱无力症（underactive bladder，UAB）是一个在诊断标准及发病机制方面尚未达成明确共识的诊断名词。欧洲泌尿外科学会（EAU）在 2015 年对膀胱无力症的定义为：一组症状的综合征，通常表现为排尿时间延长，可伴随排尿不尽感，常有尿等待、憋尿感觉减弱、尿流变细[1]。下尿路症状在老年人中发病率相对高，随着人口老龄化的发生，受膀胱无力症影响的人口数目及医疗花费将在未来几十年内大幅增长[2]。

EAU 对 UAB 的定义是一组症状的综合征，与其相关的具有诊断学意义的正式定义是由国际尿控协会（International Continence Society，ICS）在 2002 年提出的逼尿肌无力（detrusor underactivity，DU），是指"膀胱逼尿肌收缩力减弱和（或）收缩时间减少，导致膀胱排空时间延长，和（或）在正常排尿时间内难以有效排空膀胱"[3]。然而，此定义并未明确阐述收缩力、收缩时间及排空时间的正常标准。UAB 患者多为巨大膀胱且难以有效排空，而 DU 是依据尿动力学检查得出的逼尿肌收缩力下降的诊断，根据尿动力学结果是无法判断其病因的。如果试图对膀胱无力症重新定义，就必须明确 ICS 定义的局限性，想要从症状上区分 DU 和其他下尿路症状是不太可能的。过于严格或宽松的定义都会导致患病率统计的不准确，且在不同人群中应用不同的诊断标准的各项临床调查对发病率也有不同的结论[4]。随着年龄增长，膀胱无力症及残余尿增多发病率是增高的[5]。1986 年，Diokno 发现 60 岁以上人群中有 22% 男性及 11% 女性有排尿困难[6]。

一项对 33～92 岁人群的大型流行病学调查显示：60 岁以上人群中，23% 存在膀胱排空障碍的症状，但只有 11% 听说过膀胱无力症。此项调查中，不同性别、年龄段（老龄患者中）存在膀胱排空障碍症状的发生率并无明显差异（图 3-1）。在膀胱排空障碍患者中，较多合并糖尿病、脑卒中等[7]。日本一项针对 40 岁以上人群下尿路症状的调查中提到，37% 男性及 18% 女性存在一周 1 次以上的尿流减慢，而一天 1 次以上尿流减慢的发生率则为男性 28%、女性 13%[8]。

Jeong 对 1179 例 65 岁以上的有下尿路症状的非神经源性排尿功能障碍患者的调查显示：膀胱无力症在老年男性中的患病率为 40.2%，在老年女性中为 13.3%，且都随着年龄增长而增高[9]。从尿动力结果来看，UAB 男性患者多于女性。UAB 患病率很高，但

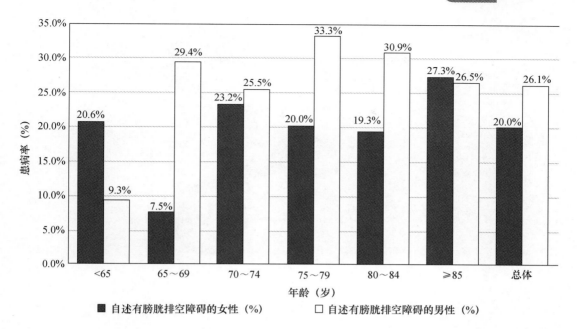

图 3-1 不同性别、年龄段的膀胱排空障碍症状的人群患病率（引用参考文献 4）

其确切的患病率目前是不明确的。

膀胱出口梗阻（bladder outlet obstruction，BOO）和膀胱无力症之间关系非常复杂，37％~47％良性前列腺增生（BPH）患者会发展至逼尿肌收缩力降低[10]，然而，并非所有膀胱出口梗阻者都会发展到膀胱无力症；同样，并非所有膀胱无力症患者都合并膀胱出口梗阻。慢性膀胱出口梗阻通常导致逼尿肌收缩力不可逆性降低，甚至在梗阻原因解除后逼尿肌力也很难恢复。对 69 例 UAB 男性患者的 10 年观察发现，多数（84％）患者采取观察疗法，其症状及尿动力学指标并无明显加重，余 16％则因症状加重及急性尿潴留采取了手术治疗[11]。在女性膀胱无力症的患者中，膀胱出口梗阻者只占据了 3％，多数原因为器官脱垂、尿道术后和萎缩性阴道炎[12]。

膀胱过度活动症（overactive bladder，OAB）与膀胱无力症两者的关系可用图 3-2 简要概括。OAB 与 UAB 也有许多交集：①都在高龄人群中较常见。②有些共同的症状，如尿频、夜尿。③可以同时存在，即逼尿肌过度活动（有导致患者排尿感觉的收缩都称为逼尿肌过度活动，与神经病变相关则称为神经源性逼尿肌过度活动，既往称逼尿肌高反射）合并收缩力下降（detrusor hyperreflexia impaired contractivity，DHIC）。④有共同的病因，如膀胱出口梗阻、神经源性疾病等。在 OAB 的病程发展中，膀胱壁厚度和重量增加[13]，推测 OAB 患者这种结构改变可能由于肌肉、结缔组织等成分改变导致逼尿肌收缩力下降。Chancellor 认为未进行治疗或治疗效果不佳的 OAB 患者最终可发展为膀胱无力症，因此早期干预，包括宣教、行为疗法、药物治疗等可以延缓甚至终止 OAB 向 UAB 的进程（图 3-3）[2]。

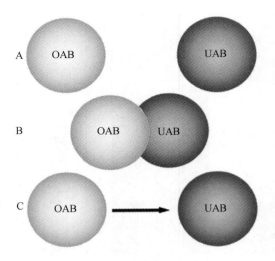

图 3-2　膀胱过度活动症（OAB）与膀胱无力症（UAB）的关系（A、B、C 三种）

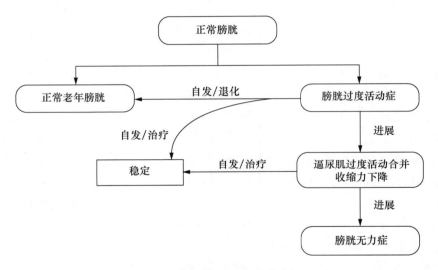

图 3-3　OAB-UAB 的发展进程

二、诊断

膀胱无力症患者最主要的临床特征是排尿时间延长及部分或完全尿潴留，由尿动力学检查证明逼尿肌收缩力下降或消失可明确诊断。然而，其症状及严重程度因人而异，也可能完全没有临床症状，或者其临床症状无法同膀胱无力症联系起来，因此，临床医生准确识别出可能是膀胱无力症的人群是很重要的。

1. 症状

经典的排尿困难的症状包括：尿等待，尿流变细弱，尿流中断，尿后淋漓，尿不尽感，二次或多次排尿，腹压辅助排尿，尿频且量小。

另一个常见症状为膀胱排空障碍合并的充溢性尿失禁，表现为持续少量漏尿，且进一步检查证实大量残余尿。此外，膀胱无力症还可表现为反复发作的泌尿系统感染，尤其合并残余尿增多时，要考虑存在 UAB；也可表现为耻骨上区域胀痛，查体可及扩张的膀胱；偶可表现为继发于双侧肾积水的侧腹痛或背痛；也可无任何症状，此时可能为丧失膀胱感觉。

2. **体征**

当膀胱无力症无任何临床症状时，通过体格检查鉴别此类患者就更显重要，如耻骨上巨大包块可能为充盈的膀胱。也可能在常规体检行腹部超声、CT、MRI 时偶然发现充盈扩展的膀胱，可伴随双侧肾积水，此时，UAB 也需要作为一项鉴别诊断考虑。

3. **病史**

对于初诊患者，需详细询问排尿相关症状并记录是否存在尿等待、尿流变细、尿流中断、尿后淋漓、腹压排尿、尿不尽感等。以急性尿潴留就诊者，需仔细询问尿潴留病因：也许对于老年男性患者是良性前列腺增生（BPH）或尿路狭窄导致长期梗阻性病变；也许是相关手术导致术后尿潴留；也许是因其他疾病使用了某些可能抑制逼尿肌收缩从而诱发尿潴留的药物，如减少上呼吸道充血的 α-受体激动药、抗胆碱能药物、镇静药、抗抑郁药物、毒麻药等。若患者已携带留置尿管或正进行间歇导尿，或检查发现残余尿增多，则需进一步明确是否存在脊髓损伤、脑血管事件、帕金森病、多发性硬化症、脊柱裂、糖尿病神经病变等神经源性疾病可能[14]。还有其他非神经源性的原因导致 UAB，有文献提出某些职业相关的超过需要量过度饮水又不及时排尿的习惯可能导致 UAB[15]。膀胱充盈时如不能及时排空会导致逼尿肌过度扩张，这可能是 UAB 的原因之一，也是产程延长的产妇需留置尿管的原因。

既往下尿路相关手术史也可能是 UAB 相关的重要病史。女性患者的根治性子宫切除术可能损伤膀胱的运动神经从而导致 UAB[16]。各种尿失禁手术如果产生过大的尿道阻力导致膀胱出口梗阻，长期不干预也可能导致 UAB。老年男性 BPH 患者若下尿路症状严重都会行经尿道前列腺切除术（TURP），尤其以大量残余尿患者行手术居多，但术后仍有一部分患者尿潴留症状没有缓解，而究其原因，其尿潴留多为原发 UAB 或继发于长期梗阻导致的 UAB 所致[17]。

4. **体格检查**

对于 UAB 患者进行全面体格检查对于其整体评估是必要的。先是对其一般情况和认知的评估，如患者行动不便则可能导致其无法及时排尿。神经系统检查需进行帕金森病、脑血管事件、多发性硬化症、脊髓病变、脊柱裂等疾病相关的体格检查。腹部检查重点为耻骨上区视诊和触诊，以明确是否有膀胱过度充盈。肾区叩诊轻叩痛则可能提示肾盂积水。外阴生殖器的检查对于 UAB 疑似病例是必需的，皮肤红斑、抓痕，甚至溃疡可能是由于慢性漏尿、垫尿垫导致的。直肠指诊可判断肛门括约肌肌力及自主收缩能力。男性患者前列腺触诊可判断其大小、触痛、结节等，但直肠指诊触诊判断的前列腺大小不一定与其排尿症状正相关。女性患者还需进行阴道检查，视诊以判断有无萎缩性阴道炎及盆腔器官脱垂，咳嗽或腹部用力可诱发盆腔器官脱垂，同时也可诱发漏尿，以此提示压力性尿失禁；窥器检查可判断盆腔器官脱垂程度及性质，前壁膨出提示膀胱膨出，后壁膨出提示直肠脱垂，穹窿下降提示肠脱垂，严重程度可由 POPQ 评分判定[18]，以上检查判定的严重阴道脱垂患者可能由于其慢性尿道梗阻从而导致慢性尿潴留。对于患者会阴区及鞍区精细感觉的检查可除外某些脊髓损伤导致的仅有此区域感觉缺失症状的疾病，而 UAB 则可能是其伴发疾病之一。

5. 检验

尿常规可提示是否存在脓尿、菌尿，如果怀疑感染，则需进一步行尿培养和药敏试验；尿糖水平可提示是否存在糖尿病及其长期并发症——糖尿病周围神经病变；尿蛋白阳性则提示肾病变；尿比重反映了肾浓缩功能。尿崩症患者可因长期膀胱过度充盈导致 UAB[19]。血液检查则更倾向于反映 UAB 患者整体情况，如肾功能检查（肌酐、尿素氮、肾小球滤过率）、白蛋白水平、电解质分析、血糖或糖化血红蛋白水平等。

6. 影像学检查

便携式膀胱扫描仪可以简便快捷地测量膀胱残余尿（PVR），判断膀胱排空能力，避免了导尿测量 PVR 的创伤、疼痛，甚至感染的风险。推荐进行 2 次及以上 PVR 测量，结果更可靠。ICS 定义慢性尿潴留为 PVR＞300 ml 或没有确切阈值，而是患者排尿后仍有可触及的无痛膀胱[3]。并没有一个确切数值明确表示 PVR 高于多少则需行间歇导尿，一般认为 150～250 ml 以上为异常。对于膀胱功能下降的老年人，多认为若没有泌尿系感染或明显症状，可能 PVR 更高也不需要处理。也有人认为 PVR 不能单纯只用一个数字来衡量，需要对照膀胱功能性容量。ICS 最近提出了测量 PVR 需在排尿后立刻进行，尤其当患者处于利尿状态时，且推荐超声检查替代导尿测量[20]。残余尿＞200～300 ml 可能预测膀胱功能差，且手术治疗干预后疗效差。但对于急性尿潴留，PVR 并非强预后指标，也不代表存在 BOO。

此外，患者可能因其他疾病行腹部及盆腔 B 超、CT、MRI 时，也可能发现过度充盈的膀胱，此时需要询问患者上次排尿时间，必要时再次行 PVR 测量。

7. 内镜检查

怀疑 BPH、膀胱颈挛缩、尿道狭窄等情况可进一步行膀胱尿道镜检，若明确有尿路狭窄情况可能提示 UAB 为继发表现。尿动力学检查若提示膀胱逼尿肌仍有收缩活动，则一旦解除尿路梗阻，逼尿肌肌力很可能有所提高；即使未发现逼尿肌有收缩的表现，解除梗阻仍有积极意义，经过一段时间恢复期后逼尿肌肌力仍有一定程度恢复的可能。

8. 尿动力学检查

以 UAB 症状、体征初诊患者，除非其病因明确，如脊髓马尾神经损伤，否则，必须行尿动力学检查以明确。

（1）尿流率检查：可提供最大尿流率、平均尿流率、排尿连续性、排尿时间等信息，间接反映逼尿肌收缩力，然而此一项并不足以诊断 UAB。自由尿流率（free uroflometry）是下尿路功能改变的敏感指标，但尿流率减低无法确定其病因为 UAB 还是出口梗阻，或者两者并存[20]。目前认为能够准确解读自由尿流率的最小排尿量为 125 ml[21]。最大尿流率（Q_{max}）被认为是评估膀胱逼尿肌功能及监测治疗效果的最有效指标，但目前尚无根据年龄、性别、排尿量、膀胱容量等参数的标准化参考值。尿流率测定的新模式已在日本开展。通过在外观普通的座便内嵌入传感器来感知正常坐位或站位时的尿流率数据，更真实准确[22]。

（2）膀胱测压：可提供膀胱容量、膀胱壁顺应性、膀胱扩张感知、不自主膀胱收缩、自主膀胱收缩力等信息。最大膀胱容量是指有正常膀胱感觉的患者感到无法继续憋尿时的灌注量；若 UAB 患者没有膀胱充盈感觉，则无法明确最大膀胱容量。如果观察到膀胱容量增大、膀胱扩张感知下降、顺应性增高、收缩力下降，则可能提示为 UAB。需要注意的是，膀胱测压提示无膀胱自主收缩时，可能为测压的环境因素致患者无法做到逼尿肌自主收缩，而并不一定是逼尿肌无收缩力。尽管多数 UAB 患者 PVR 明显增高，但是无残余尿也不能完全除外 UAB。

（3）压力流率检查（PFS）及影像尿动力学检查：PFS 同时测定膀胱内压、腹压及尿流率，可更准确评价逼尿肌功能、明确有无梗阻因素，是可以诊断逼尿肌无力的"金标准"。然而一次压力流率检查得出的结论只能代表目前逼尿肌的状态，并无法明确在未来一段时间后是否有恢复肌力并再次自主成功排尿的可能。且目前逼尿肌无力并无具体分级，一部分逼尿肌无力可能是永远丧失了收缩能力，而一部分可能只是短时或一定程度上逼尿肌肌力下降，可能在未来有所恢复。而这一领域尚有待探索。对于排尿功能障碍患者来说，影像尿动力学检查可谓"金标准"[21]，与压力流率检查相比，影像尿动力学检查最大的优势是可以直接定位梗阻部位。

（4）活动式尿动力学监测（ambulatory urodynamic monitoring，AUM）：是利用自然灌注重现患者每日活动，在患者进行能诱发其下尿路症状的日常过程中检查下尿路功能，适合常规尿动力检查不能重现患者症状者[3]。van Koeveringe 等人报道 71% 普通尿动力学检查未发现逼尿肌收缩的患者在 AUM 检查时发现存在逼尿肌收缩[23]。因为普通尿动力学检查是在非生理状态下灌注，因此其作为评估逼尿肌功能的效力仍存疑。可能是因为患者的测试焦虑症，其盆底肌肉收缩导致触发排尿保护性反射从而抑制了逼尿肌收缩。但因其观察分析耗时长、解读困难，动态尿流率目前仅为一项研究工具，尚未广泛推广，随着遥控医学和微缩技术的发展，期待其有更宽的发展前景。

三、病理生理

UAB 病因很多，常见的有老龄，膀胱出口梗阻（BOO），糖尿病等导致的肌源性损害，帕金森等导致的神经源性损害，脊髓损伤，多发性硬化症，感染性神经系统疾病（如艾滋病、疱疹病毒感染等），盆腔手术或药物副作用等导致的医源性损伤等[14]。尽管 UAB 在老年人中患病率较高，但 UAB 并非在所有老年人中都会出现。

UAB 的病因可分为功能性及解剖性因素，从另外一个角度理解，即肌源性因素及神经源性因素。肌源性因素是指膀胱逼尿肌没有足够的收缩力排空膀胱；神经源性因素主要指膀胱传入神经或排尿反射中枢或两者共同作用导致 UAB[24]。外周感觉神经功能异常、轴突传导或突触递质的减弱、中枢兴奋性下降或抑制性增强、逼尿肌收缩力下降等都可成为 UAB 的发病机制。

1. 肌源性 UAB

UAB 肌源性损伤认为 UAB 由膀胱逼尿肌兴奋收缩耦联过程病变导致兴奋性及收缩力量下降导致，可能是肌细胞自身问题，也可能是胞外基质的问题[25]。逼尿肌超微结构也发现了 UAB 逼尿肌的特征性病变——UAB 患者逼尿肌中破碎细胞是正常患者的 4 倍以上，且并非与年龄相关，可能是 UAB 逼尿肌力量下降的原因之一[26]。

2. 神经源性 UAB

因为神经系统对整个排尿过程的调控，排尿反射的传出神经支、感觉神经传入、神经中枢中任一神经通路的病变都可能会导致 UAB。例如，在糖尿病膀胱病变患者中，由于尿路上皮释放神经递质的变化及其偶联的上皮下间质细胞传入神经网络的变化导致了膀胱充盈感觉随年龄增长而下降[27]；糖尿病晚期尿道传入感觉下降也导致排尿反射下降或提前终止[28]，从而导致糖尿病膀胱病变患者的膀胱排空效率下降。膀胱充盈过程中的自主逼尿肌活动产生膀胱感觉，而这种自主收缩的缺失反过来会抑制膀胱传入信号的启动，从而导致 UAB[29]。

当然，很多患者中神经源性因素和肌源性因素是共存的，两者难以完全分离，如上所说，逼尿肌收缩活动的减少可能导致膀胱传入神经信号减少，进而导致 UAB。

四、非手术非药物治疗

UAB 的治疗目的是提高下尿路功能，保护上尿路功能，改善尿控情况及提高生活质量[30]。通过治疗做到按时规律排空膀胱，降低膀胱内压，避免膀胱过度扩张，从而改善膀胱血液灌注，提高膀胱功能，避免感染[31]。UAB 目前常用的治疗方法仅可延缓疾病进展，但并无真正逆转疾病的功效，而药物治疗又有太多的副作用。更有前景的治疗方式尚在探索中。

此章节重点讲述 UAB 患者的导尿、行为训练、促膀胱排空装置及尿失禁产品等非手术非药物治疗方法。至于无菌或清洁技术、尿管是否有被膜、一次性还是重复使用尿管、自家导尿还是他人辅助导尿等对泌尿系统感染发生率的影响，目前的 Cochrane 系统综述认为尚无明确的结论，实际上患者的意愿是重要的依据。希望未来有更好的实验设计可以给医患双方一个有性价比的选择依据[32-33]。

1. 留置尿管

神经源性膀胱最适合的治疗目前尚存争议。在一个大型的回顾研究中，Tubaro 等探讨了膀胱排空的重要性，但对于选择留置尿管还是间歇导尿却无明确结论。他们认为可根据患者个人生活习惯选择[34]。我们建议在解剖因素、功能原因或家庭因素等限制间歇导尿的使用时再考虑选择留置尿管。

对于 UAB 的短期或长期治疗，留置尿管都是选择方案之一。留置尿管可选择常规经尿道尿管或耻骨上膀胱穿刺留置尿管。其并发症包括菌尿、导管相关泌尿系统感染（CAUTI）、导管相关生物被膜形成、导管结壳、败血症、尿道损伤等。

2. 间歇导尿（intermittent catheterization，IC）

间歇导尿是一项通过每天数次置入尿管来排空膀胱的技术，每次膀胱排空后即刻取出尿管。对于 IC 的频率，目前并没有一个明确的数值，建议通过 IC 可以及时排空膀胱，避免膀胱过度扩张即可。

根据相关神经源性下尿路功能障碍的指南，推荐治疗金标准为间歇导尿。推荐使用 12～14 号 French 尿管，每天导尿 4～6 次[30]。有研究认为，对于脊髓损伤患者，对比留置导尿、IC、自主排尿和耻骨上留置尿管的患者出现泌尿系统相关并发症的时间，IC 是最安全的方法[35]。

清洁间歇导尿（clean intermittent catheterization，CIC）是 1972 年由 Lapides 提出的，Lapides 认为 CIC 可以预防尿路感染或帮助改善已有的感染状态[31]。数项美国的研究发现，对于神经源性膀胱患者，他们更愿意选择 CIC[34,36]。对于膀胱排空障碍患者，循证医学指南建议 CIC 较留置导尿或耻骨上穿刺留置尿管要更好些[37]。相对于留置尿管，CIC 的优势包括：提高了患者的独立性及自理能力，减少对设备的需求，对于性生活的障碍较少，可能减少部分下尿路症状。根据循证医学指南，膀胱排空障碍的患者也更倾向于选择 CIC 而非留置尿管或耻骨上膀胱穿刺留置尿管[37]。

Cochrane 系统综述认为，CIC 的并发症包括出血、尿道炎、尿道狭窄、假道形成、附睾炎、泌尿系统感染、膀胱结石等[32]。成功进行 CIC 的关键是要维持膀胱低压，避免膀胱过度扩张。关于 IC 是需要每次使用一次性无菌的尿管还是可反复使用的清洁尿管，一直是一个比较有争议的问题。清洁间歇导尿对于多数患者适用已经得到了广泛认可。然而，对于特定人群，仍需要使用无菌导尿管，如免疫缺陷人群、泌尿系统感染高危风险人群等[30,37-38]。

3. 新技术——尿道内自主性尿泵

尿道内自主性尿泵 inFlow（以下简称尿泵，图 3-4）为非手术植入性尿道内假体，可帮助女性 UAB 患者排空膀胱。尿泵可模拟生理性排尿过程，是间歇导尿和留置尿管外另一个很好的选择。尿泵通常需每月更换，但操作过程简便易行，患者完全可以自行完成更换过程。

尿泵的适应证为由于逼尿肌收缩力下降或神经损害等原因导致膀胱排空不完全的 18 岁以上女性患者，且可自行或在护理人员帮助下按操作步骤规范完成操作者。装置更换周期为不多于 29 天。[39]

曾有一项 18 个中心、单组交叉的临床试验对比尿泵和间歇导尿的安全性、有效性及患者满意度。研究纳入了 273 例患者，纳入标准为女性无张力膀胱患者，且既往成功进行间歇导尿[40]。两组中位 PVR 无明显差别，均<50 ml，尿泵组患者残余尿为 10～20 ml。生活质量（QOL）评分平均提高了 54%，有显著的临床意义。泌尿系统感染的情况累计统计了 157 例患者的 417 个患者月，泌尿系统感染率无明显差异，而尿泵组的血尿、腹痛、膀胱炎和尿失禁发生率较高，但均在轻、中度范围，无需就诊。尿道异物/不适感也是在轻度范围，但会导致较多病例选择放弃留置尿泵。

4. 行为训练

下尿路功能康复一般是有益处的。康复训练包括促排尿、按时排尿（膀胱训练）、生活习惯调整。需注意的是，不推荐 Valsalva 动作、按压腹部、诱发反射排尿等辅助排尿

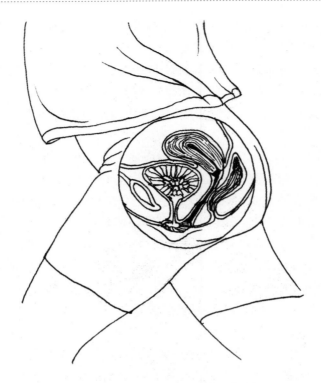

图 3-4 尿道内自主尿泵矢状面视图

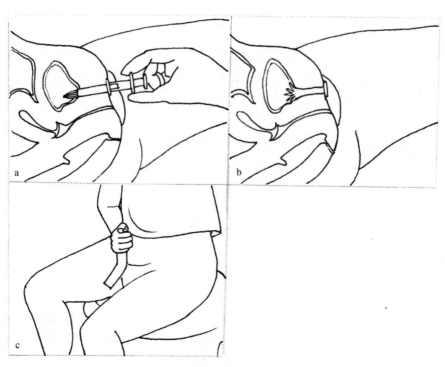

图 3-5 尿泵操作步骤

a. 尿泵置入尿道；b. 尿泵假体从推进器中推出；c. 尿泵留置于尿道内

动作，因为这些动作可能造成膀胱内压升高，对膀胱及肾功能造成危害[30]。McClurg 等对于多发性硬化症的数项小样本研究提出了以下几个结果：肌电图反馈、神经肌肉电刺激与盆底肌肉训练相比，对于减少多发性硬化症患者的漏尿量有益[41]；21 天的瑜伽训练对于患者减少残余尿、提高排尿量及睡眠质量有明显效果；9 周的盆底肌肉训练对于改善下尿路症状和生活质量有益[42]。行为训练对于 OAB 的治疗有较多研究，对于 UAB 患者也可能有较多获益，而这有待更多的临床研究来证实。

5. 尿失禁产品

（1）阴茎夹：不推荐阴茎夹的使用，因其可造成尿道高压，减少阴茎血流供应[30]。只有在膀胱顺应性、充盈感觉正常，膀胱容量无明显增大情况下考虑使用阴茎夹[37]。

（2）尿垫、尿布：可能是尿失禁患者的首选或最后选择，从尿垫到纸尿裤，有不同形状、规格的产品可供选择。但是，这些产品仅为日常管理方法，而非治疗措施。

对于 UAB 患者的管理，能作为指南的少之又少，更多的是"适合的"选择，而难以确定哪一项是"最好的"。现有文献多为个案报道或小样本研究，希望未来有大型随机对照试验来提供更有利的证据。

对于 UAB 患者的治疗需要个体化，医生需提供自家导尿方法的教授、尿管选择方案、尿失禁产品信息等，以使患者得到最高的生活质量。

五、药物治疗

UAB 的治疗主要集中在两方面：提高逼尿肌能力和降低尿道阻力。逼尿肌无力（detrusor underactivity，DU）的定义可能更多地暗示了是逼尿肌自身缺陷致病，因此既往药物治疗更多关注于提高逼尿肌收缩力。然而，与预想不同的是，旨在治疗 UAB 的胆碱能激动药物多是无效的[43-44]，可能与 UAB 有很多肌源性以外的其他病因有关。

1. 副交感能神经 M 受体通路

正常逼尿肌收缩主要的通路为副交感能神经递质乙酰胆碱（ACh）作用于膀胱逼尿肌毒蕈碱受体（M 受体），导致逼尿肌收缩[45-46]。膀胱逼尿肌与其他平滑肌一样，共有五种亚型的 M 受体混杂分布：$M_1 \sim M_5$[47]。M_1 受体主要在排尿过程中的长时高频电活动中被激活，M_1 受体同样存在于突触接头前，此种受体兴奋可通过自发易化机制显著增加 ACh 释放，进一步促进膀胱完全排空[48]。M_2 受体激活主要抑制 ACh 释放[24,49-51]。$M_2 \sim M_4$ 作为抑制性受体，更多在储尿期间激活，通过自身反馈作用介导短时低频电活动，抑制逼尿肌的胆碱能收缩作用[50]。这种通过选择性激活或抑制不同种类突触接头前受体来调节神经递质释放的特点对于选择 UAB 新药是很有裨益的。

ACh 不足会导致逼尿肌收缩力或时长不足。一方面，ACh 减少的原因可为副交感能神经纤维末梢释放的减少、神经突触内乙酰胆碱酯酶降解的增多，或两者兼而有之。另一方面也可能是逼尿肌组织对神经递质刺激的反应下降，如手术麻醉后发生的急性尿潴留[24,52]。

目前 UAB 的药物治疗主要为通过补充 M 受体激动药（如乌拉胆碱、卡巴胆碱）或抑制胆碱酯酶抑制剂（如吡斯的明、吡啶斯的明、新斯的明）来提高胆碱数量[24]。然而，抑制胆碱酯酶药物起效的前提是至少体内可合成部分内源性乙酰胆碱，此时才可通过抑制胆碱酯酶对胆碱的降解来发挥作用。M 受体激动药则无需这一前提限制，即使体内无胆碱合成，也可通过补充胆碱促进逼尿肌收缩。当然，无论是 M 受体激动药还是胆碱酯酶抑制剂，其起效有个共同的前提，即逼尿肌需至少部分保留对 ACh 的反应性。

胆碱能药物起效的前提是逼尿肌对 ACh 等神经递质有反应，而部分 UAB 患者可能正是表现为逼尿肌"无反应"状态。因此，直接作用于逼尿肌致逼尿肌收缩的药物可能对这部分患者起效，而目前尚无此种药物。

目前拟副交感神经药物的临床应用剂量相对于逼尿肌起效的剂量都是偏小的，原因包括大剂量会引起恶心、呕吐、潮红、腹泻、胃肠道痉挛性疼痛、支气管痉挛、流涎、多汗、头痛、视觉适应障碍等。还有部分罕见但致命的副作用，包括急性循环衰竭、心肌梗死等。因此，特异性膀胱拟副交感神经药物亟待研发。

目前尚无有力证据表明 M 受体激动药在治疗 UAB 方面有效果。报道有效果的研究也需仔细权衡严重副作用的风险。目前在 UAB 的预防和治疗中，拟副交感神经药物并不作为常规推荐药物。

2. α 受体阻滞药

可以缓解症状（具体用法见相关章节）。

六、神经调节

目前有多种治疗 UAB 的神经调节方法。骶神经刺激（SNS）需经皮植入电极及脉冲发生器[53]；Brindley 装置直接刺激骶神经根。其他处于探索阶段的神经调节方法包括：双向阴部神经调节"Tai 手术"、神经改道"肖氏手术"、膀胱壁直接电刺激、经尿道膀胱内电刺激[53]。

1. 骶神经刺激

骶神经刺激（SNS）装置目前被美国 FDA 批准的适应证包括急迫性尿失禁、尿频尿急、非梗阻性尿潴留以及便失禁[54]。骶神经刺激治疗患者需通过一微创手术埋入电极，临床已证明其长期有效性及安全性。

有趣的是，骶神经刺激治疗既能改善急迫性尿失禁或膀胱过度活动症患者情况，又能提高特发性尿潴留的 UAB 患者的自主排尿功能。SNS 通过对脊神经根传入神经元的电刺激调节中枢神经系统排尿和控尿反射[55]，而非直接作用于肌肉运动过程，因其刺激的强度并不足以引起横纹肌收缩。对于 UAB 患者，SNS 可通过抑制异常的"保护反射"治疗非梗阻性尿潴留[53]。

从膀胱到尿道的交感神经信号传出通路激活，调控膀胱储尿过程中尿道平滑肌的收缩，称之为保护反射[56]。当膀胱内压骤然升高，如打喷嚏或咳嗽时，保护反射会被激发并通过传入神经信号级联放大，进而通过阴部神经收缩尿道外括约肌，防止发生压力性尿失禁[46,57]。

一项研究评估了四年间 OAB 及 UAB 患者 SNS 的疗效。51 个 UAB 患者中，61% 不再需要导尿，另外 16% 减少了一半以上尿管应用。取出 SNS 6 个月后，平均每次导尿量再次达 264 ml[58]。对特发性非梗阻性尿潴留患者 PNE 疗效及生活质量的调查发现，90% 植入脉冲发生器后可自行排尿，不再需要导尿，平均排尿量从 48 ml 提高到 198 ml，PVR 从 135 ml 降低到 60 ml，90% 称生活质量也有显著提高[59]。

对于 UAB 患者行 SNS 的预后指标，有研究表明非梗阻性尿潴留患者术前排尿量＞50 ml 相对于无法排尿者是治疗效果良好的预后指标[60]。Bertapelle 等针对尿潴留患者建立了针对尿动力学指标的 SNS 除外标准，简而言之即不可逆性膀胱逼尿肌病变或完全性神经病变导致的逼尿肌无收缩不适合行骶神经调节治疗[61]。

UAB 患者行 SNS 后起效可能较慢，推荐进行更长时间的 PNE 测试评估，永久植入脉冲发生器后进行 4 周以上的评估。此外，对于单侧 SNS 测试治疗效果不佳的 UAB 患者，推荐考虑行双侧 SNS[62-63]。

2. 阴部神经刺激

阴部神经是骶神经根的一个分支，阴部神经的传入信号可通过 S2～S4 向上传递。刺激位于外周的阴部神经相对于刺激骶神经可能会使大腿、足部的不适感有所减少。在一项阴部神经刺激和骶神经刺激治疗下尿路症状疗效对比的前瞻性单盲随机交叉试验中，骶神经刺激组症状有 46% 的改善，阴部神经刺激组有 63% 的改善[64]。

骶神经调节治疗对保守疗法（如膀胱功能训练、盆底生物反馈及药物治疗等）效果不佳的大量下尿路功能障碍的患者来说是个福音。神经调节的技术还在进步，其适应证也在不断拓宽，未来，更多的 UAB 患者会从这一微创手术中获益。

3. 神经改道（肖氏手术）重建排尿反射

肖传国提出，可以通过建立人工"皮肤-CNS-膀胱"反射通路帮助脊髓损伤患者重获自主排尿功能。手术希望体神经反射弧运动神经元可以在自主神经节前纤维处再生，继而重建膀胱副交感神经节细胞，将体神经反射活动传入逼尿肌。此"皮肤-CNS-膀胱"反射通路是一种体神经反射弧，其中传出神经的分支改道至膀胱，将神经传出信号传入膀胱收缩逼尿肌，通过此种神经改道使患者摩擦皮肤来启动排尿反射[65]（图 3-6）。

前期动物实验首先在大鼠体内进行了"皮肤-CNS-膀胱"神经改道，通过硬膜内左侧 L4 和 L6 腹侧神经根显微吻合支配膀胱和尿道外括约肌，L4 背侧神经根保留作为排尿反射传入神经[66]。结果显示一段时间轴突再生后，左侧 L4 神经刺激可激活吻合口远端 L6 神经元，膀胱压与对照组相似，表明体神经运动神经元成功再生接入盆神经。通过摩擦 L4 支配区域皮肤可产生膀胱收缩[65-66]。

肖氏手术的首批临床试验在 15 例神经源性逼尿肌过度活动和膀胱尿道协同失调的脊髓损伤患者中进行。患者进行单侧椎板切除，然后进行 L5 和 S2/S3 的腹侧神经根显微吻合，L5 背侧神经根保留完整，作为排尿反射传入神经。67% 的患者于术后 12～18 个月获得满意效果，平均 PVR 从 332 ml 降至 31 ml，尿动力学复查指标显示膀胱反射及逼尿肌压几乎恢复正常，泌尿系统感染和充溢性尿失禁等症状消失，肾功能恢复正常[67]。随

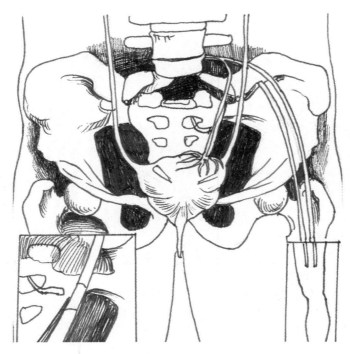

图 3-6 "皮肤-CNS-膀胱"手术示意图

后进行了 20 例脊柱裂神经源性膀胱儿童患者的神经改道手术,其中 85% 术后尿动力学指标有改善。部分患者存在 L4、L5 神经运动功能的部分缺失,轻则肌肉力量部分下降,重则表现为足下垂[65]。最近一项研究报道了 9 例脊柱裂患者的神经改道 1 年随访效果,2 例完全不再需要导尿,78% 患者刺激皮肤区域可引起膀胱内压增高,所有患者都停用了抗胆碱能药物,但没有患者可达到完全控尿;多数患者便失禁症状有所改善;术后 1 个月时 89% 患者有不同程度的下肢肌力下降,1 年后恢复正常。作者认为,神经改道手术需多学科讨论权衡利弊,术后患者需要更长时间随访[68]。

也有学者认为,腰椎腹侧神经根为体神经和部分自主神经的混合性神经,肖氏神经改道手术离断此神经根会导致下肢肌力不可逆性下降;即使骶神经通路可重塑成功,也只能表明只有 1/8 的骶神经传入神经纤维支配到膀胱。此外,脊柱裂患者的尿失禁可能是逼尿肌高反射、尿道括约肌失神经支配、膀胱顺应性下降等多方面因素导致,而单纯一支骶神经腹根的再生是否能解决所有这些问题尚有待商榷[69]。

肖氏手术为膀胱神经损伤治疗提供了使患者恢复自主排尿功能的崭新思路,但此术式尚处于实验阶段,只有通过审批才能进行。

骶神经调节治疗已经证实可帮助治疗非梗阻性尿潴留的 UAB 患者。阴部神经刺激通过抑制保护性反射启动排尿反射,并可抑制逼尿肌高反射造成的膀胱过度活动。对于 UAB 的治疗,神经调节以其安全、微创的特点拥有更广阔的研究前景。

七、手术治疗

UAB 手术治疗目前大致可分为两个方向，一是促进膀胱排空的手术，二是降低尿道阻力的手术。

鉴于尚无明确药物或手术治疗可显著提高逼尿肌收缩力，UAB 的手术治疗曾一度重点关注通过减少膀胱流出道阻力来帮助 UAB 患者更容易地完成排尿过程。经尿道膀胱颈切开需有尿动力学检查确认存在膀胱颈部解剖或功能性梗阻；尿道扩张可能可以提高膀胱顺应性、降低流出道阻力，但其疗效较短暂；括约肌切开术失败率较高，可能由各种原因导致；尿道支架与括约肌切开相比创伤更小，且操作可逆，但并发症也较多；括约肌及盆底肉毒素注射操作最简单，报道成功率较高，但目前尚未批准用于 UAB 治疗。

（一）细胞治疗

Chancellor 于 2000 年报道，肌原细胞（MDC）注射入膀胱和尿道得以长期存活，组织化学染色表明这部分干细胞可分化为平滑肌细胞[70]。最近这项技术被应用到通过尿道括约肌注射治疗压力性尿失禁[71]。目前，正进行安慰剂对照双盲 3 期临床试验。

在 UAB 治疗方面，Huard 证明 MDC 移植可提高低温损伤 UAB 动物模型的逼尿肌收缩力：①MDC 膀胱壁注射细胞可以存活；②MDC 注射确实可提高逼尿肌收缩力；③支持 MDC 注射入膀胱壁后可分化为平滑肌细胞系。由此，在门诊局部麻醉下通过膀胱镜注射自体肌原细胞为 UAB 的治疗提供了一个广阔的前景[72]。

由于 UAB 尚无有效的药物治疗，FDA 批准了一个患者的再生干细胞实验性治疗，初次治疗目的首先为检测自体 MDC（AMDC）治疗 UAB 的安全性，其次是评估其临床有效性。FDA 批准了 AMDC 治疗 UAB 的扩大 2 期临床试验，目前正在进行中，也许在未来，细胞治疗可能成为 UAB 治疗的新方式。

（二）膀胱减容术

通过膀胱部分切除以降低过大的膀胱容量，理论上可以减少膀胱完全排空过程中逼尿肌作功。过去几年间，膀胱减容术不断被提出用于 UAB "大膀胱" 患者的治疗，然而术后随时间发展，被缩小的膀胱仍有再次不断扩张的趋势，因而其长期有效性尚有待明确。

膀胱减容术有数种术式报道，其中最普遍易行的是膀胱顶及其邻近区域切除。长期慢性的过度扩张主要影响膀胱上部相对 "自由" 的部分，神经血管均在下部，所以膀胱顶切除不影响膀胱基底和下膀胱体功能[73]。手术初期，膀胱容量及 PVR 均有减少，泌尿系感染频率也有所下降，但逼尿肌收缩力并无明显提高，且膀胱容量和残余尿随时间增长趋势[73-75]。

在对照研究中，膀胱减容术对于 UAB 的治疗并未表现出长期预后的改善。需比较手术和间歇导尿的花费和获益后再做出选择。当逼尿肌表现为活动低下而不是无收缩，且膀胱容量过大（一般超过 1～2 L）时，膀胱部分切除术可能有一定疗效。也许，膀胱减容术和干细胞移植联合有望提高膀胱收缩力。

（三）逼尿肌整形术

Stenzl 等报道了 3 例膀胱无收缩的患者，通过带微神经血管的自体背阔肌移植至膀胱以增强其收缩性，供应背阔肌的主要神经和血管吻合到供应腹直肌最低位运动神经上和腹壁下血管上。需要转移的肌肉纵向或螺旋状包裹膀胱，除膀胱三角区外，最终包裹膀胱 75％ 区域。患者有尿意时通过主动收缩下腹部肌肉组织来排尿。术后 1 年，患者最大尿流率为 18～26 ml/s，PVR 0～90 ml，逼尿肌最大压力为 21～23 cmH₂O[76]。

同年，von Heyden 等报道在狗身上用类似的手术方式实验，将胸背神经与闭孔神经吻合，将供应血管吻合到髂外血管上，随后用电刺激神经以及直接刺激移植物引起肌肉收缩[77]。von Savage 等报道了用腹直肌进行逼尿肌整形术，在神经附近的肌肉处进行电刺激，进行此术式的狗对电刺激表现出较好的效果——急骤的刺激产生的膀胱压力足以使膀胱排空，但长期研究发现，虽然能保持一定的膀胱顺应性和肌瓣活力，但膀胱排空能力却不能长期保持[78]。

Gakis 等于 2011 年报道了背阔肌行逼尿肌整形术（图 3-7）的良好结果。24 例 UAB 患者进行了此项手术，随访时间为 46 个月，其中 67％ 患者重获自主排尿能力，不再需要间歇导尿，3 例可减少导尿频率[79]。

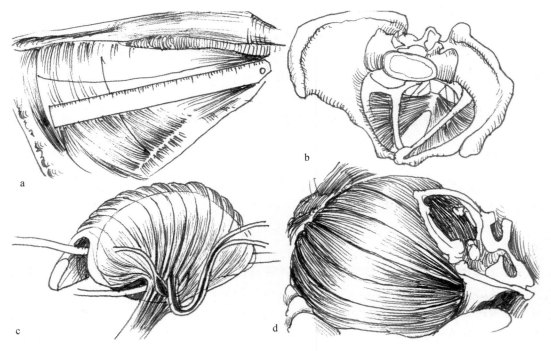

图 3-7　背阔肌逼尿肌整形术

（四）再生医学膀胱替代

20 世纪 50 年代，人们为寻找一种合适的肠膀胱成形术的膀胱替代材料做了不少努力[80]。随后有报道人们开始用一种可生物降解、富含胶原的材料作为膀胱再生的支架。"再生医学"一词于 20 世纪 90 年代后期开始流行。Atala 首先进行了膀胱再生工程的研究，报道了 7 例伴有高压低顺应性膀胱的脊髓脊膜膨出的儿童患者。每个患者行膀胱活检得到尿道上皮细胞和肌细胞于培养液中培养，扩增细胞种植于胶原或胶原/聚乙醇酸生物可降解膀胱形状支架上（图 3-8）。活检后 7 周，将新建的膀胱支架移植入患者体内增强患者膀胱血液供应。之后平均随访 46 个月，实验组与大网膜囊膀胱包裹组相比，膀胱压下降，膀胱容量及顺应性提高；未发生明显的代谢并发症，肾功能也无恶化，新建膀胱内无结石及黏液产生[81]。

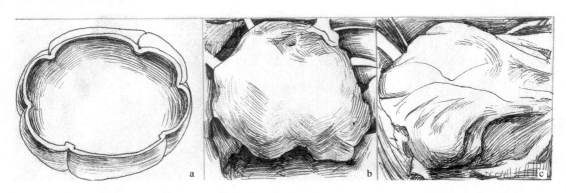

图 3-8　膀胱再生工程

a. 组织工程膀胱支架及种植细胞；b. 4-0 聚羟基乙酸缝线将组织工程膀胱缝合在原位膀胱上；c. 以组织蛋白胶和网膜覆盖移植膀胱

之后的一些临床试验可能在初期有部分患者表现出膀胱顺应性或容量的好转，但临床上并无统计学差异，长期预后也并没有发现膀胱容量及顺应性较对照组有提高，且有可能发生肠梗阻、膀胱撕裂等严重并发症[82]。尽管组织工程在很多领域都有长足长进，但在花费、患者选择、管理等方面仍有诸多困难，克服这些困难，则组织工程、干细胞移植、再生医学等都会有更广阔的前景。

（五）膀胱颈及前列腺切除

手术切除或切开膀胱颈及前列腺可通过解除梗阻减轻 UAB 患者排尿的后负荷。经尿道膀胱颈切开或切除术最初在以下两种神经源性患者中开展：①膀胱无力症；②膀胱颈或近段尿道解剖或功能性梗阻，这些患者为排空膀胱必须通过腹部用力排空膀胱。目前认为，无论是否存在神经源性膀胱，膀胱颈或近段尿道水平的真正不协调并不常见。手术通常为在 5 点和（或）7 点方向电烧灼或激光切开[83]，从膀胱基底至精阜水平全层切开，包括加深切口直到明确看见残留的前列腺小囊纤维间隙的脂肪小球[84]。膀胱颈切开或切除术的主要问题是可能出现逆行射精，多数人认为逆行射精或射精减少的发生率可能在 15%～50%[84-85]。

（六）降低横纹括约肌水平流出道阻力

逼尿肌-尿道外括约肌协同失调（DESD）是最常见的神经源性括约肌梗阻，一般通过间歇导尿治疗。避免膀胱内压过高，保护上尿路功能，降低充溢性尿失禁、感染、结石等风险[86]。降低括约肌水平阻力有以下几种方式。

1. 尿道扩张

女性患者尿道扩张至40～50 Fr可以达到和男性患者外括约肌切开同样的效果[87]，但因为术后会发生完全压力性尿失禁，却没有合适的集尿器，因此女性尿道扩张较少用于临床。也曾有报道球囊扩张用于尿道外括约肌的扩张治疗，但无论尿管还是球囊扩张，短期疗效较可观，但从长期看，完全失败率达85%。对多数DESD患者，尿道扩张可能并非长期治疗手段，推荐外科括约肌切开或支架植入术[88]。

2. 括约肌切开术

1958年，Ross等首次报道了大规模尿道外括约肌切开术手术情况[89]，该手术主要适应证为其他方式失败或不适合的男性逼尿肌-横纹括约肌协同失调，但目前这种术式仍存在不小的争议，因其出血、勃起功能障碍等并发症较高。手术方式为在12点处切开括约肌[90]，可使用刀状电极、环状电极或激光。切口应从精阜水平开始，至少要延伸到球膜连接部。逐步加深切口一般可以更好地暴露视野并减少显性出血及渗血。术后一般需要安全套集尿器。据报道，括约肌切开术的失败率高达50%，并且成功的病例随时间推移可能被判定为失败[28,90]。失败常由括约肌不完全切断导致，这样就需要反复手术。目前大家更倾向选择括约肌激光切开或切除术式。

3. 尿道支架

DESD的患者也可选择尿道支架，尿道支架与传统的括约肌切开术疗效相似，但因其住院时间短及可逆性等特点更易被接受。尿道支架患者的控尿仍可由膀胱颈维持。

Chancellor等报道了尿道支架治疗北美15个中心的153例DESD患者的长期观察结果。逼尿肌漏尿点压及残余尿均显著降低；然而，18%患者需要两次及以上的手术达到完全撑开括约肌的效果。3个月后，腔内异常增生患者为33.3%，有10例需移除装置。13例出现需要临床干预的膀胱颈收缩[86]。

尿道支架的可逆性植入及副作用小等特点使它成为对部分患者颇具吸引力的选择，但有时取出支架也是很困难的。支架取出的并发症包括腔内异常增生物梗阻、支架移位等。总体来看，尿道支架植入与括约肌切开术相比疗效相当，但更安全、简便、健康、经济。

（梁　晨）

参考文献

[1] Chapple CR, Osman NI, Birder L, et al. The underactive bladder：a new clinical concept? Eur Urol，2015，68（3）：351-353.

[2] Chancellor MB, Diokno A. CURE-UAB: shedding light on the underactive bladder syndrome. Int Urol Nephrol, 2014, 46 Suppl 1: S1.

[3] Abrams P, Cardozo L, Fall M, et al. The standardisation of terminology of lower urinary tract function: report from the Standardisation Sub-committee of the International Continence Society. Neurourol Urodyn, 2002, 21 (2): 167-178.

[4] Osman NI, Chapple CR, Abrams P, et al. Detrusor underactivity and the underactive bladder: a new clinical entity? A review of current terminology, definitions, epidemiology, aetiology, and diagnosis. Eur Urol, 2014, 65 (2): 389-398.

[5] Dubeau CE. The aging lower urinary tract. J Urol, 2006, 175 (3 Pt 2): S11-S15.

[6] Diokno AC, Brock BM, Brown MB, et al. Prevalence of urinary incontinence and other urological symptoms in the noninstitutionalized elderly. J Urol, 1986, 136 (5): 1022-1025.

[7] Valente S, Dubeau C, Chancellor D, et al. Epidemiology and demographics of the underactive bladder: a cross-sectional survey. Int Urol Nephrol, 2014, 46 Suppl 1: S7-S10.

[8] Homma Y, Yamaguchi O, Hayashi K. Epidemiologic survey of lower urinary tract symptoms in Japan. Urology, 2006, 68 (3): 560-564.

[9] Jeong SJ, Kim HJ, Lee YJ, et al. Prevalence and Clinical Features of Detrusor Underactivity among Elderly with Lower Urinary Tract Symptoms: A Comparison between Men and Women. Korean J Urol, 2012, 53 (5): 342-348.

[10] Lee JG, Shim KS, Koh SK. Incidence of detrusor underactivity in men with prostatism older than 50 years. Korean J Urol, 1999, 3 (40): 347-352.

[11] Thomas AW, Cannon A, Bartlett E, et al. The natural history of lower urinary tract dysfunction in men: minimum 10-year urodynamic follow-up of untreated detrusor underactivity. BJU Int, 2005, 96 (9): 1295-1300.

[12] Massey JA, Abrams PH. Obstructed voiding in the female. Br J Urol, 1988, 61 (1): 36-39.

[13] Ukimura O, Kojima M, Iwata T, et al. Ultrasonic measurement of bladder weight as a novel urodynamic modality. Adv Exp Med Biol, 2003, 539 (Pt A): 311-315.

[14] Miyazato M, Yoshimura N, Chancellor MB. The other bladder syndrome: underactive bladder. Rev Urol, 2013, 15 (1): 11-22.

[15] Purohit RS, Blaivas JG, Saleem KL, et al. The pathophysiology of large capacity bladder. J Urol, 2008, 179 (3): 1006-1011.

[16] Seski JC, Diokno AC. Bladder dysfunction after radical abdominal hysterectomy. Am J Obstet Gynecol, 1977, 128 (6): 643-651.

[17] Ignjatovic I. Symptoms and urodynamics after unsuccessful transurethral prostatectomy. Int Urol Nephrol, 2001, 32 (4): 655-658.

[18] Diokno AC, Borodulin G. A new vaginal speculum for pelvic organ prolapse quantification (POPQ). Int Urogynecol J Pelvic Floor Dysfunct, 2005, 16 (5): 384-388.

[19] Lemack GE. Urodynamic assessment of bladder-outlet obstruction in women. Nat Clin Pract Urol, 2006, 3 (1): 38-44.

[20] Asimakopoulos AD, De Nunzio C, Kocjancic E, et al. Measurement of post-void residual urine. Neurourol Urodyn, 2016, 35 (1): 55-57.

[21] Blaivas JG, Chancellor MB. Atlas of urodynamics. New York: Williams & Wilkins, 1996.

[22] Chancellor MB, Diokno AC. The Underactive Bladder [M]. Berlin: Springer International Publishing, 2016.

[23] van Koeveringe GA, Vahabi B, Andersson KE, et al. Detrusor underactivity: a plea for new approaches to a common bladder dysfunction. Neurourol Urodyn, 2011, 30 (5): 723-728.

[24] Tyagi P, Smith PP, Kuchel GA, et al. Pathophysiology and animal modeling of underactive bladder. Int Urol Nephrol, 2014, 46 Suppl 1: S11-S21.

[25] Andersson KE, Arner A. Urinary bladder contraction and relaxation: physiology and pathophysiology. Physiol Rev, 2004, 84 (3): 935-986.

[26] Brierly RD, Hindley RG, Mclarty E, et al. A prospective controlled quantitative study of ultrastructural changes in the underactive detrusor. J Urol, 2003, 169 (4): 1374-1378.

[27] Azadzoi KM, Radisavljevic ZM, Siroky MB. Effects of ischemia on tachykinin-containing nerves and neurokinin receptors in the rabbit bladder. Urology, 2008, 71 (5): 979-983.

[28] Yang Z, Dolber PC, Fraser MO. Differential vulnerabilities of urethral afferents in diabetes and discovery of a novel urethra-to-urethra reflex. Am J Physiol Renal Physiol, 2010, 298 (1): F118-F124.

[29] Andersson KE. Detrusor myocyte activity and afferent signaling. Neurourol Urodyn, 2010, 29 (1): 97-106.

[30] Stohrer M, Blok B, Castro-Diaz D, et al. EAU guidelines on neurogenic lower urinary tract dysfunction. Eur Urol, 2009, 56 (1): 81-88.

[31] Lapides J, Diokno AC, Silber SJ, et al. Clean intermittent self-catheterization in the treatment of urinary tract disease. J Urol, 1972, 107 (3): 458-461.

[32] Jamison J, Maguire S, Mccann J. Catheter policies for management of long term voiding problems in adults with neurogenic bladder disorders. Cochrane Database Syst Rev, 2013 (11): D4375.

[33] Prieto J, Murphy CL, Moore KN, et al. Intermittent catheterisation for long-term bladder management. Cochrane Database Syst Rev, 2014 (9): D6008.

[34] Tubaro A, Puccini F, De Nunzio C, et al. The treatment of lower urinary tract symptoms in patients with multiple sclerosis: a systematic review. Curr Urol Rep, 2012, 13 (5): 335-342.

[35] Weld KJ, Dmochowski RR. Effect of bladder management on urological complications in spinal cord injured patients. J Urol, 2000, 163 (3): 768-772.

[36] Newman DK, Willson MM. Review of intermittent catheterization and current best practices. Urol Nurs, 2011, 31 (1): 12-28, 48, 29.

[37] American Urological Association. White paper on catheter-associated urinary tract infections: definitions and significance in the urologic patient 2014 [EB/OL]. [2015-6-29]. https://www.auanet.org/common/pdf/education/clinical-guidance/Catheter-Associated-Urinary-TractInfections-WhitePaper.pdf.

[38] Newman D, Wein A. Managing and Treating Urinary Incontinence. 2nd. Health Professions Press, 2009: 365-483.

[39] FDA. http://www.fda.gov/NewsEvents/Newsroom/PressAnnouncements/ucm418835.html.

[40] FDA. De novo classification request for inflow intraurethral valve-pump and activator [EB/OL]. DEN130044. http://www.fola.gov/News Events/Newsroom.

[41] Mcclurg D, Ashe RG, Marshall K, et al. Comparison of pelvic floor muscle training, electromyo-

graphy biofeedback, and neuromuscular electrical stimulation for bladder dysfunction in people with multiple sclerosis: a randomized pilot study. Neurourol Urodyn, 2006, 25 (4): 337-348.

[42] Mcclurg D, Ashe RG, Lowe-Strong AS. Neuromuscular electrical stimulation and the treatment of lower urinary tract dysfunction in multiple sclerosis—a double blind, placebo controlled, randomised clinical trial. Neurourol Urodyn, 2008, 27 (3): 231-237.

[43] Smith PP, Tyagi P, Kuchel GA, et al. Advanced therapeutic directions to treat the underactive bladder. Int Urol Nephrol, 2014, 46 Suppl 1: S35-S44.

[44] Krishnamoorthy S, Kekre NS. Detrusor underactivity: To tone or not to tone the bladder? Indian J Urol, 2009, 25 (3): 407-408.

[45] Hegde SS. Muscarinic receptors in the bladder: from basic research to therapeutics. Br J Pharmacol, 2006, 147 Suppl 2: S80-S87.

[46] Wein AJ, Kavoussi LR, Novick AC, et al. Campbells urology. 10th. Philadelphia: Elsevier, 2011.

[47] Yamaguchi O, Shishido K, Tamura K, et al. Evaluation of mRNAs encoding muscarinic receptor subtypes in human detrusor muscle. J Urol, 1996, 156 (3): 1208-1213.

[48] Somogyi GT, de Groat WC. Function, signal transduction mechanisms and plasticity of presynaptic muscarinic receptors in the urinary bladder. Life Sci, 1999, 64 (6-7): 411-418.

[49] Braverman AS, Kohn IJ, Luthin GR, et al. Prejunctional M1 facilitory and M2 inhibitory muscarinic receptors mediate rat bladder contractility. Am J Physiol, 1998, 274 (2 Pt 2): R517-R523.

[50] Somogyi GT, de Groat WC. Evidence for inhibitory nicotinic and facilitatory muscarinic receptors in cholinergic nerve terminals of the rat urinary bladder. J Auton Nerv Syst, 1992, 37 (2): 89-97.

[51] Somogyi GT, Tanowitz M, Zernova G, et al. M1 muscarinic receptor-induced facilitation of ACh and noradrenaline release in the rat bladder is mediated by protein kinase C. J Physiol, 1996, 496 (Pt 1): 245-254.

[52] Barendrecht MM, Oelke M, Laguna MP, et al. Is the use of parasympathomimetics for treating an underactive urinary bladder evidence-based? BJU Int, 2007, 99 (4): 749-752.

[53] 赵雪燕, 石萍, 郭智霖, 等. 神经电刺激在改善膀胱功能障碍上的应用. 中国生物医学工程学报, 2011 (3): 452-461, 471.

[54] Noblett KL, Cadish LA. Sacral nerve stimulation for the treatment of refractory voiding and bowel dysfunction. Am J Obstet Gynecol, 2014, 210 (2): 99-106.

[55] Leng WW, Chancellor MB. How sacral nerve stimulation neuromodulation works. Urol Clin North Am, 2005, 32 (1): 11-18.

[56] O'Donnell PD. Urinary incontinence. St. Louis: Mosby Publisher, 1997: 33-47.

[57] Shaker HS, Hassouna M. Sacral root neuromodulation in idiopathic nonobstructive chronic urinary retention. J Urol, 1998, 159 (5): 1476-1478.

[58] van Kerrebroeck PE, van Voskuilen AC, Heesakkers JP, et al. Results of sacral neuromodulation therapy for urinary voiding dysfunction: outcomes of a prospective, worldwide clinical study. J Urol, 2007, 178 (5): 2029-2034.

[59] Aboseif S, Tamaddon K, Chalfin S, et al. Sacral neuromodulation as an effective treatment for refractory pelvic floor dysfunction. Urology, 2002, 60 (1): 52-56.

[60] Goh M, Diokno AC. Sacral neuromodulation for nonobstructive urinary retention—is success pre-

dictable? J Urol, 2007, 178 (1): 197-199, 199.

[61] Bertapelle P, Bodo G, Carone R. Detrusor acontractility in urinary retention: detrusor contractility test as exclusion criteria for sacral neurostimulation. J Urol, 2008, 180 (1): 215-216.

[62] Pham K, Guralnick ML, O'Connor RC. Unilateral versus bilateral stage I neuromodulator lead placement for the treatment of refractory voiding dysfunction. Neurourol Urodyn, 2008, 27 (8): 779-781.

[63] van Kerrebroeck EV, Scheepens WA, de Bie RA, et al. European experience with bilateral sacral neuromodulation in patients with chronic lower urinary tract dysfunction. Urol Clin North Am, 2005, 32 (1): 51-57.

[64] Peters KM, Feber KM, Bennett RC. Sacral versus pudendal nerve stimulation for voiding dysfunction: a prospective, single-blinded, randomized, crossover trial. Neurourol Urodyn, 2005, 24 (7): 643-647.

[65] Xiao CG, Du MX, Li B, et al. An artificial somatic-autonomic reflex pathway procedure for bladder control in children with spina bifida. J Urol, 2005, 173 (6): 2112-2116.

[66] Xiao CG, de Groat WC, Godec CJ, et al. "Skin-CNS-bladder" reflex pathway for micturition after spinal cord injury and its underlying mechanisms. J Urol, 1999, 162 (3 Pt 1): 936-942.

[67] Xiao CG, Du MX, Dai C, et al. An artificial somatic-central nervous system-autonomic reflex pathway for controllable micturition after spinal cord injury: preliminary results in 15 patients. J Urol, 2003, 170 (4 Pt 1): 1237-1241.

[68] Peters KM, Girdler B, Turzewski C, et al. Outcomes of lumbar to sacral nerve rerouting for spina bifida. J Urol, 2010, 184 (2): 702-707.

[69] Thuroff JW. Words of Wisdom. Re: outcomes of lumbar to sacral nerve rerouting for spina bifida. Eur Urol, 2011, 59 (1): 173-175.

[70] Chancellor MB, Yokoyama T, Tirney S, et al. Preliminary results of myoblast injection into the urethra and bladder wall: a possible method for the treatment of stress urinary incontinence and impaired detrusor contractility. Neurourol Urodyn, 2000, 19 (3): 279-287.

[71] Carr LK, Robert M, Kultgen PL, et al. Autologous muscle derived cell therapy for stress urinary incontinence: a prospective, dose ranging study. J Urol, 2013, 189 (2): 595-601.

[72] Huard J, Yokoyama T, Pruchnic R, et al. Muscle-derived cell-mediated ex vivo gene therapy for urological dysfunction. Gene Ther, 2002, 9 (23): 1617-1626.

[73] Klarskov P, Holm-Bentzen M, Larsen S, et al. Partial cystectomy for the myogenic decompensated bladder with excessive residual urine. Urodynamics, histology and 2-13 years follow-up. Scand J Urol Nephrol, 1988, 22 (4): 251-256.

[74] Kinn AC. The lazy bladder--appraisal of surgical reduction. Scand J Urol Nephrol, 1985, 19 (2): 93-99.

[75] Bukowski TP, Perlmutter AD. Reduction cystoplasty in the prune belly syndrome: a long-term follow up. J Urol, 1994, 152 (6 Pt 1): 2113-2116.

[76] Stenzl A, Ninkovic M, Kolle D, et al. Restoration of voluntary emptying of the bladder by transplantation of innervated free skeletal muscle. Lancet, 1998, 351 (9114): 1483-1485.

[77] von Heyden B, Anthony JP, Brock GB, et al. The latissimus dorsi bladder myoplasty to assist detrusor function. Urol Res, 1998, 26 (3): 215-221.

[78] Van Savage JG，Perez-Abadia GP，Palanca LG，et al. Electrically stimulated detrusor myoplasty. J Urol，2000，164 (3 Pt 2)：969-972.

[79] Gakis G，Ninkovic M，van Koeveringe GA，et al. Functional detrusor myoplasty for bladder acontractility：long-term results. J Urol，2011，185 (2)：593-599.

[80] Gleeson MJ，Griffith DP. The use of alloplastic biomaterials in bladder substitution. J Urol，1992，148 (5)：1377-1382.

[81] Atala A，Bauer SB，Soker S，et al. Tissue-engineered autologous bladders for patients needing cystoplasty. Lancet，2006，367 (9518)：1241-1246.

[82] Joseph DB，Borer JG，De Filippo RE，et al. Autologous cell seeded biodegradable scaffold for augmentation cystoplasty：phase II study in children and adolescents with spina bifida. J Urol，2014，191 (5)：1389-1395.

[83] Huckabay C，Nitti VW. Diagnosis and treatment of primary bladder neck obstruction in men. Curr Urol Rep，2005，6 (4)：271-275.

[84] Fowler CJ，Kirby RS，Harrison MJ，et al. Individual motor unit analysis in the diagnosis of disorders of urethral sphincter innervation. J Neurol Neurosurg Psychiatry，1984，47 (6)：637-641.

[85] Norlen LJ，Blaivas JG. Unsuspected proximal urethral obstruction in young and middle-aged men. J Urol，1986，135 (5)：972-976.

[86] McGuire E. Advances in urology. St Louis：CV Mosby，1995：291-324.

[87] Wang SC，Mcguire EJ，Bloom DA. Urethral dilation in the management of urological complications of myelodysplasia. J Urol，1989，142 (4)：1054-1055.

[88] Mcfarlane JP，Foley SJ，Shah PJ. Balloon dilatation of the external urethral sphincter in the treatment of detrusor-sphincter dyssynergia. Spinal Cord，1997，35 (2)：96-98.

[89] Wein AJ，Barrett DM. Voiding function and dysfunction-a logical and practical approach. Chicago：Year Book Medical，1988.

[90] Madersbacher H，Scott FB. Twelve o'clock sphincterotomy：technique，indications，results. (Abbreviated report). Urol Int，1975，30 (1)：75-76.

第四章

女性压力性尿失禁

压力性尿失禁（stress urinary incontinence，SUI）是指打喷嚏、咳嗽或运动等腹压增高情况下出现不自主的尿液自尿道外口漏出。尿动力学检查表现为膀胱充盈测压时，腹压增加而逼尿肌稳定性良好的情况下，患者出现不随意漏尿[1]。隐匿性压力性尿失禁（occult stress urinary incontinence，OSUI）是指平时无 SUI 症状的盆腔器官脱垂（pelvic organ prolapse，POP）患者在脱垂复位后增加腹压时有漏尿表现[2]。压力性尿失禁多见于经产妇及高龄女性。

一、流行病学及病因

尿失禁的流行病学调查多采用问卷方式。由于研究采用的尿失禁定义、测量方法、研究人群特征和调查方法等不同，不同调查结果显示该病患病率差异较大。国外报道，30～60 岁女性人群中，30％患尿失禁，尿失禁人群中近 50％为压力性尿失禁[3]；国内北京市成年女性压力性尿失禁患病率为 22.9％[4]；上海市 60～70 岁妇女尿失禁患病率为16.92％，压力性尿失禁患病率为 12.08％，其中轻度压力性尿失禁占 84.81％[5]；新疆喀什地区维吾尔族女性尿失禁患病率为 41.96％，压力性尿失禁患病率为 28.21％[6]；温州女性压力性尿失禁的患病率为 24.7％[7]。

1. 较明确的危险因素

（1）年龄：女性尿失禁患病率随着年龄的增长逐渐增高。年龄与女性尿失禁的相关性可能与随着年龄的增长而出现的盆底松弛、雌激素减少和尿道括约肌退行性变等有关。研究发现[8]，随着年龄的增长，尿道横纹肌纤维总数以每年 2％速度下降，尿道闭合功能逐渐受到影响，在腹压增高时出现漏尿症状。另外，一些老年常见疾病[9]，如慢性呼吸系统疾病、糖尿病、习惯性便秘等，也可使尿失禁进展。

（2）生育：研究发现，初次分娩年龄、生产方式、胎儿的大小、妊娠期间尿失禁的发生率及分娩的次数均与产后尿失禁的发生有显著相关性，分娩的次数与压力性尿失禁的发生呈正相关性[10]；初次分娩的女性年龄≥35 岁，压力性尿失禁患病率明显增高[11]；未生育的女性、行剖宫产的女性、经阴道分娩的女性压力性尿失禁的患病率分别是4.7％、6.9％、12.2％[12]；经阴道分娩的女性比剖宫产的女性更易发生压力性尿失禁；使用缩宫素、助产钳、吸胎器等加速产程的助产方式有增加压力性尿失禁发生的可能[13]；当所分娩婴儿出生体重大于 4000 g、分娩次数达 3 次或以上时，产妇发生压力性尿失禁的可能性明显升高[14]。

（3）盆腔脏器脱垂（POP）：POP 与压力性尿失禁关系密切，两者常伴随存在，严重影响中老年妇女的健康和生活质量。研究发现，POP 患者患压力性尿失禁的概率是正常女性的 3.139 倍，50% 以上的压力性尿失禁患者都会伴有不同程度的盆底功能障碍[15]。POP 患者盆底支持组织中平滑肌纤维变细、排列紊乱，结缔组织纤维化，肌纤维萎缩，肌肉的收缩力及肌张力下降，可能与压力性尿失禁的发生有关[16]。

（4）肥胖：肥胖是女性压力性尿失禁重要的独立危险因素。肥胖女性压力性尿失禁的患病率显著增高。肥胖可引起腹压增高，进而导致膀胱内压增高、尿道向下移位。持续腹压增高可导致盆底肌的张力增加，导致膀胱和尿道的血供减少，损害部分支配膀胱和尿道的神经，导致盆底、尿道的功能障碍。研究表明[17]，体重指数（body mass index，BMI）每增加 1 个单位，患压力性尿失禁的风险升高 1.109 倍。中度压力性尿失禁的肥胖患者通过节食、运动等方式减肥后，每周漏尿次数减少 60%。

（5）种族和遗传因素：遗传因素与压力性尿失禁有较明确的相关性。研究结果表明，压力性尿失禁可能与尿道先天胶原结缔组织发育不全有关；压力性尿失禁患者患病率与其直系亲属（如姐妹、母亲等）患病率显著相关[18]；白种女性压力性尿失禁的患病率高于黑人[9]。

2. 可能相关的危险因素

女性压力性尿失禁可能相关的危险因素包括：雌激素下降、吸烟、子宫切除术后、体力活动、便秘、肠道功能紊乱和慢性咳嗽等。

二、病理生理

女性尿道括约肌的组成包括：①尿道外括约肌：由中段尿道壁内的平滑肌和横纹肌构成，属于慢反应纤维，受自主神经的支配；②尿道内括约肌：包括膀胱颈在内的近端尿道壁内的平滑肌；③尿道黏膜及黏膜下血管平滑肌组织：黏膜丰富而形成的皱襞，以及黏膜下丰富的静脉丛和疏松结缔组织起到尿道闭合作用。

尿道的闭合机制包括：尿道括约肌的主动收缩及盆底韧带和肌肉对尿道的支持作用。尿道开放机制与尿道括约肌的松弛和膀胱颈后尿道成漏斗状有关。正常情况下，在膀胱逼尿肌开始收缩时尿道括约肌即出现松弛。

女性压力性尿失禁的病理生理机制相关理论有多种，现将较常见的几种介绍如下：

1. 盆底整体理论

尿道支持结构（图 4-1）来源于：①尿道侧方韧带、耻骨尿道韧带；②阴道及其侧方韧带；③盆底筋膜腱弓；④肛提肌。Petros 及 Ulmsten[19] 于 1990 年提出盆底整体理论（the integral theory）。该理论认为，尿道闭合及开放机制是尿道周围韧带、阴道壁和耻骨尾骨肌相互作用的结果。具体过程中，由耻骨尾骨肌和盆底肌肉分别产生的向前和向后力量，伸展阴道上方尿道，使之在一个平面上围绕耻骨尿道韧带成角（弯折）。这种状态下尿道是关闭的。因此耻骨尿道韧带变得薄弱，或阴道壁（阴道吊床）的松弛，不能有效地维持腹压增加时的尿道闭合压，从而出现压力性尿失禁。

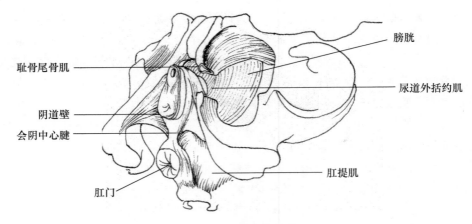

耻骨尾骨肌

阴道壁

会阴中心腱

肛门

膀胱

尿道外括约肌

肛提肌

图 4-1　尿道支持结构

2. "吊床"理论

1994 年 DeLancey[20]通过研究 61 具尸体的解剖结构，提出"吊床"理论（hammock hypothesis），该理论更加强调尿道周围支撑组织的重要性。正常情况下，随着腹压增高，尿道被紧压于"吊床"样的阴道前壁、盆腔内筋膜组成的支撑结构上，不会漏尿。当这种支撑结构减弱，腹压增高时，膀胱颈和近端尿道会旋转下移，如果同时伴有尿道开放，就会发生尿失禁。如果这些支撑结构正常，即便存在膀胱颈和尿道过度下移，仍可以保持控尿。如果在腹压增加时，为尿道提供一个支撑结构，使膀胱颈和近端尿道被紧压在上面，这样就可以防止尿失禁的发生。因此认为，尿道前方的中段尿道复合体和尿道下方的"吊床"对保持控尿功能有重要作用。

3. 尿道固有括约肌缺陷（intrinsic sphincter deficiency，ISD）

1981 年 McGuire 等[21]通过研究压力性尿失禁手术失败患者的尿动力学检查结果，发现最大尿道闭合压（maximum urethral closure pressure）低于 20 cmH$_2$O 时提示Ⅲ型压力性尿失禁。ISD 是指尿道固有括约肌的功能缺陷，无论其解剖位置是否正常。目前理论认为，所有尿道括约肌性尿失禁患者均有不同程度的 ISD。包括尿道平滑肌、尿道横纹肌、尿道周围横纹肌功能退变及受损等导致尿道闭合压下降。

4. 尿道黏膜的封闭功能减退

正常尿道黏膜皱襞有密封垫作用，可阻止尿液的渗漏。随着年龄的增长，尿道黏膜萎缩变薄、弹性下降，导致其封闭功能减退。尿道炎症及损伤等原因造成尿道黏膜广泛受损，导致黏膜纤维化，也可使尿道黏膜的封闭功能减退或消失。

5. 支配控尿结构的神经系统功能障碍

尿道周围的支撑组织相关的神经功能障碍均可导致尿道关闭功能不全而发生尿失禁。阴部神经损伤学说认为，支配尿道外括约肌的阴部神经的损伤，导致尿道阻力下降，产生压力性尿失禁。目前一些学者已经通过切断阴部神经成功建立了压力性尿失禁模型[22]。

三、诊断

压力性尿失禁诊断主要依据主观症状和客观检查，并需除外其他疾病。本病的诊断包括确定诊断、程度诊断、分型诊断及合并疾病诊断等。

（一）确定诊断

包括病史、体格检查及辅助检查[1]。

1. 病史

病史采集一般包括：①与腹压增加有关的尿失禁症状：大笑、咳嗽、打喷嚏、跳跃或行走、搬重物等腹压增加后的漏尿情况；停止腹部加压动作后漏尿是否随即终止。②泌尿系统的其他症状：有无尿频、尿急、血尿、排尿困难及夜尿等症状，有无下腹或腰部不适，有无持续性尿失禁等。③有无性生活障碍，负重时阴道口有无肿物感等。④其他病史：既往病史、月经生育史、生育前后控尿的变化，有无神经系统疾病（如多发性硬化、脊髓损伤、脊髓发育不良等）；有无盆腔手术、放疗史或尿失禁手术史；有无糖尿病、脑卒中、帕金森病等；药物服用史（α受体阻滞药、β受体阻滞药、胆碱能抑制剂等）。

2. 体格检查

①一般状态：生命体征、身体活动能力及协调能力等。②全身体检：主要包括腹部检查、盆底检查及神经系统检查等。腹部检查注意有无尿潴留体征；有无盆腔器官脱垂及程度；外阴部有无异味、皮疹；棉签试验了解尿道活动度，双合诊了解子宫水平、大小和盆底肌肉收缩力等；直肠指诊检查肛门括约肌张力，并观察有无直肠膨出；神经系统检查包括下肢肌力、会阴部感觉及病理征等；骶裂体表征等。③其他特殊检查：压力诱发试验[23]。

3. 常用压力性尿失禁检查方法[1]

（1）1 小时尿垫试验

方法：①患者无排尿；②安放好已经称重的收集装置，试验开始；③15 min 内喝500 ml 无钠液体，然后坐下或躺下；④步行 30 min，包括上下一层楼梯；⑤起立和坐下10 次；⑥剧烈咳嗽 10 次；⑦原地跑 1 min；⑧弯腰捡小物体 5 次；⑨用流动水冲洗手1 min；⑩1 小时终末去除收集装置并称重。

结果判断：①尿垫增重＞1 g 为阳性；②尿垫增重＞2 g 时注意有无称重误差、出汗和阴道分泌物；③尿垫增重＜1 g 提示基本干燥或试验误差。

（2）压力诱发试验

患者仰卧，双腿屈曲外展，观察尿道外口。咳嗽或用力增加腹压时可见尿液漏出，腹压消失后漏尿也同时消失则为阳性。阴性者站立位再行检查。检查时应同时询问漏尿时或漏尿之前是否有尿急和排尿感，若有则可能为急迫性尿失禁或合并有急迫性尿失禁。

（3）膀胱颈抬举试验

截石位，先行压力诱发试验，若为阳性，则将中指及示指插入患者阴道，分别放在膀胱颈水平尿道两侧的阴道壁上，嘱患者咳嗽或做 Valsalva 动作增加腹压，有尿液漏出时用手指向头腹侧抬举膀胱颈，如漏尿停止，则为阳性。注意试验时不要压迫尿道，否则会出现假阳性。

（4）棉签试验

截石位，消毒后于尿道插入无菌棉签，棉签前端应插过膀胱颈。无应力状态下和应力状态下棉签活动的角度超过 30°则提示膀胱颈过度活动。

4.辅助检查

（1）排尿日记：连续记录 72 小时排尿情况，包括每次饮水时间、饮水量、排尿时间、尿量，尿失禁时间及伴随症状等。

（2）《国际尿失禁咨询委员会尿失禁问卷表》简表（ICI-Q-SF）[24]：ICI-Q-LF 表分为 4 个部分，记录尿失禁及其严重程度，对日常生活、性生活和情绪的影响；ICI-Q-SF 为 ICI-Q-LF 简化版本。

（3）尿动力学检查：当腹压增加时不自主漏尿，伴有排尿困难或尿频、尿急等膀胱过度活动症症状时需行尿动力学检查，内容包括：①膀胱压力-容积测定；②腹压漏尿点压（abdominal leak point pressure，ALPP）测定；③压力-流率测定；④尿道压力描记。有残余尿及排尿困难表现的患者，还需接受影像尿动力学检查。

动态尿动力学检查[25-26]是在受试者保持日常生活的状况下，膀胱被尿液自然充盈时长时间监测下尿路尿动力学参数及其变化。动态尿动力学检查共监测 3 个周期：第 1 个周期为静止周期，嘱患者静坐或站立，进行模拟日常生活的交谈、咳嗽、大笑等；第 2 个周期为走动周期，嘱患者在检查室周围走动、弯腰、下蹲等轻度活动，模拟日常生活轻度活动；第 3 个周期为剧烈活动周期，嘱患者跑动、上下楼梯、搬重物、跳跃等，模拟日常生活剧烈活动。以上 3 个周期能够充分代表患者的日常行为，达到动态监测的目的。目前研究发现，动态尿动力学检查（ambulatory urodynamic，AUM）较传统尿动力学检查（conventional urodynamic，CUD）能更容易监测到患者压力性尿失禁的发生。

另外，液桥试验[27-29]作为一个新的尿动力学检查手段，已被用于女性压力性尿失禁的评估，其原理是通过近端尿道的尿液及压力变化来确定尿道功能的缺失与否，从而判定压力性尿失禁发生的情况。液桥试验操作过程如下：在进行自由尿流率、压力-流率、LPP 测定、静态尿道压力测定后，将患者的膀胱充盈到正常尿意的状态，调整 10 Fr 三腔测压导管，使其膀胱压侧孔位于膀胱内，而尿道压侧孔位于尿道括约肌处。以回拉导管时尿道压力变化到最高值并持续稳定作为测压位点，嘱患者进行咳嗽或 Valsalva 动作增加腹压，同时测定膀胱压和尿道压，膀胱压升高幅度大于尿道压升高幅度者为阳性，反之为阴性。目前的研究显示，液桥试验诊断压力性尿失禁的灵敏度和特异度分别为 0.88 和 0.94，而液桥试验联合漏尿点压（leakpoint pressure，LPP）诊断 SUI 的灵敏度和特异度分别为 0.94 和 0.97。液桥试验联合 LPP 诊断 SUI 的灵敏度和特异度均更高。

（4）其他：有膀胱镜检查、膀胱尿道造影等。

1）膀胱镜检查：怀疑有膀胱颈梗阻、膀胱肿瘤和膀胱阴道瘘等疾病时，需要行此检查。

2）膀胱尿道造影：既往有吊带手术史，怀疑有膀胱输尿管反流，或需要进行压力性尿失禁分型的患者需行此检查。检查体位为侧坐位，摄片时间静止期和排尿期，主要了解膀胱支撑缺失的程度。后尿道膀胱角（posterior urethrovesical angle，PUV）＞115°为异常。尿道倾斜度（urethral inclination）＜45°为 Green Type Ⅰ，＞45°为 Green Type Ⅱ；尿道耻骨角（ureteropelvic angle）排尿期摄片，正常＞95°，70°以下为异常。耻骨联合尿道内口距离（symphysis orifice distance，SO）：静止期摄片，为耻骨联合到尿道内口的水平距离；正常为（31±6）mm，20 mm 以下表示尿道下移。

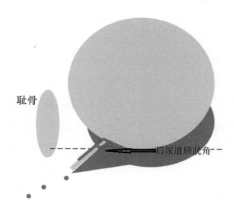

图 4-2 后尿道膀胱角

近端尿道与膀胱后缘在矢状面形成的角度，即为后尿道膀胱角

3）超声：了解有无上尿路积水，膀胱容量及残余尿量。超声检查因具有经济、便捷、无创、重复性好及易于被患者接受等优势，成为妇女盆底疾病诊断的首选影像学方法。经会阴盆底超声[30]可清晰显示尿道、阴道、膀胱以及周围组织，并可对诊断压力性尿失禁的参数进行测量。经会阴盆底超声检查中的主要参数为：①膀胱尿道后角，为膀胱后壁与近端尿道之间的夹角。②尿道倾斜角，为近端尿道轴线和人体中轴线间的夹角。③尿道旋转角度，为静息和最大 Valsalva 动作时尿道倾斜角的变化。④膀胱颈旋转角度，为静息和 Valsalva 状态下耻骨联合下缘至尿道内口连线与耻骨联合中线的夹角，两者的差值为膀胱颈旋转角度。⑤膀胱颈活动度，为 Valsalva 状态下膀胱尿道连接部向后下方移动的最大距离。二维超声可显示尿道、膀胱等盆底各层次软组织结构，三维超声通过二维图像连续采集和处理，可同时显示矢状面、冠状面、横断面的盆底直观的"类解剖"图像。近年来发展起来的四维超声成像技术，在三维超声基础上叠加了时间因素，能够以实时动态的方法显示盆底的解剖立体结构与功能变化。研究表明，经会阴四维超声观察在静息状态下压力性尿失禁组和对照组的尿道长度与膀胱逼尿肌厚度无统计学差异，而 Valsalva 动作后压力性尿失禁组的膀胱颈移动度明显大于对照组，同时尿道内口漏斗形成率也远远高于对照组，提示压力性尿失禁女性膀胱颈及尿道支持结构可能存在缺陷，盆底结构疏松，在腹压增高时，尿道不能有效关闭，使得尿道内压力不能有效抵抗膀胱压，从而导致尿失禁的发生。

4）静脉肾盂造影：了解有无上尿路积水及重复肾、输尿管，以及重复或异位输尿管开口位置。

5）螺旋 CT 尿路造影（CTU）：了解有无重复肾、输尿管，以及重复或异位输尿管开口位置。

6）磁共振成像（MRI）：MRI 具有较高的软组织分辨率、多平面成像、无电离辐射等优点，能够直接观察盆腔脏器及盆底肌肉、筋膜异常的情况，在盆底障碍性疾病的研究中具有重要价值。动态 MR 图像测量及影像分析以正中矢状面图像画线测量。压力性尿失禁的盆底动态 MRI[31] 的表现：①尿道的漏斗状改变，静息时或最大应力状态下近端尿道的开放，提示尿道括约肌功能不全；②尿道移动度过大，力排相尿道前倾角（尿道轴与人体纵轴之间的夹角）>30°。相关径线异常：耻尾线（pubococcygeal line，PCL），耻骨联合下缘至最后一个尾椎关节所做的连线，为评估盆腔脏器脱垂的标志线。H 线，耻骨下缘至肛直肠连接部直肠后壁所作的连线，反映肛提肌裂孔的前后距离。M 线，从 PCL 向 H 线最后缘所作的垂直线，反映肛提肌裂孔的垂直下降距离。正常情况下 H 线及 M 线长度分别不超过 5 cm 和 2 cm。研究发现，H 线、M 线长度与尿道前倾角呈正相关，H 线、M 线长度分别与膀胱颈、子宫、肛直肠连接部越过耻尾线（PCL）的距离呈正相关，H 线、M 线长度分别与功能性尿道长度、最大尿道闭合压、腹压漏尿点压（VLPP）、逼尿肌开启压呈负相关。盆底动态 MRI 结合尿动力学检查能够对女性压力性尿失禁患者膀胱尿道的形态及功能学改变进行较全面的评估。

7）实验室检查：血、尿常规，尿培养和肝、肾功能等实验室检查。

（二）程度诊断

包括临床症状、《国际尿失禁咨询委员会尿失禁问卷表》简表及尿垫试验等。

1. 临床症状

轻度：一般活动及夜间无尿失禁，腹压增加时偶发尿失禁，不需佩戴尿垫。

中度：腹压增加及起立活动时，有频繁的尿失禁，需要佩戴尿垫生活。

重度：起立活动或卧位体位变化时即有尿失禁，严重地影响患者的生活及社交活动。

2. 《国际尿失禁咨询委员会尿失禁问卷表》简表（ICI-Q-SF）

ICI-Q-SF 为 ICI-Q-LF 简化版本。

3. 1 小时尿垫试验[32-33]

轻度：1 h 漏尿量≤1 g。

中度：1 g<1 h 漏尿量<10 g。

重度：10 g≤1 h 漏尿量<50 g。

极重度：1 h 漏尿量≥50 g。

（三）分型诊断

对于临床表现与体格检查不甚相符，以及经初步治疗疗效不佳的患者，建议进行尿失禁分型诊断。但需要注意有时候几种尿失禁类型可以混合存在。

按解剖型及尿道固有括约肌缺陷（intrinsic sphincter deficiency，ISD）型排泄性膀胱尿道造影，或影像尿动力学检查可将压力性尿失禁分为解剖型及 ISD 型[34]。其中，解剖型压力性尿失禁包括 0 型、Ⅰ型及Ⅱ型，ISD 型等同于Ⅲ型。

（1）0 型（type 0）压力性尿失禁（图 4-3）：典型压力性尿失禁病史，临床和尿动力学检查未能诱发压力性尿失禁、影像尿动力学显示膀胱颈后尿道位于耻骨联合下缘上方、应力状态下膀胱颈近端尿道开放并有所下降、腹压漏尿点压（ALPP)[①] >120 cmH$_2$O。

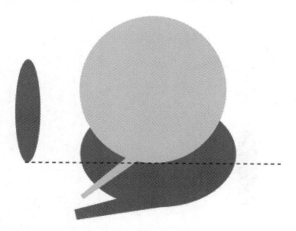

图 4-3　0 型（type 0）压力性尿失禁

（2）Ⅰ型（type Ⅰ）压力性尿失禁（图 4-4）：静止状态膀胱颈关闭并位于耻骨联合下缘上方、应力状态下膀胱颈开放并下移，但下移距离<2 cm、应力状态下常出现尿失禁、无或轻微膀胱膨出、ALPP$\geqslant 90$ cmH$_2$O 而$\leqslant 120$ cmH$_2$O。

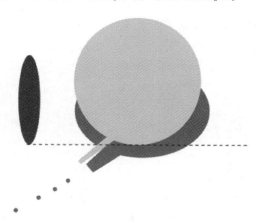

图 4-4　Ⅰ型（type Ⅰ）压力性尿失禁

---

① 腹压漏尿点压（ALPP)[35]测量方法是先采取中速膀胱内灌注（50～70 ml/min)，在膀胱容量达到 200 ml 或达到 1/2 膀胱功能容量时停止膀胱灌注。而后嘱患者做 Valsalva 动作，直到可见尿道口有尿液漏出。记录尿液开始漏出时刻的膀胱内压力即为 ALPP。ALPP 是一个连续参数，一般认为其参考值范围为：①ALPP$\leqslant 60$ cmH$_2$O，提示尿道括约肌关闭功能受损，为Ⅲ型压力性尿失禁；②ALPP$\geqslant$ 90 cmH$_2$O而$\leqslant 120$ cmH$_2$O，提示尿道活动过度，为Ⅰ型压力性尿失禁；③ALPP 介于 60～90 cmH$_2$O 之间，提示尿道括约肌关闭功能受损和尿道过度活动同时存在，为Ⅱ型压力性尿失禁；④若膀胱压大于 150 cmH$_2$O 仍未见尿液漏出，提示尿失禁有其他因素存在。

Ⅱ型（type Ⅱ）压力性尿失禁（图 4-5）：在应力状态下出现漏尿，膀胱底部下移＞2 cm。

ⅡA 型（type ⅡA）：静止状态下膀胱颈关闭并位于耻骨联合下缘之上、应力状态下膀胱颈开放膀胱后尿道膨出，尿道扭曲下移，应力状态下通常会出现尿失禁，ALPP 60～90 cmH$_2$O；

ⅡB 型（type ⅡB）：静止状态下膀胱关闭并位于耻骨联合下缘或其之下，应力状态下膀胱颈可不下移，但颈部后尿道开放并出现尿失禁，ALPP60～90 cmH$_2$O。

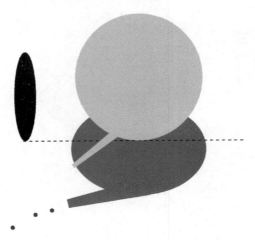

图 4-5 Ⅱ型（type Ⅱ）压力性尿失禁

（3）Ⅲ型（type Ⅲ）压力性尿失禁（图 4-6）：在静息期膀胱充满时，膀胱颈和近段尿道就已经处于开放状态，可伴有或不伴有下移，ALPP 0～60 cmH$_2$O。

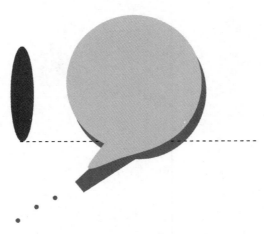

图 4-6 Ⅲ型（type Ⅲ）压力性尿失禁

也有作者[21]采用最大尿道闭合压（maximum urethral closure pressure，MUCP）进行区分，MUCP＜20 cmH$_2$O 提示 ISD 型。

（四）常见合并疾病诊断

影响压力性尿失禁疗效的合并疾病主要包括：膀胱过度活动症、盆腔脏器脱垂、逼尿肌收缩力减弱及膀胱出口梗阻等。

1. 膀胱过度活动症

如患者主诉存在尿频、尿急，伴或不伴急迫性尿失禁，应怀疑合并有膀胱过度活动症，推荐用排尿日记详细了解患者症状的具体程度。

2. 盆腔脏器脱垂

盆底筋膜、韧带的松弛是压力性尿失禁与盆腔脏器脱垂的共同发病原因，两种疾病常合并发生。推荐截石位下会阴检查明确盆腔脏器脱垂及程度，并用 POP-Q 评分描述盆腔脏器脱垂。

压力性尿失禁合并盆腔脏器脱垂患者可以出现两种状况：①压力性尿失禁症状为主，合并盆腔脏器脱垂；②盆腔脏器脱垂症状为主合并隐匿性压力性尿失禁。

压力性尿失禁合并盆腔脏器脱垂患者中较常见的是膀胱膨出。膀胱膨出的分级如下：患者截石位，Ⅰ级（Grade Ⅰ）：膀胱轻微下移；Ⅱ级（Grade Ⅱ）：用力时膀胱下移至阴道口；Ⅲ级（Grade Ⅲ）：静止时膀胱下移至阴道口；Ⅳ级（Grade Ⅳ）：静止或用力时膀胱膨出至阴唇。

3. 逼尿肌收缩力减弱

逼尿肌收缩力减弱常见于老年妇女，如压力性尿失禁患者主诉排尿困难，首先应行B超检查残余尿量，如有异常，推荐行尿动力学检查。常规尿动力学检查存在生理性波动，压力性尿失禁患者行压力流率测定检查时逼尿肌收缩力一般表现较低，因此尿流率的曲线形态及腹压辅助排尿状态更具判断价值。

4. 膀胱出口梗阻

除外压力性尿失禁所致膀胱出口梗阻，女性膀胱出口梗阻多属于功能性，而女性尿道狭窄少见。当压力性尿失禁患者主诉排尿困难，在排除逼尿肌收缩力减弱和盆腔脏器脱垂后，推荐行影像尿动力学检查进一步确诊。

四、治疗

（一）非手术治疗

1. 保守治疗

（1）控制体重：肥胖是女性压力性尿失禁的明确危险因素，减轻体重可改善尿失禁的症状。

（2）生活方式的调节：减少酒精及咖啡因等刺激性、兴奋性饮料的摄入，戒烟，及时治疗呼吸道疾病；增加粗纤维食品，防止及治疗便秘等。

（3）盆底肌训练：盆底肌训练（pelvic floor muscle training，PFMT）又称凯格尔训练。由 Kegel 于 1948 年提出[36]，该训练方法是通过自主、反复的盆底肌肉群的收缩和舒张，增强支持尿道、膀胱、子宫和直肠的盆底肌张力，增加尿道阻力，恢复盆底肌功能，从而达到预防和治疗尿失禁的目的。欧洲泌尿外科协会推荐盆底肌锻炼作为治疗轻中度压力性尿失禁的首选疗法，并指出锻炼应至少持续 3 个月。PFMT 对女性压力性尿失禁的预防和治疗作用已为众多的荟萃（meta）分析和随机对照研究（randomized controlled trials，RCTs）所证实[37-43]。此法简便易行、有效，适用于各种类型的压力性尿失禁，停止训练后疗效的持续时间尚不明确。研究显示，进行盆底肌训练可改善约 84％压力性尿失禁患者的症状，且其疗效可持续 5 年以上。

目前尚无统一的训练方法，共识是必须使盆底肌达到相当的训练量才可能有效。可参照如下方法实施：持续收缩盆底肌（提肛运动）2～6 s，松弛休息 2～6 s，如此反复 10～15 次。每天训练 3～8 次，持续 8 周以上或更长。

另外，国内有学者推荐新的盆底肌锻炼方式治疗女性压力性尿失禁[44]：盆底肌锻炼 12 周，具体方法为：双膝分开身体稍向前倾坐，想象正要站立姿势，自然收缩盆底肌肉（提肛运动），持续 10 s，还原坐直后放松腰部。重复收缩 5 次，每次休息 10 s，每天 200 次，分早、中、晚 3 个时段完成。该方式需要患者在想象正要站立姿势的同时，进行收缩提肛运动，由于患者注意力相对集中于盆底部位，对肌肉的锻炼程度可能会更高。研究结果证实，新的盆底肌锻炼方式具有安全、有效、简便的特点，可推荐用于治疗轻、中度压力性尿失禁。

PFMT 可结合生物反馈、电刺激治疗进行，经常在专业人员指导下进行 PFMT 可获得更好的疗效。

（4）生物反馈：生物反馈是借助置于阴道或直肠内的电子生物反馈治疗仪，监视盆底肌肉的肌电活动，并将这些信息转换为视觉和听觉信号反馈给患者，指导患者进行正确的、自主的盆底肌肉训练，并形成条件反射。

与单纯盆底肌训练相比，生物反馈更为直观和易于掌握，短期内疗效可优于单纯盆底肌训练，但远期疗效尚不明确。

（5）电刺激治疗：电刺激治疗是利用置于阴道、直肠内，或可植入袖状线性电极和皮肤表面电极，有规律地对盆底肌肉群或神经进行刺激，增强肛提肌及其他盆底肌肉及尿道周围横纹肌的功能，以增加控尿能力。

单独应用电刺激治疗对压力性尿失禁的疗效尚不明确，尚需大样本、长期随访的随机对照研究。与生物反馈和（或）盆底肌训练结合可能获得较好的疗效。

会阴完全失神经支配者是电刺激治疗的禁忌证，相对禁忌证包括心脏起搏器植入、妊娠、重度盆腔器官脱垂、下尿路感染、萎缩性阴道炎、阴道感染和出血。

欧洲泌尿外科指南 2018 版[3]不推荐将表面电刺激治疗（皮肤、阴道、肛门）作为抗尿失禁治疗的唯一方案。

（6）磁刺激治疗：利用外部磁场进行刺激，改变盆底肌群的活动，通过反复活化终端运动神经纤维和运动终板来强化盆底肌肉的强度和耐力，从而达到治疗压力性尿失禁的目的。

磁刺激治疗是一种完全非侵入式的治疗方式，可以有效改善患者的症状，但应用时间较短，仍需大样本随机对照研究。

（7）阴道重锤训练[45]（vaginal cones）：患者在阴道内放入圆锥形重物，在咳嗽或行走时为避免重物脱出而加强盆底肌肉收缩。建议患者从轻的重物开始训练。有研究者认为阴道重锤训练迫使患者依从锻炼计划，从而提高了临床疗效。但是也有研究者对此疗法持有异议，且此法副作用大（如阴道炎或阴道出血）。

（8）针灸治疗[46-47]：中医学认为女性压力性尿失禁多为气虚固摄无力，气化失司，不能约束尿道，尿液不能固守而致。病位在膀胱，与肾、脾关系密切。治疗原则为补肾健脾、益气固本。针灸治疗是通过针刺特定的穴位，使盆底肌、尿道括约肌和逼尿肌被动节律性舒张与收缩，增加肌肉的弹性和强度，达到治疗压力性尿失禁的目的。国内有研究者选取关元、中极、大赫、三阴交、肾俞、次髎、会阳等穴位针灸 4 周，压力性尿失禁治疗的有效率可达 93.94％。针灸治疗压力性尿失禁所采用的方法及穴位各异，尚无统一的标准。

2. 药物治疗

主要作用原理在于增加尿道闭合压，提高尿道关闭功能，目前常用的药物有以下几种：

（1）度洛西汀：度洛西汀（Duloxetine）是 5-羟色胺及去甲肾上腺素的再摄取抑制剂。

药理作用：作用于骶髓的 Onuf 核团，阻断 5-羟色胺及去甲肾上腺素的再摄取，升高两者的局部浓度，兴奋此处的生殖神经元，进而提高尿道括约肌的收缩力，增加尿道关闭压，减少漏尿。

用法：口服，每次 40 mg，每天 2 次，需维持治疗至少 3 个月。

疗效：多在 4 周内起效，可改善压力性尿失禁症状，结合盆底肌训练可获得更好的疗效。

副作用：恶心、呕吐较常见，其他副作用有口干、便秘、乏力、头晕、失眠等[32]。

（2）雌激素：药理作用及用法如下。

药理作用：刺激尿道上皮生长；增加尿道黏膜静脉丛血供；影响膀胱尿道旁结缔组织的功能；增加支持盆底结构肌肉的张力；增加 α 肾上腺素受体的数量和敏感性，提高 α 肾上腺素受体激动剂的治疗效果。

用法：口服雌激素不能减少尿失禁，且有诱发和加重尿失禁的风险[35]。对绝经后患者应选择阴道局部使用雌激素，用药的剂量和时间仍有待进一步研究。

疗效：阴道局部使用雌激素可改善压力性尿失禁症状，配合盆底肌训练、选择性 α_1 肾上腺素受体激动剂可提高疗效。

副作用：长期应用增加子宫内膜癌、卵巢癌、乳腺癌和心血管病的风险。

（3）选择性 α_1 肾上腺素受体激动剂：药理作用及用法如下。

药理作用：选择性激活膀胱颈和后尿道的 α_1 受体，使平滑肌收缩，尿道阻力增加[37]。

用法：常用药为盐酸米多君，口服，每次 2.5 mg，每天 3 次。

疗效：可改善压力性尿失禁症状，结合使用雌激素或盆底肌训练可获得更好的疗效。

副作用：血压升高、恶心、口干、便秘、心悸、头痛、肢端发冷，严重者可出现脑卒中发作。

（二）手术治疗

压力性尿失禁保守治疗或药物治疗无效时，应考虑手术治疗。常见的手术类型包括无张力尿道中段吊带术、传统吊带术、尿道旁注射术等。

压力性尿失禁手术治疗的主要适应证包括：

（1）非手术治疗效果不佳或不能坚持，不能耐受，预期效果不佳的患者。

（2）中重度压力性尿失禁，严重影响生活质量的患者。

（3）生活质量要求较高的患者。

（4）伴有盆腔脏器脱垂等盆底功能病变需行盆底重建者，同时存在压力性尿失禁时。

术前应注意：

（1）告知患者：压力性尿失禁本身只影响患者的生活质量，并不致命。

（2）征询患者及家属的意愿，在充分沟通的基础上做出是否手术的选择。

（3）注意评估膀胱尿道功能，必要时应行尿动力学检查。

（4）根据患者的具体情况选择术式。要考虑手术的疗效、并发症及手术费用，并尽量选择创伤小的术式。

（5）尽量考虑到尿失禁的分类及分型，并进行针对性治疗。

（6）应嘱咐患者术后坚持盆底训练和保持体型的重要性。

1. 无张力尿道中段吊带术

DeLancey 于 1994 年提出尿道中段"吊床理论"假说，认为腹压增加时，伴随腹压增加引起的尿道中段闭合压上升，是控尿的主要机制之一。Ulmsten 等于 1996 年应用无张力经阴道尿道中段吊带术（tension-free vaginal tape，TVT）治疗女性压力性尿失禁后，医用材料尿道悬吊带发展迅速，并被广泛应用。

按吊带放置的位置可分为耻骨后尿道中段吊带术（retropubic mid-urethral sling）、经闭孔尿道中段吊带术（transobturator mid-urethral sling）和单切口尿道中段吊带术（single-incision mid-urethral sling）。耻骨后途径的手术按吊带穿刺方向又分为 down-up 术式和 up-down 术式。经闭孔途径的手术按吊带穿刺方向又分为 in-out 术式和 out-in 术式，其各自的代表性产品分别为 TVT-O 和 TOT。穿刺方向也可总称为 vagina-to-skin 术式和 skin-to-vagina 术式。

（1）耻骨后尿道中段吊带术：TVT 自 1996 年进行首次报道后出现了很多类似的吊带手术（吊带的材质和设计不同，或穿刺方向不同）。各类吊带术之间的比较显示治愈率无明显区别，成功率＞90%，具有手术创伤小、并发症少、术后恢复快、住院时间短等优点[48]。Nilsson 等[49]报道了 TVT 术后随访 17 年的研究，超过 90%患者仍保持客观控尿，87%的患者感到主观治愈或显著改善，除 1 例患者有无症状性网带侵蚀阴道前壁，无其他并发症发生。作者认为 TVT 手术是治疗女性压力性尿失禁的金标准，长期满意率较高，无明显的不良反应。近年来此类吊带进行了各种改进，如 TVT 的改进版的 TVT-EXACT，使得手术操作更简单化。

此类手术常见并发症如下：①膀胱穿孔。多发生在初学者或既往施行过手术的患者。术中反复膀胱镜检查是必不可少的步骤。如果术中出现膀胱穿孔，应重新穿刺安装，并保留尿管 1～3 天；如术后发现，则应取出吊带，留置尿管 1 周，待二期再安置吊带。②出血。出血及耻骨后血肿并不常见，多因穿刺过于靠近耻骨后或耻骨后存在瘢痕组织。当出现耻骨后间隙出血时，可将膀胱充盈 2 小时，同时下腹部加压，阴道内填塞子宫纱条等，严密观察，耻骨后血肿多能自行吸收。③排尿困难。多因吊带悬吊过紧所致。另有部分患者可能与术前膀胱逼尿肌收缩力受损或膀胱出口梗阻有关。对术后早期出现的排尿困难，可作间歇性导尿。1%～2.8% 患者术后出现尿潴留而需切断吊带，可在局部麻醉下经阴道松解或切断吊带，术后排尿困难多立刻消失，而吊带所产生的粘连对压力性尿失禁仍有治疗效果。④其他并发症。包括对置入吊带的异物反应或切口延迟愈合、吊带侵蚀入尿道或阴道、肠穿孔、神经损伤和伤口感染等。最严重的是髂血管损伤。

（2）经闭孔尿道中段吊带术：为减少经耻骨后穿刺途径所带来的膀胱穿孔、耻骨后血肿、肠道或髂血管损伤等并发症，2001 年 Delorme[50] 通过解剖发现，根据 sling 手术原理，TVT 手术中起主要治疗作用的关键部位为尿道下方的一段吊带，其起到对抗腹部压力，加强尿道后壁的作用。吊带的其他部分只起一个悬吊作用，而直立位人体闭孔的位置与尿道下方几乎在相同的水平面上，因此改进 sling 手术吊带穿刺路径为经大腿根部切口，采用特殊穿刺针穿过闭孔，经阴道前壁切口（outside-in trans-obturator approach）引出一个两端绕闭孔的吊带置于尿道中段后方，并将该术式命名为经闭孔无张力尿道中段悬吊术（trans-obturator-tape，TOT）。

TOT 的近期有效率为 84%～90%，与 TVT 类似[51]，但由于 TOT 术式避开耻骨后空间，整个手术过程都在肛提肌下方的坐骨直肠窝内进行，可以减少膀胱穿孔的发生，手术时间更短。同时还可减少大血管的损伤，避免耻骨后血肿和肠穿孔，尤其对有盆腔手术史的患者更为安全。术后患者在站立位时，TOT 网带两端向两侧呈钝角展开，对膀胱颈和尿道的影响更小，术后排尿困难及尿潴留的发生率也更低。

de Leval[52] 在 TOT 的基础上，改进穿刺针的形状及穿刺路径，改由经阴道前壁绕耻骨降支穿闭孔后引导网带从大腿根部穿出的 TVT-O 手术。TVT-O 手术原理、尿道下方吊带位置及穿刺路径均与 TOT 相同，只是改变了手术过程中的穿刺针穿刺方向（inside-out trans-obturator approach），两者的疗效也相同，但 TVT-O 手术显著减少了膀胱、尿道和阴道前壁的损伤。近年来为降低 TVT-O 手术的术后腹股沟疼痛的发生率，推出了改进版的 TVT-ABBREVO。TVT-ABBREVO 吊带长度由 TVT-O 的 18～19 cm 缩短为 12 cm，这样吊带两端仅穿过闭孔内肌、闭孔膜以及闭孔外肌，避开穿过大腿内收肌群，且接近闭孔神经的吊带量减少，吊带长度仍可提供足够的侧向支持，减少了腹股沟疼痛的发生率。

总体来讲，无张力尿道中段吊带术疗效稳定，并发症较少，可作为压力性尿失禁初次和再次手术术式，其中 TVT-O 或 TOT 因创伤小，住院时间短，并发症少而优势更加明显。

2. 传统吊带术

此类吊带术是采用自体材料或合成材料形成吊带，跨过尿道或膀胱颈后，调整、固定在腹壁或盆腔结构上以便稳定尿道。近年来由于合成材料的并发症及疗效问题，此类吊带术一般采用自体材料，如腹直肌筋膜、阔筋膜等。常见的传统吊带术包括：耻骨后膀胱颈悬吊术及开腹或腹腔镜下 Cooper 韧带悬吊术（Burch 手术）等。

此类吊带术治愈率达 73%～95%，成功率达 64%～100%。最主要的并发症为排尿困难、新发 OAB、吊带的侵蚀和吊带的移位[55]。

传统吊带手术虽然解决了吊带的组织相容性问题，但因为手术创伤较大，临床上更倾向于在 ISD 患者和抗尿失禁手术失败患者中使用。

（1）耻骨后膀胱颈悬吊术：经腹耻骨后膀胱颈尿道悬吊术（marshall-marchetti-krantz，MM-K）通过把尿道旁组织和耻骨后膀胱宫颈筋膜作为尿道的悬吊带，将其固定到耻骨后软骨膜，从而恢复正常的膀胱尿道后角以治疗压力性尿失禁。术后 5～10 年的有效率 33%～80%，失败的原因与悬吊不充分、组织撕裂松脱、逼尿肌不稳定以及年龄、全身疾病及日常负重等有关。目前临床应用也不多。

（2）开腹或腹腔镜下 Cooper 韧带悬吊术（Burch 手术）：通过把尿道旁组织和耻骨后膀胱宫颈筋膜作为尿道的悬吊带，固定到 Cooper 韧带上，从而恢复膀胱尿道后角达到治疗压力性尿失禁目的。Cooper 韧带悬吊术的效果随时间的推移而下降，常见手术并发症有耻骨后血肿、膀胱颈过度矫正而引起的尿道受压、逼尿肌不稳定、膀胱损伤等。因其长期疗效较低，目前临床应用逐渐减少。

3. 尿道旁注射治疗

（1）尿道旁填充物注射术（urethral bulking agents）：尿道旁填充物注射术是在内镜直视下，将填充物注射于尿道内口黏膜下，使尿道腔变窄、拉长以提高尿道阻力，延长功能性尿道长度，增加尿道内口的闭合，达到控制排尿的目的[56]。填充物注射治疗不是通过改变膀胱尿道角度和位置，而主要通过增加尿道封闭能力产生治疗作用。其适用于Ⅲ型压力性尿失禁，同时膀胱颈尿道无明显下移、无明显的膀胱膨出者。

常用注射材料有硅胶粒（Macroplastique®）、聚四氟乙烯（Teflon™）和碳包裹的锆珠（Durasphere®）等，其他可用注射材料有鱼肝油酸钠、戊二醛交联的牛胶原（Contigen™）、自体脂肪或软骨、透明质酸/聚糖酐等。

尿道旁填充物注射术可选择性用于膀胱颈部移动度较小的Ⅰ型和Ⅲ型压力性尿失禁患者，尤其是伴严重合并症不能耐受麻醉和开放手术者。

（2）尿道旁干细胞注射治疗：目前常用于治疗压力性尿失禁的干细胞主要有脂肪源性干细胞、骨髓来源的间充质干细胞、肌源性干细胞、胚胎干细胞等。尿道旁干细胞注射治疗通过干细胞的注射促进尿道括约肌的再生，并已经开始运用于临床。其最大的优点是组织相容性好，更符合生理性，是一种非常有前途的治疗方法[57]。

4. 人工尿道括约肌

人工尿道括约肌是唯一能模仿类似自然尿控机制的手术方式，适应于Ⅲ型压力性尿失禁。目前有研究[58]报道机器人辅助腹腔镜人工尿道括约肌的植入，但其术中及术后并发症发生率较高。其主要并发症为人工尿道括约肌被侵蚀或其他原因致人工括约肌被取出。

5. 非消融 Erbium-YAG 激光

此技术[59]通过重塑胶原纤维使阴道壁增厚，增强对膀胱颈和尿道的支持力缓解尿失禁。无需麻醉，分两期完成，中间间隔 21～28 天。术后应避免腹压增加动作，术后 3 天内避免性生活。目前研究发现短期疗效好，但缺乏长期、对照的研究。

6. 阴道前壁折叠术（Kelly 折叠术）

由 1913 年 Kelly 的阴道前壁缝合术演变而来，通过阴道前壁的修补和紧缩以增强膀胱颈和尿道后壁的力量，从而治疗压力性尿失禁。由于其远期复发率高，目前已不作为压力性尿失禁的推荐手术[60]。

女性压力性尿失禁的治疗效果关键在于规范诊断标准，严格选择适应证，制订个体化的保守或手术治疗方案。治疗方案的制订要考虑到疗效、并发症、社会经济效益以及患者的心理健康。各种治疗压力性尿失禁方法的发展，将为压力性尿失禁的治疗提供更加有效、安全、简便、费用低廉的方法，从而改善压力性尿失禁患者的生活和生存质量。

（三）常见合并疾病的治疗

1. 膀胱过度活动症

压力性尿失禁合并膀胱过度活动症（混合型尿失禁，mixed urinary incontinence，MUI）的治疗应以改善患者生活质量为最终目的。如排尿日记显示患者排尿次数明显增加，并且为患者的主诉，应先治疗膀胱过度活动症状。高度推荐膀胱训练、盆底肌训练及抗胆碱药物治疗。

抗胆碱药物治疗 30 天内需随访排尿日记，根据患者症状及生活质量改善程度，决定下一步治疗方案，包括：继续用药、接受抗尿失禁手术等。当 MUI 患者压力性尿失禁症状为主时，推荐行尿道中段吊带术（mid-urethral sling，MUS）治疗，术后 50%～70%患者的 OAB 症状可得到一定程度改善。

2. 盆腔脏器脱垂

泌尿科医师在诊治女性压力性尿失禁合并盆腔脏器脱垂患者过程中，比较常见合并膀胱膨出患者。合并膀胱膨出患者的处理原则如下：

1）以压力性尿失禁症状为主时，0 级与Ⅰ级膨出无需同期处理；Ⅱ级以上膀胱膨出推荐同期行相应的盆底重建手术。多数情况下仅行前盆腔重建手术。

2）压力性尿失禁症状为主合并隐匿性压力性尿失禁，临床表现为既往存在压力性尿失禁，膨出加重后压力性尿失禁症状减轻或基本消失；或在压力性尿失禁检查中回纳膨出物后，腹压增加可见明显尿失禁。推荐在行盆底重建时同期行抗尿失禁手术。建议术前与患者及家属说明如单纯行盆底重建手术，患者术后出现压力性尿失禁的可能性加大，或压力性尿失禁的程度可能加重。如压力性尿失禁患者无主诉压力性尿失禁症状或症状轻微,不推荐同期行抗尿失禁手术。

3. 逼尿肌收缩力减弱

当患者同时存在压力性尿失禁和因逼尿肌收缩力减弱造成排尿困难时,首先应了解何种症状对患者的生活质量影响大。如果患者有明确的尿失禁症状,则抗尿失禁手术是必要的,对此类型的女性神经源膀胱患者还可选行尿道封闭术。术前必须告知患者,如术后残余尿增加,或出现尿潴留,需要执行清洁自身间歇导尿治疗。

4. 膀胱出口梗阻

原则上需要先处理梗阻,3个月后根据病情再行抗尿失禁治疗。

五、随访

(一) 盆底肌肉训练 (PFMT) 的随访

一般在盆底肌肉训练(PFMT)3个月后开始,随访内容包括:盆底肌肉训练治疗后的疗效连续72小时排尿日记和1小时尿垫试验,《国际尿失禁咨询委员会尿失禁问卷表》简表(ICI-Q-SF),指标包括尿失禁次数和量、生活质量评分等;必要时行尿动力学检查等。

疗效判定的标准:完全干燥为治愈;尿失禁减轻为改善;治愈或改善均可称为有效;尿失禁不减轻甚至加重为无效。

(二) 药物治疗的随访

多在药物治疗后3~6个月。随访内容包括:连续72小时排尿日记和1小时尿垫试验,国际尿失禁咨询委员会尿失禁问卷表简表(ICI-Q-SF)。

药物治疗随访时需注意药物的不良反应的观察及记录:如α受体激动剂常见的血压升高、头痛、睡眠障碍、震颤和心悸、肢端发凉等副作用;雌激素有可能增加乳腺癌、子宫内膜癌和心血管疾患的危险;度洛西汀有恶心等副作用。

(三) 手术治疗的随访

推荐术后6周内至少进行1次随访,主要了解近期并发症:是否有出血、排尿困难、腹股沟疼痛等。6周以后主要了解远期并发症及手术疗效。随访内容包括:连续72小时排尿日记和1小时尿垫试验;《国际尿失禁咨询委员会尿失禁问卷表》简表(ICI-Q-SF);必要时行尿流率、B超或尿动力学检查等。

对压力性尿失禁的术后随访中还必须观察和记录近期和远期并发症。

六、预防

1. 普及教育[61]

(1) 提高医患双方对女性压力性尿失禁的认识及诊治水平,并广泛开展健康宣教活动。

（2）注意心理疏导，让患者及家属了解该疾病，以解除其心理压力。

2. 避免危险因素及盆底肌训练

（1）对于家族中有尿失禁发生史、肥胖、吸烟、高强度体力运动以及存在便秘等长期腹压增高者，如出现尿失禁，应评估生活方式与尿失禁发生的可能相关关系，并据此减少对易感因素的接触机会。

（2）盆底肌训练（PFMT）：产后及妊娠期间行有效的盆底肌训练，可有效降低压力性尿失禁的发生率和严重程度。

（3）选择性剖宫产：有研究显示[62]，与自然分娩相比较，选择性剖宫产可降低压力性尿失禁的发生。

（赵文锋　果宏峰）

参考文献

［1］那彦群，孙颖浩，叶章群，等. 中国泌尿外科疾病诊断治疗指南 2014 版. 北京：人民卫生出版社，2014：340-361.

［2］宋晓晨，朱兰. 隐匿性压力性尿失禁的诊治进展. 中华妇产科杂志，2014，49（11）：870-872.

［3］Guidelines on Urinary Incontinence. European Association of Urology，2018.

［4］朱兰，郎景和，王宏，等. 北京地区成年女性尿失禁的流行病学研究. 中华医学杂志，2006，86（11）：728-731.

［5］李瑞霞，马敏，肖喜荣，等，上海市 60～70 岁女性压力性尿失禁患病现状及生活质量和相关因素分析. 老年医学与保健，2015，21（3）：149-152.

［6］万晓慧，丁岩，古丽娜·阿巴拜克力，等. 新疆喀什地区维吾尔族女性压力性尿失禁发病风险流行病学调查. 中华妇产科杂志，2013，48（12）：916-919.

［7］陈聪，鲁意，彭继文，等，温州女性盆底功能障碍性疾病流行病学研究. 温州医科大学学报，2016，46（3）：194-198.

［8］Perucchini D，DeLancey JO，Ashton-Miller JA，et al. Age effects on urethral striated muscle：Ⅱ. Anatomic location of muscle：Ⅱ. Anatomic location of muscle loss. Am J Obstet Gynecol，2002，186（3）：356-360.

［9］Grodstein F，Fretts R，Lifford K，et al. Association of age，race，and obstetric history with urinary symptoms among women in the Nurses' Health Study. Am J Obstet Gynecol，2003，189：428-434.

［10］Handa VL，Harris TA，Ostergard DR. Protecting the pelvic floor：obstetric management to prevent incontinence and pelvic organ prolapse. Obstet Gnecol，1996，88：470-478.

［11］李琳. 中国初产妇女尿失禁发生相关因素的流行病学调查研究多中心前瞻性队列研究［D］. 北京：中国医学科学院北京协和医学院清华大学医学部，2010.

［12］Hannestad YS，Rortveit G，Sandvik H，et al. A community based epidemiological survey of female urinary incontinence：the Norwegian EPINCONT study epidemiology of incontinence in the Country of Nord-Trondelag. J Clin Epidemiol，2000，53（11）：1150-1157.

［13］Kuh D，Cardozo L，Hardy R. Urinary incontinence in middle aged women：childhood enuresis and other lifetime risk factors in a British prospective cohort. J Epodem Community Health，1999，53：453-458.

[14] Iwanowicz-Palus GJ，Stadnicka G，Włoszczak-Szubzda A．Medical and psychosocial factors conditioning development of stress urinary incontinence（SUI）．Ann Agric Environ Med，2013，20（1）：135-139.

[15] Rortveit G，Daltveit AK，Hannestad YS，et al．Urinary incontinence after vaginal delivery or cesarean section．N Engl J Med，2003，348（10）：900-907.

[16] 宋迎春，张培莲，谢丽，等．西安市区成年女性尿失禁的流行病学及对生活质量影响的研究．陕西医学杂志，2014，43（2）：225-228.

[17] 卫中庆，周文俊，喻荣彬，等．南京地区成年女性尿失禁的流行病学调查．临床泌尿外科杂志，2009，24（1）：49-52.

[18] Ertunc D，Tok EC，Pata O，et al．Is stress urinary incontinence a familial condition?．Acta Obstet Gynecol Scand，2004，83（10）：912-916.

[19] Petros PE，Ulmsten UI．An integral theory of female urinary incontinence．Experimental and clinical considerations．Acta Obstet Gynecol Scand Suppl，1990，153（1）：7-31.

[20] DeLancey JO．Structural support of the urethra as it relates to stress urinary incontinence：the hammock hypothesis．Am J Obstet Gynecol，1994，170（6）：1713-1720.

[21] McGuire EJ，Woodside JR，Borden TA，et al．Prognostic value of urodynamic testing in myelodysplastic patients．J Urol，1981，126：205.

[22] Hijaz A，Daneshgari F，Sievert KD，et al．Animal Models of Female Stress Urinary Incontinence．J Uro，2008，179（6）：2103-2110.

[23] Staskin D，Hilton P．Initial assessment of incontinence．In：3th International Consultation of Incontinence．Monte Carlo Manaco，2004．485-518.

[24] Donovan J，Bosch R．Symptom and quality of life assessment．In：3th International Consultation of Incontinence．Monte Carlo Manaco，2004：519-584.

[25] 李俊，茹峰，王东文．动态尿动力学监测对女性压力性尿失禁的诊断价值．中华泌尿外科杂志，2014，35（10），771-773.

[26] 文建国，朱文，杨黎，等．动态尿动力学与常规尿动力学检查评估女性压力性尿失禁的对比研究．中华泌尿外科杂志，2013，34（2），116-119.

[27] Sutherst J，Brown M．The fluid bridge test for urethral incompetence．A comparison of results in women with in continence and women with normal urinary control．Acta Obstet Gynecol Scand，1983，62（3）：271.

[28] Vagharchakian L，Restagno F，Leger L．Capillary bridge formation and breakage：a test to characterize antiadhesive surfaces．J Phys Chem B，2009，113（12）：3769.

[29] 崔林刚，文建国，张瑞莉，等．液桥试验联合腹压漏尿点压对女性压力性尿失禁评估的价值．郑州大学学报（医学版），2016，51（1），111-114.

[30] 孙立倩，王宏桥，付青，等．经会阴盆底超声在女性压力性尿失禁诊疗中的应用进展．中华医学超声杂志（电子版），2015（2），99-102.

[31] 沈洪君，胡正伟，霍文谦，等．动态 MRI 在评估女性压力性尿失禁患者膀胱尿道解剖及功能学中的意义．局解手术学杂志，2014，2：162-164，167.

[32] Staskin D，Hilton P．Initial assessment of incontinence．In：3th International Consultation of Incon-

tinence. Monte Carlo Manaco，2004：485-518.

[33] Abrams P，Blaivas JG，Stanton SL，et al. The standardisation of terminology of lower urinary tract function. The International Continence Society Committee on Standardisation of Terminology. Scand J Urol Nephrol Suppl，1988，114：5-19.

[34] Blaivas JG. Stress incontinence：classification and surgical approach. J Urol，1988，139：727-731.

[35] Pajoncini C，Costantini E，Guercini F，et al. Intrinsic sphincter deficiency：do the maximum urethral closure pressure and the Valsalva leak-point pressure identify different pathogenic mechanisms?. Int Urogynecol J Pelvic Floor Dysfunct，2002，13：30-35.

[36] Kegel AH. Progressive resistance exercise in the functional restoration of the perineal muscles. Am J Obstet Gynecol，1948，56：238-248.

[37] Imamura M，Abrams P，Bain C，et al. Systematic review and economic modelling of the effectiveness and cost-effectiveness of non-surgical treatments for women with stress urinary incontinence. Health Technol Assess，2010，14（40）：1-188.

[38] Hay-Smith EJ，BøBerghmans LC，Hendriks HJ，et al. Pelvic floor muscle training for urinary incontinence in women. Cochrane Database Syst Rev，2001，1：CD001407.

[39] Hay-Smith EJ，Dumoulin C. Pelvic floor muscle training versus no treatment，or inactive control treatments，for urinary incontinence in women. Cochrane Database Syst Rev，2006，34（1）：CD005654.

[40] Neumann PB，Grimmer KA，Deenadayalan Y. Pelvic floor muscle training and adjunctive therapies for the treatment of stress urinary incontinence in women：a systematic review. BMC Womens Health，2006，6：11.

[41] Dumoulin C，Hay-Smith J. Pelvic floor muscle training versus no treatment for urinary incontinence in women. A Cochrane systematic review. Eur J Phys Rehabil Med，2008，44：47-63.

[42] Hay-Smith J，Mørkved S，Fairbrother KA，et al. Pelvic floor muscle training for prevention and treatment of urinary and faecal incontinence in antenatal and postnatal women. Cochrane Database Syst Rev，2009，113（3）：733-735.

[43] Shamliyan T，Wyman J，Kane RL. Nonsurgical treatments for urinary incontinence in adult women：diagnosis and comparative effectiveness（internet）. Agency for Healthcare Research and Quality，2012.

[44] 赵娅倩，胡浩，许克新，等. 新的盆底肌锻炼方式治疗女性压力性尿失禁的临床疗效分析. 中华泌尿外科杂志，2013，34（3），201-203.

[45] 焦黛妍. 压力性尿失禁的治疗进展. 徐州医学院学报，2013，33（10），706-708.

[46] 郑慧敏，徐世芬，尹平，等. 电针治疗轻中度女性压力性尿失禁的近远期疗效观察. 世界中西医结合杂志，2015，10（2）：191-193.

[47] 程楚，储浩然，许蕾. 针灸疗法对压力性尿失禁的研究. 长春中医药大学学报，2015，6：1165-1167.

[48] 陈忠. 女性压力性尿失禁的诊治进展. 中华临床医师杂志（电子版），2014，（3），359-362.

[49] Nilsson CG，Palva K，Rezapour M，et al. Eleven years prospective follow-up of the tension free vaginal tape procedure for treatment of stress urinary incontinence. International Urogynecology Journal，2008，19（8）：1043-1047.

[50] Delorme E. Transobturator urethral suspension：mini-invasive procedure in the treatment of stress

urinary incontinence in women. Prog Urol，2001，11：1306-1313.

[51] Costa P，Grise P，Droupy S，et al. Surgical treatment of female stress urinary incontinence with a trans-obturator-tape（T. O. T.）Uratape：short term results of a prospective multicentric study. Eur Urol，2004，46（1）：107.

[52] de Leval J. Novel surgical technique for the treatment of female stress urinary incontinence：transobturator vaginal tape inside-out. Eur Urol，2003，44：724-730.

[53] Abdel-Fattah M，Agur W，Abdel-All M，et al. Prospective multi-centre study of adjustable single-incision mini-sling（Ajust®）in the management of stress urinary incontinence in women：1-year follow-up study. BJU Int，2012，109（6）：880-886.

[54] 张雪培，任选义，魏金星，等. 单切口可调节 Ajust 吊带治疗女性压力性尿失禁初步研究. 临床泌尿外科杂志，2012，27（12）：916-919.

[55] Jensen JK，Rufford HJ. Sling procedure-artificial. In：Cadozo L，Staskin D，editors. Textbook of female urology and urogynaecology. London：Martin Dunitz Ltd，2001：544-561.

[56] Dmochowski RR，Appell RA. Injectable agents in the treatment of stress urinary incontinence in women：where are we now?. Urology，2000，56（6 Suppl 1）：32-40.

[57] 张帅，赵维明，修有成，等. 压力性尿失禁干细胞治疗的新进展. 中华临床医师杂志（电子版），2013，（22），10290-10293.

[58] Fournier G，Callerot P，Thoulouzan M，et al. Robotic-assisted laparoscopic implantation of artificial urinary sphincter in women with intrinsic sphincter deficiency incontinence：initial results. Urology. 2014，84（5）：1094-1098.

[59] Pardo JI，Solà VR，Morales AA. Treatment of female stress urinary incontinence with Erbium-YAG laser in non-ablative mode. Eur J Obstet Gynecol Reprod Biol，2016，204，1-4.

[60] 苗娅莉，王建六. 女性压力性尿失禁的治疗. 实用妇产科杂志，2013，29（7），485-487.

[61] 于彬彬，柳韦华，张芳，等. 老年女性压力性尿失禁患者自我照护行为现状与影响因素的调查. 中华现代护理杂志，2015，29：3508-3510.

[62] Farrell SA，Allen VM，Baskett TF. Parturition and urinary incontinence in primiparas. Obstet Gynaecol，2001，97（3）：350-356.

第五章

男性压力性尿失禁

一、尿失禁的定义及流行病学

根据国际尿控协会（International Continence Society，ICS）的定义，尿失禁是指尿液的不自主漏出[1]。可将尿失禁依据患者的主诉、体征及尿动力学表现进一步分类[1-3]，包括：压力性尿失禁（stress urinary incontinence，SUI）、急迫性尿失禁（urgency urinary incontinence，UUI）、混合性尿失禁（mixed urinary incontinence，MUI）、夜间遗尿、持续性尿失禁、排尿后滴沥、无意识性尿失禁等。而压力性尿失禁是指在打喷嚏、咳嗽或运动等腹压增高时出现不自主的尿液自尿道外口漏出。症状表现为在咳嗽、打喷嚏、大笑等腹压增加时不自主漏尿。体征则是在增加腹压时，能观测到尿液不自主地从尿道漏出[1,4]。其尿动力学定义是指在无逼尿肌收缩的情况下，伴随腹压增加时出现的尿液不自主漏出[1]，但是 SUI 的诊断并不需要借助尿动力学检查。

由于在调查时使用的"尿失禁"标准不同、目标人群不同、参加人群的构成比不同，男性患者尿失禁的发病率在各研究中差异较大，从 1% 至 39% 不等，且与年龄相关[5]。但总体来讲，男性尿失禁的发病率要明显低于女性，大概是各年龄段女性患者的一半。尿失禁患者中以急迫性尿失禁最为常见，可占到总患病人数的 40%～80%，其次为混合性尿失禁，占 10%～30%。而压力性尿失禁发病率最低，仅占总人数的不到 10%[6-10]。在一项针对加拿大人的研究中，调查结果显示尿失禁的发病率约为 5.4%，其中 58% 的患者为急迫性尿失禁，15% 为混合性尿失禁，26% 为压力性尿失禁[11]。而在 EpiLUTS 研究中也得到了相同的结果[12]。且经年龄匹配后，男性患者中急迫性尿失禁及混合性尿失禁的发生率均高于女性，尤其是年轻男性。

在大多数情况下，男性尿失禁的发病往往与良性前列腺增生或其他原因（如尿道狭窄、包茎等）导致的膀胱出口梗阻、膀胱过度活动症、先天发育畸形或感染性疾病相关。压力性尿失禁男性相对少见，多发生在前列腺相关手术、神经损伤或外伤后。尤其是根治性前列腺切除术后，因为术中对尿道括约肌周围组织的破坏，或是直接损伤括约肌，都会造成尿道外括约肌肌力下降，从而引起尿道阻力下降并导致尿失禁的发生。据统计，经尿道前列腺切除术（transurethral resection of prostate，TURP）后尿失禁的发生率约为 1%[13-14]，而根治性前列腺切除术（radical prostatectomy，RP）后则为 2%～57%[15-19]。近年来，随着对前列腺局部解剖层次、手术技巧及控尿机制研究的进展，RP 术后尿失禁的发生率已大大下降。但是随着人们饮食结构改变及前列腺筛查的普及等因素影响，前列腺癌的发病率及发现率均呈上升趋势。前列腺根治性切除手术例数的不断增长导致了术后压力性尿失禁患者群体不断加大。而且根据文献报道，RP术后短期尿失禁发生率的差别很大，从0.8％至87.0％不等[20-23]。发病率统计数字的差别如此巨大，主要是因为这当中的绝大部分手术都是由一些普通医生完成的[24]，他们之间的技术参差不齐，且缺少对尿失禁这一名词的统一定义。在一些规模较大、前列腺癌患者相对比较集中的医院，专科医生可将前列腺切除术后的尿失禁发生率降低至2％～9％[25-26]，术后尿失禁持续1年以上的概率低于5％，甚至在个别中心可达到1％～2％。另外，年龄也与术后尿失禁的发病率相关。如Kundu及其同事报道，年龄小于50岁的患者术后控尿情况明显好于70岁以上的老人[27]。

在一项大型队列研究中[28]，RP术后尿失禁远期发生率可达40％。虽然大部分患者仅为轻度尿失禁，但是仍有4％的患者认为会影响生活质量。尿失禁对于患者的影响是多方面的，包括可造成跌倒及骨折、尿路感染、皮肤疾病、导致生活自理能力下降等[29]，其他方面还包括对社会生活（如工作、家庭生活、社交等）的影响。

二、压力性尿失禁的病因

1. 括约肌的作用机制及解剖结构

尿道起自于膀胱颈并向远端延伸，组织结构中包括了横纹肌和平滑肌。尿道括约肌可分为内括约肌和外括约肌[30]。尿道的内括约肌为膀胱壁逼尿肌的延续，属于平滑肌[31]，包括膀胱颈、前列腺和前列腺部尿道，直至精阜近端，神经支配来自于盆神经和副交感神经，其正常功能会随着术中前列腺的切除而丧失。尿道外括约肌主要为横纹肌[31]，是一个从精阜水平延伸至尿道球部近端的功能复合体，包括膜部尿道及其周围沿长轴生长的杆状括约肌、尿道旁固有肌群及骨盆的结缔组织支撑结构。整个肌群上部呈新月形，覆盖在前列腺组织的腹侧，接近精阜时变为马蹄状，至尿道球部又变回为新月形。

杆状括约肌由平滑肌和慢反应骨骼肌纤维构成，呈同心状结构沿尿道生长，近端与近端尿道的平滑肌纤维相互融合，在静息状态时可闭合尿道并维持控尿状态[32-33]。杆状括约肌的背侧被邻近的肌肉筋膜组织所支撑，腹侧则与耻骨前列腺韧带相融合[34]，这种背侧及腹侧的支持结构也对括约肌发挥功能起到一定作用。尿道旁固有肌群与横纹肌属于快反应纤维[32]，其作用是对抗生理性的腹压增加。亦即当发生咳嗽、大笑等腹压突然增加的状况时，这些肌纤维可在膀胱内压升高的同时快速收紧尿道，以维持控尿状态。

尿道括约肌的功能完整需满足下列条件：①可使尿道腔封闭对合；②可压迫尿道壁以增大尿道阻力；③有腹压增高时防止近端尿道移位的支撑结构；④具有矫正腹压变化的能力；⑤完整的神经调控。而男性压力性尿失禁的病因更多的是与括约肌本身及其周围支持结构的缺陷有关，同时，下尿路控制神经的损伤也是导致尿失禁的重要因素。

2. 压力性尿失禁的病因

正常的控尿功能依赖于顺应性及收缩功能均正常的膀胱以及功能良好的内、外尿道括约肌。而男性SUI多发生在内、外括约肌同时损伤时。内括约肌损害多见于盆腔手术、膀胱颈的损伤及特定的交感神经功能受损；而外括约肌功能异常最常见于前列腺根治性切除术后，其他原因还包括骨盆骨折导致的尿道损伤、脊髓病变及某些先天性疾病，如脊柱裂、骶骨发育不良、膀胱外翻、尿道上裂等。

RP 以及其他根治性盆腔手术都是男性尿失禁的危险因素。术后尿失禁发生率各文献间差异较大。据报道，RP 术后 1 年的尿失禁发生率为 8%～60% 不等[35]。其中，术前因素如患者的年龄、既往有无下尿路症状或 TURP 手术史、术前的控尿状态；术中因素如手术技巧（膀胱颈的保留、神经血管束的保护）、术者经验以及术后因素等，都与术后尿失禁的发生率密切相关[36-37]。另外，手术方式也会对术后尿控的恢复产生影响。机器人辅助腹腔镜技术与传统腹腔镜手术相比，对 RP 术后的控尿功能影响较小，控尿功能恢复更早，术后 1 年时的尿失禁发生率也更低（分别为 5% 及 17%），可与开放手术相当[38]。

RP 术后尿失禁的发生不仅与直接损伤括约肌有关，考虑还与膀胱颈功能不全及周围神经的损伤有关[39-41]。根据最近的研究发现，固有括约肌功能障碍造成的括约肌松弛也是引起 RP 术后尿失禁的原因之一[42-43]，这主要是术中对男性控尿系统的完整性破坏的结果。

影响括约肌功能的因素还包括功能尿道长度[44]。一般认为，功能尿道长度应该在 28mm 以上[23]。但也有一些学者认为功能尿道长度对维持控尿的意义不大[45-46]。另外，膀胱颈的保留能够降低术后早期尿失禁的发病率；但是对远期控尿功能的恢复没有明显影响[47-50]。术中保留耻骨前列腺韧带好像也并未获得更好的术后控尿率[45,51-53]。另有研究表明，保留精囊及尿道横纹括约肌的背侧部分可以降低术后尿失禁和阴茎勃起功能障碍的发生率[54-56]，但这一结论还需进一步的研究结果以支持。RP 术后患者尿失禁的情况可缓慢恢复，目前最长的研究随访期长达 2 年。在此项研究中，男性患者在接受 RP 手术后，使用少于 2 块（即≤1 块）尿垫的比例在术后 3、6、12、24 个月分别为 71%、87%、92%、98.5%[19]。

RP 术中保留神经血管束的理念最早是由 Walsh 教授提出的[57]，现在也已有大量证据证实，保留阴部神经中支配横纹括约肌的感觉和运动纤维可减少术后尿失禁的发生[58]。另外，RP 术中横纹括约肌后壁的重建也加速了患者控尿功能的恢复，但与保留膀胱颈的效果类似，这种手术方法并不能降低远期尿失禁的发生率[59]。

相对于 RP 手术，TURP 手术无论使用的是传统的单极电切、等离子或是激光，尿失禁的发病率都很低（1%）。甚至在一些研究中，TURP 术后尿失禁的发生率与观察等待组相当[60]。而且，TURP 后的尿失禁大多数可能应归于 OAB 引起 UUI，只有极少部分是由于损伤了尿道外括约肌导致的 SUI。

如果患者同时存在膀胱顺应性下降或是逼尿肌过度活动，则会使尿失禁的症状更易让人混乱，诊断过程也更加复杂，此时需结合患者的病史及其他检查予以仔细评估。与女性患者相同，放疗以及神经损伤也能引起括约肌功能障碍。

当尿道内括约肌功能缺失或是减弱时，盆腔创伤或是能引起尿道外括约肌创伤的器械检查都可能会导致尿失禁的发生。

然而，所有关于前列腺切除术后影响因素研究的证据水平均为Ⅲ级，只有少量的随机对照试验。因此，关于各种手术方式及技巧的优劣，目前还无法做出基于循证医学证据的推荐或建议。

三、尿失禁的诊断及评估

虽然对于医生来说，最确切的诊断依据是查体时见证了尿液不自主漏出的发生，但是我们还是可以根据患者的主诉得到一个初步的症状特异性诊断。在开始治疗前，我们首先要详细了解患者的一般状况、尿失禁的具体原因及严重程度、对患者生活质量的影响，尤其是患者是否有治疗愿望及对疗效的预期，反复权衡治疗方案存在的风险及获益。初始评估完成后，可优先推荐一些无创的治疗方案，当无法确定尿失禁的具体原因或是症状较为复杂，考虑存在其他合并问题时，可选择进一步的详细检查。

即使对于症状典型的压力性尿失禁患者，也建议在治疗前进行完整的尿失禁相关评估，以排除一些潜在的问题。尿失禁的初始评估应包括：采集病史、体格检查、测量身高体重指数（body mass index，BMI）、尿液分析、排尿日记、症状及生活质量问卷、尿流率及残余尿等。如果需要更加准确的信息以辅助医生进行临床诊治，应进行更为复杂的检查。指征包括：初始评估的结果或获得的信息不能很好地解释患者症状的成因或是经验性治疗失败的原因，可考虑行尿路动力学及影像学检查。

绝大多数研究建议，在明确尿失禁病因之前，不对患者进行有创性的或不可逆性的治疗。

1. 病史

明确尿失禁的诊断及病因、评价尿失禁的严重程度和对生活质量影响程度的第一步，也是最重要的一步就是病史的采集，所以一定要仔细询问，需包括如下内容：

（1）发病时间及有无诱因？突然出现还是缓慢进展？有无导致漏尿症状加重或缓解的因素（如：进食辛辣刺激食物，返家用钥匙开门时）。

（2）漏尿现象发生的频率，有无规律性，如是否仅在夜间出现？

（3）在什么时候或是什么情况下会出现漏尿症状，如：打喷嚏、咳嗽或其他使腹压增加的时候？漏尿前或漏尿时有无尿急感？

（4）每日漏尿量如何？是否需佩戴尿垫或采取其他预防措施？

（5）曾接受何种检查及治疗？

（6）既往有无盆腔操作史或放疗史，如是否有前列腺、膀胱、直肠、生殖器官等相关手术史？

（7）有无神经系统外伤史、先天性疾病病史或其他可能影响膀胱及括约肌功能的病史（如脊髓侧索硬化症、脊柱裂、多发性硬化、脑血管疾病、长期控制不良的糖尿病、帕金森病等），有无提示可能存在潜在神经系统疾病的相关症状（异常的背部疼痛、复视、感觉或肌力障碍、震颤、长距离行走后的足弓疼痛等）？

（8）患者的性功能和肠道功能的情况如何？

（9）其他：用药史（有无服用利尿药等）、吸烟史、每日酒精及咖啡因的摄入情况等。

但需要注意的是：在诊断或是鉴别尿失禁类型及病因时，由于对"尿急"或其他症状术语的理解及界定不同，患者提供的病史并非是完全准确的依据，虽然重要但不能作为确立诊断和治疗的唯一决定因素。

2. 体格检查

一般来讲，体格检查的目的是在病史采集的基础上，进一步寻找或明确是否存在导致尿失禁症状的解剖及神经异常，并综合判断个体患者尿失禁的原因。查体应包括如下方面：

（1）观察患者的步态。

（2）皮肤的检查：应检查下腹部、会阴区有无皮肤破损、皮疹或感染，如有应在有创治疗前妥善处理完毕；注意有无既往手术瘢痕，特别是可能会影响后续治疗的部位，如下腹部、会阴区及阴囊。

（3）常规腹部查体，触诊有无包块，特别是耻骨上有无胀大的膀胱，腹股沟区有无疝。

（4）外生殖器的检查应包括包皮及尿道外口的情况，明确有无包茎或尿道外口狭窄；阴囊内有无异常，如：鞘膜积液、睾丸占位等。

（5）直肠指诊，了解肛门括约肌的张力及肛管的排空情况，同时应嘱患者收缩肛门以检查盆底肌群的力量，如患者的肛门括约肌松弛或是肌力减弱，以及不能随意控制都是神经受损的表现；触诊前列腺的大小、质地、有无结节等。

（6）会阴区及下肢的神经检查，包括皮肤感觉、肌力及神经反射。

（7）压力诱发试验：在所有上述查体项目完成后，嘱患者咳嗽或用力以观察有无尿液不自主漏出；如果患者存在压力性尿失禁的病史，但是截石位压力诱发试验阴性，应嘱患者取站立位重复上述实验。检查时患者站立于检查者前方，同时将一脚置于矮凳上。观察者应注意患者漏尿的发生与腹压增加呈相同的时相性，即漏尿随腹压的升高出现，随腹压恢复正常而消失，同时应询问患者发生漏尿时是否伴有尿急或排尿感，若有则可能为急迫性尿失禁或合并有急迫性尿失禁。

（8）对于怀疑存在神经系统疾病的患者，应常规行球海绵体反射检查，即突然挤压阴茎头或牵拉尿管，观察或感受患者的肛门括约肌和盆底肌肉的收缩。球海绵体反射消失的患者往往提示存在神经损害。

3. 测量身高体重指数（BMI）

身高体重指数是一个评价肥胖的有效指标。对于压力性尿失禁的患者，减重可能会有一定的治疗效果。然而目前对于男性患者，还没有明确的证据支持减重对控制漏尿的发生有所帮助，而只是从女性压力性尿失禁的治疗经验所得的借鉴。

对于已植入人工尿道括约肌或吊带的患者，控尿所需的阻力是由括约肌的压力调节球囊或是吊带压迫的力度决定的，一旦膀胱内的压力超出这尿道阻力的最大值，就会导致尿失禁的发生。如果不存在膀胱逼尿肌的不自主收缩，那么腹压的下降将直接导致膀胱内压的下降，那么尿液通过尿道阻力区而出现压力性尿失禁的风险就降低了。

4. 排尿日记

在病史采集时，需要了解的内容包括尿失禁发生的频率、严重程度及伴随症状，而以上信息均可以通过排尿日记获取。而且，排尿日记较患者回忆的排尿情况更为精确且重复性更好[61-65]。它可以客观地表述患者摄入液体的种类及总入量，漏尿发生的时间、次数，膀胱容量，尿垫使用情况，有无夜间多尿或尿急等大量客观的信息。所以应该说，排尿日记是一项至关重要的检查。

排尿日记记录的方式多种多样，目前还缺乏统一的结构、内容、持续记录时间等标准，尤其是夜间的记录，由于生理性原因可靠性较差。1997 年，尿动力学协会曾推荐记录内容包括：排尿时间、尿失禁发生的时间及类型、排尿量等。而目前来讲，大多数学者认可和采用的是国际尿失禁咨询委员会排尿日记调查表（international consultation on incontinence questionnaire bladder diary，ICIQ-BD）[66]。

尽量鼓励患者客观、翔实地完成排尿日记，最好包括工作日及周末的情况，力求真实地反映患者日常生活中的排尿情况。关于排尿日记的记录时间一直存在争议。既往的研究表明，3 天的排尿日记可以和 7 天的排尿日记提供相同的信息且不会增加患者的负担[67]。如果患者因为某些因素无法完成，1 小时尿垫试验被证明也是有价值的[68-69]。

另外，排尿日记不仅可以作为初始评估的重要部分，同时还可作为治疗后随访的工具。

5. 症状及生活质量问卷表

根据既往的研究提示，尿失禁可对生活质量产生明显影响，所以在临床诊疗时应正确评估。目前临床应用的症状及生活质量问卷种类很多，国际前列腺症状评分（international prostate symptoms score，IPSS）以及美国泌尿协会症状指数（the American Urological Association-symptom index，AUA-SI）是评价男性下尿路症状最常用的问卷表，但是对于评估尿失禁患者没有临床意义。其他常用的尿失禁相关问卷包括：ICIQ 简版问卷表（the international consultation on incontinence questionnaire-short form，ICIQ-SF）、IIQ 简版问卷表（the incontinence impact questionnaire-short form，IIQ-SF）等[70-73]。但这些问卷表也并不是针对前列腺切除术后尿失禁所设计的。

相对于其他问卷，目前应用最多的就是 ICIQ 简版问卷表。ICIQ-SF 问卷表简洁而实用，所以在日常使用时较著名的 King 健康问卷应用更加广泛，并被欧洲泌尿协会所推荐[74]。研究显示，它可用来鉴别 SUI 与 UUI[70]，但也有文献持反对意见[75]。其他可选的问卷表还包括 ICIQ-MLUTS，这个问卷表的特点就是可同时评价患者的储尿期和排尿期症状，以及每个症状对生活质量的影响[76-79]。

虽然各研究之间结果不尽相同，但是某些问卷表可反映患者症状的变化，所以除了可用于病情评估，还可以用来对治疗的效果进行随访[80]。目前并没有任何证据证实术前应用生活质量或是疾病特异性问卷会对治疗的最终效果产生影响[81]。

到目前为止，还没有一个问卷能够满足尿失禁患者评估的所有要求。临床医生需仔细评价每一种问卷表，考虑单独或是联合使用，是用于术前疾病的评估还是术后疗效的随访。同时还应强调的是，对患者的治疗意愿也应客观、有效地评估。

6. 尿液分析

尿液分析应作为所有尿失禁患者的常规检查项目，但此项检查的目的并不是确诊性检查，而是一种筛查手段。通过对尿液分析中各项结果的分析，我们可以获取多种信息，如：白细胞及亚硝酸盐提示有无感染，尿液显微镜检查可提示有无镜下血尿，尿糖情况提示有无糖尿病，尿比重可反映患者液体的摄入情况，其他还包括酸碱度及有无酮体等[82]。如果指标存在异常，应做进一步评估，可选的检查包括：膀胱尿道镜检、尿培养、泌尿系统超声或其他影像学检查。

对于拟行外科治疗的患者，术前应常规进行尿常规及培养检查，如存在尿路感染应予以详细评估并彻底治疗。

7. 血液检测

是否需要血液检测及检测项目应根据每个患者的具体情况决定，如糖尿病患者应进行血糖及肾功能方面的检查。但总体而言，对于一个症状比较典型的 SUI 或 UUI 患者，在没有明显残余尿及有创治疗计划的前提下，一般是不需要进行血液检测的。但是对于 RP 术后严重尿失禁并拟行外科治疗的患者，术前应常规检查肌酐及 PSA 水平，以评估肾功能状况及前列腺癌术后肿瘤的控制情况。

8. 尿流率及残余尿量的检测

尿流率可反映患者尿流速度的曲线变化，而超声可用来在排尿完毕后测量膀胱内剩余尿液的体积。虽然这种检查价格便宜、易于实施，并且完全无创，但是，更重要的是医生必须要知道如何解读这些检查结果并用来诊断和鉴别尿失禁的类型、分析尿失禁产生的可能原因。急剧上升的尿流率可能提示膀胱过度活动症（overactive bladder，OAB）的存在；而曲线缓慢上升并有明显拖尾则提示梗阻可能。建议在检查时将尿流率检测重复 2 次，以确定能够客观反映患者平时排尿的情况[83-84]。

残余尿量（post-voiding residual，PVR）应在患者排尿后，通过导尿或腹部超声来测定，目前推荐作为初始评价项目[85]。超声是测定 PVR 最无创的方法，特别是低容量时（小于 200 ml），其精确度与导尿相当[86]。更有研究认为超声测量残余尿量优于置管[87-92]。对于残余尿量的正常值范围，目前无循证医学支持的统一标准[82]。根据美国卫生保健政策和研究机构（the Agency for Health Care Policy and Research，AHCPR）指南的界定：PVR 小于 50 ml 可认为排空充分，大于 200 ml 考虑为排空功能障碍。当测得的残余尿量结果异常时，应重复测定，因为 PVR 结果的稳定性较差[92]。如果患者残余尿量明显增加，则提示存在排尿功能障碍。下尿路的梗阻可能会导致慢性尿潴留，少部分还会出现尿路感染、双肾积水或肾功能不全。如果充盈后患者膀胱内压明显升高，那么就会出现夜间遗尿。目前，应建议所有压力性尿失禁患者在接受外科治疗前应检测残余尿量，因为抗尿失禁手术可能会导致或加重排尿困难的症状。

9. 尿垫试验

尿垫试验就是检测一段时间内是否发生了尿失禁并量化漏尿的情况。尿垫可用于诊断尿失禁但不能确定病因。目前关于尿垫试验在操作中的具体步骤还存在很多争论，比如尿垫试验应持续多长时间（1 小时？24 小时？持续几天？）；治疗前测得的漏尿量是否可预测治疗的最终效果等。而目前还没有充足的依据来统一尿垫试验的标准。而且，尿垫试验并不能用来鉴别尿失禁的类型，特别是 UUI 和 SUI。

关于 1 小时尿垫试验的研究最多，尽可能统一膀胱容量（虽然 ICS 推荐的 1 小时尿垫试验统一要求患者在试验开始前 15 分钟饮水 500 ml，但是具体到每位患者，其产生尿液的速率和总量会有差别）和运动方式（针对于每位患者，其运动的频率和幅度可能也会存在不同），那么 1 小时尿垫试验也许是最可靠的尿垫试验。虽然其结果不如更长时间的尿垫试验（24～48 小时）准确和稳定，但因为 1 小时尿垫试验达到了获取临床证据与患者依从性之间的平衡，所以应该保留。

持续时间较长的尿垫试验可在家中进行，目的是使尿失禁的发生状态与漏尿量的测定更加接近日常生活。而且无论是 SUI 或 UUI，都可量化评估。24 小时尿垫试验的结果与患者临床症状的相关性明显优于 1 小时尿垫试验，且耐受性良好。同时与更长时间（24 小时以上）的尿垫试验相比并无明显劣势。24 小时或更长时间的尿垫试验较 1 小时尿垫试验更加灵敏，重复性也好。RP 术后早期的结果甚至能预测控尿状况的转归[93]。但随着尿垫试验持续时间的延长，患者的依从性明显下降。

通过尿垫试验我们可以量化患者漏尿的情况，或许还可参考测得的结果来制定治疗计划。但是各研究中关于轻、中、重度尿失禁的分级标准不统一。有的学者根据患者更换尿垫的数量进行分级，但是根据调查发现，患者更换尿垫的原因往往是从卫生角度出发，而并非因为尿垫的容量已满[94]。所以从这个角度来说，尿垫累计增加的重量或许是评估尿失禁的严重程度更好的指标。

10. 尿流动力学检查（urodynamic study，UDS）

尿动力学检查理论上来讲应该包括尿流率测定，但在日常工作中我们更多的是特指充盈期膀胱测压和排尿期的压力-流率检测。

大多数尿失禁的患者并不需要常规进行 UDS 检查。很多学会的指南建议根据初步评估的结果做出诊断后，如果仅行保守治疗或是药物治疗，则不需行 UDS 检查；如果前期治疗失败，患者有进一步治疗的意愿和需要（如外科治疗等），此时再进行 UDS 检查[95]。因此，UDS 检查的指征可包括：①确定引起下尿路功能障碍的因素及相互之间的关联性时；②评估下尿路功能障碍对上尿路有无影响时；③预测或评估某项治疗方案的结果时；④剖析某项治疗失败的原因时。

患者在膀胱充盈期进行各种增加腹腔压力的动作过程中，在没有逼尿肌收缩的情况下，出现漏尿时的膀胱内压（即腹腔内压与逼尿肌压力之和），称为腹压漏尿点压力（abdominal leak point pressure，ALPP）。这一指标反映了尿道的闭合功能（即括约肌的力量）。如果出现漏尿则证明括约肌张力不足。假如患者在膀胱初步充盈（容量 150～200 ml）时未出现漏尿，则需要求患者在达到膀胱最大容量后重复前次增加腹压的动作。这种对尿道内在控尿功能的测定适用于 SUI 患者，即 ALPP 越低则括约肌的力量越弱。但目前临床上尚无统一的 ALPP 正常值。

一种在尿动力学检查时比较特殊的情况就是咳嗽诱发的逼尿肌过度活动性尿失禁。这种情况一般在患者咳嗽时发生，咳嗽诱发了逼尿肌的不自主收缩，而此时患者漏尿的真正原因是逼尿肌收缩导致的膀胱内压升高，而并非咳嗽导致的腹压升高。虽然从临床症状看与 SUI 极其类似，但是尿动力学检查却可以显示潜在的逼尿肌不自主收缩。

在 2012 年美国泌尿外科协会发布的《成人尿动力学检查指南》中[95]，对于压力性尿失禁患者，如果考虑采取吊带或是 AUS 等不可逆、有创的、存在潜在致病风险的治疗措施，都应在术前进行多通道尿流动力学检查。需要评估的指标与常规尿动力学检查相同，包括：膀胱容量、顺应性、收缩力、有无合并膀胱出口梗阻等。压力-流率检查使得我们可以更加准确地获得膀胱功能的情况并分辨尿失禁的类型、严重程度等信息[96]。而对于严重尿失禁的患者，由于膀胱充盈困难，可考虑预先留置尿管，通过利用球囊堵塞膀胱颈以测量膀胱的容量、顺应性及有无逼尿肌过度活动。

有文献报道，膀胱容量下降是男性吊带术后效果不良的预测因子[97]。逼尿肌过度活动的存在虽然不是抗尿失禁手术的禁忌证，但是应在术前向患者及家属交代术后 UUI 不能缓解的可能性及可能发生的情况。如果发现膀胱顺应性下降的情况应给予高度重视，因为长期膀胱内高压可导致上尿路损害的发生。尤其是，这些尿动力学异常发现并不会影响 AUS 手术的术后效果[98-99]。如果漠视这些尿动力学异常发现，则有可能会对上尿路的远期功能状态产生影响。压力性尿失禁同时合并膀胱活动低下的患者可考虑行人工尿道括约肌植入术治疗，因为这类患者的逼尿肌可能没有足够的力量来克服吊带产生的尿道阻力[100]。

尿道压力描记检查尚存在局限性，所以不常规使用此项检查来评价尿失禁。另外，目前还没有关于尿动力学检查应用于 RP 术后尿失禁的随机对照研究。同时，尿动力学可以鉴别尿失禁的原因，但对于是否能预测抗尿失禁手术的疗效目前还没有定论。

11. 内镜及影像学检查

多数情况下，内镜或是借助放射线或超声技术的影像学检查是不需要的。但如果怀疑患者存在尿道狭窄或其他泌尿系统疾病，则需要追加检查。

通过询问病史或是尿流率检查，绝大多数患者都可在术前明确是否存在膀胱-尿道吻合口狭窄等膀胱出口梗阻的情况[101]。因为任何未发现的尿道异常都会导致手术难度的增加，所以只要术前怀疑存在狭窄部位，即使很少见也应考虑进行膀胱尿道镜检查[60,102-103]。同时，内镜检查还可评估尿道外括约肌的残留功能，这就可以进一步筛选适合接受经闭孔吊带的患者。而且，对于人工尿道括约肌植入术后复发的患者，内镜检查还可以鉴别手术失败的原因（如是否存在尿道萎缩等）。最后，如果吊带或是人工尿道括约肌因感染、侵蚀等因素被移除后，再次行植入手术前应通过内镜的方式评估尿道恢复的情况，明确有无尿道狭窄、憩室或是其他尿道并发症[104]。

影像学检查不仅可作为其他检查异常时（如血尿等）进一步明确诊断的方法，同时很多影像学检查结果还揭示了括约肌体积与手术疗效之间的关系。在前列腺根治性切除术后的患者中，术前及术后膜部尿道越长，则术后控尿能力恢复越好[105]。

12. 压力性尿失禁的分级

目前在已有的各项研究中，关于轻、中、重度尿失禁的分级标准各不相同，尚缺乏统一标准。可用于分级的指标包括：尿失禁与活动量的关系；每日尿垫使用量；固定时间段内尿垫增加的重量（1 h、24 h 尿垫试验等）。具体如下：

（1）Stamey 分级：分轻度、中度、重度。

轻度：基本不影响日常生活，只在较大腹压改变时出现压力性尿失禁症状，如咳嗽、打喷嚏或激烈运动时。

中度：可对日常生活造成不便影响，较小的腹压改变即可出现尿失禁症状，如行走、轻微用力时；可能需要垫护垫或其他防护用品。

重度：日常生活受到极大影响，即使在卧床休息时也可出现尿失禁。

（2）尿垫使用量分级法：分轻度、中度、重度。

轻度：每日使用 1 块尿垫。

中度：每日使用 2～4 块尿垫。

重度：每日尿垫使用量在 4 块以上。

（3）1 h 尿垫试验分级法[106]：尿垫重量增加超过 1 g 定义为结果阳性，分 1～4 级。

1 级：1 h 漏尿量不超过 10 g。

2 级：1 h 漏尿量在 11～50 g。

3 级：1 h 漏尿量在 51～100 g。

4 级：1 h 漏尿量大于 100 g。

（4）24 h 尿垫试验分级[107-110]：24 h 尿垫重量增加超过 1.3 g 表示结果阳性，分轻度、中度和重度。

轻度：24 h 漏尿量不超过 150～200 g。

中度：24 h 漏尿量在 200～400 g。

重度：24 h 漏尿量大于 400 g。

四、尿失禁的治疗

（一）概述

尿失禁并非直接致命性疾病，也不一定会随着时间的延长导致疾病进展，其主要危害是降低患者的生活质量，而生活质量的高低受到一定主观因素的影响，所以不同患者对于同一程度尿失禁的评价可能差异很大，因此在治疗计划制定时一定要首先考虑患者的感受、治疗目的及预期结果。建议首先选择一些有一定成功率且侵入性较小的治疗方法，并将治疗方案个体化，因为大多数时候，患者的意愿将决定采取的治疗方法[111]。

一般来说，大多数医生及患者会选择从无创治疗开始的阶梯式治疗方式。但是，也有研究显示，当患者获得足够翔实的信息时，尤其是非手术治疗预期效果较差的情况下，可能会选择直接接受手术治疗作为首选治疗方案。而医生在向患者介绍可选的治疗方案时，也应根据循证医学证据分级和评价分级系统，尽可能采用高级别证据，特别是经系统回顾、meta 分析得出的结论或是参考国际尿控学会（ICS）、国际尿失禁咨询委员会（ICI）、欧洲泌尿协会（EAU）等权威机构做出的等级推荐。

在大多数情况下针对于某一具体患者，并不存在最佳的治疗方案。甚至当存在近期或远期疗效更好的治疗选择时，由于患者的主观或客观情况，治疗方案也无法实施。所以，基于尿失禁这类疾病性质的特殊性，要求医生必须制定个体化的治疗方案。在外科治疗中患者观点的重要性已被前瞻性临床研究所证明。在以患者为中心的医疗模式中，"EGGS"使整个沟通过程更加简洁、有效。EGGS是患者期望（Expectation）、设定目标（Goal setting）、达成目标（Goal achievement）和获得满足（Satisfaction）这一治疗历程的简称。该方法描述了医患之间依据患者的治疗预期，设定可达成的治疗目标并建立个体化治疗方案的过程。并且，这个过程适用于任何一种治疗方案和所有患者。

（二）保守治疗

1. 应用尿控产品

一般建议在术后最初的 6～12 个月不要进行有创性或不可逆性的治疗，因为很多患者的控尿功能会逐渐恢复[112]。而在尿失禁症状逐渐恢复期间，可以考虑暂时使用一些辅助性的尿控产品，以提高"社会性控尿"（social continence）。此类的尿控产品包括：尿垫、纸尿裤、连接安全套的尿管（condom catheter）、防止和减少漏尿的阴茎夹（penile clamp）、帮助排空膀胱的间歇导尿包，其他减少漏尿的方式可包括经尿道留置尿管或经耻骨上膀胱穿刺造瘘等。

Saint 等报道，在一项前瞻性随机对照研究中，纳入了 75 名存在尿失禁症状的住院患者，其中 34 名患者使用安全套尿管引流，41 名患者常规留置尿管。两者在菌尿及尿路感染的发生率上无差别，但是使用安全套尿管的患者耐受性更好[113]。在另外一项针对于男性尿失禁患者生活质量的短期（2 周）交叉随机对照研究中，Chartier-Kastler 发现相对于使用尿垫而言，安全套尿管的生活质量更好[114]。

Fader 及其同事报道，对于轻度尿失禁患者，叶片形尿垫（leaf-shaped type of pad）的舒适度要优于经典的长方形尿垫[115]。Hunte 等对比了经尿道留置尿管和耻骨上膀胱造瘘两种引流方式，结果提示两者在尿路感染、上尿路损害、膀胱输尿管反流、泌尿系结石发生率等方面均无统计学差异，但是选择耻骨上膀胱穿刺造瘘的患者尿道并发症更加少见[116]，而目前还没有证据表明某种尿管的材质或类型优于其他种类[117]。

目前还没有证据表明某一种间歇导尿的方法或导尿管优于其他类型[118]，但是应用一次性间歇导尿管可能会降低尿道损伤和感染发生的概率[119]。预防性应用抗生素对于间歇导尿或是长期留置尿管的患者是有益的，可降低症状性尿路感染发生的风险，但是长期、反复应用抗生素所带来的潜在风险尚无研究结论[120]。

在一个仅纳入了 12 名 RP 术后尿失禁患者的交叉随机对照研究中，铰链形阴茎夹（hinge-type penile clamp）比圆形（circular penileclamps）的更有效且更易被患者接受，但是会减少阴茎的血流[121]。

2. 行为治疗

行为治疗包括了膀胱训练、定时排尿、减重、限制液体摄入、减少刺激性食物摄入、改变生活方式等措施。对于程度较轻的尿失禁患者，建议通过以上方法来改善尿失禁的症状[122-125]。减少液体摄入需在保证每日身体基础需要量的前提下，仅对于高出的部分进行液体限制。同时，注意摄入液体的种类亦是重要的，目前需要减少摄入的食物包括：咖啡、茶、酸性的果汁、酒精以及辛辣刺激食物等，控制以上各种食物的摄入可降低对膀胱的刺激性。对于压力性尿失禁患者，尤其症状是与咳嗽相关的患者，戒烟对控制尿失禁症状是有利的。虽然目前没有临床数据的支持，也没有统一标准的行为治疗方法，但是 EAU 及 ICS 依然推荐前列腺切除术后尿失禁的患者采用行为治疗[68,81,126]。

3. 盆底肌肉训练

盆底肌肉训练（pelvic floor muscle training，PFMT）的雏形及理念最早由 Kegel 于1948 年首次报道，即 Kegel 训练。虽然截至目前，许多研究结果都支持 PFMT 用于治疗 SUI 并推荐作为初始治疗方式，但至今没有大家公认的统一的训练计划。并且在训练开始前，首先要告知患者，即使 PFMT 显现效果，也多是改善，而并非治愈，并鼓励患者坚持足量完成既定的盆底肌肉训练计划。

PFMT 治疗 SUI 的原理在于通过反复主动收缩盆底肌群以加强盆底肌肉收缩的力量和控制收缩的时机。锻炼后应达到的效果是：强化后的盆底肌群（包括括约肌）能够更好地抵抗腹压增加；在咳嗽等腹压增高的情况即将发生时，能够更好地通过主动收缩盆底肌肉以对抗膀胱内压的升高，杜绝或减少尿失禁的发生。目前尚无标准的 PFMT 训练方法，可供选择的方案是：每次持续收缩及放松的时间间隔均为 6～8 s，每组 10～12次，每天 3～5 组，隔日进行，持续 3 个月以上。有专家认为，最理想的训练方式是在专业人员的指导下进行[127]，但也存在不同的意见。既往的两个随机对照试验（RCT）研究显示：仅提供文字指导和在现场指导下进行 PFMT 的疗效是相似的[128-129]。

在选择针对 RP 术后尿失禁患者 PFMT 开始的时间时存在两种意见：术前即开始预防性训练和术后出现尿失禁后开始治疗性训练。很多泌尿外科医生已经主张在术前即开始进行 PFMT。然而，没有任何循证医学证据支持这一做法。Bales 及其同事进行的研究则提示：术前进行生物反馈训练较术后开始并未显现出优势[130]。已有的研究结果表明[131-132]：拔除尿管后即刻开始或是延迟开始 PFMT 都对控尿的恢复存在益处。对比治疗组及对照组发现，大部分患者的疗效出现在开始训练后 3～6 个月，1 年后两组患者的控尿率相似。2015 年的 Cochrane 回顾也得出了类似结论，即 RP 术后尿失禁患者在接受 PFMT 治疗后并不能提高术后 1 年时的控尿率[133]。但 PFMT，无论是否合并生物反馈治疗，都可加快患者控尿恢复的进程[134-135]，并且，即使尿失禁的病程已较长（＞1 年），PFMT 仍可产生疗效[136]。

在大部分既往研究中，采用 PFMT 治疗时并未联合生物反馈的方法，因此，这类研究并无阳性对照组，换而言之，患者是否有效锻炼了盆底肌群以及锻炼的方法是否正确是无法获知的。因此，在判定治疗效果不理想的原因时，到底是因为 PFMT 本身就是一种无效的方法，还是因为患者锻炼的方式不科学，就变得难以做出定论了。

Flotatos 以及 van Kampen 发现了一些支持 RP 术后应用生物反馈治疗 SUI 的证据[131,137-138]，但是只有 van Kampen 的研究中考虑到了患者自行恢复的比例。其他研究并未发现生物反馈可促进长期控尿恢复的依据[130,139-140]。在目前 3 个不同的 Cochrane 分析中，也都没有可靠的证据支持单纯应用 PFMT 或是生物反馈性训练[141-143]。并且，这种物理治疗的有效性与患者积极性及依从性等这些不可控因素有密切的关系。

在 Hunter 及其同事的 meta 分析中，电刺激治疗也没有显现出明显的疗效优势[141]。唯一一个支持电刺激用于治疗尿失禁的研究发表于 1976 年[144]，但证据级别较差。而在此后的研究中，均未提示电刺激在压力性尿失禁治疗的有效性方面有明显的帮助[141,143]。2013 年，在一个关于男性患者应用电刺激治疗尿失禁的 Cochrane 回顾中，共纳入了 6 个 RCT 研究，结果提示：与对照组及假刺激组相比，电刺激治疗可以强化 PFMT 的短期效果（6 个月内），但 1 年后各组间的控尿率无明显差异。并且，电刺激组的不良反应发生率（如疼痛、不适感等）更高[145]。

对于愿意长期坚持严格训练的患者，行为疗法可使症状得到一定程度的改善。有效的治疗模式（包括 PFMT、生活方式的调整等）可能需要终身坚持，并将其融入日常生活中。

（三）药物治疗

目前国际上尚没有批准任何药物用于治疗男性压力性尿失禁。现在唯一一种被尝试用来治疗男性压力性尿失禁的药物就是度洛西汀[146]。度洛西汀是一种 5-羟色胺去甲肾上腺素再摄取抑制剂（SNRI），可能的机制是特异性阻断骶髓 Onuf's 核内去甲肾上腺素以及 5-羟色胺的再吸收，随着两种神经递质浓度的提高，阴部神经的运动神经元冲动增加，引起尿道括约肌紧张度增加，从而减少尿失禁的发生。另外，横纹括约肌张力增加并同时松弛了膀胱逼尿肌[147]。需要注意的是，这种临床应用并不在说明书标明之列，治疗前需向患者交代清楚。目前度洛西汀只在一些国家被批准用作治疗女性中重度压力性尿失禁[148]，而在男性患者的临床经验还很少。但是已有两个小型研究的结果提示度洛西汀可以明显降低尿失禁的次数[149-150]，遗憾的是，两个研究都只有前后对照，而没有平行对照组。Filocamo 及其同事共纳入了 112 名 RP 术后 SUI 的患者，随后将患者分为两组：PFMT＋度洛西汀组及单纯 PFMT 组。最终有 102 人完成治疗方案，结果显示，PFMT 联合度洛西汀只能加速控尿功能的恢复，但不能增加总的治愈率[151]。

度洛西汀最常见的不良反应及最常见的中断治疗原因是恶心。采用逐渐加量的方法可以降低恶心发生的风险，最终服用剂量应达到每次 40 mg，每日 2 次[149]。

在 RP 术后早期的患者群体中，逼尿肌过度活动导致的新发尿急也是出现尿失禁的重要原因之一[152]。对于这类患者，应考虑使用 M 胆碱受体阻滞药。但目前在现有指南中还没有基于循证医学证据的推荐。

（四）手术治疗

1. 概述

对于不可逆性括约肌功能障碍的男性患者，如果尿失禁严重影响生活质量，且以上治疗方法均不能有效控制症状，那么就应该考虑进行外科治疗。虽然有的专家认为所有男性患者均应首先接受一段时间的盆底肌训练，但是支持这种说法的依据少之又少[133]。

无论是大多数类型的经会阴吊带还是人工尿道括约肌（artificial urinary sphincter，AUS），都是通过增加尿道阻力来改善漏尿的症状，所以说，外科治疗方式的病理生理基础是固有括约肌功能障碍（intrinsic sphincter deficiency，ISD）。尿道旁填充物注射对于 RP 术后尿失禁患者的疗效相对有限[112,153-155]，目前吊带及 AUS 被认为是大多数括约肌功能障碍性尿失禁患者的一线治疗选择，而个别文献支持尿道旁填充物注射治疗可作为神经源性男性压力性尿失禁的适当治疗方式。如果患者的膀胱颈或尿道周围组织过于薄弱以至于不能放置吊带或是进行 AUS，则可能需要进行膀胱颈关闭或是尿流改道手术。

随着手术理念、技巧及器械的不断改进，RP 术后控尿功能恢复的比例不断提高，而后有学者提出了术后 1 年可作为控尿观察期[108,156]。但是，对于严重的压力性甚至是重力性尿失禁的患者无需延迟干预时间，因为这些患者在手术 6 个月后控尿功能将不会再出现任何改善，特别是膀胱尿道镜检已证实外括约肌功能已完全缺失的人群。

尿失禁外科手术治疗的禁忌证很少，主要包括那些可能会影响到上尿路功能的膀胱病变（如膀胱顺应性下降；在很低的膀胱内压下即出现膀胱输尿管反流的情况），未被控制的 OAB（特别是低容量性逼尿肌过度活动的患者）等，以上情况在应用吊带及 AUS 时应小心谨慎。存在需经尿道治疗的尿路异常、慢性的尿路或皮肤感染、解剖学异常、免疫抑制状态以及局部尿道组织条件较差等，都是手术的相对禁忌证。另外，如果患者的身体疾病或认知能力不足以操作机械装置也不适合接受 AUS 植入手术。虽然转移性前列腺癌并不是尿失禁外科治疗的禁忌证，但是也应考虑到生存期、生活质量和患者一般状况三者之间的平衡。

一旦诊断确立并评估完成，就可以为特定的患者制订相应最佳的治疗方案。需要考虑的因素包括：患者尿失禁的严重程度及对生活质量的影响；患者的个体因素（体重指数、既往的手术史、放疗史、膀胱功能检查情况、膀胱尿道镜检的发现）；双手活动的灵活度及认知功能情况；各种植入物的有效性；各种并发症及再次手术的长期风险；当然，最重要的是患者自身的意愿。

需要注意的是，对尿道施加的压力在减少漏尿的同时，也会影响到压迫部位尿道的血供，并可能导致局部尿道缺血，这也是外科治疗一项最常见并发症。

2. 吊带

（1）吊带手术的历史：吊带手术最早的设计思路是利用尿道外侧被动压迫的原理。1961 年 Berry 通过在尿生殖膈远端植入假体环形压迫球部尿道增加局部的阻力[157]。但是，该种术式以及其改良术式因为较高的会阴部疼痛和尿瘘发生率，及较低的手术有效率最终被废弃。20 世纪 70 年代，Kaufman 提出了通过手术方法对尿道施压的设想。手术的效果是基于对尿道腹侧的压迫而升高尿道阻力，从而减少尿失禁发生的频率。并相继提出了 Kaufman Ⅰ、Ⅱ、Ⅲ型共三种术式，有效率亦从 30% 提高到了 70%[158-160]。1998 年，Schaeffer 及 Stamey 报道了将 Dacron 材质的垫片放置于尿道腹侧，并将其悬吊至腹直肌前鞘这一方法的研究结果。结果显示：64 名患者在平均 22.4 个月的随访期中，干燥率和缓解率分别为 56% 和 8%。但是近 1/3 的患者需要二次手术以紧缩吊带，且接受过放疗的患者效果较差[161]。

而现代男性吊带的理念是从 20 世纪 60～70 年代 Berry 术式以及 80 年代 Kaufman 和 Kishev 术式中发展而来的。吊带的作用也已经从简单的异物植入梗阻尿道发展到了更为复杂的装置，它们会与骨盆框架相互作用以达到压迫尿道或是复位尿道的作用。现代吊带的固定方式主要分为两种：骨螺钉锚定和经闭孔固定。典型代表就是 InVance 吊带（通过骨螺钉将将合成吊带固定在耻骨下支上）和 AdVance 吊带，而这两种吊带也是目前应用最为广泛的吊带类型[162]。

新研发的 Virtue 吊带采用的是经耻骨前和经闭孔复合固定的模式，较过去的经闭孔吊带在观念上有很多创新。首先，Virtue 吊带经闭孔放置的过程更加简便易行；其次，增加了两条经耻骨前的吊带臂，从而变成了四臂固定的方式，以上特点就使得 Virtue 吊带可以更好地覆盖在目标位置且应力指向性更佳，从而提高疗效。同时良好的固定也减小了术后吊带移位的风险，而术后吊带移位被公认是之前经闭孔吊带术后失败的重要原因之一。而且，Virtue 吊带对后续可能存在的 AUS 植入手术也不会产生不良影响。

遗憾的是，InVance 骨锚定吊带在美国已停止销售，这造成了某些复杂病例缺少了一个可供选择的机会，包括那些经闭孔吊带和 AUS 植入手术失败的病例。

（2）吊带的类型及作用机制：目前临床治疗中所使用的吊带按作用机制主要可分为两种。第一种是通过尿道压迫恢复排尿控制，如 InVance 吊带、Argus 系统等；第二种是通过球部尿道的复位和延长恢复排尿控制，典型代表就是 AdVance 吊带[163]。新型的 Virtue 吊带则兼顾了以上两种作用方式，目标是希望提供更好的稳定性和控尿率[164]。

具体来说，骨锚定吊带辅助控尿的机制来自于对尿道的压迫，这可以通过尿道阻力的增加而予以证明[165]。而经闭孔吊带并非通过直接压迫尿道，而是通过延长和复位膜部尿道而增强了尿道括约肌横纹肌的功能[166-167]。尿动力学检查提示 ALPP 增加，但是无任何梗阻表现[168-169]。

按照调节吊带张力时机又可分为固定吊带（fixed sling）和可调式吊带（adjustable sling）。固定吊带对尿道的压力或与尿道的相对位置关系仅能在术中进行调节，一旦植入完成后则不能再次调整，代表产品包括了 InVance 吊带及 AdVance 吊带。而可调式吊带可在植入手术结束后再次调节吊带的张力。目前市场上有三种成型产品，包括 Remeex 系统、Argus 系统和 ATOMS 系统。

（3）吊带的适应证：目前，AUS 植入术仍然是治疗男性压力性尿失禁的金标准。但是对于轻、中度尿失禁的患者，部分出于对术后感染、尿道侵蚀、萎缩、机械故障等并发症的畏惧，或是生理及认知能力存在缺陷，可选择吊带手术。因此，骨锚定吊带及经闭孔吊带可被用于轻、中度尿失禁的初始治疗。此外，骨锚定吊带也可作为挽救性手术，用于 AUS 或其他吊带植入术失败的患者，或是一些尿失禁极为严重、需要通过人为制造尿潴留进行治疗的患者。

在日常诊疗中，当由医生主导治疗方案的制定时，患者常常会听从医生的建议。然而，当把选择权交予患者时，患者常常会选择吊带手术，以避免将来可能产生的手术相关风险。这种选择性的偏差可能会导致最终吊带手术的失败率升高，而其中的一部分患者会因为疗效欠佳需要再一次接受手术治疗。

（4）吊带手术的疗效：吊带植入后，术中可通过灌注括约肌测压法[170]来测量逆行漏尿点压力（retrograde leak point pressure，RLPP）。逆行漏尿点压力即为液体开始流出时记录的耻骨联合上方的液柱高度。目前 RLPP 大约设定为 60 cmH$_2$O。其他判断吊带张力的方法还包括嘱患者术中咳嗽。一般调整吊带张力高于基线值 30～50 cmH$_2$O 即可。

虽然总体而言，吊带手术可以用于治疗 RP 术后各种程度的尿失禁患者，但是很多学者还是认为只能或最好用于治疗轻、中度患者。目前，关于轻、中度尿失禁的定义却不统一。另外，在大多数研究中，治愈的定义是无需尿垫或是 24 h 只需一块备用尿垫或称预防性尿垫。甚至在某些研究中，研究者使用了更加严格的定义，即 24 h 尿垫试验重量增加不超过 2 g[171]。考虑到各报道中所采用的吊带材料、随访时间和统计学方法均存在不同，故目前得到的吊带手术治疗的成功率差异较大。

对于早期的抗尿失禁手术，Clemens 等报道了单中心 66 例的随访结果，提示治愈率 38%，49% 的患者不再使用尿垫[172]。而目前最常使用的是骨锚定会阴吊带以及经闭孔会阴吊带。骨锚定吊带可经会阴切口植入尿道球部下方，并通过三个钛钉固定在耻骨坐骨支上。第一篇关于骨锚定吊带的报道发表在 2001 年。研究中纳入了 16 名患者，控尿率达到 88%[173]，远高于早期的抗尿失禁手术。在随访期长达 1 年以上的患者中，完全干燥率最高可达 70%[173-179]。

InVance 吊带是一种外覆硅胶的骨锚定聚酯吊带，但也可使用多种其他材料。Gilberti 的研究入组了 42 例患者，其中 26 例患者使用合成材料吊带，4 例使用生物材料，12 例使用复合材料。总治愈率 62%，症状改善患者占 8%，另有 30% 患者治疗无效[180]，治疗有效患者中使用合成材料组的效果最佳。在经过长达 4 年的随访后，InVance 吊带被证实疗效良好。同时，这也是所有吊带疗效研究中随访时间最长的。针对所有程度的压力性尿失禁患者，无需佩戴尿垫的患者比例从 36% 至 65% 不等[179-184]。

在既往曾行放射治疗的患者中，骨锚定吊带的有效率明显下降，仅为 25%～53%[185-187]。在 Rajpurkar 的报道中，共 46 例患者，治愈率仅为 37%。而在另一项研究中，治愈率也下降至 50%[179]，另有 26% 的患者症状改善，24% 的患者无明显疗效。

AdVAnce 吊带是一种功能性吊带，它的治疗原理主要是将括约肌复位和延长功能尿道长度。而其他吊带，甚至包括 AUS 及 Pro-ACT 都是通过压迫尿道以达到治疗目的[159,188]。植入经闭孔吊带后，因根治性前列腺切除术造成的松弛和下移的括约肌支持结构被复位了，从而改善了控尿的情况。因此，经闭孔吊带治疗成功所需的条件包括：括约肌局部有良好的活动度；括约肌残留功能良好；接触区域大于 1 cm[189]。Rheder 和 Gozzi 最早报道了该型吊带的疗效。在报道中，共进行了 4 例的尸体试验及 20 例的病例观察。定义无需再使用尿垫为治愈，每日使用 1～2 块尿垫为症状改善。结果显示，最终的治愈率为 40%，改善率为 30%[162]。在近期的另外一个研究中，经闭孔吊带的治愈率为 52%，改善率为 38%，总有效率可达 90%[190]。现有的报道证实，经闭孔吊带（AdVance）在短期及中期随访中疗效良好。在这些患者中，75% 的患者被治愈或是明显好转，且疗效可持续 12～36 个月。放疗同样是一个预后不良的影响因素[187]。

相对于固定吊带，目前还没有关于可调式吊带的前瞻性 RCT 研究，大部分研究仅限于前瞻性的或是回顾性的病例研究。2004 年，Sousa-Escando 及其同事首先报道了 Remeex 系统的治疗结果[191]。在纳入的 6 名患者中，5 名治愈。在另一项欧洲多中心研究中，共 51 例患者，平均随访时间为 32 个月，33 例（64.7％）患者最终治愈[192]，其中 25 例无需再佩戴尿垫，另外的 8 例患者每日仅需要一个很小的尿垫或只是清洁纸巾即可。几乎所有的患者都需要在局部麻醉下进行再次的张力调节。3 例患者最终需将吊带取出（1 例因尿道侵蚀，2 例因装置感染），5 例患者术中出现膀胱损伤，3 例发生会阴血肿。术后会阴不适或疼痛感相对常见，部分需要口服止痛药物。但有的研究结果却不理想。在一项共入组 14 名患者的研究中，随访时间为 25 个月，但患者满意率只有 36％且需多次调节张力，机械故障的发生率高达 21％[193]。

Argus 系统由 Moreno Sierra 在 2006 年首次报道[194]，目前推荐术中测量的逆行漏尿点压力为 45 cmH$_2$O。Argus 系统可经耻骨后或是经闭孔方式植入，尤其是对于肥胖的患者，经闭孔途径存在优势。在所有可检索的文献报道中，最长的随访时间为 2.4 年。但成功率差异很大，以主观治愈率为主要标准，从 17％～91.6％不等，平均为 57.6％。需要再次调节张力的比例大概从 22.9％～41.5％[195]。对于轻中度尿失禁患者，完全控尿率最高可达 65％[196-197]。在另一项近期的前瞻性研究中，纳入的患者皆为中重度尿失禁患者，完全控尿率可达 79％，38.6％的患者需要调整吊带张力[195]。感染的发生率为 5.4％～8％[198]。尿道侵蚀发生率 5％～10％[199]。尿道穿孔的概率为 2.7％～16％[198]。吊带植入区域的疼痛往往仅是暂时的，但是有报道称存在慢性疼痛的风险[198-199]。以上这些并发症造成了吊带的取出率为 10％～15％[195]。

ATOMS 系统是指整个系统中包含有一个可调节的垫片，而垫片连接着放置于下腹部或阴囊皮下组织中的钛金属阀，通过钛金属阀抽吸或注入液体可调节垫片的体积，从而改变尿道阻力。短期结果提示客观治愈率为 60.5％，症状改善的比例为 23.7％，但是术后需要反复调节垫片体积以达到合适的尿道外压力，个别病例调节次数可达 9 次[200-201]。

应该说，目前男性吊带手术已成为轻、中度压力性尿失禁患者除 AUS 之外的另一选择。

（5）吊带手术的并发症：吊带手术的并发症包括出血、感觉异常、会阴区疼痛、术后排尿功能障碍、切口及吊带的感染和尿道侵蚀等。吊带手术引起大量出血相对少见。骨锚定吊带术后会阴区疼痛的发生率较高，根据以往统计，最高可达 74％，而 AdVance 吊带手术发生率较低，仅有 0～0.4％[171,186,202-203]，且绝大多数患者会在 3 个月内缓解[183]。各种吊带术后排尿障碍或尿潴留的发生率不尽相同，如 AdVance 吊带术后短期的急性尿潴留发生率约为 21.3％[204]，但总体来说持续时间很短，大多数患者可在数周内缓解。尿潴留发生时可暂行无菌间歇导尿或耻骨上膀胱造瘘引流，如果尿潴留持续，个别患者可能需要对吊带进行松解甚至拆除吊带。术前需行尿动力学检查以评估膀胱的收缩功能，如患者存在膀胱逼尿肌肌力下降甚至无力，应考虑行 AUS 植入手术。感染或尿道侵蚀的发生率各吊带之间亦存在差异，大概在 2%～15%。大宗长期随访的结果提示感染及侵蚀率还是很低的，为 0～0.4%[171,186,202-204]。骨锚定吊带术后因铆钉松脱移位需要翻修的概率在 2%～4.2%。另外患者需要被告知术后发生持续性疼痛及耻骨骨髓炎的可能，虽然这种并发症的出现非常罕见。

其他还包括：切口感染（0.4%）；尿路感染合并发热（0.4%）[204]；阴囊及会阴部出现麻木和感觉过敏（5%～10%）等[178,204]。

（6）吊带术后尿失禁的复发：可能是由于阻力不足或吊带移位引起，如为尿道压迫式吊带需行尿动力学检查及骨盆平片检查，以排除骨螺钉移位或吊带张力过低。InVance 吊带如证实为骨锚定螺钉移位可重新固定。如首次 AdVance 吊带植入术后效果不佳时，再次行 AdVance 吊带仍可获得良好疗效。根据文献报道，随访 16.6 个月后，无需使用尿垫的比例为 34.5%（10/29），仅需使用一个安全尿垫的比例为 37.9%（11/29）[205]。同时还可推荐其他治疗：盆底肌锻炼、尿道旁填充物注射治疗及 AUS 植入术。在骨锚定吊带植入失败后进行 AUS 植入手术的疗效与无手术史的患者相当[206]，且未增加手术难度。

3. 尿道旁填充物（bulking agents）注射治疗及 ProACT 系统

（1）尿道旁填充物注射：尿道旁填充物注射治疗的作用机制就是通过注射后的膨胀效应，促进膀胱颈和近段尿道腔的黏膜贴合。过去，这一方法曾一度作为男性括约肌功能障碍性尿失禁患者的一线治疗，但是随着后续研究结果的出现，绝大多数临床医生更改了一线方案。

理想的填充物应具有以下特点：良好的组织相容性；固定于注射区域，不会产生移位现象；可长时间地维持其膨胀效应。过去可供应用的填充物很多，包括牛胶原蛋白（bovine collagen），硅胶微粒（silicone microparticles），聚四氟乙烯（Teflon），自体脂肪（autologous fat），自体软骨细胞（autologous chondrocytes），聚糖酐/透明质酸聚合物（dextranomer/hyaluronic acid copolymer），热解碳颗粒微球（pyrolytic carbonmicrospheres）以及聚二甲硅氧烷（polydimethylsiloxane）。所有的注射药物都存在共同的问题：为达到较好的疗效需要多次注射；随着时间的推移疗效下降；治愈率低。而且，自体脂肪及自体软骨细胞有比较明显的迅速移位的倾向[207-208]。聚四氟乙烯（Teflon）在注射后可随时间的延长转移至淋巴结、脾、肺以及脑组织中，目前已被禁止用于填充物注射治疗[209]。胶原蛋白不仅会产生移位，还可能会诱发过敏反应。目前经常使用的填充物包括聚糖酐/透明质酸聚合物、热解碳颗粒微球以及硅胶微粒（代表商品分别为 deflux，durasphere EXP，macroplastique）。这些新型填充物的共同特点就是注射后位置固定，不易向其他器官移位[210-211]。

膀胱的容量及顺应性正常并有良好的周围解剖结构支持，仅尿道固有括约肌功能障碍，这样的患者适用于注射疗法。注射的途径可应用膀胱镜经尿道逆行注射，也可经耻骨上顺行注射。但为了保证治疗有效，填充物都必须注射在尿道括约肌以上的部位。注射完成后，尿道黏膜应该完全隆起，从而关闭尿道腔。

尿道旁填充物注射前 24 小时内应预防性使用抗生素，备选抗生素的种类包括喹诺酮类以及磺胺甲唑（新诺明），术后应继续使用 2～3 天[212-213]。手术结束后患者即可自行排尿并出院，出现急性尿潴留时可暂时留置一根较细的尿管（12～14 Fr 或 12 Fr 以下）并过夜或是采用间歇导尿。虽然没有数据支持，但是推测长时间留置尿管可能会导致注射部位的填充物变形，从而引起治疗失败，所以应尽量避免。如需较长时间引流尿液，可考虑行耻骨上膀胱造瘘。

以戊二醛交联牛胶原蛋白为例（GAX 胶原已在 2010 年停止使用），GAX 胶原可采用经尿道注射的方式，也可采用顺行的注射方法。对于前列腺切除术后尿失禁（post prostatectomy incontinence，PPI）患者，胶原注射的成功率为 36%～69%，其中 4%～20% 的患者可达到完全干燥[214-221]。但所有试验的终点评估方式都是以主观评价为主，各试验之间的结果不能相互对比。

Colombo 及其同事报道了应用硅胶颗粒作为填充物进行注射治疗的研究结果。共入组 6 例 PPI 患者，平均随访期为 15.5 个月。最终全部患者中有 5 例完全干燥，1 例明显缓解。虽然注射后早期的疗效很好，但是随着时间的延长逐渐减弱[222]。Bugel 及其小组的研究亦得到了类似的结果：尿失禁症状在经历早期改善后即随时间延长而迅速恶化，术后 1、3、6、12 个月时有效率分别为 40%、71%、33%、26%[223]。他们同时发现为了维持疗效尿道闭合压不应低于 30 cmH$_2$O。Kylmala 及其同事对 50 例轻、中度尿失禁患者（1 小时尿垫试验平均漏尿量 48 ml）进行了注射治疗，12% 的患者在单次注射后即可达到短期控尿，在第 2、3、4 次注射后有效率可分别增加 20%、18%、10%，但末次注射后有效期只能维持 3 个月[224]。

在一项 AUS 植入术与硅胶颗粒尿道旁注射的随机对照试验中，Imamoglu 等报道了如下结果：对于轻度尿失禁患者，两种方法的疗效相同[225]。但对于中、重度尿失禁患者，AUS 疗效更佳，而注射治疗对于尿失禁症状几乎无任何改善。其他的对比研究也显示，填充物注射治疗的术后控尿率较 AUS 明显下降，分别为 20% 和 75%；而与 InVance 吊带相比，其手术失败率更高，分别为 70% 及 24%[153,226]。目前已有多篇研究关注到了尿道旁填充物注射治疗效果的影响因素，包括反复注射后导致的瘢痕性尿道狭窄；既往有无放疗病史；尿失禁程度较重或 ALPP 过低[215-219]。

为提高或维持尿道旁填充物注射的疗效，患者常需反复接受治疗[224-225,227-229]。而这种反复的穿刺、注射必然会引起局部的炎性反应，导致尿道弹性下降，甚至形成"冰冻尿道"，这样的结果可能会增加后续治疗的难度。但有研究显示，胶原蛋白注射并不会影响后续 AUS 植入术或是骨锚定吊带的疗效，也不会增加 AUS 的手术并发症[175,226,230]。

既往大量的研究结果表明，尿道旁填充物注射可获得中等的成功率、较低的治愈率和相对较短的疗效维持时间。大部分患者需要多次反复注射。注射的途径对疗效不产生影响。虽然缺乏级别较高的循证医学证据，但目前还是推荐尿道旁填充物注射的患者群体应严格限定于轻度尿失禁患者[231]。

并发症包括尿潴留、尿路刺激症状、尿路感染、穿孔及填充物外渗。发生率最高也是最难处理的就是新发的尿急和急迫性尿失禁。此外，如注射位置错误还有加重尿失禁症状的可能（1.5%）。

（2）ProACT 系统：鉴于尿道旁注射填充物存在的弊端（移位、不能长时间维持膨胀效应、过敏风险等），作为其替代疗法，ProACT 系统在 2000 年应运而生[232]。

ProACT 系统是一种可调式球囊植入装置，整套装置包括了硅胶球囊、钛金属阀及联接的硅胶管路。使用时尿道两侧需各放置一个球囊，以达到压迫尿道的作用。对于 RP 术后患者球囊应置于膀胱颈下方，而对于 TURP 术后患者球囊则应置于精阜远端。钛金属阀放置于阴囊内以便于术后调节球囊体积。在调节球囊的体积时，应采用逐级递增的原则，这样做的优点很多：①可使得装置与尿道达到最佳贴合并提高疗效；②促使球囊周围缓慢形成不断增大的假包膜以减少尿道侵蚀的概率；③避免一次体积变化过大导致球囊移位。

现有的研究均存在明显缺陷，最主要的原因是失访率过高，从而导致最终统计结果时大部分受访者是因治疗有效而接受随访的患者群体。根据现有结果，完全干燥率在 14％～67％[233-239]，使用 0～1 块尿垫的患者比例在 44％～81％[240-241]，但为达到以上疗效需要多次调整球囊体积。

Huebner 及 Schlarp 在 2005 年第一次报道了 ProACT 的试验结果。研究中共纳入了 117 例患者，平均随访 13 个月，结果显示 67％的患者可达到完全控尿，92％的患者症状好转，8％的患者反馈治疗失败。当随访时间达到 2 年时，植入球囊的体积平均需要反复调整 3 次；尿垫使用量从平均每日 6 块下降至平均每日 1 块。54 例患者出现并发症，其中 32 例需要再次手术植入，二次术后的有效率为 75％[239]。2007 年，Huebner 和 Schlarp 发布了另一项研究结果。该研究中对比了他们最初的 50 例和最近的 50 例手术患者。第一组 52％达到完全控尿，而第二组为 60％，并且在有效率、患者生活质量的改善程度以及手术时间等方面均优于第一组。两组患者尿垫的使用量均明显减少，但组间无明显差异[237]。Trigo-Rocha 及其同事也报道了类似的结果[242]。以上结果提示，ProACT 植入手术的成功率与操作医生的经验呈正相关。

另外，在两个医疗中心进行的平行队列研究中，Crivellaro 及其同事对比了可调式球囊（ProACT）与骨锚定吊带疗效之间的差异。共有 44 例患者接受了可调节球囊治疗，平均随访 19 个月，其中 30 例患者可达到完全干燥（68％），7 例症状有改善（16％）；而在植入骨锚定吊带的 36 例患者中，平均随访 33 个月后，完全干燥患者为 23 例（64％），症状改善者为 8 例（22％）。结果提示，两种治疗方法无统计学差异[243]。

ProACT 植入手术最常见的围术期并发症是尿道及膀胱穿孔。Lebret 及同事报道发生率是 10％[236]，Hubner 和 Schlarp 报道早期是 18％[244]，随着手术经验的增加可下降。Gregori 及其研究小组报道了采用经直肠超声引导放置球囊的方法，力求将球囊定位得更加精准并降低手术并发症。研究的数据显示超声定位较 X 线定位无论是在安全性还是准确性上均有优势，且随着术者经验的增加，患者术后的有效率呈上升趋势而并发症发生率则明显下降。

术后尿潴留发生率约为 5％[244]，减小球囊体积后可恢复排尿。将 ProACT 拆除的发生率为 10％～58％，原因包括了治疗失败、感染、侵蚀及球囊移位。治疗失败与既往存在放疗史及尿失禁程度过重相关[236,238,245]。而对于放疗后患者，并发症发生率明显上升且有效率下降。其他并发症还包括：尿道侵蚀、球囊渗漏等。

目前关于可调式压迫球囊，尚没有高级别的循证医学证据[231]。ProACT 植入技术相对简单，中短期可提高 SUI 患者的控尿率，但远期效果尚不明确。理想的患者群体是轻、中度尿失禁且既往无放疗史的患者。

4. 人工尿道括约肌植入术

人工尿道括约肌（artificial urinary sphincter，AUS）植入术经过多年的改进，现已成为压力性尿失禁最为可靠的治疗方法，更被誉为是金标准。经过 40 年的临床应用，目前已积累了大量经验。虽然 AUS 植入术是治疗根治性前列腺切除术后压力性尿失禁最常用的治疗方法，但全世界只有一小部分泌尿外科医生常规进行该项手术。根据 2005 年的一项调查，每年进行 20 例以上 AUS 植入术的泌尿外科医生只占总数的 4%。并且，医师最终是否应选择 AUS 植入术要根据患者的接受程度、家庭的经济状况、尿失禁的严重程度以及对手术效果的期望值等多种因素来决定。但必须指出，既往接受 AUS 治疗的患者群中包括了大多数重度甚至是完全性尿失禁的患者。

（1）历史：人工尿道括约肌的设计理念就是通过模仿人的生理括约肌功能，以人工材料及其形成的张力对尿道产生环形压迫，从而达到阻止尿液漏出的治疗目的。依据这一设计思路，Foley 在 1947 年发明了一种可环绕尿道的闭合加压袖套，袖套可与患者随身携带的压力泵相连。近 30 年后，1976 年，Rosen 设计了第一款 AUS 的雏形。但是由于液压装置失效及瘘管形成的概率接近 100%，直接使这一设计被完全遗弃了[246]。而失败的原因主要应归咎于球囊过高的张力造成了局部尿道的缺血及坏死。几乎与此同时，由美国医学系统公司（American Medical Systems，AMS）生产的 AMS721 型 AUS 问世。Scott 第一个报道了其治疗效果，有效率达 79%。而后的 10 年中，AUS 被进一步改进[247-248]。AMS742 型的袖套部分可在减压后自动关闭，AMS791 型以及 792 型使用了硅胶材质的袖套以及失活按钮[249]。AMS800 型人工尿道括约肌是目前应用最为广泛的类型。在这一型的设计上，AMS 将失活按钮整合在了控制泵上，并且在 1987 年引入了窄背型袖套。这一改进促进了压力从袖套向下方的组织均匀传导，大大降低了尿道侵蚀和组织萎缩的风险[250]。最新的改进是增加了周径为 3.5 cm 的袖套型号。这型袖套的设计非常特殊，可在直径很细的尿道上实现同轴压迫，其目标人群是尿道萎缩以及翻修时需将袖套放置到更远端位置的患者。近年来，随着不断总结既往 AUS 的优缺点，很多新型的 AUS 不断出现，包括：FlowSecure、Periurethral constrictor 及 Zephyr 等。

（2）适应证：AUS 植入术是一种治疗固有括约肌功能障碍（intrinsic sphincter deficiency，ISD）的有效治疗方法，ISD 的病因多种多样，包括：RP、TURP、神经性疾病、创伤以及先天性畸形等。在 1985 年以前，AUS 植入术主要用于治疗神经源性疾病引起的尿失禁（17%～50%）[251]。然而，自 1985 年以后，PPI 已成为需进行 AUS 植入术的最常见原因[251-252]。因脊髓损伤需要行 AUS 植入术者非常少见，这主要是由于胸腰椎损伤导致固有括约肌功能障碍的概率极低。绝大部分因为脊髓疾病需要行 AUS 植入术的是患有脊髓发育不良的儿童。女性目前在 AUS 植入群体中所占比例小于 1%[253]，而且美国 FDA 并未批准 AMS800 型 AUS 用于治疗女性尿失禁。

根据现有研究，目前 RP 术后 1 年尿失禁的发生率为 4%～31%[254]。但是，这其中只有一部分人接受了 AUS 植入术。就目前来说，每年全世界一共接受 AUS 植入术的患者约为 11 500 例，而 2005 年，只有 13% 的美国泌尿外科医师实施了 AUS 植入术，其中 4% 的医生可称为"高产医生"，即年植入 AUS 的例数超过 20 例[251]。

从既往经验上来说，前列腺癌相关治疗后控尿功能恢复的观察等待期为 1 年，1 年后可考虑行外科治疗。然而，近期有专家指出，如果患者尿失禁症状严重，对生活质量影响明显，且保守治疗疗效不佳时，AUS 植入术的时间可提前到 RP 术后的 6 个月[255]。从另一方面说，如果患者的 SUI 症状持续恢复，即使术后的时间已超过 12 个月，仍可根据医生的决定以及患者的意愿而推迟外科治疗。接受 AUS 植入术前应常规进行膀胱尿道镜检，以排除可能存在的尿道疾病。因为这些潜在疾病可能会增加 AUS 植入术的难度，或是易使括约肌的功能受到损害。举例来说，有近 32% 的 RP 术后患者在例行内镜检查时发现存在不同程度的吻合口狭窄[256]，而吻合口狭窄应在 AUS 植入术术前优先处理。

（3）AUS 植入术技术要点：AMS800 型 AUS 主要包括了三个部分：袖套（cuff）、压力调节球囊（pressure-regulating balloon，PRB）以及控制泵（control pump）。袖套的尺码由 3.5～11 cm 不等，并且最常将袖套放置在尿道球部附近，所以尿道局部的周径就决定所用袖套的尺码。当袖套充盈后，它将提供长约 2 cm 的尿道压迫区，而在此步骤中，压力调节球囊（PRB）可将压力传输至袖套，故压迫的力度取决于调节球囊内的水压。总体来说，我们可以把 PRB 内的压力分为 6 个等级，从 41 cm H_2O 至 100 cm H_2O，等级间以 10 cm H_2O 递增。但具体压力的设定值则取决于患者组织的特点及放置袖套的位置。如果袖套置于尿道球部，PRB 内的压力值一般设定在 61～70 cm H_2O，这也是在提高控尿率与降低尿道侵蚀率间最为均衡和理想的压力范围；如放置在膀胱颈部，则需将 PRB 的压力控制在 71～80 cm H_2O。调节压力的目的是为了找到满足控尿功能的最低的压力值。过高的压力将导致袖套下的局部尿道组织缺血，从而增加尿道萎缩和侵蚀的风险。PRB 可被放置于 Retzius 间隙（即耻骨后间隙），位于腹直肌深方[257]，或者经对侧切口放置于腹膜前间隙。

在制订 AUS 植入术手术计划时需考虑如下几个方面：①手术入路（经会阴或是经阴囊）：经会阴切口将袖套放置在尿道球部是治疗 PPI 的经典术式。但也有人主张采用经阴囊横切口，认为此入路优点是：手术时不需摆截石位，可减少对尿道球部的牵张，使尿道海绵体与阴茎海绵体更易分离。②袖套放置的位置（尿道球部或是膀胱颈）：常规应将袖套放置于球部尿道水平，但对于既往无 RP 手术史的 SUI 患者，袖套可放置于膀胱颈部。③放置袖套的数目（单袖套或是串联袖套）：有的研究者认为，对于严重尿失禁或是有尿道萎缩的患者，主张使用双袖套植入，以增加尿道阻力，但这一观点并不统一。④袖套放置的平面（尿道周围或是经海绵体）：经海绵体植入的方法主要用于因感染、侵蚀等原因导致尿道海绵体难于分离或尿道萎缩的患者。

袖套的尺寸从 3.5～14 cm 不等，最常用于放置在球部尿道的袖套尺码是 4.0 cm 及 4.5 cm。大口径袖套主要用于膀胱颈部植入（8～14 cm）。小口径（3.5 cm）袖套的出现使得医生可以进一步缩小周径，使袖套更加贴合于尿道外周，尤其是对于那些既往接受过放疗或是 AUS 植入术术后尿道萎缩的患者，以及曾多次翻修需将袖套放置在球部远端尿道周围的患者。使用小袖套患者的疗效与其他患者并无差别，且尿道侵蚀或疼痛等并发症的风险也无明显升高[258]。

（4）AUS 的疗效：既往关于 AUS 植入术疗效的报道很多，但是大部分都属于回顾性研究，缺乏级别较高的循证医学证据。而且各研究间异质性明显，关于有效（如症状改善、成功率等）的定义互不相同，因此很难对这些研究进行直接对比。

根据现有研究结果，各报道间手术成功率的差异巨大，从 61% 至 100% 不等[225,259-264]。在一篇近期的系统回顾中，随访时间跨度 5~192 个月，社交控尿率（即每日所需尿垫≤1 块）可达到 79%，完全干燥率为 4%~86%[265]。在另一项前瞻性研究中，共纳入 103 例 PPI 患者，术后的完全干燥率为 57%[263]。在手术前，医生应给予患者一个合理的术后预期效果，即术后尿失禁症状多会改善，但不一定能够达到完全干燥。很多患者术后需长期每日使用一块安全尿垫，但他们对这种治疗效果仍感到非常满意[266-267]。总体而言，AUS 植入术具有良好的长期疗效并能明显改善患者的临床症状，满意率可达 80%~90%[260,267-269]。

接受根治性膀胱切除＋回肠原位新膀胱术（radical cystectomy with neobladder，RC/NB）的患者很大一部分都会受到 SUI 的困扰。据报道，RC/NB 术后尿失禁的发病率为 3%~95%[270-271]。目前，只有很少的研究评估了原位新膀胱患者进行 AUS 植入术后的疗效。在最大的一组病例研究中[272]，共入组患者 29 例，术后平均随访 40 个月，21 例（72%）患者症状改善。然而，60% 的患者因为感染、尿道侵蚀、机械故障或是 SUI 复发需将 AUS 拆除或接受翻修手术。这其中，尿道侵蚀及感染是最常见因素，而且其中 28% 的患者曾接受过放疗。另外，术前曾行间歇导尿治疗也是术后发生尿道侵蚀的一个重要危险因素，因为反复置管可能会导致尿道黏膜的损伤。

（5）AUS 的并发症：虽然 AUS 植入手术的疗效肯定且维持时间较长，但术后发生的各种并发症常常令医生及患者在决定治疗方案时需要反复斟酌。AUS 植入术的潜在风险有：感染、尿潴留、尿道侵蚀、萎缩以及机械故障。总体而言，并发症发生的概率是低的，但是随着术后时间的延长，手术翻修的概率会逐渐升高。根据 Klijn 及其小组的报道，AUS 术后 5 年不需翻修的比例仅占 50%。

尿潴留　尿潴留是 AUS 植入术后最常见的并发症，根据 Linder 及其同事报道[273]，发生率大概在 31%。尿潴留的持续时间一般比较短暂，这主要是由术后尿道的炎症及黏膜水肿引起，通常在几天后可自行消退。相对于放置较大尺码袖套的患者群体，选用经阴茎海绵体平面的植入方式或是周径 3.5 cm 袖套的患者，术后尿潴留的发生率更高[274]。如果术后早期出现尿潴留，可留置较细的尿管（≤12 Fr）24~48 h。留置尿管前应确认 AUS 处于失活状态。如果 48 h 后仍无法排尿，可考虑行耻骨上膀胱穿刺造瘘以减少因尿管留置时间过长导致的尿道缺血，从而增加尿道侵蚀和萎缩的风险。造瘘时应使用超声或是放射线引导，以避免误伤或是污染 PRB。如果尿潴留持续一周以上，往往提示袖套尺码过小，可能需要二次手术并重新调整袖套的大小，此次术前应参考既往的尿动力学检查结果。迟发型尿潴留需要进行内镜及尿动力学评估以排除可能存在的膀胱出口梗阻、尿道侵蚀或逼尿肌无力。

感染　对于任何需要植入异物的手术，感染都是最棘手的并发症。首次行 AUS 植入术的感染概率是 $1\%\sim3\%$[154,267,275-276]，但是对于既往有放疗史或是二次手术的患者，感染发生率可高达 10%[277]。而在 AUS 植入术经验比较丰富的中心，感染率又可控制在 2% 以下[278-280]。

病原体通常为皮肤来源的革兰氏阳性菌，如金黄色葡萄球菌和表皮葡萄球菌[281-282]，而耐甲氧西林的细菌比例达 26%[282]。因此围术期应常规应用抗生素，然而，目前还没有统一的抗生素治疗方案。建议在选用抗生素时应覆盖革兰氏阳性及阴性菌，同时应覆盖耐甲氧西林的葡萄球菌属。根据阴茎假体植入术的经验，有人提出联合应用多种药物（Inhibizone＋利福平＋盐酸米诺环素）在术中对袖套、控制泵等部件的表面进行消毒，希望可降低术后感染的发生率，但这一措施的效力并未被证实[283-284]。晚期的感染（4 个月以上）通常与惰性生物有关（indolent organisms）或是血行播散而来。而目前，业已出现了拥有抗菌涂层的 AUS[255]。

虽然也会出现皮肤的充血、水肿、硬结或是破溃化脓，但是感染早期最先出现的症状是阴囊疼痛。因为对抗生素的治疗不敏感，所以建议 AUS 装置一旦感染应全部取出。待 3～6 个月感染控制后再二次手术植入。

尿道侵蚀　根据既往的报道，AUS 术后尿道侵蚀的发生率为 $1\%\sim5\%$[267,285-287]。为此，Furlow 和 Barrett 提出了延迟激活的理念，以降低袖带压迫带来的缺血和坏死的风险，保证创面的良好愈合，尤其对于二次手术的患者。延迟激活理念的引入使得尿道侵蚀的发生率由原来的 18% 降到了 1.3%[288]。Webster 及其小组提出：高血压、冠心病、既往接受过放射治疗以及 AUS 翻修手术是尿道侵蚀的危险因素[289]。

术后早期侵蚀可能与术中未发现的尿道损伤有关，而晚期侵蚀则常常是由于尿道萎缩或在操作时未排空袖套。如患者出现尿痛、阴囊疼痛、肿胀、血尿以及尿失禁复发等症状，都提示可能出现了尿道侵蚀。因为有继发感染的风险，所以一旦诊断明确应立即拆除所有 AUS 部件。尿道的破损可通过留置尿管或耻骨上膀胱造瘘的方式进行处理。会阴部的伤口则应被认为是感染伤口进行处理，可进行疏松的缝合或是考虑二期再处理。只有等尿道破损完全愈合后方可进行二次植入手术，这个时间的间隔一般在 3～6 个月，且需要以尿道膀胱镜进行确认。

在第二次行 AUS 植入前需通过尿道镜或逆行尿道造影来明确尿道的通畅性及完整性。因为既往手术形成的瘢痕以及欠佳的血供使得原位放置袖套变得极其困难且风险较高，因此二次手术时应将袖套放置在前次手术的近端或是远端。Frank 及其同事报道了在首次侵蚀和感染发生后，二次 AUS 植入术后的有效率为 87%，再次侵蚀的发生率为 8.7%[290]。而在另一研究中，术后 6.7 个月时再侵蚀发生率则达到了 35%[289]。因此，部分学者建议有尿道侵蚀病史的患者在二次植入术后应在夜间将 AUS 失活，并可考虑使用经阴茎海绵体植入袖套的方法，以降低二次手术时尿道损伤的风险，从而减少再侵蚀的发生率。

尿道萎缩　随着 AUS 术后时间的延长，因长期受压缺血，局部尿道海绵体呈环周萎缩并失去原有的组织体积，使得原来贴合良好的袖套失去了控尿作用。尿道萎缩是 AUS 植入术术后最常见的并发症之一，常和侵蚀合并出现，同时也是最常见的 AUS 翻修原因。患者在出现尿道萎缩时最主要的表现就是尿失禁的复发。治疗的选择包括：缩小袖套的尺码、重新置入新的袖套（多选择在萎缩段的近端）、经阴茎海绵体袖套植入、使用串联袖套等。但是不建议单纯增加袖套内压力，因为这将导致缺血进一步加剧甚至尿道侵蚀的可能[291]。

　　二次手术时应尽可能采用原切口。如果首次植入的袖套周径是 4.0 cm，现已有 3.5 cm 尺码的袖套可供选择。如计划更换袖套位置，则应将新植入的袖套尽量放置在萎缩段尿道的近端；如不能成功，可考虑将袖套放置于病变段远端，但是应选择经阴茎海绵体植入的方法。Saffarian 及其小组报道了 17 例尿道萎缩患者的二次手术治疗结果，提示尿垫使用量明显减少，由平均每日 3.9 块减少到了 0.5 块[292]。另外，还有很多大型医疗中心通过加装串联袖套以治疗因尿道萎缩而导致尿失禁复发的患者，并取得了较好的效果。

　　机械故障　如果患者在初期 AUS 使用良好的情况下出现了尿失禁症状的反复或加重，检查也未发现任何尿道侵蚀或萎缩的证据，那就应怀疑机械故障的因素了[293-294]。

　　自从 1987 年引入了窄背型袖套后，机械故障的发生率已明显下降。Elliott 和 Barrett 回顾了 323 例患者的长期随访结果[278]，设计上的改进直接导致手术失败的患者中，非机械性因素比例由原来的 17% 下降至 9%（主要原因是尿道萎缩）。机械故障的发生率也由 21% 降至 7.6%，而这主要是因为随着合成材料的改进，AUS 各部件折断及扭曲的风险降低了，袖套液体渗漏的风险进一步下降。

　　机械故障发生时间一般较尿道萎缩、侵蚀及感染均晚[295]。通过超声或 CT 等影像学检查均可确认压力调节球囊内的液体是否出现了减少或丢失。然而，影像学检查不能明确液体渗透的具体位置。如果在手术 3 年后出现机械故障，建议对整套括约肌进行更换。也有专家提出术后 2 年即应全部更换，认为仅仅缩小袖套尺码将导致更高的机械故障发生率。

　　放射治疗的影响　需要我们注意的是，放射治疗史将增加手术并发症的发生率，尤其是那些局部进展性前列腺癌的患者，因为他们中有相当一部分人曾接受辅助性放射治疗。放射治疗可导致血管内膜炎以及慢性血管损伤，从而使尿道血供受损，致使海绵体在 AUS 植入术术前即出现萎缩[255]。很多试验已经证实放射治疗将增加尿失禁患者术后尿道侵蚀以及其他并发症的发生率[296-297]。鉴于放射治疗患者的特殊性，一些医生尝试采用经海绵体植入袖套的方式或将 PRB 内的压力降低至 $51\sim60$ cmH$_2$O，并且推迟激活时间至术后 6 周，在不增加并发症风险的前提下达到了相对满意的疗效。

　　翻修手术　翻修手术的原因包括：尿道侵蚀、感染、尿道萎缩以及机械故障。每年翻修手术约占全部 AUS 植入术的 24%～34%[251]，总体翻修率约为 25%[295]。但需要指出的是，随着术后时间的延长，功能良好的 AUS 比例逐渐下降。据文献报道，术后 5 年的比例大概在 59%～79%[298-299]，10 年时降至 28%～64%[295,298-300]，15 年时则仅为 15%～41%。在一项庞大的单中心研究中，共纳入了 1082 名患者，最长随访时间长达 15 年，AUS 无故障使用率在术后 5 年、10 年、15 年时分别为 74%、57% 及 41%[295]。虽然随着术后时间的延长翻修率逐渐升高，但是大多数研究提示翻修术后的疗效与初次手术相当[301-302]。在最大的一项多中心研究中，Eswara等报道平均翻修间隔时间为28.9个月[303]。并且，数据显示患者的满意度与翻修手术的次数无关，只要翻修术后AUS的功能良好，患者的满意度仍可高达90%。

（6）几种特殊的AUS植入术：包括串联袖套AUS术式、经阴茎海绵体袖套植入AUS术式等。

串联袖套AUS术式　即使不断地改进AUS的设计及手术技术，单袖套AUS植入术术后仍有高达11%的男性患者存在较为明显的尿失禁症状[154]，此时再增加一个袖套则可使80%的患者获得良好的排尿控制[293-294]。在一项旨在进一步改善控尿的实验中，一些学者提出可通过使用串联袖套的方法以达到延长功能尿道长度、改善控尿功能的目的，而且不会增加作用于每个袖套下的尿道压力。

根据AMS的数据，临床中有15%的AUS是串联使用的[304]。Brito及其研究小组第一个报道了使用串联袖套的临床疗效。结果提示有效率高达95%。针对于严重的PPI、尿道萎缩及既往单袖套植入治疗失败的患者[293,305]，多家研究中心均报告短期疗效良好，Kowalczyk及O'Connor等甚至推荐双袖套植入可作为严重尿失禁患者的首选治疗。但是随着随访时间的延长，采用串联袖套的患者术后并发症的发生率呈现了升高的趋势，且远端袖套部位的尿道侵蚀发生率明显升高[261]，因此随意使用串联袖套AUS植入法作为一线治疗是不应该的。

在总结以上的数据时，我们必须要注意既往研究大都是回顾性的而并非随机对照研究。因此在筛选使用串联袖套的患者时可能存在选择性误差。从结果来看串联袖套确实可以获得更好的控尿效果，但是与增加的并发症发生率相比就显得意义不大了。

经阴茎海绵体袖套植入AUS术式　经阴茎海绵体袖套植入主要适用于如下原因导致的复发性尿失禁患者：尿道侵蚀和（或）萎缩、袖套与尿道贴合不良、翻修手术时近端尿道无法游离等。该种术式的优点包括：避免了游离与阴茎海绵体关系密切的尿道背侧，降低了尿道损伤的风险；而且此处即使勉强游离，尿道周径也过细，不宜放置袖套。另外，因为游离时纳入了阴茎白膜，增加了球部尿道的周径，可使袖套贴合得更好，并降低潜在的尿道侵蚀风险。Webster及其同事报道经阴茎海绵体植入袖套的AUS在术后17个月时有效率达到84%，且未发现尿道损伤或是尿道侵蚀的病例[306]。而在另一项前瞻性研究中，社会控尿率在术后20个月时达到了76%[307]。

有学者担心经阴茎海绵体植入袖套是否会影响阴茎的勃起功能。然而，大多数接受AUS植入术的患者都已行前列腺癌的相关治疗，在此次术前就存在着不同程度的阴茎勃起功能障碍。Wiedemann及其同事报道称：如果患者术前勃起功能良好，大多数患者仍可在术后得以保留（83%），不过这项研究纳入的患者很少，仅有6例[307]。

经阴囊AUS植入术　2003年，Wilson及其同事首次报道了经阴囊横切口AUS植入术[308]。此种术式最先用于尿道萎缩患者的二次手术治疗，以方便在尿道远端的位置放置串联袖套或是采用经阴茎海绵体的袖套植入方式。虽然最初的试验提示疗效尚佳，但是后续的研究提示控尿效果较经会阴切口AUS植入术稍差。其中一个可能的原因就是经阴囊切口并不能将袖套放置在近端直径更粗的球部尿道，以上推论的证据来自对于不同入路植入袖套尺码的对比。根据梅奥诊所的数据，在 272 例经会阴入路 AUS 植入术的患者中，267 例使用 4.5 cm 袖套，其余使用的为 5 cm 袖套。而相较于经阴囊途径，37 例患者中的 32 例用了 4 cm 袖套，其余的使用了 4.5 cm 袖套。基于以上结果，Wilson 改良了经阴囊切口，使其暴露范围更大，从而可使用更大尺码的袖套，并放置于更加近端的尿道周围，但尚未发表后续的研究结果。

膀胱颈周围袖套植入 AUS 术式　虽然相对于球部尿道，膀胱颈周围袖套植入的 AUS 术式损伤更大，然而对于无前列腺相关手术史或外伤史的括约肌功能障碍性尿失禁患者（如硬脊膜膨出或是其他神经源性疾病患者），仍是一种可选的治疗手段[309]，但不适用于已行前列腺根治性切除术的患者。由于膀胱颈组织较厚，故尿道侵蚀率及萎缩率较低。术中选用的袖套尺码一般在 8 cm 或以上，PRB 内的压力需增加至 $71 \sim 80$ cm H_2O。

（7）新型 AUS：针对现有 AUS 植入步骤复杂、需要定期翻修等缺点，近年来各研究机构加强了对新型 AUS 的研发工作。主要改进的方面包括：减少部件的数量以简化手术；尝试在体内调节袖套的张力以减少尿道萎缩和侵蚀。

FlowSecure（Sphinx Medical，Bellshill，Scotland）　FlowSecure 是一种可调节型 AUS，首次出现于 2006 年。结构与传统的 AUS 类似，同样具有 PRB、控制泵以及袖套等部件，但不同的是加装了一个增压球囊（stress-relieving balloon），并将所有部件完成了一体化。设计的主体思想是希望通过降低袖套内的持续压力以减少侵蚀发生率。FlowSecure 具有两个独立的球囊，其中一个用来维持袖套内的低压膨胀状态。当腹内压突然增高时，增压球囊会立即启动并升高袖套内压力，增大了袖套对尿道的压迫强度从而阻止尿失禁的发生。而且，在经阴囊通过穿刺连接压力泵后，FlowSecure 的压力可通过增加和减少盐水的体积进行调节，以适应每个患者不同的尿失禁程度。虽然前期结果满意，但是在后续的纳入了 100 名患者的研究中，器械拆除率达到了 28%，主要原因是感染、增压时控制泵破裂以及机械故障[310]。另一个缺点是在达到合适的袖套压之前需要反复调压，多数需要 3 次以上。

Periurethral constrictor（PUC，Silimed，Rio de Janeiro，Brazil）　PUC 从 1996 年开始设计，主要的目标人群是儿童，但目前已有用于成人 PPI 患者的报道。PUC 同样是一种可调式液压系统，包括了一个袖套样结构和放置于下腹部皮下组织中的阀门。患者无需通过机械装置向袖套内加压，但植入后需要腹压辅助排尿。虽然早期的结果不太理想，但在近期的一篇纳入 62 名患者的研究中，随访 18 个月以上时控尿率仍可达到 79%。

Zephyr（Zephyr Surgical Implants，Geneva，Switzerland）　Zephyr 或称为 ZSI375 是一种新型括约肌装置。Zephyr 为整体设计，通过两个切口植入体内。袖套经会阴切口植入，压力泵放置于阴囊肉膜层下。泵的压力可在体内进行调节以提高患者的控尿率。在一项纳入了 34 名 SUI 患者的研究中，社会控尿率可高达 94.2%。两名患者因感染需将装置拆除。尚需长期随访以确定装置的持久性以及因为尿道萎缩或侵蚀导致的拆除率。

Tape mechanical occlusive device（TMOD，GT Urological，Minneapolis，MN，USA）　TMOD 是一种正在开发的新型 AUS 系统，与以往的液压动力型 AUS（如

AMS800 型）不同，它使用了压缩的弹簧作为尿道环周压迫的源动力。TMOD 也采用一体式设计以利于手术植入，操控则是通过简单的开关键。目前，TMOD 还仅限于在犬类动物模型及人的尸体上进行模拟研究。初步结果显示该装置可提供 $50\sim80$ cmH_2O 的闭合压。但其技术上的可行性及生物相容性还未被证实，人体实验即将启动。

5. 其他治疗方法

Strasser 及其研究小组在 2008 年第一个报道了采用自体肌母细胞及成纤维细胞进行局部注射治疗 SUI 的研究结果。在这一试验中，一共纳入了 63 例前列腺切除术后尿失禁的患者，结果显示完全控尿率达到了 65％，另有 27％的患者认为症状改善。但是随后其他的研究并未能重复这一结果，导致其前期结论也遭到多方质疑。另外，整个治疗过程非常复杂且耗时明显。目前无推荐意见，还需要进一步研究和评估。

难治性括约肌障碍通常见于具有盆腔放射治疗史和（或）手术史的患者，尿道狭窄和功能不全可以并存，对于此类男性患者可考虑行尿流改道术。

（张晓鹏）

参考文献

［1］Abrams P，Cardozo L，Fall M，et al. The standardisation of terminology of lower urinary tract function：report from the Standardisation Sub-Committee of the International Continence Society. Neurourol Urodyn，2002，21（2）：167-178.

［2］van Kerrebroeck P，Abrams P，Chaikin D，et al. The standardisation of terminology in nocturia：report from the Standardisation Sub-Committee of the International Continence Society. Neurourol Urodyn，2002，21（2）：179-183.

［3］Toozs-Hobson P，Freeman R，Barber M，et al. An International Urogynecological Association（IUGA）/Internati-onal Continence Society（ICS）joint report on the terminology for reporting outcomes of surgical procedures for pelvic organ prolapse. Neurourol Urodyn，2012，31（4）：415-421.

［4］Robinson D，Staskin D，Laterza RM，et al. Defining female voiding dysfunction：ICI-RS 2011. Neurourol Urodyn，2012，31（3）：313-316.

［5］Tikkinen KA，Agarwal A，Griebling TL. Epidemiology of male urinary incontinence. Curr Opin Urol，2013，23（6）：502-508.

［6］Diokno AC，Brock BM，Brown MB，et al. Prevalence of urinary incontinence and other urological symptoms in the noninstitutionalized elderly. J Urol，1986，136（5）：1022-1025.

［7］Herzog AR，Fultz NH. Prevalence and incidence of urinary incontinence in community-dwelling populations. J Am Geriatr Soc，1990，38（3）：273-281.

［8］Schulman C，Claes H，Matthijs J. Urinary incontinence in Belgium：a population-based epidemiological survey. Eur Urol，1997，32（3）：315-320.

［9］Damián J，Martín-Moreno JM，Lobo F，et al. Prevalence of urinary incontinence among Spanish older people living at home. Eur Urol，1998，34（4）：333-338.

［10］Ueda T，Tamaki M，Kageyama S，et al. Urinary incontinence among community-dwelling people aged 40 years or older in Japan：prevalence, risk factors，knowledge and self-perception. Int J Urol，

2000，7（3）：95-103.

[11] Bettez M，Tu LM，Carlson K，et al. 2012 update：guidelines for adult urinary incontinence collaborative consensus document for the Canadian Urological Association. Can Urol Assoc J，2012，6 (5)：354-363.

[12] Coyne KS，Kvasz M，Ireland AM，et al. Urinary incontinence and its relationship to mental health and health-related quality of life in men and women in Sweden，the United Kingdom，and the United States. Eur Urol，2012，61（1）：88-95.

[13] Mebust WK，Holtgrewe HL，Cockett AT，et al. Transurethral prostatectomy：immediate and postoperative complications. A cooperative study of 13 participating institutions evaluating 3，885 patients. J Urol，1989，141（2）：243-247.

[14] van Melick HH，van Venrooij GE，Eckhardt MD，et al. A randomized controlled trial comparing transurethral resection of the prostate，contact laser prostatectomy and electrovaporization in men with benign prostatic hyperplasia：analysis of subjective changes，morbidity and mortality. J Urol，2003，169（4）：1411-1416.

[15] Goluboff ET，Saidi JA，Mazer S，et al. Urinary continence after radical prostatectomy：the Columbia experience. J Urol，1998，159（4）：1276-1280.

[16] Gray M，Petroni GR，Theodorescu D. Urinary function after radical prostatectomy：a comparison of the retropubic and perineal approaches. Urology，1999，53（5）：881-890；discussion 890-1.

[17] Walsh PC，Marschke P，Ricker D，et al. Patient-reported urinary continence and sexual function after anatomic radical prostatectomy. Urology，2000，55（1）：58-61.

[18] Moinzadeh A，Shunaigat AN，Libertino JA. Urinary incontinence after radical retropubic prostatectomy：the outcome of a surgical technique. BJU Int，2003，92（4）：355-359.

[19] Lepor H，Kaci L. The impact of open radical retropubic prostatectomy on continence and lower urinary tract symptoms：a prospective assessment using validated self-administered outcome instruments. J Urol，2004，171（3）：1216-1219.

[20] Augustin H，Pummer K，Daghofer F，et al. Patient self-reporting questionnaire on urological morbidity and bother after radical retropubic prostatectomy. Eur Urol，2002，42：112-117.

[21] Burkhard FC，Kessler TM，Fleischmann A，et al. Nerve-sparing open radical retropubic prostatectomy-does it have an impact on urinary continence? J Urol，2006，176：189-195.

[22] Penson DF，McLerran D，Feng Z，et al. Five-year urinary and sexual outcomes after radical prostatectomy：results from the prostate cancer outcomes study. J Urol，2005，173：1701-1705.

[23] Rudy DC，Woodside JR，Crawford ED. Urodynamic evaluation of incontinence in patients undergoing modified Campbell radical retropubic prostatectomy：a prospective study. J Urol，1984，132：708-712.

[24] Wei JT，Montie JE. Comparison of patients' and physicians' rating of urinary incontinence following radical prostatectomy. Semin Urol Oncol，2000，18：76-80.

[25] Hammerer P，Huland H. Urodynamic evaluation of changes in urinary control after radical retropubic prostatectomy. J Urol，1997；157：233-236.

[26] Walsh PC，Partin AW，Epstein JI. Cancer control and QoL following anatomical radical retropubic prostatectomy：results at 10 years. J Urol，1994，152：1831-1836.

[27] Kundu SD，Roehl KA，Eggener SE，et al. Potency，continence，and complications in 3477 consecu-

tive radical retropubic prostatectomies. J Urol, 2004, 172: 2227-2231.

[28] Litwin MS, Hays RD, Fink A, et al. Quality-of-life outcomes in men treated for localized prostate cancer. JAMA, 1995, 273 (2): 129-135.

[29] Hu TW, Wagner TH. Health-related consequences of overactive bladder: an economic perspective. BJU Int, 2005, 96 Suppl 1: 43-45.

[30] Hadley HR, Staskin DR, Schmidbauer CP, et al. Operative correction for female urethral incompetence. Semin Urol, 1986, 4 (1): 13-23.

[31] Tanagho EA. Neuromodulation in the management of voiding dysfunction in children. J Urol, 1992, 148 (2 Pt 2): 655-657.

[32] Gosling JA, Dixon JS, Critchley HO, et al. A comparative study of the human external sphincter and periurethral levator ani muscles. Br J Urol, 1981, 53 (1): 35-41.

[33] Kirby RS, Fowler C, Gilpin SA, et al. Non-obstructive detrusor failure. A urodynamic, electromyographic, neurohistochemical and autonomic study. Br J Urol, 1983, 55 (6): 652-659.

[34] Steiner MS. Anatomic basis for the continence-preserving radical retropubic prostatectomy. Semin Urol Oncol, 2000, 18 (1): 9-18.

[35] Ficarra V, Novara G, Artibani W, et al. Retropubic, laparoscopic, and robot assisted radical prostatectomy: a systematic review and cumulative analysis of comparative studies. Eur Urol, 2009, 55: 1037-1063.

[36] CatalonaWJ, Carvalhal GF, Mager DE, et al. Potency, continence, and complication rates in 1870 consecutive radical retropubic prostatectomies. J Urol, 1999, 162: 433-438.

[37] Eastham JA, Kattan MW, Rogers E, et al. Risk factors for urinary incontinence after radical prostatectomy. J Urol, 1996, 156: 1707-1713.

[38] Porpligia F, Morra I, Chiarissi ML, et al. Randomised controlled trial comparing laparoscopic and robot-assisted radical prostatectomy. Eur Urol, 2013, 63: 606-614.

[39] Foote J, Yun S, Leach GE. Post-prostatectomy incontinence. Pathophysiology, evaluation, and management. Urol Clin North Am, 1991, 18: 229-241.

[40] Khan Z, Mieza M, Starer P, et al. Post-prostatectomy incontinence. A urodynamic and fluoroscopic point of view. Urology, 1991, 38: 483-488.

[41] Carlson KV, Nitti VW. Prevention and management of incontinence following radical prostatectomy. Urol Clin North Am, 2001, 28: 595-612.

[42] Groutz A, Blaivas JG, Chaikin DC, et al. The pathophysiology of post-radical prostatectomy incontinence: a clinical and video urodynamic study. J Urol, 2000, 163: 1767-1770.

[43] Noguchi M, Shimada A, Nakashima O, et al. Urodynamic evaluation of a suspension technique for rapid recovery of continence after radical retropubic prostatectomy. Int J Urol, 2006, 13: 373-378.

[44] Ravery V. How to preserve continence after radical prostatectomy. Eur Urol Suppl, 2005, 4 (4): 8-11.

[45] Kleinhans B, Gerharz E, Melekos M, et al. Changes of urodynamic findings after radical retropubic prostatectomy. Eur Urol, 1999, 35: 217-222, discussion 21-22.

[46] Hellstrom P, Lukkarinen O, Kontturi M. Urodynamics in radical retropubic prostatectomy. Scand J Urol Nephrol, 1989, 23: 21-24.

[47] Licht MR, Klein EA, Tuason L, et al. Impact of bladderneck preservation during radical prostatec-

tomy on continence and cancer control. Urology, 1994, 44: 883-887.

[48] Wille S, Varga Z, von Knobloch R, et al. Intussusception of bladder neck improves early continence after radical prostatectomy: results of a prospective trial. Urology, 2005, 65: 524-527.

[49] Poon M, Ruckle H, Bamshad BR, et al. Radical retropubic prostatectomy: bladder-neck preservation versus reconstruction. J Urol, 2000, 163: 194-198.

[50] Brasa KG, Petsch M, Lim A, et al. Bladder neck preservation following radical prostatectomy: continence and margins. Eur Urol, 1995, 28: 202-208.

[51] Jarow JP. Puboprostatic ligament sparing radical retropubic prostatectomy. Semin Urol Oncol, 2000, 18: 28-32.

[52] Myers RP. Male urethral sphincteric anatomy and radical prostatectomy. Urol Clin North Am, 1991, 18: 211-227.

[53] Poore RE, McCullough DL, Jarow JP. Puboprostatic ligament sparing improves urinary continence after radical retropubic prostatectomy. Urology, 1998, 51: 67-72.

[54] John H, Hauri D. Seminal vesicle-sparing radical prostatectomy: a novel concept to restore early urinary continence. Urology, 2000, 55: 820-824.

[55] Rocco F, Carmignani L, Acquati P, et al. Restoration of posterior aspect of rhabdosphincter shortens continence time after radical retropubic prostatectomy. J Urol, 2006, 175: 2201-2206.

[56] Rocco B, Gregori A, Stener S, et al. Posterior reconstruction of the rhabdosphincter allows a rapid recovery of continence after transperitoneal videolaparoscopic radical prostatectomy. Eur Urol, 2007, 51: 996-1003.

[57] Eggleston JC, Walsh PC. Radical prostatectomy with preservation of sexual function: pathological findings in the first 100 cases. J Urol, 1985, 134 (6): 1146-1148.

[58] Wei JT, Dunn RL, Marcovich R, et al. Prospective assessment of patient reported urinary continence after radical prostatectomy, J Urol, 2000, 164 (3 Pt 1): 744-748.

[59] Rocco B, Cozzi G, Spinelli MG, et al. Posterior musculofascial reconstruction after radical prostatectomy: a systematic review of the literature. Eur Urol, 2012, 62 (5): 779-790.

[60] Wasson JH, Reda DJ, Bruskewitz RC, et al. A comparison of transurethral surgery with watchful waiting for moderate symptoms of benign prostatic hyperplasia. The Veterans Affairs Cooperative Study Group on Transurethral Resection of the Prostate. N Engl J Med, 1995, 332 (2): 75-79.

[61] Siltberg H, Larsson G, Victor A. Frequency/volume chart: the basic tool for investigating urinary symptoms. Acta Obstet Gynecol Scand Suppl, 1997, 166: 24-27.

[62] McCormack M, Infante-Rivard C, Schick E. Agreement between clinical methods of measurement of urinary frequency and functional bladder capacity. Br J Urol, 1992, 69 (1): 17-21.

[63] Wyman JF. Quality of life of older adults with urinary incontinence. J Am Geriatr Soc, 1998, 46 (6): 778-779.

[64] Blanker MH, Bohnen AM, Groeneveld FP, et al. Normal voiding patterns and determinants of increased diurnal and nocturnal voiding frequency in elderly men. J Urol, 2000, 164 (4): 1201-1205.

[65] Groutz A, Blaivas JG, Chaikin DC, et al. Noninvasive outcome measures of urinary incontinence and lower urinary tract symptoms: a multicenter study of micturition diary and pad tests. J Urol, 2000, 164 (3 Pt 1): 698-701.

[66] Bright E, Cotterill N, Drake M, et al. Developing a validated urinary diary: phase 1. Neurourol Urodyn, 2012, 31 (5): 625-633.

[67] Dmochowski RR, Sanders SW, Appell RA, et al. Bladder-health diaries: an assessment of 3-day vs 7-day entries. BJU Int, 2005, 96 (7): 1049-1054.

[68] Abrams P, Cardozo L, Fall M, et al. The standardisation of terminology of lower urinary tract function: report from the standardization subcommittee of the international continence society. Am J Obstet Gynecol, 2002, 187: 116-126.

[69] Abdel-Fattah M, Barrington JW, Youssef M. The standard 1-hour pad test: does it have any value in clinical practice? Eur Urol, 2004, 46: 377-380.

[70] Avery K, Donovan J, Peters TJ, et al. ICIQ: a brief and robust measure for evaluating the symptoms and impact of urinary incontinence. Neurourol Urodyn, 2004, 23: 322-330.

[71] Litwin MS, Hays RD, Fink A, et al. The UCLA Prostate Cancer Index: development, reliability, and validity of a health-related quality of lifemeasure. Med Care, 1998, 36: 1002-1012.

[72] Yalcin I, Bump RC. Validation of two global impression questionnaires for incontinence. Am J Obstet Gynecol, 2003, 189: 98-101.

[73] Uebersax JS, Wyman JF, Shumaker SA, et al. Short forms to assess life quality and symptom distress for urinary incontinence in women: the Incontinence Impact Questionnaire and the Urogenital Distress Inventory. Continence Program for Women Research Group. Neurourol Urodyn, 1995, 14: 131-139.

[74] Seckiner I, Yesilli C, Mungan NA, et al. Correlations between the ICIQ-SF score and urodynamicfindings. Neurourol Urodyn, 2007, 26: 492-494.

[75] dos Reis RB, Cologna AJ, Machado RD. Lack of association between the ICIQ-SF questionnaire and the urodynamic diagnosis in men with post radical prostatectomy incontinence. Acta Cir Bras, 2013, 8: SUPPL. 37.

[76] Abrams P, Avery K, Gardener N, et al. The International Consultation on Incontinence modular questionnaire: www. iciq. net. J Urol, 2006, 175 (3 Pt. 1): 1063-1066.

[77] Chan SSC, Cheung RYK, Lai BPY, et al. Responsiveness of the Pelvic Floor Distress Inventory and Pelvic Floor Impact Questionnaire in women undergoing treatment for pelvic floor disorders. Int Urogynecol J, 2013, 24: 213.

[78] Kim J, Lee W, Gioia K, et al. Is there a relationship between incontinence impact questionnaire 7 score after surgery for stress urinary incontinence and patient-perceived satisfaction and improvement? Neurourol Urodyn, 2013, 189: 4 SUPPL. e647.

[79] Tran MGB, Yip JLY, Biers SM, et al. Prospective assessment of patient reported outcome measurements (PROMs) in male stress incontinence (MSI) surgery. Neurourol Urodyn, 2013, 11: 59.

[80] Shy M, Fletcher SG. Objective Evaluation of Overactive Bladder: Which Surveys Should I Use? Curr Bladder Dysfunct Rep, 2013, 8: 45.

[81] Thuroff J, Abrams P, Andersson KE, et al. Guidelines on urinary incontinence. In: Aus G, editor. European Association of Urology (EAU) guidelines. Arnhem, the Netherlands: European Association of Urology, 2008: 3-7.

[82] Staskin DR. Overactive bladder in the elderly: a guide to pharmacological management. Drugs Aging, 2005, 22 (12): 1013-1028.

［83］ Reynard JM，Peters TJ，Lim C，et al. The value of multiple free-flow studies in men with lower urinary tract symptoms. Br J Urol，1996，77（6）：813-818.

［84］ Garcia-Mora A，Ismail M，Hashim H，et al. Should patients have one or two uroflows，that is the question?（Abstract 2274）. J Urol，2013，189（4）：e932.

［85］ Tubaro A，De Nunzio C，Trucchi A，et al. The effect of bladder outlet obstruction treatment on ultrasound-determined bladder wall thickness. Rev Urol，2005，7 Suppl 6：S35-42.

［86］ Ding YY，Sahadevan S，Pang WS，et al. Clinical utility of a portable ultrasound scanner in the measurement of residual urine volume. Singapore Med J，1996，37（4）：365-368.

［87］ Goode PS，Locher JL，Bryant RL，et al. Measurement of postvoid residual urine with portable transabdominal bladder ultrasound scanner and urethral catheterization. Int Urogynecol J Pelvic Floor Dysfunct，2000，11：296.

［88］ Griffiths DJ，Harrison G，Moore K，et al. Variability of post-void residual urine volume in the elderly. Urol Res，1996. 24：23.

［89］ Marks LS，Dorey FJ，Macairan ML，et al. Three-dimensional ultrasound device for rapid determination of bladder volume. Urology，1997，50：341.

［90］ Nygaard IE. Postvoid residual volume cannot be accurately estimated by bimanual examination. Int Urogynecol J Pelvic Floor Dysfunct，1996，7：74.

［91］ Ouslander JG，Simmons S，Tuico E，et al. Use of a portable ultrasound device to measure post-void residual volume among incontinent nursing home residents. J Am Geriatr Soc，1994. 42：1189.

［92］ Stoller ML，Millard RJ. The accuracy of a catheterized residual urine. J Urol，1989，141：15-16.

［93］ Sato Y，Tanda H，Nakajima H，et al. Simple and reliable predictor of urinary continence after radical prostatectomy：Serial measurement of urine loss ratio after catheter removal. Int J Urol，2014，21（7）：647-651.

［94］ Tsui JF，Shah MB，Weinberger JM，et al. Pad count is a poor measure of the severity of urinary incontinence. J Urol，2013，190（5）：1787-1790.

［95］ Winters JC，Dmochowski RR，Goldman HB，et al. Urodynamic studies in adults：AUA/SUFU guideline. J Urol，2012，188（6 Suppl.）：2464-2472.

［96］ Thiel DD，Young PR，Broderick GA，et al. Do clinical or urodynamic parameters predict artificial urinary sphincter outcome in post-radical prostatectomy incontinence? Urology，2007，69（2）：315-319.

［97］ Warner JN，Grimsby GM，Tyson MD，et al. Bladder capacity on preoperative urodynamics may impact outcomes on transobturator male slings. Neurourol Urodyn，2012，31（7）：1124-1127.

［98］ Trigo Rocha F，Gomes CM，Mitre AI，et al. A prospective study evaluating the efficacy of the artificial sphincter AMS 800 for the treatment of postradical prostatectomy urinary incontinence and the correlation between preoperative urodynamic and surgical outcomes. Urology，2008，71（1）：85-89.

［99］ Lai HH，Hsu EI，Boone TB. Urodynamic testing in evaluation of postradical prostatectomy incontinence before artificial urinary sphincter implantation. Urology，2009，73（6）：1264-1269.

［100］ Comiter CV. Surgery Insight：surgical management of postprostatectomy incontinence—the artificial urinary sphincter and male sling. Nat Clin Pract Urol，2007，4（11）：615-624.

［101］ Yurkanin JP，Dalkin BL，Cui H. Evaluation of cold knife urethrotomy for the treatment of anastomotic stricture after radical retropubic prostatectomy. J Urol, 2001, 165 (5): 1545-1548.

[102] Erickson BA, Meeks JJ, Roehl KA, et al. Bladder neck contracture after retropubic radical prosta-tectomy: incidence and risk factors from a large single-surgeon experience. BJU Int, 2009, 104 (11): 1615-1619.

[103] Krambeck AE, DiMarco DS, Rangel LJ, et al. Radical prostatectomy for prostatic adenocarcinoma: a matched comparison of open retropubic and robot-assisted techniques. BJU Int, 2009, 103 (4): 448-453.

[104] Harris SE, Guralnick ML, O'Connor RC. Urethral erosion of transobturator male sling. Urology, 2009, 73 (2): 443. e19-20.

[105] Paparel P, Akin O, Sandhu JS, et al. Recovery of urinary continence after radical prostatectomy: association with urethral length and urethral fibrosis measured by preoperative and postoperative en-dorectal magnetic resonance imaging. Eur Urol, 2009, 55: 629-637.

[106] Abrams P, Cardozo L, Fall M, et al. The standardisation of terminology in lower urinary tract function: report from the standardization subcommittee of the International Continence Society. Urology, 2003, 61: 37-49.

[107] Kumar A, Litt ER, Ballert KN, et al. Artificial urinary sphincter versus male sling for post-prosta-tectomy incontinence—what do patients choose? J Urol, 2009, 181 (3): 1231-1235.

[108] Flynn BJ, Webster GD. Evaluation and surgical management of intrinsic sphincter deficiency after radical prostatectomy. Rev Urol, 2004, 6 (4): 180-186.

[109] Fischer MC, Huckabay C, Nitti VW. The male perineal sling: assessment and prediction of out-come. J Urol, 2007, 177 (4): 1414-1418.

[110] Collado Serra A, Resel Folkersma L, Domínguez-Escrig JL, et al. AdVance/AdVance XP transob-turator male slings: preoperative degree of incontinence as predictor of surgical outcome. Urology, 2013, 81 (5): 1034-1039.

[111] Brubaker L, Shull B. EGGS for patient-centered outcomes. Int Urogynecol J Pelvic Floor Dysfunct, 2005, 16 (3): 171-173.

[112] Herschorn S, Bruschini H, Comiter C, et al. Surgical treatment of stress incontinence in men. Neurourol Urodyn, 2010, 29 (1): 179-190.

[113] Campbell SE, Glazener CM, Hunter KF, et al. Conservative management for postprostatectomy urinary incontinence. Cochrane Database Syst Rev, 2012, 1: CD001843.

[114] Chartier-Kastler E, Ballanger P, Petit J, et al. Randomized, crossover study evaluating patient preference and the impact on quality of life of urisheaths vs absorbent products in incontinent men. BJU Int, 2011, 108: 241-247.

[115] Fader M, Macaulay M, Pettersson L, et al. A multi-centre evaluation of absorbent products for men with light urinary incontinence. Neurourol Urodyn, 2006, 25: 689-695.

[116] Hunter KF, Bharmal A, Moore KN, et al. Long-term bladder drainage: Suprapubic catheter versus other methods: a scoping review. Neurourol Urodyn, 2013, 32: 944-951.

[117] Jahn P, Beutner K, Langer G. Types of indwelling urinary catheters for long-term bladder drainage in adults. Cochrane Database Syst Rev, 2012. 10: CD004997.

[118] Prieto J. Catheter designs, techniques and strategies for intermittent catheterisation: What is the evidence for preventing symptomatic UTI and other complications? A Cochrane systematic review.

Eur Urol, 2014, Suppl: 13.

[119] Hakansson MA. Reuse versus single-use catheters for intermittent catheterization: what is safe and preferred? Review of current status. Spinal Cord, 2014, 52: 511-516.

[120] Niël-Weise BS, van den Broek PJ, da Silva EM, et al. Urinary catheter policies for long-term bladder drainage. Cochrane Database Syst Rev, 2012, 8: CD004201.

[121] Moore KN, Schieman S, Ackerman T, et al. Assessing comfort, safety, and patient satisfaction with three commonly used penile compression devices. Urology, 2004, 63: 150-154.

[122] Burgio KL, Goode PS. Behavioral interventions for incontinence in ambulatory geriatric patients. Am J Med Sci, 1997, 314 (4): 257-261.

[123] Fantl JA. Behavioral intervention for community-dwelling individuals with urinary incontinence. Urology, 1998, 51 (2A Suppl): 30-34.

[124] O'Donnell PD. Behavioral modification for institutionalized individuals with urinary incontinence. Urology, 1998, 51 (2A Suppl): 40-42.

[125] Payne CK. Epidemiology, pathophysiology, and evaluation of urinary incontinence and overactive bladder. Urology, 1998, 51 (2A Suppl): 3-10.

[126] Hashim H, Abrams P. How should patients with an overactive bladder manipulate their fluid intake? BJU Int, 2008, 102: 62-66.

[127] Hay-Smith J, Herderschee R, Dumoulin C, et al. Comparisons of approaches to pelvic floor muscle training for urinary incontinence in women: an abridged Cochrane systematic review. Eur J Phys Rehabil Med, 2012, 48 (4): 689-705.

[128] Dubbelman Y, Groen J, Wildhagen M, et al. The recovery of urinary continence after radical retropubic prostatectomy: a randomized trial comparing the effect of physiotherapist-guided pelvic floor muscle exercises with guidance by an instruction folder only. BJU Int, 2010, 106: 515-522.

[129] Moore KN, Valiquette L, Chetner MP, et al. Return to continence after radical retropubic prostatectomy: a randomized trial of verbal and written instructions versus therapist-directed pelvic floor muscle therapy. Urology, 2008, 72: 1280-1286.

[130] Bales GT, Gerber GS, Minor TX, et al. Effect of preoperative biofeedback/pelvic floor training on continence in men undergoing radical prostatectomy. Urology, 2000, 56: 627-630.

[131] Van Kampen M, De Weerdt W, Van Poppel H, et al. Effect of pelvic-floor re-education on duration and degree of incontinence after radical prostatectomy: a randomised controlled trial. Lancet, 2000, 355 (9198): 98-102.

[132] Parekh AR, Feng MI, Kirages D, et al. The role of pelvic floor exercises on post-prostatectomy incontinence. J Urol, 2003, 170 (1): 130-133.

[133] Saint S, Kaufman SR, Rogers MA, et al. Condom versus indwelling urinary catheters: a randomized trial. J Am Geriatr Soc, 2006, 54: 1055-1061.

[134] Geraerts I, Van Poppel H, Devoogdt N, et al. Influence of preoperative and postoperative pelvic floor muscle training (PFMT) compared with postoperative PFMT on urinary incontinence after radical prostatectomy: a randomized controlled trial. Eur Urol, 2013, 64: 766-772.

[135] MacDonald R, Fink HA, Huckabay C, et al. Pelvic floor muscle training to improve urinary incontinence after radical prostatectomy: a systematic review of effectiveness. BJU Int, 2007, 100: 76-81.

[136] Goode PS, Burgio KL, Johnson TM, et al. Behavioral therapy with or without biofeedback and pelvic floor electrical stimulation for persistent postprostatectomy incontinence: A randomized controlled trial. JAMA, 2011. 305: 151.

[137] Filocamo MT, Li Marzi V, Del Popolo G, et al. Effectiveness of early pelvic floor rehabilitation treatment for postprostatectomy incontinence. Eur Urol, 2005, 48: 734-738.

[138] Floratos DL, Sonke GS, Rapidou CA, et al. Biofeedback versus verbal feedback as learning tools for pelvicmuscle exercises in the early management of urinary incontinence after radical prostatectomy. BJU Int, 2002, 89: 714-719.

[139] Franke JJ, Gilbert WB, Grier J, et al. Early post-prostatectomy pelvic floor biofeedback. J Urol, 2000, 163: 191-193.

[140] Wille S, Sobottka A, Heidenreich A, et al. Pelvic floor exercises, electrical stimulation and biofeedback after radical prostatectomy: results of a prospective randomized trial. J Urol, 2003, 170: 490-493.

[141] Hunter KF, Moore KN, Cody DJ, et al. Conservative management for post-prostatectomy urinary incontinence. Cochrane Database Syst Rev, 2004: CD001843.

[142] Hay-Smith J, Herbison P, Morkved S. Physical therapies for prevention of urinary and faecal incontinence in adults. Cochrane Database Syst, Rev 2002: CD003191.

[143] Moore KN, Cody DJ, Glazener CM. Conservative management of post prostatectomy incontinence. Cochrane Database Syst Rev, 2000: CD001843.

[144] Sotiropoulos A, Yeaw S, Lattimer JK. Management of urinary incontinence with electronic stimulation: observations and results. J Urol, 1976, 116: 747-750.

[145] Berghmans B, Hendriks E, Bernards A, et al. Electrical stimulation with non-implanted electrodes for urinary incontinence in men. Cochrane Database Syst Rev, 2013. 6: CD001202.

[146] Tsakiris P, de la Rosette JJ, Michel MC, et al. Pharmacologic treatment of male stress urinary incontinence: systematic review of the literature and levels of evidence. Eur Urol, 2008, 53 (1): 53-59.

[147] Boy S, Reitz A, Wirth B, et al. Facilitatory neuromodulative effect of duloxetine on pudendal motor neurons controlling the urethral pressure: a functional urodynamic study in healthy women. Eur Urol, 2006, 50: 119-125.

[148] Mariappan P, Alhasso A, Ballantyne Z, et al. Duloxetine, a serotonin and noradrenaline reuptakeinhibitor (SNRI) for the treatment of stress urinary incontinence: a systematic review. Eur Urol, 2007, 51: 67-74.

[149] Zahariou A, Papaioannou P, Kalogirou G. Is HCl duloxetine effective in the management of urinary stress incontinence after radical prostatectomy? Urol Int, 2006, 77: 9-12.

[150] Schlenker B, Gratzke C, Reich O, et al. Preliminary results on the off-label use of duloxetinefor the treatment of stress incontinence after radical prostatectomy or cystectomy. Eur Urol, 2006, 49: 1075-1078.

[151] Filocamo MT, Li Marzi V, Del Popolo G, et al. Pharmacologic treatment in postprostatectomy stress urinary incontinence. Eur Urol, 2007, 51: 1559-64.

[152] Walsh PC, Jewett HJ. Radical surgery for prostatic cancer. Cancer, 1980, 45: 1906-1911.

[153] Kuznetsov DD, Kim HL, Patel RV, et al. Comparison of artificial urinary sphincter and collagen

for the treatment of postprostatectomy incontinence. Urology, 2000, 1; 56 (4): 600-603.

[154] Montague DK, Angermeier KW. Postprostatectomy urinary incontinence: the case for artificial urinary sphincter implantation. Urology, 2000, 55 (1): 2-4.

[155] Abrams P, Chapple C, Khoury S, et al. Evaluation and treatment of lower urinary tract symptoms in older men. J Urol, 2009, 181 (4): 1779-1787.

[156] Peyromaure M, Ravery V, Boccon-Gibod L. The management of stress urinary incontinence after radical prostatectomy. BJU Int, 2002, 90 (2): 155-161.

[157] Berry JL. New procedure for correction of urinary incontinence: preliminary report. J Urol, 85: 771-75, 1961.

[158] Kaufman JJ. A new operation for male incontinence. Surg Gynecol Obstet, 1970, 131 (2): 295-299.

[159] Kaufman JJ. Surgical treatment of post-prostatectomy incontinence: use of the penile crura to compress the bulbous urethra. J Urol, 1972, 107 (2): 293-297.

[160] Kishev S, Blakely G, Sanford E. Experience with Kaufman's operation for correction of post-prostatectomy urinary incontinence (sagging urogenital diaphragm—a theory for the cause of incontinence). J Urol, 1972, 108 (5): 772-777.

[161] Schaeffer AJ, Clemens JQ, Ferrari M, et al. The male bulbourethral sling procedure for post-radical prostatectomy incontinence. J Urol, 1998, 159 (5): 1510-1515.

[162] Rehder P, Gozzi C. Transobturator sling suspension for male urinary incontinence including post-radical prostatectomy. Eur Urol, 2007, 52 (3): 860-866.

[163] Zeif HJ, Almallah Z. The male sling for post-radical prostatectomy urinary incontinence: urethral compression versus urethral relocation or what is next? Br J Med Surg Urol, 2010, 3: 134.

[164] Comiter CV, Nitti V, Elliot C, et al. A new quadratic sling for male stress incontinence: retrograde leak point pressure as a measure of urethral resistance. J Urol, 2012, 187 (2): 563-568.

[165] Ullrich NF, Comiter CV. The male sling for stress urinary incontinence: urodynamic and subjective assessment. J Urol, 2004, 172: 204-206.

[166] Firoozi F, Vasavada S. Urodynamic changes and initial results of the AdVance male sling. Urology, 2009, 74: 357-358.

[167] Soljanik I, Bauer RM, Becker AJ, et al. Morphology and dynamics of the male pelvic floor before and after retrourethral transobturator sling placement: first insight using MRI. World J Urol, 2013, 31: 629-638.

[168] Davies TO, Bepple JL, McCammon KA. Urodynamic changes and initial results of the AdVance male sling. Urology, 2009, 74: 354-357.

[169] Soljanik I, Becker AJ, Stief CG, et al. Urodynamic parameters after retrourethral transobturator male sling and their influence on outcome. Urology, 2011, 78: 708-712.

[170] Comiter CV, Sullivan MP, Yalla SV. Retrograde leak point pressure for evaluating postradical prostatectomy incontinence. Urology, 1997, 49 (2): 231-236.

[171] Cornel EB, Elzevier HW, Putter H. Can advance transobturator sling suspension cure male urinary postoperative stress incontinence? J Urol, 2010, 183: 1459-1463.

[172] Clemens JQ, Bushman W, Schaeffer AJ. Questionnaire based results of the bulbourethral sling procedure. J Urol, 1999, 162 (6): 1972-1976.

[173] Madjar S, Jacoby K, Giberti C, et al. Bone anchored sling for the treatment of post-prostatectomy incontinence. J Urol, 2001, 165: 72-76.

[174] Secin FP, Martinez-Salamanca JI, Eilber KS. Limited efficacy of permanent injectable agents in the treatment of stress urinary incontinence after radical prostatectomy [in Spanish]. Arch Esp Urol, 2005, 58: 431-436.

[175] Gomes CM, Broderick GA, Sanchez-Ortiz RF, et al, Wein AJ. Artificial urinary sphincter for post-prostatectomy incontinence: impact of prior collagen injection on cost and clinical outcome. J Urol, 2000, 163: 87-90.

[176] Mitterberger M, Marksteiner R, Margreiter E, et al. Myoblast and fibroblast therapy for post-prostatectomy urinary incontinence: 1-year follow-up of 63 patients. J Urol, 2008, 179: 226-231.

[177] Onur R, Rajpurkar A, Singla A. New perineal bone anchored male sling: lessons learned. Urology, 2004, 64: 58-61.

[178] Rajpurkar AD, Onur R, Singla A. Patient satisfaction and clinical efficacy of the new perineal bone-anchored male sling. Eur Urol, 2005, 47: 237-242, discussion 42.

[179] Fassi-Fehri H, Badet L, Cherass A, et al. Efficacy of the InVanceTM male sling in men with stress urinary incontinence. Eur Urol, 2007, 51: 498-503.

[180] Giberti C, Gallo F, Schenone M, et al. The bone anchor suburethral sling for the treatment of iatrogenic male incontinence: subjective and objective assessment after 41 months of mean follow-up. World J Urol, 2008, 26: 173-178.

[181] Giberti C, Gallo F, Schenone M, et al. The bone anchor suburethralsynthetic sling for iatrogenicmale incontinence: critical evaluation at a mean 3-year followup. J Urol, 2009, 181: 2204-2208.

[182] Guimaraes M, Oliveira R, Pinto R, et al. Intermediate-term results, up to 4 years, of a bone-anchored male perineal sling for treating male stress urinary incontinence after prostate surgery. BJU Int, 2009, 103: 500-504.

[183] Comiter CV. The male perineal sling: intermediate-term results. Neurourol Urodyn, 2005, 24: 648-653.

[184] Carmel M, Hage B, Hanna S, et al. Long-term efficacy of the bone-anchored male sling for moderate and severe stress urinary incontinence. BJU Int, 2010, 106: 1012-1016.

[185] Cornu J-N, Se'be P, Ciofu C, et al. The AdVance transobturator male sling for postprostatectomy incontinence: clinical results of a prospective evaluation after a minimum follow-up of 6 months. Eur Urol, 2009, 56: 923-927.

[186] Cornu JN, Sebe P, Ciofu C, et al. Mid-term evaluation of the transobturator male sling for post-prostatectomy incontinence: focus on prognostic factors. BJU Int, 2011, 108 (2): 236-240.

[187] Bauer RM, Soljanik I, Füllhase C, et al. Results of the AdVance transobturator male sling after radical prostatectomy and adjuvant radiotherapy. Urology, 2011, 77: 474-479.

[188] Madjar S, Raz S, Gousse AE. Fixed and dynamic urethral compression for the treatment of post-prostatectomy urinary incontinence: is history repeating itself? J Urol, 2001, 166: 411-415.

[189] Rehder P, Freiin von Gleissenthall G, Pichler R, et al. The treatment of postprostatectomy incontinence with the retroluminal transobturator repositioning sling (Advance): lessons learnt from accumulative experience. Arch Esp Urol, 2009, 62: 860-870.

[190] Gozzi C, Becker AJ, Bauer RM, et al. Early results of transobturator sling suspension for male uri-

nary incontinence following radical prostatectomy. Eur Urol，2008，54：960-961.

[191] Sousa-Escandon A，Rodriguez Gomez JI，Uribarri Gonzalez C，et al. Externally readjustable sling for treatment of male stress urinary incontinence：points of technique and preliminary results. J Endourol，2004，18：113-118.

[192] Sousa-Escando′n A，Cabrera J，Mantovani F，et al. Adjustable suburethral sling（male REMEEX system1）in the treatment of male stress urinary incontinence：a multicentric European study. Eur Urol，2007，52：1473-1480.

[193] Kim JH. Long term follow-up of readjustable urethral sling procedure（Remeex System）for male stress urinary incontinence. Neurourology Urodyn，2011，30：209.

[194] Moreno Sierra J，Victor Romano S，Galante Romo I，et al. A. New male sling "Argus" for the treatment of stress urinary incontinence [in Spanish]. Arch Esp Urol，2006，59：607-613.

[195] Hübner WA，Gallistl H，Rutkowski M，et al. Adjustable bulbourethral male sling：Experience after 101 cases of moderate-to-severe male stress urinary incontinence. BJU Int，2011，107：777-782.

[196] Romano SV，Metrebian SE，Vaz F，et al. An adjustable male sling for treating urinary incontinence after prostatectomy：a phase III multicentre trial. BJU Int，2006，97：533-539.

[197] Romano SV，Metrebian SE，Vaz F，et al. Long-term results of a phase III multicentre trial of the adjustable male sling for treating urinary incontinence after prostatectomy：minimum 3 years [in Spanish]. Actas Urol Esp，2009，33：309-314.

[198] Bochove-Overgaauw DM，Schrier BP. An adjustable sling for the treatment of all degrees of male stress urinary incontinence：Retrospective evaluation of efficacy and complications after a minimal followup of 14 months. J Urol，2011，185：1363-1368.

[199] Dalpiaz O，Knopf HJ，Orth S，et al. Mid-term complications after placement of the male adjustable suburethral sling：a single center experience. J Urol，2011，186：604-609.

[200] Hoda MR，Primus G，Fischereder K，et al. Early results of a European multicentre experience with a new self-anchoring adjustable transobturator system for treatment of stress urinary incontinence in men. BJU Int，2013，111：296-303.

[201] Seweryn J，Bauer W，Ponholzer A，et al. Initial experience and results with a new adjustable transobturator male system for the treatment of stress urinary incontinence. J Urol，2012，187：956-961.

[202] Gill BC，Swartz MA，Klein JB，et al. Patient Perceived Effectiveness of a New Male Sling as Treatment for Post-Prostatectomy Incontinence，2010，183：247-252.

[203] Rehder P，Mitterberger MJ，Pichler R，et al. The 1 year outcome of the transobturator retroluminal repositioning sling in the treatment of male stress urinary incontinence. BJU Int，2010，106：1668-1672.

[204] Bauer RM，Mayer ME，May F，et al. Complications of the AdVance transobturator male sling in the treatment of male stress urinary incontinence. Urology，2010，75：1494-1498.

[205] Soljanik I，Becker AJ，Stief CG，et al. Repeat retrourethral transobturator sling in the management of recurrent postprostatectomy stress urinary incontinence after failed first male sling. Eur Urol，2010，58：767-772.

[206] Fisher MB，Aggarwal N，Vuruskan H，et al. Efficacy of artificial urinary sphincter implantation

after failed bone-anchored male sling for postprostatectomy incontinence. Urology, 2007, 70: 942-944.

[207] Bugel H, Pfister C, Sibert L, et al. Intraurethral macroplastic injections in the treatment of urinary incontinence after prostatic surgery. Prog Urol, 1999, 9 (6): 1068-1076.

[208] Westney OL, Bevan-Thomas R, Palmer JL, et al. Transurethral collagen injections for male intrinsic sphincter deficiency: the University of Texas-Houston experience. J Urol, 2005, 174: 994-997.

[209] Malizia Jr AA, Reiman HM, Myers RP, et al. Migration and granulomatous reaction after periurethral injection of polytef (Teflon). JAMA, 1984, 251: 3277-3281.

[210] Stenberg A, Larsson E, Lindholm A, et al. Injectable dextranomer-based implant: histopathology, volume changes, and DNA-analysis. Scand J Urol Nephrol, 1999, 33: 355-361.

[211] Stenberg AM, Sundin A, Larsson BS, et al. Lack of distant migration after injection of a 125-iodine labeled dextranomer based implant into the rabbit bladder. J Urol, 1997, 158: 1937-1941.

[212] Wolf JS, Bennett CJ, Dmochowski RR, et al. Best practice policy statement on urologic surgery antimicrobial prophylaxis. J Urol, 2008, 180 (5): 2262-2263.

[213] Appell RA, Winters JC. Injection therapy for urinary incontinence. In: Wein A, Kavoussi LR, Novick AC, et al, editors. Campbell-Walsh urology. 9th ed. Philadelphia: Saunders, 2007: 2272-2287.

[214] McGuire EJ, Appell RA. Transurethral collagen injection for urinary incontinence. Urology, 1994, 43 (4): 413-415.

[215] Aboseif SR, O'Connell HE, Usui A, et al. Collagen injection for intrinsic sphincteric deficiency in men. J Urol, 1996, 155 (1): 10-13.

[216] Cummings JM, Boullier JA, Parra RO, et al. Transurethral collagen injections in the therapy of post-radical prostatectomy stress incontinence. J Urol, 1996, 155 (3): 1011-1013.

[217] Sánchez-Ortiz RF, Broderick GA, Chaikin DC, et al. Collagen injection therapy for postradical retropubic prostatectomy incontinence: role of Valsalva leak point pressure. J Urol, 1997, 158 (6): 2132-2136.

[218] Smith DN, Appell RA. Collagen injection therapy for post-prostatectomy incontinence. J Urol, 1998, 160 (2): 364-367.

[219] Cespedes RD, Leng WW. Collagen injection therapy for postprostatectomy incontinence. Urology, 1999, 54 (4): 597-602.

[220] Klutke JJ, Subir C, Andriole G, et al. Long-term results after antegrade collagen injection for stress urinary incontinence following radical retropubic prostatectomy. Urology, 1999, 53 (5): 974-977.

[221] Tiguert R, Gheiler EL, Gudziak MR, et al. Collagen injection in the management of postradical prostatectomy intrinsic sphincteric deficiency. Neurourol Urodyn, 1999, 18 (6): 653-658.

[222] Colombo T, Augustin H, Breinl E, et al. The use of polydimethylsiloxane in the treatment of incontinence after radical prostatectomy. Br J Urol, 1997, 80 (6): 923-926.

[223] Kylmälä T, Tainio H, Raitanen M, et al. Treatment of postoperative male urinary incontinence using transurethral Macroplastique injections. J Endourol, 2003, 17 (2): 113-115.

[224] Lee PE, Kung RC, Drutz HP. Periurethral autologous fat injection as treatment for female stress

urinary incontinence: a randomized double-blind controlled trial. J Urol, 2001, 165: 153-158.

[225] Imamoglu MA, Tuygun C, Bakirtas H, et al. The comparison of artificial urinary sphincter implantation and endourethral Macroplastique injection for the treatment of postprostatectomy incontinence. Eur Urol, 2005, 47 (2): 209-213.

[226] Onur R, Singla A. Comparison of bone-anchored male sling and collagen implant for the treatment of male incontinence. Int J Urol, 2006, 13: 1207-1211.

[227] Alloussi S. Preliminary results of non-animal stabilised hyaluronic acid/dextranomer (NASHA. / Dx) gel for post-prostatectomy incontinence. Eur Urol Suppl, 2005, 4 (3): 76.

[228] Secin FP, Martinez-Salamanca JI, Eilber KS. Limited efficacy of permanent injectable agents in the treatment of stress urinary incontinence after radical prostatectomy [in Spanish]. Arch Esp Urol, 2005, 58: 431-436.

[229] Lightner D, Calvosa C, Andersen R, et al. A new injectable bulking agent for treatment of stress urinary incontinence: results of a multicenter, randomized, controlled, double-blind study of Durasphere. Urology, 2001, 58: 12-15.

[230] Comiter CV. The male sling for stress urinary incontinence: a prospective study. J Urol, 2002, 167 (2 Pt 1): 597-601.

[231] Schroder A, Abrams P, Andersson KE, et al. Guidelines on urinary incontinence. In: Arnheim AG, editor. EAU guidelines. Arnheim, the Netherlands: European Association of Urology, 2010: 11-28.

[232] Hubner W. Adjustable Continence Therapy (ACT) for male post prostatectomy stress incontinence. Rio de Janeiro, Brazil: Brazilian Congress of Urology, 2000.

[233] Cansino Alcaide JR, Alvarez Maestro M. Paraurethral balloon implantation in the treatment of male urinary incontinence. La Paz University Hospital experience. Arch Esp Urol, 2007, 60 (6): 647-655.

[234] Vainrib M, Simma-Chiang V, Boyd SD, et al. Potential risk factors and outcomes of artificial urinary sphincter placement after radical cystectomy and orthotopic neobladder urinary diversion. Neurourol Urodyn, 2013, 32 (7): 1010-1013.

[235] Kocjancic E, Crivellaro S, Ranzoni S, et al. Adjustable Continence Therapy for the treatment of male stress urinary incontinence: a single-centre study. Scand J Urol Nephrol, 2007, 41 (4): 324-328.

[236] Lebret T, Cour F, Benchetrit J, et al. Treatment of postprostatectomy stress urinary incontinence using a minimally invasive adjustable continence balloon device, ProACT: results of a preliminary, multicenter, pilot study. Urology, 2008, 71: 256-260.

[237] Hübner WA, Schlarp OM. Adjustable continence therapy (ProACTTM): evolution of the surgical technique and comparison of the original 50 patients with the most recent 50 patients at a single centre. Eur Urol, 2007, 52: 680-686.

[238] Kocjancic E, Crivellaro S, Ranzoni S, et al. Adjustable continence therapy for the treatment of male stress urinary incontinence: a single-centre study. Scand J Urol Nephrol, 2007, 41: 324-328.

[239] Hübner WA, Schlarp OM. Treatment of incontinence after prostatectomy using a new minimally invasive device: adjustable continence therapy. BJU Int, 2005, 96: 587-594.

[240] Kjær L, Nørgaard N, Sønksen J, et al. Adjustable continence balloons: clinical results of a new

minimally invasive treatment for male urinary incontinence. Scand J Urol Nephrol, 2012, 46 (3): 196-200.

[241] Gilling PJ, Bell DF, Westenberg A, et al. An adjustable continence therapy device for treating incontinence after prostatectomy: a minimum 2-year follow-up. BJU Int, 2008, 102 (10): 1426-1430, discussion 1430-1431.

[242] Trigo-Rocha F, Gomes CM, Pompeo AC, et al. Prospective study evaluating efficacy and safety of adjustable continence therapy (ProACT) for post-radical prostatectomy urinary incontinence. Urology, 2006, 67: 965-969.

[243] Crivellaro S, Singla A. Adjustable continence therapy (ProACT) and bone anchored male sling: comparison of two new treatments of post prostatectomy incontinence. Int J Urol, 2008, 15 (10): 910-914.

[244] Hubner WA, Schlarp OM. Adjustable continence therapy (ProACT): evolution of the surgical technique and comparison of the original 50 patients with the most recent 50 patients at a single centre. Eur Urol, 2007, 52 (3): 680-686.

[245] Gregori A, Romano AL, Pietrantuono F, et al. Transrectal ultrasound-guided implantation of Adjustable Continence Therapy (ProACT): surgical technique and clinical results after a mean follow-up of 2 years. Eur Urol, 2010, 57 (3): 430-436.

[246] Fowler JW, Auld CD. The control of male stress incontinence by implantable prostheses. Br J Urol, 1985, 57: 175-180.

[247] Timm GW, Bradley WE, Scott FB. Development of an implantable artificial urinary sphincter (author's transl). Urologe A, 1976, 15: 176-179.

[248] Scott FB. The artificial sphincter in the management of incontinence in the male. Urol Clin North Am, 1978, 5: 375.

[249] Scott FB. The artificial urinary sphincter: experience in adults. Urol Clin North Am, 1989, 16: 105.

[250] Light JK, Reynolds JC. Impact of the new cuff design on reliability of the AMS800 artificial urinary sphincter. J Urol, 1992, 147: 609-611.

[251] Lee R, Te AE, Kaplan SA, et al. Temporal trends in adoption of and indications for the artificial urinary sphincter. J Urol, 2009, 181 (6): 2622-2627.

[252] Elliott DS, Barrett DM. Mayo Clinic long-term analysis of the functional durability of the AMS 800 artificial urinary sphincter: a review of 323 cases. J Urol, 1998, 159 (4): 1206-1208.

[253] Ficarra V, Novara G, Rosen RC, et al. Systematic review and meta analysis of studies reporting urinary continence recovery after robot assisted radical prostatectomy. Eur Urol, 2012, 62 (3): 405-417.

[254] Crivellaro S, Morlacco A, Bodo G, et al. Systematic review of surgical treatment of post radical prostatectomy stress urinary incontinence. Neurourol Urodyn, 2016, 35 (8): 875-881.

[255] Biardeau X, Aharony S, AUS Consensus Group, et al. Artificial urinary sphincter: report of the 2015 consensus conference. Neurourol Urodyn, 2016, 35 (suppl 2): S8-S24.

[256] Comiter CV, Dobberfuhl AD. The artificial urinary sphincter and male sling for postprostatectomy incontinence: which patient should get which procedure? Investig Clin Urol, 2016, 57 (1): 3-13.

[257] Morey AF, Cefalu CA, Hudak SJ. High submuscular placement of urologic prosthetic balloons and

reservoirs via transscrotal approach. J Sex Med，2013，10（2）：603-610.

［258］ Hudak SJ，Morey AF. Impact of 3. 5 cm artificial urinary sphincter cuff on primary and revision surgery for male stress urinary incontinence. J Urol, 2011, 186: 1962-1966.

［259］ Ramsay AK，Granitsiotis P，Conn IG. The use of the artificial urinary sphincter in the West of Scotland：a single centre 10-year experience. Scott Med J，2007，52（2）：14-17.

［260］ Walsh IK，Williams SG，Mahendra V，et al. Artificial urinary sphincter implantation in the irradiated patient：safety，efficacy and satisfaction. BJU Int，2002，89（4）：364-368.

［261］ O'Connor RC，Lyon MB，Guralnick ML，et al. Long-term followup of single versus double cuff artificial urinary sphincter insertion for the treatment of severe postprostatectomy stress urinary incontinence. Urology，2008，71（1）：90-93.

［262］ Aaronson DS，Elliott SP，McAninch JW. Transcorporal artificial urinary sphincter placement for incontinence in high-risk patients after treatment of prostate cancer. Urology，2008，72（4）：825-827.

［263］ Mottet N，Boyer C，Chartier-Kastler E，et al. Artificial urinary sphincter AMS 800 for urinary incontinence after radical prostatectomy：the French experience. Urol Int，1998，60（suppl 2）：25-29.

［264］ O'Connor RC，Nanigian DK，Patel BN，et al. Artificial urinary sphincter placement in elderly men. Urology，2007，69（1）：126-128.

［265］ Van der Aa F，Drake MJ，Kasyan GR，et al；Young Academic Urologists Functional Urology Group. The artificial urinary sphincter after a quarter of a century：a critical systematic review of its use in male non-neurogenic incontinence. Eur Urol，2013，63（4）：681-689.

［266］ Gousse AE，Madjar S，Lambert MM，et al. Artificial urinary sphincter for post-radical prostatectomy urinary incontinence：long-term subjective results. J Urol，2001，166（5）：1755-1758.

［267］ Litwiller SE，Kim KB，Fone PD，et al. Post-prostatectomy incontinence and the artificial urinary sphincter：a long-term study of patient satisfaction and criteria for success. J Urol，1996，156（6）：1975-1980.

［268］ Montague DK. Artificial urinary sphincter：long-term results and patient satisfaction. Adv Urol，2012，2012：835290.

［269］ Montague DK，Angermeier KW，Paolone DR. Long-term continence and patient satisfaction after artificial sphincter implantation for urinary incontinence after prostatectomy. J Urol，2001，166（2）：547-549.

［270］ Santucci RA，Park CH，Mayo ME，et al. Continence and urodynamic parameters of continent urinary reservoirs：comparison of gastric，ileal，ileocolic，right colon，and sigmoid segments. Urology，1999，54（2）：252-257.

［271］ Hautmann RE，de Petriconi R，Gottfried HW，et al. The ileal neobladder：complications and functional results in363 patients after 11 years of followup. J Urol，1999，161（2）：422-427.

［272］ Vainrib M，Simma-Chiang V，Boyd SD，et al. Potential risk factors and outcomes of artificial urinary sphincter placement after radical cystectomy and orthotopic neobladder urinary diversion. Neurourol Urodyn，2013，32（7）：1010-1013.

［273］ Staskin DR. Overactive bladder in the elderly：a guide to pharmacological management. Drugs Aging，2005，22（12）：1013-1028.

[274] Linder BJ, Piotrowski JT, Ziegelmann MJ, et al. Perioperative complications following artificial urinary sphincter placement. J Urol, 2015, 194 (3): 716-720.

[275] Lee PE, Kung RC, Drutz HP. Periurethral autologous fat injection as treatment for female stress urinary incontinence: a randomized double-blind controlled trial. J Urol, 2001, 165: 153-158.

[276] Kocjancic E, Crivellaro S, Ranzoni S, et al. Adjustable Continence Therapy for the treatmen of male stress urinary incontinence: a single-centre study. Scand J Urol Nephrol, 2007, 41 (4): 324-328.

[277] Montague DK. The artificial urinary sphincter (AS 800): experience in 166 consecutive patients. J Urol, 1992, 147: 380-382.

[278] Elliott DS, Barrett DM. Mayo Clinic long-term analysis of the functional durability of the AMS 800 artificial urinary sphincter: a review of 323 cases. J Urol, 1998, 159 (4): 1206-1208.

[279] Avery K, Donovan J, Peters TJ, et al. ICIQ: a brief and robust measure for evaluating the symptoms and impact of urinary incontinence. Neurourol Urodyn, 2004, 23: 322-330.

[280] Brasa KG, Petsch M, Lim A, et al. Bladder neck preservation following radical prostatectomy: continence and margins. Eur Urol, 1995, 28: 202-208.

[281] Licht MR, Montague DK, Angermeier KW, et al. Cultures from genitourinary prostheses at reoperation: questioning the role of Staphylococcus epidermidis in periprosthetic infection. J Urol, 1995, 154: 387-390.

[282] Magera JS Jr, Elliott DS. Artificial urinary sphincter infection: causative organisms in a contemporary series. J Urol, 2008, 180: 2475-2478.

[283] Carson CC. Efficacy of antibiotic impregnation of inflatable penile prostheses in decreasing infection in original implants. J Urol, 2004, 171: 1611-1614.

[284] de Cógáin MR, Elliott DS. The impact of an antibiotic coating on the artificial urinary sphincter infection rate. J Urol, 2013, 190: 113-117.

[285] Gundian JC, Barrett DM, Parulkar BG. Mayo Clinic experience with use of the AMS800 artificial urinary sphincter for urinary incontinence following radical prostatectomy. J Urol, 1989, 142: 1459-1461.

[286] Marks JL, Light JK. Management of urinary incontinence after prostatectomy with the artificial urinary sphincter. J Urol, 1989, 142: 302-304.

[287] Singh G, Thomas DG. Artificial urinary sphincter for post-prostatectomy incontinence. Br J Urol, 1996, 77: 248-251.

[288] Motley RC, Barrett DM. Artificial urinary sphincter cuff erosion: experience with reimplantation in 38 patients. Urology, 1990, 35: 215-218.

[289] Raj GV, Peterson AC, Webster GD. Outcomes following erosions of the artificial urinary sphincter. J Urol, 2006, 175 (6): 2186-2190.

[290] Frank I, Elliott DS, Barrett DM. Success of de novo reimplantation of the artificial genitourinary sphincter. J Urol, 2000, 163: 1702-1703.

[291] Raj GV, Peterson AC, Toh KL, et al. Outcomes following revisions and secondary implantation of the artificial urinary sphincter. J Urol, 2005, 173: 1242-1245.

[292] Saffarian A, Walsh K, Walsh IK, et al. Urethral atrophy after artificial urinary sphincter placement: is cuff downsizing effective? J Urol, 2003, 169: 567-569.

[293] Brito CG, Mulcahy JJ, Mitchell ME, et al. Use of a double cuff AMS800 urinary sphincter for severe stress incontinence. J Urol, 1993, 149: 283-285.

[294] DiMarco DS, Elliott DS. Tandem cuff artificial urinary sphincter as a salvage procedure following failed primary sphincter placement for the treatment of post-prostatectomy incontinence. J Urol, 2003, 170: 1252-1254.

[295] Linder BJ, Rivera ME, Ziegelmann MJ, et al. Long-term outcomes following artificial urinary sphincter placement: an analysis of 1082 cases at mayo clinic. Urology, 2015, 86 (3): 602-607.

[296] Bates AS, Martin RM, Terry TR. Complications following artificial urinary sphincter placement after radical prostatectomy and radiotherapy: a meta-analysis. BJU Int, 2015, 116 (4): 623-633.

[297] Ravier E, Fassi-Fehri H, Crouzet S, et al. Complications after artificial urinary sphincter implantation in patients with or without prior radiotherapy. BJU Int, 2015, 115 (2): 300-307.

[298] Leon P, Chartier-Kastler E, Roupret M, et al. Long-term functional outcomes after artificial urinary sphincter implantation in men with stress urinary incontinence. BJU Int, 2015, 115 (6): 951-957.

[299] Venn SN, Greenwell TJ, Mundy AR. The long-term outcome of artificial urinary sphincters. J Urol, 2000, 164 (3 pt 1): 702-706. [discussion 706-707].

[300] Kim SP, Sarmast Z, Daignault S, et al. Long-term durability and functional outcomes among patients with artificial urinary sphincters: a 10-year retrospective review from the University of Michigan. J Urol, 2008, 179 (5): 1912-1916.

[301] Lai HH, Boone TB. Complex artificial urinary sphincter revision and reimplantation cases-how do they fare compared to virgin cases? J Urol, 2012, 187 (3): 951-955.

[302] Linder BJ, de Cogain M, Elliott DS. Long-term device outcomes of artificial urinary sphincter reimplantation following prior explantation for erosion or infection. J Urol, 2014, 191 (3): 734-738.

[303] Eswara JR, Chan R, Vetter JM, et al. Revision techniques after artificial urinary sphincter failure in men: results from a multicenter study. Urology, 2015, 86 (1): 176-180.

[304] Chertack N, Chaparala H, Angermeier KW, et al. Foley or fix: a comparative analysis of reparative procedures at the time of explantation of artificial urinary sphincter for cuff erosion. Urology, 2016, 90: 173-178.

[305] O'Connor RC, Gerber GS, Avila D, et al. Comparison of outcomes after single or DOUBLE-CUFF artificial urinary sphincter insertion. Urology, 2003, 62 (4): 723-726.

[306] Guralnick ML, Miller E, Toh KL, et al. Transcorporal artificial urinary sphincter cuff placement in cases requiring revision for erosion and urethral atrophy. J Urol, 2002, 167: 2075-2078.

[307] Guralnick ML, Miller E, Toh KL, et al. Transcorporal artificial urinary sphincter cuff placement in cases requiring revision for erosion and urethral atrophy. J Urol, 2002, 167 (5): 2075-2078.

[308] Wilson SK, Delk JR, Henry GD, et al. New surgical technique for sphincter urinary control system using upper transverse scrotal incision. J Urol, 2003, 169: 261-264.

[309] Herndon CD, Rink RC, Shaw MB, et al. The Indiana experience with artificial urinary sphincters in children and young adults. J Urol, 2003, 169: 650-654.

[310] Rodriguez DA, Ascanio EF, Vicens VA, et al. Four years experience with the Flow Secure Artificial Urinary Sphincter. Problems and Solutions. In: Proceedings of the 41st Annual Meeting of the International Continence Society (ICS '11); Glasgow, UK, 2011.

第六章

间质性膀胱炎/膀胱疼痛综合征

间质性膀胱炎/膀胱疼痛综合征（interstitial cystitis/painful bladder syndrome，IC/PBS）是一类原因不明、慢性、非感染性疾病，表现为与膀胱充盈相关的耻骨上区疼痛等不适感。可伴发尿频、夜尿增多等症状，同时需排除泌尿系统感染等其他已知疾病，从而做出诊断[1]。IC/PBS目前病因不明，可能的机制包括尿路上皮氨基葡聚糖（glycosamino glycans，GAGs）缺失、自身免疫、炎症、隐匿感染、神经源性机制等。目前IC/PBS治疗方式较多，但均以缓解症状为主要目的，缺乏治愈性治疗措施，且症状易反复。

一、定义

1887年Skene[2]首次将女性患者中一种膀胱黏膜的慢性炎症性损伤描述为间质性膀胱炎（interstitial cystitis，IC）。1918年Hunner[3]首次报道一类膀胱炎症的特异性膀胱镜下溃疡，被后人称为Hunner溃疡，这一里程碑事件影响IC/PBS诊断和治疗方案至今。1930年Bumpus[4]决定采纳Skene的定义，认为IC的描述更符合膀胱炎症改变的普遍特征，从此IC概念被广泛接受。1949年Hand[5]对224例患者研究中发现，IC患者的膀胱镜及组织学病理表现存在显著的异质性，自此人们认识到IC不是单一病种，而应该是一类异质性疾病。

由于经典的IC诊断标准要求典型的膀胱镜下表现，大量的膀胱区疼痛患者得不到确诊，而膀胱疼痛综合征的描述更适合这类疾病的诊断描述。IC最初是用于描述一类膀胱镜下有特殊类型溃疡的膀胱炎症性疾病，但事实上有大量具备IC样症状的患者缺乏特征的IC病理学表现。有一些学者尝试扩大IC的定义，另外一些研究人员尝试采用PBS（painful bladder syndrome）或BPS（bladder pain syndrome）来指代具备IC样症状但缺乏IC病理学特征的患者。所以目前我们可以看到IC、BPS、PBS，或者它们的组合（IC/PBS，IC/BPS，PBS/IC，BPS/IC）同时出现在文献里，用于指代IC和有IC样症状的患者。

2002年ICS将IC定义修正为BPS/IC："与膀胱充盈相关的耻骨上区疼痛，伴有尿频及夜尿增多，排除感染等其他病变"。随着对IC/PBS发病机制研究的深入，许多研究发现慢性盆腔痛的患者中间质性膀胱炎、肠易激综合征、慢性疲劳综合征、纤维肌痛等慢性疼痛往往合并存在，从而推测它们有着共同的发病机制。PBS被认为是慢性盆腔痛在膀胱上的一种表现类型，而经典的IC是PBS的一种形式，PBS更符合目前我们对于这类疾病的认知，但是由于 IC 有着悠久的历史，贸然删除 IC 可能导致研究和认知上的混乱，所以在过渡期内多采用 IC/ PBS 的诊断。

另外存在的一个问题是 BPS 与 PBS 名称中均包含疼痛，容易让人误以为 IC/PBS 患者必须表现为疼痛症状。事实上 IC/PBS 患者最常见的症状是尿频（98.3%），其次是尿急（62%），仅有 41.6% 的患者表现为耻骨上区疼痛[6]。最新版的 AUA 与 EAU 指南里在 IC/PBS 定义中均采用了不适感（包含疼痛、压迫、不适等）取代疼痛。

2014 年日本学者提出了一个新的命名系统来指代 IC/PBS。他主张将只具备 IC/PBS 症状的患者和同时具备症状及病理学表现患者分别命名，采用阶梯式命名的规则（见图 6-1)[7]。

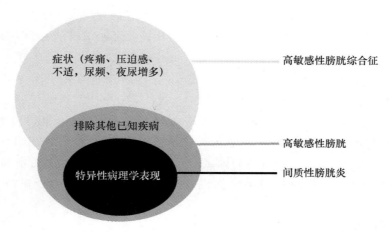

图 6-1 高敏感性膀胱及其相关名词的相互关系

注：病理学表现指膀胱水扩张后 Hunner 溃疡或小球状出血点

二、发病机制

目前 IC/PBS 病因不明，被广泛接受的理论有膀胱黏膜上皮表面氨基葡聚糖（GAGs）缺失学说、自身免疫学说、炎症学说、感染学说、神经源性学说等。

1. GAGs 缺失学说

膀胱是一个中空的储尿器官，在长期的进化中，膀胱尿路上皮发展成为一个对水及离子低通透性的渗透屏障，以隔绝膀胱组织及尿液中的有害物质。膀胱黏膜表层的屏障是保护层的主要组成部分。渗透屏障主要由伞细胞的紧密连接、uroplakin 层及黏膜表层致密的 GAGs 层构成[8]。GAGs 层缺失学说是目前 IC/PBS 病因假说中最为著名的学说。GAGs 由硫酸乙酰肝素、硫酸软骨素、硫酸软骨素 B、透明质酸组成。既往的许多研究都证实 IC/PBS 患者的尿路上皮的渗透性明显升高，例如磁共振成像发现 IC/PBS 患者尿路上皮摄取 Gd-DTPA 的比例升高[9]；膀胱灌注乳果糖，IC/PBS 患者血清乳果糖浓度是对照组的 4 倍[10]。此外膀胱灌注硫酸鱼精蛋白破坏 GAGs 层是构建 IC/PBS 动物模型的重要方法之一。

2. 自身免疫学说

自身免疫可能是重要的致病因素，目前的研究发现在 IC/PBS 患者的尿路上皮中发现 IgM 和 IgA 抗体显著升高。同时在 IC/PBS 患者的尿液中也发现针对正常尿路上皮的自身抗体阳性率增高。uroplakin 基因家族蛋白是一类特殊的组成刚性层状结构覆盖于哺乳动物和人尿路移行上皮表面的跨膜蛋白。在雌性小鼠皮下注射 uroplakin 肽致敏，5 周后小鼠排尿次数显著增多，最大膀胱容量下降明显[11]。但是到目前为止，在 IC/PBS 患者中尚未发现针对膀胱组织的特异性抗体存在。另外，目前的研究也很难确定，自身免疫是 IC/PBS 的致病因素还是 IC/PBS 的结果。

3. 感染学说

感染学说是 IC/PBS 最古老的学说，最初 IC/PBS 被认为是慢性感染所致，但是迄今为止还没能成功确定任何一种致病病原体。相反，目前排除泌尿系统感染成为诊断 IC/PBS 的必要条件，同时各大指南都不支持长时间全身应用抗生素治疗 IC/PBS。目前我们依然无法明确，感染是否促进了 IC/PBS 的进展，但是流行病学调查显示儿童时期的泌尿系统感染病史是 IC/PBS 的独立危险因素[12]，且约 30% 的 IC/PBS 患者发病初期伴随泌尿系统感染[13]。事实上，在 IC/PBS 患者中无法明确感染证据，就得出感染不是 IC/PBS 的致病因素是非常不严谨的。研究证实尿路上皮致病性大肠杆菌感染后疼痛反应可长时间维持，从而可能是 IC/PBS 的病因之一[14]。此外，有些病原体可能通过常规检测手段无法确诊，通过专业的检测手段发现，约 40% 的 IC/PBS 患者尿液中纳米细菌阳性[15]。

4. 神经源性因素

分布于尿路上皮黏膜下的 C-fiber 无髓神经纤维是一种慢纤维，传导慢（0.2～2 m/s），持续时间长，传导痛觉，广泛分布于内脏。正常情况下，绝大多数传入神经纤维处于极化状态。但当长时间处于慢性刺激状态下时，C-fiber 被激活从而产生慢性疼痛症状。PST 实验中，GAGs 层缺失，钾离子渗透入膀胱壁激活 C-fiber 产生疼痛症状。

5. 遗传因素

研究表明一级亲属中有 IC/PBS 的人群患病率是对照人群的 17 倍。同时一位女性患病，同卵双生的姐妹患病风险显著高于异卵双生组[16]。

6. 系统疾病的局部表现

研究人员发现 IC/PBS 患者的病理生理学表现与其他一些机制不明的疾病类似，如炎症性肠病、肠易激综合征、外阴痛等，它们往往与 IC/PBS 伴随发生。还有其他一些与非膀胱相关疾病，如抑郁症、焦虑症、干燥综合征、偏头痛、过敏、哮喘等也与 IC/PBS 的发生相关，而与此同时非溃疡性 IC/PBS 患者中抑郁症、焦虑症的发病率也显著升高[17]。因此，研究人员推测这些相伴发生的疾病可能不是独立的疾病，而是一种疾病在不同患者中的不同临床表现。

三、流行病学

由于 IC/PBS 的诊断缺乏客观指标，主要依靠症状诊断，且目前缺乏统一的诊断标准，目前文献中报道的 IC/PBS 的流行病学调查结果差异较大。一项 meta 分析显示，女性 IC/PBS 患病率 52/100 000～500/100 000，男性患病率 8/100 000～41/100 000[18]。随年龄增高，IC/PBS 发病率升高，且女性发病率约为男性的 3～12 倍[19-21]。目前国内尚缺乏相关的数据。一个值得注意的问题是，许多学者主张，男性中 IC/PBS 的发病率被低估。研究显示 IC/BPS 的加权患病率为 1.9%～4.2%，慢性前列腺炎/慢性盆腔疼痛综合征 （chronic prostatitis/chronic pelvic pain syndrome，CP/CPPS） 患病率为 1.8%。在诊断 IC/PBS 或 CP/CPPS 的男性患者中，17% 的患者同时符合两者的诊断标准[22]。事实上，在男性患者中，很难根据症状鉴别 IC/PBS 和 CP/CPPS。由于 CP/CPPS 在男性的发病率较高，因此我们有理由相信，男性中大量 IC/PBS 患者未得到及时诊断。

四、病理

IC/PBS 患者是否需要膀胱黏膜活检存在一定争议，一般认为膀胱黏膜活检有助于鉴别膀胱原位癌。多数溃疡型 IC/PBS 患者可见溃疡，膀胱黏膜炎症水肿明显。但是炎症较为表浅，局限于黏膜固有层以上。溃疡常呈楔形，纤维化明显。溃疡周围组织大量淋巴浆细胞浸润，常常形成一个生发中心。同时黏膜固有层及逼尿肌内肥大细胞明显增多，尿路上皮表层往往脱落或漂浮在黏膜表面。其中溃疡型患者表现更明显。膀胱黏膜脱落可能与膀胱镜检机械损伤相关，但是 IC/PBS 患者由于基底膜 IV 型胶原单倍缺失，黏膜更为脆弱。黏膜水肿往往伴随间质出血及小血管增多迂曲，血管及神经周围炎症细胞浸润。但是出血和炎症细胞浸润并非 IC/PBS 的特有表现，膀胱癌、放射性膀胱炎等患者也有类似表现。大约只有 10% 的患者会出现显著的逼尿肌纤维化，且多出现溃疡型患者中。有研究认为神经束内纤维化是 IC/PBS 的特征性表现，但还需要进一步证实[23]。

非溃疡型患者膀胱黏膜病理学改变较轻，90% IC/PBS 患者表现为小球状出血点。83% 的患者黏膜脱落，且局限于黏膜固有层，不伴显著的炎症性改变。黏膜脱落可能与黏膜下出血及尿路上皮结构缺失相关。多数非溃疡型患者膀胱黏膜炎症较轻，但是水肿和血管扩张较为常见[24]。

有研究认为肥大细胞是 IC/PBS 的组织学标志，且建议逼尿肌内 $\geqslant 28/mm^2$ 为 IC/PBS 诊断阈值[25]。在一些非溃疡型 IC/PBS 患者中 uroplakin 蛋白免疫组化显示尿路上皮表层伞细胞呈非连续性，是 IC/PBS 的潜在病理学标志之一。而 uroplakin III 的剪切变异体 uroplakin III-δ4 在间质性膀胱中表达显著上调，可作为非溃疡型 IC/PBS 的生物标记物[26]。

病理研究发现 IC/PBS 患者膀胱组织中有浆细胞，且这些患者血浆中 IgG4 及 IgG4/IgG 阳性率高达 60%，从而怀疑，IC/PBS 是系统性 IgG4 相关性疾病在膀胱的表现[27]。为 IC/PBS 的研究提供了新的思路。

溃疡型 IC/PBS 与非溃疡型 IC/PBS 病理学表现差异较大，累及膀胱全程的炎症、B细胞显著扩增、尿路上皮剥脱是溃疡型 IC/PBS 的特征性表现。

五、临床表现及诊断标准

（一）临床表现

IC/PBS 患者的主要症状有疼痛（63％～95％）、尿急（69％～98％）、尿频（80％～97％）、夜尿增多（61％～97％）、性交不适（45％～57％）、尿失禁（26％）[28]。疼痛虽然不是 IC/PBS 最常见的症状，但在临床应用中往往作为 IC/PBS 区别于其他类似疾病最重要的临床表现。IC/PBS 患者的疼痛可以是轻度到中度的疼痛，但很多患者往往是剧烈而持续的疼痛。且疼痛与膀胱充盈相关，排尿后症状略缓解。与膀胱充盈相关的疼痛被视为 IC/PBS 的特征性表现。盆腔是 IC/PBS 最常见的疼痛部位，但是超过 2/3 的患者合并其他部位的疼痛。与健康人群相比，IC/PBS 患者的疼痛症状可发生于全身任何部位。疼痛发生部位按概率从高到低排序是：子宫、阴道、膀胱区（70.5％）；腹部（66.3％）；臀部（49.7％）；股部及膝盖（44.0％）；腰部（35.8％）。疼痛部位的数量与疼痛剧烈程度及疼痛对生活质量的影响呈正相关，与患者生活质量呈负相关[29]。

尿频、尿急是 IC/PBS 另一重要的临床表现。与膀胱过度活动症不同，IC/PBS 排尿次数更多，平均排尿量和最大排尿量小于膀胱过度活动症患者。这是因为 IC/PBS 患者由于膀胱慢性炎症而致膀胱容量缩小，以致膀胱充盈时牵拉膀胱壁出现尿急及疼痛感。因此 IC/PBS 患者排尿模式比较固定，排尿量及排尿间隔均波动较小。

值得注意的是 IC/PBS 患者起始多表现为单一症状（89％），从单一症状到同时出现疼痛、尿急、夜尿增多大约需要 2 年时间。起病早期因为症状不特异，患者多被误诊为泌尿系统感染，其次是前列腺炎、子宫内膜异位症等[30]。

（二）诊断

1. 病史

病史采集是诊断 IC/PBS 的第一步，IC/PBS 患者的症状多样，但是慢性进展性病史能为诊断提供重要依据。前面已经论述尿频、尿急、夜尿增多、与膀胱充盈相关的疼痛是 IC/PBS 的常见临床表现。需要注意的是有些患者可能自诉无疼痛症状，而是膀胱区压迫等不适感，这可能是疾病早期的一些表现。患者下尿路症状的发作往往与性交、月经周期、特定的食物及精神压力等相关。根据 NIDDK 标准，缺乏尿频症状是 IC/PBS 的排除标准。事实上在疾病初期，往往缺乏夜尿增多症状，随疾病进展，逐渐出现[31]。

既往病史也是重点采集内容，既往反复下尿路感染史，儿童或青少年时期尿急、尿潴留、排尿、排便异常等病史都对诊断有一定意义。

2. 体检

对于有性生活史的女性患者，阴道指诊具有重要的临床意义。阴道指诊按压阴道前壁、膀胱颈、尿道、双侧附件、直肠。按压膀胱颈及肛提肌往往能触发疼痛症状。

由于 IC/PBS 与肌筋膜痛相关，因此还需检查肌筋膜触发点，闭孔内肌、髂骨尾骨肌、耻骨直肠肌等都需检查。

3. 排尿日记

排尿日记有助于评估患者功能排尿量及排尿次数，评估患者病情严重程度，且可以用于疗效评估。IC/PBS 患者平均排尿量为 86～174 ml，远小于正常女性人群（289 ml）。日排尿次数 17～25 次，远大于正常女性人群（6 次）[32]。排尿日记同时有助于 IC/PBS 的鉴别诊断。一项对门诊患者排尿日记的回顾性研究中报道，49 例 IC/PBS 患者无一例发生急迫性尿失禁，而 301 例 OAB 患者中 144 例（47.8%）有急迫性尿失禁出现。相对于 OAB 患者，IC/PBS 患者日排尿次数更多，排尿间隔更短，平均排尿量和最大排尿量更小[33]。

4. 辅助检查

首先，IC/PBS 患者的临床表现与泌尿系统感染很接近，因此完善尿细菌培养等检查必不可少。

其次，可以做钾离子敏感试验（potassium sensitivity test，PST）。该试验基于 GAGs 缺失学说应用于临床，当 GAG 缺失时，尿液中钾离子渗入到膀胱肌层中，刺激感觉神经产生痛觉。检查前留置尿管，将生理盐水或氯化钾溶液注入膀胱。检查前后分别使用 5 分制模拟量表评测患者尿急及疼痛症状。如果灌注氯化钾比灌注生理盐水评分升高 2 分以上即 PST 实验阳性。PST 曾广泛应用于 IC/PBS 患者的辅助症状中，同时也被作为 GAGs 替代治疗的筛选检查，PST 阳性患者被认为更适合 GAGs 替代治疗。

PST 阳性支持 IC/PBS 诊断，但是膀胱感觉神经纤维被激活也常发生在其他疾病中，例如细菌性膀胱炎、放射性膀胱炎等。而及时根据 NIDDK 标准诊断的 IC/PBS 患者的 PST 阴性率仍高达 26%[34]。因此 PST 阴性不能排除 IC/PBS，而应进一步完善膀胱镜检查。

再有，麻醉下膀胱镜检联合膀胱水扩张术是 IC/PBS 最重要的辅助检查和治疗手段之一。Hunner 溃疡可能是膀胱镜下 IC/BPS 患者唯一的特征性表现，小球状出血点虽可见于大多数 IC/PBS 患者中，但是也见于细菌性膀胱炎、子宫内膜异位症、放射性膀胱患者中。

最后，尿动力学检查是 IC/PBS 患者可选辅助检查之一，关于 IC/PBS 患者尿动力学检查的研究较少，尿动力学对明确诊断意义有限。NIDDK 标准曾将逼尿肌过度活动作为 IC/PBS 的排除标准，但是 AUA 对这一观点持否定态度。据报道，12%～20% 的 IC/PBS 患者尿动力学表现为逼尿肌过度活动[35]。

5. 诊断标准的制定

在 IC/PBS 的研究历史中，IC/PBS 目前的诊断主要是基于症状和排他性诊断。NIDDK 标准是第一个系统的被广泛应用的诊断标准。NIDDK 标准最初只是用于基础和临床研究的标准。NIDDK 诊断标准的核心是要求：①患者有与膀胱相关的疼痛或尿急症状，持续 9 个月以上；②麻醉下 80～100 cmH$_2$O 膀胱扩张 1～2 min 后，膀胱镜检查可见弥漫性膀胱小球状出血或 Hunner 溃疡。同时需要排除其他已知疾病。值得注意的是弥漫性小球状出血点要求至少 3/4 象限的黏膜面积有出血表现，且每个 1/4 面积出血点不少于 10 个。

膀胱镜下病变分级[36]：

0 级：正常膀胱黏膜

Ⅰ级：2 个象限以上有出血点

Ⅱ级：大片的黏膜下出血（瘀斑）

Ⅲ级：散在、多发的黏膜出血

Ⅳ级：黏膜撕裂，伴或不伴出血/水肿

事实上，Hunner 溃疡阳性率不足 5%，膀胱黏膜小球状出血特异性不高，在细菌性膀胱炎和放射性膀胱炎的患者中也可能出现。此外 NIDDK 标准同时排除了年龄小于 18 岁和膀胱容量小于 350 ml 的人群，不利于青少年及疾病早期患者的诊断。由于 NIDDK 标准过于严苛而漏诊了部分患者，为了降低漏诊率，从而制订了 ICDB 标准用于临床诊断，在 ICDB 标准中不再苛求麻醉下膀胱镜表现。目前关于 IC/PBS 的诊断没有一个客观统一的标准。2008 年欧洲间质性膀胱炎研究学会（European Society for the Study of Interstitial Cystitis，ESSIC）制订了间质性膀胱炎的诊断流程[37]：

1. 筛选有与膀胱相关的盆腔疼痛、压迫、不适感持续 6 个月以上，同时伴随至少一项其他下尿路症状（例如尿急、尿频等）的患者。

2. 排除其他已知疾病如泌尿系统感染、泌尿系统结石、泌尿系统肿瘤、妇科肿瘤、妇科感染性疾病等。

3. IC/PBS 分型　ESSIC 主张根据患者膀胱水扩张下膀胱镜表现及活检病理结果将 IC/PBS 分为不同的类型（见表 6-1）。

表 6-1　IC/PBS 分型

	膀胱水扩张后膀胱镜检			
	未做	正常	小球状出血点[a]	Hunner 溃疡[b]
组织活检				
未做	XX	1X	2X	3X
正常	XA	1A	2A	3A
结果不明确	XB	1B	2B	3B
阳性[c]	XC	1C	2C	3C

注：a，膀胱镜下小球状出血点Ⅱ～Ⅲ级；

b，有或无小球状出血点；

c，组织病理示：炎症浸润/逼尿肌肥大细胞增多/肉芽组织形成/肌束纤维化

IC/PBS 的分型是 IC/PBS 治疗中的一个巨大进步，目前越来越多的研究显示 IC/PBS 是一类异质性疾病。IC/PBS 患者对治疗的反应不同，疾病的自然病程差异较大。IC/PBS 的分型诊断有利于对疾病病因的研究及制订合理的治疗方案。

六、治疗

迄今为止尚无对所有患者都有效的治疗方案，患者往往需要尝试多种治疗方案，直至获得症状缓解。且目前无治愈性方案，绝大多数治疗方案的目标均是缓解患者症状，

提高生活质量。IC/PBS 患者的治疗类似于糖尿病、高血压治疗，往往需要长期治疗维持才能取得理想的效果。根据目前美国泌尿外科学会最新版指南（2014），IC/PBS 治疗选择被分为六线，但是这种划分不是依据疗效或者证据等级，而是权衡潜在获益和治疗风险而得出的，简而言之，IC/PBS 的治疗应从创伤小的治疗方案开始尝试。

1. 患者教育和行为管理

所有患者均应接受患者教育和行为管理治疗。焦虑、抑郁、压力应激等是诱发 IC/PBS 的因素之一，充分的患者教育可以缓解患者的焦虑情绪，提高患者依从性，对治疗起到辅助作用。

某些食物或者饮料可能会加重 IC/PBS 患者的临床症状，最常见的有：含酒精饮料、辛辣食品、碳酸饮料等等。最近一项关于咖啡因对健康受试者的影响的前瞻性试验显示，高浓度的咖啡因可以诱发尿急及尿频症状[38]。童年时期长时间的压力应激人群盆腔疼痛的发生率更高，而急性压力应激可能是 IC/PBS 患者致病或诱发加重因素之一[39]。动物实验显示，经历 10 天的避水应激实验后，Wistar-Kyoto 大鼠有膀胱反应性增高表现并持续数月[40]。在一项大样本、多中心、随机临床对照试验中显示，与对照组对比，45% 的初诊 IC/PBS 患者经过标准的患者教育和行为干预治疗后有中度以上症状缓解。且与阿米替林联合患者教育和行为干预治疗组相比缓解率无显著统计学差异[41]。

2. 口服药物治疗

目前口服治疗 IC/PBS 的药物较多，其中研究较多的有阿米替林、西咪替丁（甲氰咪胍）、戊聚糖多硫酸酯（PPS），等等。遗憾的是这些药物都存在疗效有限、作用时间短等缺点，目前没有任何一种口服药物能起到长期缓解的作用。

阿米替林作为一种三环类抗抑郁药，常被用于胆碱能神经元及镇静剂，同时阿米替林具有稳定肥大细胞的作用。IC/PBS 患者下尿路中传入神经纤维活动度上调，而阿米替林可以显著下调传入神经纤维活动度。起始剂量为每晚 10～25 mg，效果不佳时，加量可加倍。多中心随机对照试验显示小剂量的阿米替林治疗组与患者教育＋安慰剂治疗组相比疗效无显著差异，当阿米替林用量提升至每天 50 mg 以上时才具备显著的临床效果。且仅有症状但缺乏膀胱镜下表现的患者和同时具备症状和膀胱镜下典型表现的患者相比，阿米替林疗效无显著差异[42]。

西咪替丁为一种 H_2 受体拮抗剂，能明显地抑制食物、组胺或五肽胃泌素等刺激引起的胃酸分泌，被广泛应用于消化系统疾病中。20 世纪 90 年代，西咪替丁被尝试应用于治疗 IC/PBS，研究发现西咪替丁治疗 IC/PBS 可能与抑制肥大细胞脱颗粒相关。西咪替丁推荐剂量为 400 mg，每日 2 次。一项随机对照试验报道，与安慰剂组相比口服西咪替丁每日两次，每次 400 mg，能显著缓解患者夜尿增多、疼痛症状[43]。观察性研究显示，口服西咪替丁 200 mg，每日 3 次，2 年缓解率高达 57%[44]。西咪替丁治疗 IC/PBS 的临床研究时间久远，样本量小，高质量的研究极少。目前很难明确西咪替丁的确切疗效，但是西咪替丁口服应用临床时间较长，不良反应发生率较低。在没有确切的治疗方案前，依然作为 IC/PBS 的备选方案之一。

羟嗪与西咪替丁类似，具有显著抗组胺作用，对组胺相关的变态反应疾病有效。可以起到解除平滑肌痉挛和抑制分泌作用。羟嗪具有较强的镇静作用，常用于治疗精神紧张、焦虑不安和情绪激动等精神障碍；可抗过敏抗平滑肌痉挛，用于治疗皮肤过敏及胃肠道痉挛性疾病。羟嗪一般起始剂量在 $10\sim25$ mg/d，可逐渐加量至 $50\sim100$ mg/d，12 岁以下小儿推荐每日睡前 $5\sim10$ mg。随机对照试验证实，口服羟嗪治疗数周后（剂量采用滴定法从 10 mg/d 逐渐加量至 50 mg/d），与安慰剂组对比，羟嗪治疗 IC/PBS 疗效不显著（23% vs 13%，$P>0.05$），但羟嗪与戊聚糖多硫酸酯联合使用，患者症状缓解率可达 40%[45]。羟嗪的主要副作用为嗜睡和乏力，且多数患者症状轻微。羟嗪尤其适用于有过敏史的 IC/PBS 患者。

戊聚糖多硫酸酯（PPS，pentosan polysulfate）可以同时发挥抑制肥大细胞脱颗粒和修复 GAGs 层，而成为治疗 IC/PBS 的明星药物，也是目前唯一被 FDA 批准用于治疗成人 IC/PBS 患者的药物。研究显示 PPS 治疗 IC/PBS 的疗效主要跟治疗时间相关，而与服用剂量关系不大。一般 PPS 的推荐剂量为 $200\sim300$ mg/d，可分为 $2\sim3$ 次服用，$3\sim6$ 个月起效。开始服用至起效时间之前，不应中断服用 PPS，但可依据患者症状，辅助其他治疗方式。主要的副作用有腹痛、腹泻，发生率均在 10% 左右。目前尚缺乏 PPS 在小儿患者中的应用研究，但是动物实验和临床实践都提示，PPS 治疗 IC/PPS 是安全的。在既往安慰剂对照的临床试验中，PPS 对 IC/PBS 的疗效并不确切。在最近一项包含 368 位成年 IC/PBS 患者的随机、双盲、多中心、安慰剂对照临床试验中，6 个月的随访期中，PPS 组和安慰剂组中，ICSI 评分无显著性差异[46]。详细分析相关文献，PPS 治疗无效的试验倾向于选择症状轻微的患者入组，而 PPS 治疗取得阳性结果的试验，往往是采取了更加严格的基于膀胱镜检查的入组标准。

目前口服药物对 IC/PBS 的疗效仍缺乏有力的证据，一项针对既往随机临床试验的 meta 分析显示口服阿米替林及环孢素可以显著缓解 IC/PBS 患者的下尿路症状。但是这些研究的诊断标准不一，患者症状严重程度异质性较大，研究的可信度不高[47]。

3. 膀胱灌注治疗

在 2014 版 AUA 指南里，二甲基亚砜（DMSO，dimethyl sulfoxide）、肝素、利多卡因膀胱灌注被推荐为 IC/PBS 的二线治疗方案[48]。迄今为止 DMSO 是唯一被 FDA 批准用于 IC/PBS 患者膀胱灌注治疗的药物。DMSO 可以通过溶解胶原蛋白、抑制肥大细胞脱颗粒、抑制过敏反应、抗炎、松弛肌肉等作用缓解 IC/PBS 患者症状。据报道经膀胱灌注 DMSO 后，53% 的患者下尿路症状显著缓解，显著高于安慰剂组（18%）[49]。但是即便如此，在 AUA 指南里，DMSO 也仅仅是 C 级推荐，证据等级较低。即便没有被批准，在日本约 30% 的医疗机构采用了 DMSO 膀胱灌注治疗 IC/PBS，DMSO 是最常用的膀胱灌注治疗药物[50]。基于既往的研究，DMSO 可能是最有效的膀胱灌注药物。值得我们注意的是，IC/PBS 伴或不伴 Hunner 溃疡患者对 DMSO 膀胱灌注治疗反应不一，DMSO 对伴发 Hunner 溃疡的患者治疗效果更好，对无 Hunner 溃疡患者作用较弱或无显著临床作用[51]。目前研究人员认为，无 Hunner 溃疡的 IC/PBS 异质性较高，ICS 倾向于将不伴 Hunner 溃疡的 IC/PBS 患者依据有无膀胱镜下小球状出血点分为两类。这也许是无 Hunner 溃疡的 IC/PBS 患者对 DMSO 灌注反应不佳的原因之一。近年来，DMSO 常与其他药物联合膀胱灌注治疗 IC/PBS，常见的组合药物有：皮质醇、利多卡因、肝素等。联合用药的有效率在 60％左右，膀胱镜下小球状出血点、尿动力学膀胱肌肌力下降、麻醉后膀胱容量小于 675 ml 是治疗失败的独立预测因素[52-54]。由于 DMSO 对膀胱壁有很强的渗透性，联合灌注时 DMSO 可以增加其他药物的吸收，因此可能增加膀胱灌注治疗的不良反应发生率，因此与 DMSO 联合灌注时，需注意剂量的调整。

GAGs 层缺失理论是最广为接受的理论，因此 GAGs 修复治疗也是目前最重要的治疗方案之一。目前用于 GAGs 修复治疗的药物有硫酸软骨素、肝素、透明质酸、PPS。早在 1996 年，透明质酸膀胱灌注已被应用于 IC/PBS 的治疗中。在 12 周的随访期内，71％的患者取得了完全或部分缓解[55]。除直接修复 GAGs 外，透明质酸还可以促进 GAGs 的合成，同时抑制 IL-8 及 IL-6 的释放，从而抑制免疫细胞对尿路上皮细胞的渗透[56]。既往研究显示短期内透明质酸膀胱灌注有效率为 30％～80％[57]。5 年期长期随访显示 50％的患者可以维持症状完全缓解[58]。

肝素膀胱灌注治疗 IC/PBS 的有效率在 40％～56％[48]。事实上由于 GAGs 层重建需要一段时间，GAGs 修复治疗并不能使患者症状立即得到缓解。利多卡因可以降低膀胱壁感受器活动度，从而立刻缓解患者下尿路症状，因此逐渐成为 GAGs 修复治疗的补充。我们知道，膀胱尿路上皮对小分子及带电离子的通透性差，因为尿液的 pH 值在 5 至 6 之间，95％的利多卡因分子处于电离状态。如果我们把 pH 升至 8 左右，约 67％的利多卡因将处于分子状态，更利于利多卡因的吸收[59]。因此，临床上常使用碳酸氢钠碱化尿液以促进利多卡因的吸收。多中心、随机、双盲、安慰剂对照试验显示，碱化利多卡因联合肝素膀胱灌注 12 h 后患者疼痛及尿急症状缓解明显[60]。长期随访显示肝素、利多卡因、碳酸氢钠联合膀胱灌注治疗 IC/PBS 总体有效率在 60％左右，但是随时间延长有效率逐渐下降[61-63]。因此，碱化利多卡因联合肝素膀胱灌注治疗 IC/PBS 需长期维持，多数临床研究中常采用提高灌注频率的方式以弥补作用时间短的不足，一般采用每周灌注 2～3 次的方式持续灌注数月。但作为一种侵入性操作，膀胱灌注有致泌尿系统感染的风险，所以在联合灌注药物中加入抗生素不失为一种选择。

卡介苗膀胱内灌注在 20 世纪 90 年代曾被用于治疗间质性膀胱炎，有效率约 60％，但是随机、双盲、对照临床试验显示，与灌注 DMSO 相比，灌注卡介苗患者尿频、最大膀胱容量减小、疼痛症状均无明显缓解[64]。且 50％的患者膀胱内灌注卡介苗后出现严重的尿路刺激症状，因此 AUA 不再推荐使用卡介苗膀胱内灌注治疗 IC/PBS。

氧氯苯磺酸和硝酸盐也曾被应用于 IC/PBS 患者膀胱灌注治疗中，但是对于输尿管反流的患者，它们有引起输尿管纤维化等严重不良反应的风险，目前这两种药物已很少用于临床。

4. 逼尿肌内注射

肉毒杆菌毒素是肉毒杆菌合成的神经毒素，可以抑制胆碱能神经末梢释放乙酰胆碱，导致肌肉松弛型麻痹。逼尿肌内注射肉毒菌素 A（BTXA，botulinum toxin A）可以使神经肌肉接头麻痹而缓解 IC/PBS 患者的下尿路症状。目前已有很多研究证实了逼尿肌内 BTXA 注射的有效性，包括一些高证据等级的随机临床试验和前瞻队列研究，但仍有很多未能明确的问题,例如注射的深度、注射的位置、注射的剂量等细节问题。目前几乎所有的临床试验均采用尿路上皮下注射,注射位点不低于 20 点,包含或不包含膀胱三角区。在一项只在三角区注射的临床研究中,尿频、夜尿增多、最大膀胱容量等指标也在 3~6 个月的随访期内取得显著缓解[65]。随机对照试验证明 BTXA 200U +膀胱水扩张疗效不优于 BTXA 100U +膀胱水扩张组,高剂量组不良事件的发生率反而显著上升[66]。之后多项研究显示,单用 BTXA 逼尿肌内注射或联合膀胱水扩张均能取得较好的临床疗效,而同时不良事件的发生率可控。研究证明 BTXA 逼尿肌内注射平均作用时间为 3.72 个月,因此需重复注射以维持疗效[67]。临床研究显示,每 6 个月重复注射 BTXA 疗效优于单次注射,同时术前症状较重的患者往往疗效更好[68]。需要注意的是逼尿肌内注射 BTXA 可能带来一些不良反应,最常见的是排尿困难(约 25%),甚至有部分患者最终需要保留导尿。所有接受 BTXA 注射的患者均应有术后保留导尿的心理准备。

5. 麻醉下镜检及膀胱水扩张

麻醉下膀胱镜检及膀胱水扩张最初是 IC/PBS 最重要的确诊手段。随着研究的深入,人们发现膀胱镜下的表现缺乏特异性,且与患者临床症状的相关性较差,而不再作为 IC/PBS 的诊断标准。但直至今日麻醉下膀胱水扩张仍是 IC/PBS 的重要诊断及治疗手段。由于 IC/PBS 患者膀胱壁呈病理学改变,麻醉后膀胱水扩张存在膀胱破裂穿孔等相关风险。目前常采用低压(80~100 cmH_2O)短时程(小于 10 min)膀胱水扩张方案。膀胱镜检+膀胱水扩张可以同时发挥多个作用:①明确诊断,水扩张后 Hunner 溃疡及小球状出血点是 IC/PBS 的特征表现之一,且可以排除膀胱肿瘤、结石、慢性感染等疾病。②治疗,膀胱水扩张是 IC/PBS 的重要治疗方案之一。IC/PBS 患者往往由于肌层纤维化等原因致膀胱容量显著缩小,膀胱水扩张可以通过机械方式破坏肌肉传入神经末梢,从而短时间显著增大最大膀胱容量,使患者下尿路症状减轻,但对于逼尿肌过度活动及麻醉下膀胱水扩张膀胱最大容量小于 200 ml 的病例治疗效果较差。随时间延长,症状缓解率迅速下降。研究显示膀胱水扩张后 1 个月症状缓解率为 30%~54%,在既往的研究中,6 月后缓解率降至 0%~7%[69-71]。在临床实践中常采用麻醉下膀胱水扩张术明确诊断及初始治疗 IC/PBS,然后联合其他治疗方案以取得更好的临床效果。

6. 骶神经刺激/阴部神经刺激治疗

20 世纪 80 年代,Schmidt RA[72] 等发现将短脉冲的电流刺激连续施加于骶神经上,可以剥夺神经细胞本身的电生理特性,人为激活或抑制神经通路,抑制异常的骶神经反射弧,从而调节膀胱逼尿肌、尿道括约肌及盆底等效应器的行为,起到神经调节的作用。临床实践证明,刺激 S3 或 S4 神经根,可以有效产生逼尿肌的不随意收缩,增强盆底及尿道括约肌的收缩力,从而抑制逼尿肌过度活动,缓解尿失禁。目前已证实对于急迫性尿失禁、尿频、非梗阻性尿潴留患者,骶神经刺激是一种有效的治疗手段,且已被 FDA 正式批准用于临床。但是 IC/PBS 目前尚不在适应证之列,鉴于 IC/PBS 患者也合并尿频、尿急、急迫性尿失禁症状。研究人员也在不断探索骶神经刺激在 IC/PBS 患者中的应用。目前关于骶神经刺激在间质性膀胱炎中应用的研究仍较少,小样本的临床研究显示难治性 IC/PBS 患者双侧骶神经刺激半年有效率约 42%[72]。回顾性研究显示骶神经刺激治疗 5 年后，52%（11/21）女性 IC/PBS 患者仍能维持良好疗效[73]。

对于骶神经刺激治疗失败的患者，特别是骶神经刺激效果良好，但是出现局部感染需拔除电极的患者，可以尝试阴部神经刺激治疗。一项随机交叉设计的临床研究显示，随访 6 个月后，66% 接受阴部神经刺激的患者症状缓解程度优于骶神经刺激患者[74]。后续的随访显示，随访 14 个月后 94% 的患者膀胱容量缩小、尿频、排尿量小、夜尿、疼痛症状均有不同程度的缓解[43]。基于目前临床研究证据，严格把握适应证，骶神经刺激和阴部神经刺激治疗 IC/PBS 可以取得良好的效果。由于神经刺激疗法创伤较小，并发症少（如感染、脑脊液漏等），神经刺激治疗有望成为 IC/PBS 主要治疗方案之一。需要注意的是神经刺激治疗对尿频、尿急治疗较为有效，对疼痛症状缓解有限，若患者以疼痛症状为主，需谨慎采用神经刺激疗法。

7. 外科治疗

如果膀胱镜发现 Hunner 溃疡存在，那么经尿道 Hunner 溃疡将是一种可靠的治疗方式，研究显示 Hunner 溃疡切除后 42 个月，IC/PBS 患者疼痛缓解率高达 100%，尿频缓解率为 70%[75]。经尿道 Hunner 溃疡切除是 IC/PBS 患者治疗少有的疗效明确的治疗方案。

对于膀胱容量缩小而保守治疗无效的患者，膀胱扩大术和代膀胱术是可选择的治疗方案之一。对于麻醉下膀胱容量较小的患者可以更加积极地采用膀胱扩大治疗或代膀胱术。膀胱扩大和代膀胱术的材料多选用自体肠道，但笔者所在单位对于膀胱容量较大的患者尝试采用硬脑膜补片膀胱扩大，也取得了良好的疗效。代膀胱术中是否保留患者膀胱三角区目前争议较大，由于膀胱三角区往往是 Hunner 溃疡的高发部位，也是疼痛产生的重要部位。保留三角区面临术后疼痛及 Hunner 溃疡复发的风险，但是切除三角区又增加了术后尿潴留的可能[76]。对于描述疼痛部位位于尿道、膀胱镜检无 Hunner 溃疡及麻醉下最大膀胱容量较大的患者，膀胱扩大及代膀胱术成功率较低。

对于严格选择的难治性患者，保留或不保留膀胱的尿路改道手术也是备选方案之一。对于以尿频为主要症状的患者，尿流改道可以迅速改善症状。但是对于疼痛的治疗要复杂得多，IC/PBS 的疼痛机制复杂，研究显示即使行膀胱＋尿道全切，患者的疼痛症状可能依然不能缓解[77]。

8. 其他治疗方案

尽管健康教育与行为调整治疗、口服药物治疗、膀胱灌注治疗、膀胱水扩张治疗等方案均被广泛地应用于 IC/PBS 的治疗中，迄今为止仍没有一种方案可根治 IC/PBS 患者的膀胱区疼痛症状。因此，目前还有很多新的治疗方案在探索中。

干细胞治疗是最具希望的治疗方案之一，研究发现间充质干细胞培养中含有大量有益于膀胱尿路上皮重建的生长因子、细胞因子和营养物质[78]。在大鼠模型中单次膀胱壁内注射人脐带血间充质造血干细胞足以稳定地逆转 IC/PBS 症状[79]。

口服药物生物利用度较低，往往需要较大剂量才能起到治疗作用。而膀胱灌注治疗容易被持续产生的尿液稀释，短时间内排出体外，作用时间较短。同时膀胱灌注药物难以穿透膀胱黏膜屏障。为解决上述问题，研究人员提出了药物释放系统的概念（DDSs， drug delivery systems）。脂质体是与人类细胞膜类似的双层磷脂结构，很容易突破细胞膜，同时对脂溶性药物和水溶性药物都具有较强的亲和力。在一项开放标签的非对照试验中，脂质体包被的 PPS 治疗 IC/PBS 取得了良好的疗效[80]。另外一个研究较多的 DDSs 是聚合物凝胶体系，它可以为膀胱灌注药物提供一个保护环境，延长药物释放时间。我们知道利多卡因作用迅速但是持续时间较短，经过特殊设计的利多卡因释放装置可以持续稳定地释放利多卡因达 14 天以上，2 周有效率为 64%[81]。

9. 青少年 IC/PBS 患者诊治

由于经典的 IC/PBS 诊断标准排除了未成年人，且目前绝大多数临床研究排除了未成年人，膀胱镜检、钾离子敏感性实验等侵入性操作对儿童及青少年患者更加不便，对于青少年及儿童，IC/PBS 的诊断和治疗是一个巨大的挑战。因此未成年人 IC/PBS 误诊及延迟诊断率更高。

早期基于未成年人 IC/PBS 发病率很低这一认知，NIDDK 诊断标准排除了年龄小于 18 岁的人群。随着研究的进展，目前最早有 2 岁的 IC/PBS 患者报道。绝大多数报道的未成年患者为女性。由于缺乏大规模流行病学调查，目前无法估计未成年患者发病率。未成年人的诊断和治疗，基本遵循和成年人一样的标准和方案。需要注意的是，未成年人往往起病时间较短，症状不典型，给临床带来较大困扰。口服药物治疗时需要根据年龄相应调整药物剂量。

七、结论

截至目前，关于 IC/PBS 的病因、诊断标准和治疗方案尚存在较多的争议，IC/PBS 患者的管理对泌尿外科医生而言依然是巨大的挑战。鉴于 IC/PBS 患者自然病史不同，临床表现各异，对治疗反应不一，我们有理由怀疑这是一类异质性疾病。长期以来，人们尝试各种各样的方案治疗 IC/PBS，但是没有任何一种方案是治愈性的。既往多数研究受限于样本量较小、入组标准不一、缺乏对照组等条件而证据等级不高，缺乏可比性。目前我们还需要更多设计良好的随机临床试验或队列研究以应对 IC/PBS 带给我们的挑战。

（方志伟）

参考文献

[1] López SR，Nilsson C，Lund R，et al. The standardization of terminology of lower urinary tract function：report from the standardization sub-committee of the international continence society. Urology，2003，61（1）：37-49.

[2] Skene AJC. Diseases of the bladder and urethra in women. New York：William Wood. 1887.

[3] Hunner GL. A rare type of bladder ulcer in women：report of cases. The Boston Medical and Surgical Journal，1915，8（5）.

[4] Bumpus HC. Interstitial cystitis：its treatment by overdistension of the bladder. Med Clin North

Am，1930.

［5］ Hand JR. Interstitial cystitis: report of 223 cases, 204 women and 19 men. Bulletin. Portland. Or. Clinic, 1949, 3 (2): 41.

［6］ Ito T, Ueda T, Honma Y, Takei M. Recent trends in patient characteristics and therapeutic choices for interstitial cystitis: analysis of 282 Japanese patients. Int J Urol, 2007, 14 (12): 1068-1070.

［7］ Homma Y. Hypersensitive bladder: a solution to confused terminology and ignorance concerning interstitial cystitis. Int J Urol, 2014, 21 Suppl 1: 43-47.

［8］ Kreft ME, Sterle M, Veranic P, et al. Urothelial injuries and the early wound healing response: tight junctions and urothelial cytodifferentiation. Histochem Cell Biol, 2005, 123 (4-5): 529-539.

［9］ Towner RA, Wisniewski AB, Wu DH, et al. A Feasibility Study to Determine Whether Clinical Contrast Enhanced Magnetic Resonance Imaging Can Detect Increased Bladder Permeability in Patients with Interstitial Cystitis, J Urol, 2015.

［10］ Erickson DR, Herb N, Ordille S, et al. A new direct test of bladder permeability. Journal of Urology, 2000, 164 (2): 419-422.

［11］ Altuntas CZ, Daneshgari F, Sakalar C. Autoimmunity to uroplakin II causes cystitis in mice: a novel model of interstitial cystitis, Eur Urol, 2012, 61 (1): 193-200.

［12］ Peters KM, Killinger KA, Ibrahim IA. Childhood symptoms and events in women with interstitial cystitis/painful bladder syndrome. Urology, 2009, 73 (2): 258-262.

［13］ Warren JW, Brown V, Jacobs S, et al. Urinary tract infection and inflammation at onset of interstitial cystitis/painful bladder syndrome. Urology, 2008, 71 (6): 1085-1090.

［14］ Rosen JM, Klumpp DJ. Mechanisms of pain from urinary tract infection. Int J Urol, 2014, 21 Suppl 1: 26-32.

［15］ Zhang QH, Shen XC, Zhou ZS, et al. Decreased nanobacteria levels and symptoms of nanobacteria-associated interstitial cystitis/painful bladder syndrome after tetracycline treatment. Int Urogynecol J, 2010, 21 (1): 103-109.

［16］ Warren JW, Jackson TL, Langenberg P, et al. Prevalence of interstitial cystitis in first-degree relatives of patients with interstitial cystitis. Urology, 2004, 63 (1): 17-21.

［17］ Peters KM, Killinger KA, Mounayer MH, et al. Are ulcerative and nonulcerative interstitial cystitis/painful bladder syndrome 2 distinct diseases? A study of coexisting conditions. Urology, 2011, 78 (2): 301-308.

［18］ Davis NF, Brady CM, Creagh T. Interstitial cystitis/painful bladder syndrome: epidemiology, pathophysiology and evidence-based treatment options. Eur J Obstet Gynecol Reprod Biol, 2014, 175: 30-37.

［19］ Oravisto KJ. Epidemiology of interstitial cystitis. Annales chirurgiae et gynaecologiae Fenniae, 1975, 64 (2): 75.

［20］ Payne CK, Joyce GF, Wise M. Interstitial cystitis and painful bladder syndrome. J Urol, 2007, 177 (6): 2042-2049.

［21］ Clemens JQ, Meenan RT, Rosetti MC, et al. Prevalence and incidence of interstitial cystitis in a managed care population. Journal of Urology, 2005, 173 (1): 98.

［22］ Suskind AM, Berry SH, Ewing BA, et al. The prevalence and overlap of interstitial cystitis/bladder pain syndrome and chronic prostatitis/chronic pelvic pain syndrome in men: results of the RAND

Interstitial. Cystitis Epidemiology (RICE) Male Study. J Urol, 2013, 187 (4): 141-145.

[23] Larsen S, Thompson SA, Hald T, et al. Mast cells in interstitial cystitis. Br J Urol, 1982, 54 (3): 283-286.

[24] Kim HJ. Update on the Pathology and Diagnosis of Interstitial Cystitis/Bladder Pain Syndrome: A Review. Int Neurourol J. 2016. 20 (1): 13-17.

[25] Johansson SL, Fall M. Pathology of interstitial cystitis. Urol Clin North Am, 1994, 21 (1): 55-62.

[26] Zeng Y, Wu XX, Homma Y, et al. Uroplakin III-delta4 messenger RNA as a promising marker to identify nonulcerative interstitial cystitis. J Urol, 2007, 178 (4 Pt 1): 1322-1327; discussion 1327.

[27] Crumley S, Ge Y, Zhou H, et al. Interstitial cystitis: another IgG4-related inflammatory disease. Ann Diagn Pathol, 2013, 17 (5): 403-407.

[28] Dell JR, Mokrzycki ML, Jayne CJ. Differentiating interstitial cystitis from similar conditions commonly seen in gynecologic practice. Eur J Obstet Gynecol Reprod Biol, 2009, 144 (2): 105-109.

[29] Tripp DA, Nickel JC, Wong J, et al. Mapping of pain phenotypes in female patients with bladder pain syndrome/interstitial cystitis and controls. Eur Urol, 2012, 62 (6): 1188-1194.

[30] Driscoll A TJ. How do patients with interstitial cystitis present? J Urol, 2002, 166 (6): 2118-2120.

[31] Driscoll A, Teichman JM. How do patients with interstitial cystitis present. J Urol, 2001, 166 (6): 2118-2120.

[32] Teichman JM, Parsons CL. Contemporary clinical presentation of interstitial cystitis. Urology, 2007, 69 (4 Suppl): 41-47.

[33] Kim SH, Oh SA, Oh SJ. Voiding diary might serve as a useful tool to understand differences between bladder pain syndrome/interstitial cystitis and overactive bladder. Int J Urol, 2014, 21 (2): 179-183.

[34] Parsons CL, Greenberger M, Gabal L, et al. The role of urinary potassium in the pathogenesis and diagnosis of interstitial cystitis. J Urol, 1998, 159 (6): 1862-1866; discussion 1866-1867.

[35] Nigro DA, Wein AJ, Foy M, et al. Associations among cystoscopic and urodynamic findings for women enrolled in the Interstitial Cystitis Data Base (ICDB) Study. Urology, 1997, 49 (5A Suppl): 86-92.

[36] Nordling J, Anjum FH, Bade JJ, et al. Primary evaluation of patients suspected of having interstitial cystitis (IC). Eur Urol, 2004, 45 (5): 662-669.

[37] van de Merwe JP, Nordling J, Bouchelouche P, et al. Diagnostic criteria, classification, and nomenclature for painful bladder syndrome/interstitial cystitis: an ESSIC proposal. Eur Urol, 2008, 53 (1): 60-67.

[38] Staack A, Distelberg B, Schlaifer A, et al. Prospective study on the effects of regular and decaffeinated coffee on urinary symptoms in young and healthy volunteers. Neurourol Urodyn, 2015, 36 (2): 432-437.

[39] Pierce AN, Christianson JA. Chapter Seventeen-Stress and Chronic Pelvic Pain. Progress in molecular biology and translational science, 2015, 131: 509-535.

[40] Lee UJ, Ackerman AL, Wu A, et al. Chronic psychological stress in high-anxiety rats induces sus-

tained bladder hyperalgesia. Physiol Behav, 2015, 139: 541-548.

[41] Yang W, Propert KJ, Richard LJ. Estimating the efficacy of an interstitial cystitis/painful bladder syndrome medication in a randomized trial with both non-adherence and loss to follow-up. Stat Med, 2014, 33 (20): 3547-3555.

[42] Sun Y, Fang Z, Ding Q, et al. Effect of amitriptyline in treatment interstitial cystitis or bladder pain syndrome according to two criteria: does ESSIC criteria change the response rate. Neurourol Urodyn, 2014, 33 (3): 341-344.

[43] Antolak SJ. Re: Sacral neuromodulation for the symptomatic treatment of refractory interstitial cystitis: a prospective study. J Urol, 2003, 170 (5): 1956; author reply 1956.

[44] Seshadri P, Emerson L, Morales A. Cimetidine in the treatment of interstitial cystitis. Urology, 1994, 44 (4): 614-616.

[45] Sant GR, Propert KJ, Hanno PM, et al. A pilot clinical trial of oral pentosan polysulfate and oral hydroxyzine in patients with interstitial cystitis. J Urol, 2003, 170 (3): 810-815.

[46] Nickel JC, Herschorn S, Whitmore KE, et al. Pentosan polysulfate sodium for treatment of interstitial cystitis/bladder pain syndrome: insights from a randomized, double-blind, placebo controlled study. J Urol, 2015, 193 (3): 857-862.

[47] Giannantoni A, Bini V, Dmochowski R, et al. Contemporary management of the painful bladder: a systematic review. Eur Urol, 2012, 61 (1): 29-53.

[48] Carter HB. American Urological Association (AUA) guideline on prostate cancer detection: process and rationale. BJU Int, 2013, 112 (5): 543-547.

[49] Perez-Marrero R, Emerson LE, Feltis JT. A controlled study of dimethyl sulfoxide in interstitial cystitis. J Urol, 1988, 140 (1): 36-39.

[50] Yamada Y, Nomiya A, Niimi A, et al. A survey on clinical practice of interstitial cystitis in Japan. Transl Androl Urol, 2015, 4 (5): 486-490.

[51] Tomoe H. In what type of interstitial cystitis/bladder pain syndrome is DMSO intravesical instillation therapy effective. Transl Androl Urol, 2015, 4 (6): 600-604.

[52] Stav K, Beberashvili I, Lindner A, et al. Predictors of response to intravesical dimethyl-sulfoxide cocktail in patients with interstitial cystitis. Urology, 2012, 80 (1): 61-65.

[53] Hung MJ, Chen YT, Shen PS, et al. Risk factors that affect the treatment of interstitial cystitis using intravesical therapy with a dimethyl sulfoxide cocktail. Int Urogynecol J, 2012, 23 (11): 1533-1539.

[54] Gafni-Kane A, Botros SM, Du H, et al. Measuring the success of combined intravesical dimethyl sulfoxide and triamcinolone for treatment of bladder pain syndrome/interstitial cystitis. Int Urogynecol J, 2013, 24 (2): 303-311.

[55] Morales A, Emerson L, Nickel JC. Intravesical hyaluronic acid in the treatment of refractory interstitial cystitis. Urology, 1997, 49 (5A Suppl): 111-113.

[56] Rooney P, Srivastava A, Watson L, et al. Hyaluronic acid decreases IL-6 and IL-8 secretion and permeability in an inflammatory model of interstitial cystitis. Acta Biomater, 2015, 19: 66-75.

[57] Cervigni M. Interstitial cystitis/bladder pain syndrome and glycosaminoglycans replacement therapy. Transl Androl Urol, 2015, 4 (6): 638-642.

[58] Engelhardt PF, Morakis N, Daha LK, et al. Long-term results of intravesical hyaluronan therapy

in bladder pain syndrome/interstitial cystitis. Int Urogynecol J, 2011, 22 (4): 401-405.

[59] Henry RA, Morales A, Cahill CM. Beyond a Simple Anesthetic Effect: Lidocaine in the Diagnosis and Treatment of Interstitial Cystitis/bladder Pain Syndrome. Urology, 2015, 85 (5): 1025-1033.

[60] Parsons CL, Zupkas P, Proctor J, et al. Alkalinized lidocaine and heparin provide immediate relief of pain and urgency in patients with interstitial cystitis. J Sex Med, 2012, 9 (1): 207-212.

[61] Parsons CL, Koziol JA, Proctor JG, et al. Heparin and alkalinized lidocaine versus alkalinized lidocaine for treatment of interstitial cystitis symptoms. Can J Urol, 2015, 22 (2): 7739-7744.

[62] Nomiya A, Naruse T, Niimi A, et al. On-and post-treatment symptom relief by repeated instillations of heparin and alkalized lidocaine in interstitial cystitis. Int J Urol, 2013, 20 (11): 1118-1122.

[63] Welk BK, Teichman JM. Dyspareunia response in patients with interstitial cystitis treated with intravesical lidocaine, bicarbonate, and heparin. Urology, 2008, 71 (1): 67-70.

[64] Peeker R, Haghsheno MA, Holmäng S, et al. Intravesical bacillus Calmette-Guerin and dimethyl sulfoxide for treatment of classic and nonulcer interstitial cystitis: a prospective, randomized double-blind study. J Urol, 2000, 164 (6): 1912-5; discussion 1915-6.

[65] Rui P, Silva J, Dinis P. Clinical response to intra-trigonal onabotulinum toxin A injections is not related to the presence of ulcers in Bladder Pain Syndrome/Interstitial Cystitis patient. 2013 AUA abstract. 2013.

[66] Kuo HC, Chancellor MB. Comparison of intravesical botulinum toxin type A injections plus hydrodistention with hydrodistention alone for the treatment of refractory interstitial cystitis/painful bladder syndrome. BJU Int, 2009, 104 (5): 657-661.

[67] Smith CP, Radziszewski P, Borkowski A, et al. Botulinum toxin A has antinociceptive effects in treating interstitial cystitis. Urology, 2004, 64 (5): 871-875; discussion 875.

[68] Lee CL, Kuo HC. Long-term efficacy and safety of repeated intravescial onabotulinumtoxinA injections plus hydrodistention in the treatment of interstitial cystitis/bladder pain syndrome. Toxins (Basel), 2015, 7 (10): 4283-93.

[69] Erickson DR, Kunselman AR, Bentley CM, et al. Changes in urine markers and symptoms after bladder distention for interstitial cystitis. J Urol, 2007, 177 (2): 556-560.

[70] Cole EE, Scarpero HM, Dmochowski RR. Are patient symptoms predictive of the diagnostic and/or therapeutic value of hydrodistention. Neurourol Urodyn, 2005, 24 (7): 638-642.

[71] Fall M, Peeker R. What is the value of cystoscopy with hydrodistension for interstitial cystitis? Urology, 2006, 68 (1): 236; author reply 236-7.

[72] Schmidt RA, Tanagho EA. Feasibility of controlled micturition through electric stimulation. Urol Int, 1979, 34 (3): 199-230.

[73] Ghazwani YQ, Elkelini MS, Hassouna MM. Efficacy of sacral neuromodulation in treatment of bladder pain syndrome: long-term follow-up. Neurourol Urodyn, 2011, 30 (7): 1271-1275.

[74] Peters KM, Feber KM, Bennett RC. A prospective, single-blind, randomized crossover trial of sacral vs pudendal nerve stimulation for interstitial cystitis. BJU Int, 2007, 100 (4): 835-839.

[75] Fall M. Conservative management of chronic interstitial cystitis: transcutaneous electrical nerve stimulation and transurethral resection. J Urol, 1985, 133 (5): 774-778.

[76] Linn JF, Hohenfellner M, Roth S, et al. Treatment of interstitial cystitis: comparison of subtrigo-

nal and supratrigonal cystectomy combined with orthotopic bladder substitution. J Urol, 1998, 159 (3): 774-778.

[77] Lotenfoe RR, Christie J, Parsons A, et al. Absence of neuropathic pelvic pain and favorable psychological profile in the surgical selection of patients with disabling interstitial cystitis. J Urol, 1995, 154 (6): 2039-2042.

[78] Adamowicz J, Pokrywczynska M, Drewa T. Conditioned medium derived from mesenchymal stem cells culture as a intravesical therapy for cystitis interstitials. Med Hypotheses, 2014, 82 (6): 670-673.

[79] Song M, Lim J, Yu HY, et al. Mesenchymal Stem Cell Therapy Alleviates Interstitial Cystitis by Activating Wnt Signaling Pathway. Stem Cells Dev, 2015, 24 (14): 1648-1657.

[80] Lander EB, See JR. Intravesical instillation of pentosan polysulfate encapsulated in a liposome nanocarrier for interstitial cystitis. Am J Clin Exp Urol, 2014, 2 (2): 145-148.

[81] Nickel JC, Jain P, Shore N, et al. Continuous intravesical lidocaine treatment for interstitial cystitis/bladder pain syndrome: safety and efficacy of a new drug delivery device. Sci Transl Med, 2012, 4 (143): 143ra100.

第七章

女性盆底功能障碍性疾病

女性盆底功能障碍（female pelvic floor dysfunction，FPFD）是指盆底支持结构缺陷、损伤及功能障碍造成的疾病，主要表现为盆腔器官脱垂（pelvic organ prolapse，POP）、下尿路功能障碍（lower urinary tract syndrome，LUTS）、排便功能障碍（便秘、便失禁等）和女性性功能障碍（female sexual dysfunction，FSD）等。对其诊断与处理形成的亚学科是妇科泌尿学和盆底重建外科（urogynecology and reconstruction of pelvic surgery，URPS），又称女性盆底学（female pelvicology），是近年来备受国内外关注的一门新的学科领域。

盆底功能障碍性疾病发病率很高，国内外临床流行病学调查发现，在普通女性已婚人群中，尿失禁发生率为 20％～40％，盆腔脏器脱垂发生率为 15％～30％[1]。人口资料显示 11％[2] 的女性在一生中会因为盆腔脏器脱垂或尿失禁接受手术治疗。

FPFD 虽非致死性疾病，但明显影响患者的生活质量，可表现为社交障碍，甚至产生一系列心理问题，所以被认为是一种"社交癌"。盆底功能障碍性疾病不仅是医疗问题，也是一个突出的社会问题，值得引起广泛关注。

近十余年来，女性盆底疾病诊治发展迅速，在很多方面与传统的理念相较有了较大变革。1990 年，Petros 和 Ulmsten 首次提出了盆底整体理论。1992 年 Delancey[3] 详细阐述了阴道支持结构的 3 个水平，从纵向将盆底支持结构分为三个层面：第一层为上层支持结构，即主韧带-宫骶韧带复合体；第二层为阴道旁侧支持结构，即肛提肌、膀胱阴道筋膜及直肠阴道筋膜；第三层为远端支持结构，即会阴体及括约肌。而腔室理论从横向将盆底结构分为前、中、后三个区域：前盆腔（anterior compartment）、中盆腔（middle compartment）和后盆腔（posterior compartment）。前盆腔包括阴道前壁、膀胱、尿道；中盆腔包括阴道顶部、子宫；后盆腔包括阴道后壁、直肠。由此将脱垂量化到各个腔室。2004 年，Petros 著作的 *The Female Pelvic Floor Function，Dysfunction and Management According to the Integral Theory* 问世。女性盆底疾病的整体理论已发展成熟，成为一个重要的医学典范。

更大的变革来自于手术方式的创新、手术器械的改进以及移植替代材料的应用。20 世纪 90 年代 TVT-O 问世，该方法通过尿道中段下方放置无张力吊带治疗压力性尿失禁，对传统的抗尿失禁手术进行了革新性改进并取得了很好的临床疗效。随之，多种移植替代材料包括聚丙烯补片和生物补片开始用于盆底重建手术。虽然对于盆底网片植入手术的评价褒贬不一，观念有差异，但不可否认应用网片的盆底重建手术是脱垂修复手术的变革，给盆底重建手术的解剖修复及理念带来了极大冲击。

女性盆底功能障碍性疾病诊治涉及多个学科，本章重点介绍女性盆腔器官脱垂。

一、定义

盆腔器官主要包括膀胱、尿道、子宫、阴道及肛肠。这些器官从正常的解剖位置下移就称为盆腔器官脱垂。

二、病因及发病机制

女性盆底器官脱垂与盆底缺陷（pelvic floor defects，PFD）或盆底支持组织松弛（relaxation of pelvic supports，RPS）密切相关。盆底的支持结构包括盆底肌肉、筋膜及韧带。正常情况下，这些组织能有力地支持子宫、直肠、膀胱及尿道在正常的位置并维持良好的功能。在一些高危因素作用下盆底组织的细胞受损，首先表现为细胞电生理特性改变，接着为组织生物力学变化及盆腹动力学出现变化，如果没有及时处理及干预，盆腔脏器会出现病理解剖变化进而影响人体生理功能，临床出现一系列症状。女性盆底功能障碍性疾病发病过程中，盆底电生理特性改变是盆底组织损伤比较早的阶段。

造成盆底支持组织薄弱的主要因素为妊娠、分娩，尤其是经阴道难产；其他病因包括先天发育不良；绝经后雌激素减低；便秘、慢性咳嗽、长期重体力劳动及肥胖等造成长期腹内压增高的因素等。

三、临床表现

1. 症状

轻度的 POP 患者可能无任何临床症状，仅为妇科检查时发现，也称为无症状性脱垂。随着脱垂程度的加重，患者会有阴道内肿物感、阴道口脱出可复性包块，同时可伴有不同程度的下尿路症状和排便障碍。常见的有储尿期症状如尿频、尿急、尿失禁等，排尿期症状如排尿困难、手助排尿、排尿不净感、排尿淋漓等。排便功能障碍发生率较排尿功能障碍少，如直肠前突严重可引起排便困难或便秘。便失禁少见。

一些患者主诉下腹坠胀及腰酸不适，但需要注意这类症状与脱垂并非绝对相关，如果患者因坠胀及腰酸不适要求行 POP 修复手术，需要首先明确上述症状是否由盆腔器官脱垂引起。可尝试先佩戴子宫托，如一段时间后症状缓解表明症状与脱垂相关。

另外值得关注的是，术后新发压力性尿失禁（DE Novo SUI）和 POP 术后尿失禁加重的情况。有些 POP 患者尤其是前盆腔脱垂为主者，随着脱垂加重，其压力性尿失禁症状会减轻或消失，经过 POP 修复手术后尿失禁症状再次出现甚至较术前更严重。还有些术前没有 SUI 主诉的患者术后出现了 SUI 症状，即所谓术后新发压力性尿失禁（DE No-vo SUI）。文献报道 DE Novo SUI 发生率高达 20%～40%[4]。术后新发尿失禁和尿失禁加重与隐匿性尿失禁有关，主要是脱垂的膀胱使尿道扭曲，下尿路阻力增加，掩盖了

SUI 症状，术后随着膀胱膨出的修复，下尿路梗阻缓解，隐匿性 SUI 变为显性 SUI。因此在 POP 手术前推荐还纳脱垂后（纱布或子宫托）行压力诱发试验，必要时可行尿动力学检查。但如何判断患者是否有可能发生 DE Novo SUI，有哪些是可预测的高危因素，目前尚无统一的标准，是困扰临床医生的问题。

对 POP 相关的临床症状主要采用问卷调查来进行评估。常用的问卷有《盆底功能障碍问卷》（pelvic floor distress inventory：short form 20，PFDI 20），《盆腔脏器脱垂/尿失禁性功能问卷》（PISQ-12），问卷见章末附录。

2. 体格检查

嘱患者排空膀胱后取膀胱截石位。首先观察外阴阴裂情况，如脱垂严重，需仔细查看脱垂部位有无溃烂。查看阴道及宫颈外观。如可疑病变应行宫颈细胞学检查，必要时活检。

让患者用力做 Valsalva 动作或连续咳嗽，以观察到最大程度的脱垂。按照前、中、后盆腔顺序评估。应用单叶窥具压住阴道后壁观察前壁及子宫脱垂情况，同时仔细观察阴道皱襞，评估缺陷部位为中央型、旁侧型还是顶端缺损。再用单叶窥具向上拉起宫颈及阴道前壁，评估阴道后壁脱垂情况，注意有无小肠疝。双合诊检查子宫附件情况。如可疑小肠疝，应行三合诊检查。应用盆底器官脱垂定量分期法（pelvic organ prolapse quantitation，POP-Q）评估脱垂程度。

还纳脱垂后行压力诱发试验，即让患者做 Valsalva 动作或咳嗽观察尿道口有无尿液溢出。必要时让患者自觉有尿意后再行压力诱发试验。如有提示患者有 SUI 或隐匿性 SUI，修复脱垂时建议同时行抗尿失禁手术。

评估盆底肌肉的肌力。医生示指及中指分别放置在阴道中段的 4 点和 8 点处，感知患者盆底肌肉的基础张力，然后嘱患者收缩盆底肌肉，通过肌肉收缩的强度、持续时间和收缩次数评估肌力（见表 7-1）。

表 7-1　修改的会阴肌肉肌力测试（GRRUG）

肌力	收缩质量	保持时间（s）	收缩次数（没有疲劳）
0	无	0	0
1	颤动	1	1
2	不完全收缩	2	2
3	完全收缩，没有对抗	3	3
4	完全收缩，具有对抗	4	4
5	完全收缩，持续对抗	5	5

POP-Q 量化分期法是目前国际上通用的脱垂程度评估方法，是 1995 年美国妇产科学会制定的盆底器官脱垂的评价系统。因其具有客观、细致，有良好的可靠性和重复性等特点，至今已成为国外应用最广泛的脱垂评价体系。

此分期方法是分别利用阴道前壁、阴道顶端和阴道后壁上的两个指示点共 6 个点与处女膜缘的关系来界定脱垂的程度。位于处女膜缘内为负值，与处女膜缘平行为 0，位于处女膜缘外为正值。同时有三条线即阴裂（genital hiatus，gh）长度：尿道外口中线至处女膜后缘的中线的距离；会阴体（perineal body，pb）长度：阴裂后缘边缘至肛门中点的距离；及阴道总长度（total vaginal length，TVL）：为处女膜后缘中点至后穹隆的距离。测量值以厘米（cm）表示（见表 7-2）。

根据测量各点的值进行脱垂的分期。一般按照前、中、后盆腔的顺序诊断。各盆腔的最低点位于处女膜缘内 1 cm 以上为 Ⅰ 期，介于 -1 至 +1 之间为 Ⅱ 期，+1 至 TVL-2 之间为 Ⅲ 期，≥TVL-2 为 Ⅳ 期（见表 7-3），图 7-1 形象地描画了正常和完全脱垂时各点的位置。POP-Q 测量的 6 个点和三条线通常以九格表形式记录（见表 7-4）。

表 7-2　POP-Q 评估指示点及范围

指示点	内容描述	范围
Aa	阴道前壁中线距处女膜缘 3 cm 处，对应"膀胱尿道皱褶"处	-3 至 +3 之间
Ba	阴道前穹隆的反褶或阴道残端距离 Aa 点最远处	Aa 点与 C 点之间
C	子宫完整者，代表宫颈外口最远处；子宫切除者则相当于阴道残端	-TVL 至 +TVL 之间
D	宫骶韧带附着于宫颈水平处；对子宫切除术后无宫颈者，D 点无法测量	-TVL 至 +TVL 之间或无
Ap	阴道后壁中线距处女膜缘 3 cm 处	-3 至 +3 之间
Bp	Ap 点与阴道后穹隆或阴道残端之间脱垂最远处	-3 至 TVL 之间
gh	尿道外口到阴唇后联合中点的距离	
pb	阴唇后联合到肛门开口中点的距离	
TVL	当 C、D 在正常位置时阴道顶部至处女膜缘的总长度	

表 7-3　盆腔器官脱垂分度（POP-Q 分期法）

分期	内容
0	无脱垂，Aa、Ap、Ba、Bp 均在 -3 cm 处，C 点或 D 点位置在 -TVL~-（TVL-2）cm 处
Ⅰ	脱垂的最远端定位于 C 处女膜缘水平内 1 cm 以上，量化值 <-1 cm
Ⅱ	脱垂的最远端在处女膜缘内侧或外侧，距处女膜缘 1 cm 以内，量化值为 -1 cm~+1 cm
Ⅲ	脱垂的最远端在处女膜缘外侧，距处女膜缘 >1 cm，但小于（TVL-2）cm，量化值为 +1~（TVL-2）cm
Ⅳ	全部脱出，脱垂的最远端超过处女膜缘 >（TVL-2）cm，量化值为 >（TVL-2）cm

表 7-4　记录 POP-Q 分期的九格表

阴道前壁 Aa anterior wall	阴道前壁 Ba anterior wall	宫颈或穹隆 C cervix or cuff
阴裂大小 gh genital hiatus	会阴体长度 pb perineal body	阴道全长 TVL total vaginal length
阴道后壁 Ap posterior wall	阴道后壁 Bp posterior wall	阴道后穹隆 D posterior fornix

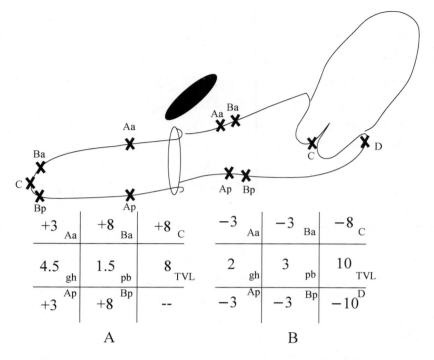

下方表格：

+3 Aa	+8 Ba	+8 C		−3 Aa	−3 Ba	−8 C
4.5 gh	1.5 pb	8 TVL		2 gh	3 pb	10 TVL
+3 Ap	+8 Bp	--		−3 Ap	−3 Bp	−10 D
	A				B	

图 7-1 九格表表示盆腔器官位于正常位置及完全脱垂时的各项数据

3. 辅助检查

（1）盆底超声：盆底超声因其具有无放射性、非侵入性，能够实时观察，可多平面成像，是近年来了解正常和异常盆底解剖的重要诊断及研究工具；对于盆底疾病的评估具有良好的优越性，操作较简单，医疗成本低，患者易于接受，其临床价值逐渐被认可。经会阴超声在静息状态、最大 Valsalva 动作和盆底肌收缩时成像，提供盆底二维、三维及四维图像，二维图像可以盆腔脏器脱垂下移至耻骨联合后下缘水平连线的距离，协助评价压力性尿失禁及盆腔脏器脱垂程度。三维、四维图像在重建的轴平面上可以测量肛提肌裂孔面积，并可检测肛提肌及括约肌的完整性；同时可以观察到手术植入补片的位置。

（2）残余尿测定：即排尿后膀胱内剩余的尿量。正常应为 0 ml。最准确的测量方法是排尿后进行导尿，但会使患者感到不适且增加泌尿系统感染机会。最常用的是超声测量。残余尿测定简单且能提供关于有无下尿路梗阻的信息，非常有价值。推荐在所有盆底重建手术前常规测定。

（3）1 h 尿垫试验：拟行手术治疗的 POP 患者无论有无 SUI 的病史，建议术前行还纳脱垂后的 1 h 尿垫试验，以评价是否有 SUI 或隐匿性 SUI 及其程度，协助制定手术方式。1 h 尿垫试验的具体操作方法为：试验持续 1 h，从 0 时开始，患者排空膀胱并不再排尿，预先放置称重的卫生巾，15 min 内喝 500 ml 水，随后 30 min，患者行走，上下台阶，最后 15 min，应坐立 10 次，用力咳嗽 10 次，跑步 1 min，拾起地面 5 个小东西，60 min 结束称重卫生巾。试验前后卫生巾重量差即为漏尿量。<1 g 为无尿失禁，2～

10 g 为轻度 SUI，10～30 g 为中度 SUI，31～50 g 为重度 SUI，＞50 g 为极重度 SUI。

（4）尿动力学检测：尿动力学是依据流体力学和电生理学的原理和方法，检测尿路各部压力、流率及生物电活动，可以模拟再现下尿路功能，提供储尿和排尿信息，可直观、量化反映膀胱功能和尿道功能，是妇科和泌尿科医生的有力工具。但是，并非所有的 POP 患者都需要进行尿动力学检查。推荐对于合并有下尿路症状的Ⅲ期以上的 POP 患者，手术前行尿动力学检测。对于术后新发严重下尿路症状者，尿动力学检查有助于发现病因。

（5）肛肠动力学检查：对于 POP 合并严重排便功能障碍如粪失禁、便秘者推荐行肛肠动力学检查。

（6）盆底电生理检测：盆底电生理检测包括盆底肌肉的肌电位、盆底深层及浅层肌肉的Ⅰ类肌肉和Ⅱ类肌肉的肌力、疲劳度、阴道动态压力及盆底张力等情况，有助于发现早期异常。目前推荐所有产后女性在分娩后 6 周复查时常规进行盆底电生理检测，对有明显异常者积极进行干预治疗，有助于降低中重度 FPFD 的发生率。

4. 盆腔器官脱垂的治疗

（1）盆底康复训练治疗：随着对 FPFD 发病机制的认识改变，近年来 FPFD 的治疗理念和方式有较大的改变。对疾病进行早期识别及干预从而预防远期中重度 FPFD 的发生，这一理念已开始引起共识。应用盆底电生理技术及盆腹动力学评估盆底支持组织的损伤程度，并应用盆底康复治疗对早期盆底异常者进行干预性治疗已开始普及。

适应证有：产后盆底电生理异常尤其是有下尿路症状或阴道松弛症者；POP-Q 分期Ⅱ期以下患者；围术期需辅助治疗者。

康复治疗方法有：盆底肌肉锻炼（凯格尔训练）、生物反馈、电刺激、情景训练、家庭康复治疗等。

盆底康复治疗需要医患的相互信任和良好配合，另外，康复治疗是个长期的训练过程，需要鼓励患者并定期回访，如能坚持，疗效肯定。

（2）子宫托治疗：严格来讲子宫托仅是一种对症的处理方法，并非治疗。具有无创、费用低等优点。适合高龄及有其他系统合并症不能耐受手术的患者。甚至有学者提出可将子宫托作为一线的治疗方案。子宫托的材质以硅胶为主，种类繁多，应根据患者脱垂的情况、阴道松弛程度、阴裂大小、有无 SUI 等情况综合考虑评估后来选择适合的类型及型号。有些子宫托具有托起膀胱颈的作用，可以同时起到治疗 SUI 症状的作用，但并非所有患者都能佩戴到合适的子宫托，需要教会患者自行取放及护理。避免阴道炎症甚至因长期压迫引起阴道黏膜溃烂或造成生殖道瘘等。硅胶子宫托可以连续放置 1 个月，但推荐每 1～2 周取出清洗一次，次晨再佩戴上。如果阴道分泌物明显增多甚至有血性分泌物应尽早取出，必要时到医院请医生检查。对于生活不能自理、痴呆及不能按时随访者不建议使用子宫托。

（3）手术治疗：手术适应证有 POP-QⅢ期以上，个别Ⅱ期有症状并强烈要求手术者。因 POP 并非致死性疾病，因此手术的选择更多要尊重患者的意愿。POP 修复手术方式很多。应结合患者的年龄、性活跃程度、脱垂的部位及伴随症状等综合考虑，应选择手术复发率低、并发症少且提高生活质量的手术方式。

1）前盆腔脱垂修复手术：有抗尿失禁手术、阴道前壁修补术等手术方式。

抗尿失禁手术：压力性尿失禁的最常见类型为尿道高活动性，此类 SUI 手术效果良好。包括有腹腔镜下的 Burch 手术、经阴道尿道中段无张力悬吊术，后者又分为经闭孔路径和经耻骨后路径，文献报道长期随访三种术式疗效相当，客观治愈率均在 80%。一般对于漏尿严重或尿道内括约肌功能障碍者，推荐采用经耻骨后路径。关于 POP 修复手术同时是否应行抗尿失禁手术目前没有统一标准。少数学者推荐对于 POP 同时伴有 SUI 或隐匿性 SUI 者应同时行抗尿失禁手术。

阴道前壁修补术：即阴道前壁折叠缝合修补，适用于中央型缺陷者。需要正确判断出缺陷的类型，尽量在靠近双侧白线处开始缝合修复。因复发率较高，已很少单独使用。

阴道旁修补术：适用于阴道旁缺陷导致的前盆腔脱垂。目的是将撕脱的耻骨宫颈筋膜缝合在两侧的盆筋膜腱弓上。可以经阴道修补，也可经腹腔镜下修补。阴道旁修补术需要良好的手术技巧才能缝合到位。

经阴道网片植入术（transvaginal mesh，TVM）：因自体组织修复性手术后 POP 的复发率较高，尤其是前盆腔脱垂为主者，因此移植替代材料开始应用于盆底重建手术。此类材料包括不可吸收的聚丙烯网片以及可吸收的生物补片。补片尤其是聚丙烯网片植入体内后与组织紧密融合，加固了盆底的支持力度，因此可明显降低手术后的复发率。但一些网片相关的并发症逐渐引起重视，包括网片的侵蚀、暴露、感染、脏器损伤等，因此美国食品与药品监督管理局（FDA）先后两次提出警告，网片的应用也由高峰曲线逐渐回落。但更多的学者认为，TVM 相关的并发症并不高，其发生与医生的技巧明确相关。目前推荐对于复发的 POP 可行 TVM，对于高龄、性生活不活跃的严重膀胱膨出患者可应用 TVM。

2）中盆腔脱垂手术方式：有至少 4 种。

骶棘韧带悬吊术：是将阴道顶端（如保留子宫则将宫颈及骶韧带）缝合固定在一侧或双侧的骶棘韧带上，以单侧悬吊为多。一般脱垂阴道后壁切口向侧方分离暴露骶棘韧带，在距离坐骨棘 2 cm 左右的骶棘韧带上缝合两针，另一侧缝合的阴道断端（如为不可吸收缝线注意不要穿透阴道黏膜），打结后可将阴道顶端提升至坐骨棘水平。临床效果可靠。但有学者指出，因此术式改变了阴道轴向，因此增加了术后阴道前壁脱垂复发的概率。因坐骨棘下方有阴道神经和血管通过，因此缝合时需要尽量避开血管和神经丰富的区域。如果缝线穿过阴部神经，患者术后立即会出现一侧小阴唇放射性针刺样灼痛，一旦发现需要尽快拆除缝线。

高位骶韧带悬吊术：可经阴道完成也可于腹腔镜下完成。在双侧骶骨韧带坐骨棘水平向上分别缝合 3 针，线的末端缝合在阴道断端（如为不可吸收缝线注意不要穿透阴道黏膜），打结拉紧后可将阴道顶端提升到坐骨棘以上水平。此术式疗效可靠。因输尿管与子宫骶骨韧带相伴而行，所以缝合时尽量避免损失输尿管或打结后使输尿管扭曲梗阻，术中应行膀胱镜检查，注意双侧输尿管开口处喷尿情况，如可疑损伤应拆除缝合线。腹腔镜下缝合可以清楚看到输尿管走行，因此损伤输尿管的概率大大减小。部分患者缝合打结后阴道道格拉斯窝深陷，容易发生小肠疝，因此需要同时将后陷窝缝合封闭。此手术方式与骶棘韧带悬吊术比较，阴道更长、轴向更好。

子宫/阴道骶骨固定术：是将子宫或阴道顶端通过网片连接缝合固定在骶骨岬下方的骶前筋膜上。1962年Lane首次描述了这个术式，以后该术式被不断改进完善，现在已成为治疗中盆腔缺陷的金标准手术，于多位腹腔镜下完成。对于腹腔粘连严重者也可开腹手术。网片的材料及形状也在不断改进，临床现应用较多的是"Y"型聚丙烯合成补片，根据前后盆腔脱垂的程度可将网片的两片分别缝合固定在阴道膀胱间隙和直肠阴道间隙，在悬吊顶端的同时也可修复前后盆腔的脱垂，因此也可被认为是全盆底的重建手术。国内外文献资料显示，其手术成功率为75％～100％。

阴道闭合手术：是将阴道部分或全部封闭。因其创伤相对较少，复发率低，手术时间短，费用低而应用逐渐增多。主要的适应人群是高龄无性生活需求者。术前一定充分沟通，使患者充分理解这类手术因后阴道封闭，丧失了阴道性交的能力。手术主要包括两种：保留子宫的阴道部分闭合术和切除子宫的阴道全封闭术。部分闭合术在两侧各留一个细小的通道，使宫腔内的分泌物可以流出以防感染。阴道闭合手术成功率90％以上。部分闭合手术有术后复发的报道，主要是由做出的阴道纵隔过窄，侧方的空隙过宽引起。

3）后盆腔脱垂的手术治疗

阴道后壁修补术：即应用自体组织进行的修补手术。纵行切开阴道后壁黏膜，向上达阴道后穹隆，向两侧分离暴露肛提肌，利用直肠前筋膜修复缺损部位，同时将双侧肛提肌缝合对扎，再适当修剪阴道黏膜后缝合。

阴道后壁网片植入术：应用网片套盒，将双侧网翼通过穿刺器穿过并固定在双侧骶棘韧带上，网片的主体放置在阴道直肠之间。虽然文献报道后盆腔脱垂自体组织修复的成功率与网片相当，但后路网片可将阴道顶端悬吊提升至坐骨棘水平，优于单纯的自体组织修复。

4）盆腔多部位联合缺陷的手术治疗

盆腔是一个整体，患者往往同时存在多个腔室多个器官的脱垂。甚至有严重的子宫脱垂、直肠脱垂联合发生的病例。因此手术前要充分评估，将各处的缺陷一一修复，必要时借助多学科的力量联合治疗。

总之，盆底器官脱垂的治疗方法较多，手术方式更多，没有金标准的手术方式。要根据患者的实际情况选择最适合的患者，同时所选术式最好是手术医生最擅长的。判定手术成功与否的标准不能仅仅局限于解剖学的复位情况，功能的康复对患者的生活质量影响更大，因此，评价手术的效果更应考虑到器官功能的恢复及生活质量的改善。

（孙秀丽）

参考文献

［1］Krlin RM，Soules KA，Winters JC. Surgical repair of pelvic organ prolapse in elderly patients. Current opinion in urology，2016，26：193-200.

［2］Swift S，Woodman P，O'Boyle A，et al. Pelvic Organ Support Study（POSST）：The distribution，clinical definition，and epidemiologic condition of pelvic organ support defects. Am J Obstet Gynecol，2005，192：795-806.

［3］Delancey JO. Anatomic aspects of vaginal eversion after hysterectomy. Am J Obstet Gynecol，1992，166（6 Pt 1）：1717-1728.

［4］孙秀丽，王世言，申太峰，等. 全盆底重建术后新发压力性尿失禁临床分析. 中国妇产科临床杂志，2013，14（2）：102-105.

附 1：

盆底功能障碍问卷（PFDI-20）

如果您有下列症状，请选择影响程度。每项选择的分值标在"□"后（0～4 分），分数越高对生活质量影响越大。

盆底功能障碍问卷－6 ［pelvic organ prolapse distress inventory 6（POPDI-6）］

1. 经常体验到下腹腹压吗？

　　□0，没有；　　　□有；如果有，对您的影响如何：

　　□1，没有影响；□2，轻度影响；□3，中度影响；□4，重度影响

2. 经常感到盆腔坠胀吗？

　　□0，没有；　　　□有；如果有，对您的影响如何：

　　□1，没有影响；□2，轻度影响；□3，中度影响；□4，重度影响

3. 经常看到或感到阴道有肿物脱出吗？

　　□0，没有；　　　□有；如果有，对您的影响如何：

　　□1，没有影响；□2，轻度影响；□3，中度影响；□4，重度影响

4. 曾经需要推压阴道或直肠周围来协助排便吗？

　　□0，没有；　　　□有；如果有，对您的影响如何：

　　□1，没有影响；□2，轻度影响；□3，中度影响；□4，重度影响

5. 经常有膀胱排尿不尽的感觉吗？

　　□0，没有；　　　□有；如果有，对您的影响如何：

　　□1，没有影响；□2，轻度影响；□3，中度影响；□4，重度影响

6. 曾经不得不用手指托起阴道的膨出部分来协助排尿吗？

　　□0，没有；　　　□有；如果有，对您的影响如何：

　　□1，没有影响；□2，轻度影响；□3，中度影响；□4，重度影响

计算此栏目平均分为（各题分数相加/6）：　　　　　分

□可评价，请填下表

□不可评价，原因：□研究对象拒绝或失访　□其他_____.

肛门直肠障碍量表－8 ［colorectal-anal distress inventory 8 （CRADI-8）］

7. 便秘，排便困难

　　□0，没有；　　　□有；如果有，对您的影响如何：

　　□1，没有影响；□2，轻度影响；□3，中度影响；□4，重度影响

8. 无法排尽大便

　　□0，没有；　　　□有；如果有，对您的影响如何：

　　□1，没有影响；□2，轻度影响；□3，中度影响；□4，重度影响

9. 在大便成形的情况下，经常不能控制排便

　　□0，没有；　　　□有；如果有，对您的影响如何：

　　□1，没有影响；□2，轻度影响；□3，中度影响；□4，重度影响

10. 当大便松散时，经常不能控制排便

　　□0，没有；　　　□有；如果有，对您的影响如何：

　　□1，没有影响；□2，轻度影响；□3，中度影响；□4，重度影响

11. 经常不能控制肛门排气

　　□0，没有；　　　□有；如果有，对您的影响如何：

　　□1，没有影响；□2，轻度影响；□3，中度影响；□4，重度影响

12. 经常在排便时感到疼痛

　　□0，没有；　　　□有；如果有，对您的影响如何：

　　□1，没有影响；□2，轻度影响；□3，中度影响；□4，重度影响

13. 排便急迫，不得不奔向卫生间去排便

　　□0，没有；　　　□有；如果有，对您的影响如何：

　　□1，没有影响；□2，轻度影响；□3，中度影响；□4，重度影响

14. 在排便时或之后感到有肠管从直肠脱出吗？

　　□0，没有；　　　□有；如果有，对您的影响如何：

　　□1，没有影响；□2，轻度影响；□3，中度影响；□4，重度影响

计算此栏目平均分为（各题分数相加/8）：　　　　　　分

□可评价，请填下表

□不可评价，原因：□留置尿管或无法自行排尿　□研究对象拒绝或失访

□其他_____.

泌尿生殖障碍量表－6 ［urinary distress inventory 6 （UDI-6）］

15. 经常感到尿频吗？

　　□0，没有；　　　□有；如果有，对您的影响如何：

□1，没有影响；□2，轻度影响；□3，中度影响；□4，重度影响

16. 经常有与排尿急迫相关的漏尿吗？急迫就是必须立刻去卫生间排尿的强烈感觉。

　　□0，没有；　　　□有；如果有，对您的影响如何：

　　□1，没有影响；□2，轻度影响；□3，中度影响；□4，重度影响

17. 经常有咳嗽、打喷嚏或大笑引起的漏尿吗？

　　□0，没有；　　　□有；如果有，对您的影响如何：

　　□1，没有影响；□2，轻度影响；□3，中度影响；□4，重度影响

18. 经常有少量漏尿吗（点滴漏尿）？

　　□0，没有；　　　□有；如果有，对您的影响如何：

　　□1，没有影响；□2，轻度影响；□3，中度影响；□4，重度影响

19. 经常排空膀胱有困难吗？

　　□0，没有；　　　□有；如果有，对您的影响如何：

　　□1，没有影响；□2，轻度影响；□3，中度影响；□4，重度影响

20. 经常感到下腹或生殖道不适吗？

　　□0，没有；　　　□有；如果有，对您的影响如何：

　　□1，没有影响；□2，轻度影响；□3，中度影响；□4，重度影响

计算此栏目平均分为（各题分数相加/6）：　　　　　分

得出每栏目的平均分（0 到 4）×25（0～100），相加得出总评分（0～300）。

评分：□□□ 分

调查日期：□□□□ 年 □□ 月 □□ 日

调查者：＿＿＿＿＿＿

附 2：

□可评价，请填下表

□不可评价，原因：□留置尿管或无法自行排尿　□研究对象拒绝或失访

□其他＿＿＿＿＿＿＿．

盆腔脏器脱垂/尿失禁性功能问卷（PISQ-12）

1. 你多久有一次性欲望？这种欲望可以指想做爱、计划做爱、因缺乏性生活而感到沮丧等。

　　□ 1. 一直　　　□ 2. 经常　　　□ 3. 有时　　　□ 4. 很少　　　□ 5. 从没有过

2. 你与伴侣性交时是否有高潮？

　　□ 1. 一直　　　□ 2. 经常　　　□ 3. 有时　　　□ 4. 很少　　　□ 5. 从没有过

3. 你与伴侣进行性生活时是否感到兴奋？

　　□ 1. 一直　　　□ 2. 经常　　　□ 3. 有时　　　□ 4. 很少　　　□ 5. 从没有过

4. 你对目前的性生活丰富程度感到满意吗？

　□ 1. 一直　　　□ 2. 经常　　　□ 3. 有时　　　□ 4. 很少　　　□ 5. 从没有过

5. 你性交时是否感到疼痛？

　□ 1. 一直　　　□ 2. 经常　　　□ 3. 有时　　　□ 4. 很少　　　□ 5. 从没有过

6. 你性交时是否会尿失禁？

　□ 1. 一直　　　□ 2. 经常　　　□ 3. 有时　　　□ 4. 很少　　　□ 5. 从没有过

7. 是否害怕（大便或者小便的）失禁会妨碍你的性生活？

　□ 1. 一直　　　□ 2. 经常　　　□ 3. 有时　　　□ 4. 很少　　　□ 5. 从没有过

8. 你是否会因为膨出（不管是膀胱、直肠还是阴道的膨出）而避免性交？

　□ 1. 一直　　　□ 2. 经常　　　□ 3. 有时　　　□ 4. 很少　　　□ 5. 从没有过

9. 当你和伴侣性交时，有没有如害怕、厌恶、害羞或者内疚这样负面的情绪？

　□ 1. 一直　　　□ 2. 经常　　　□ 3. 有时　　　□ 4. 很少　　　□ 5. 从没有过

10. 你的伴侣是否有影响你们性生活的勃起障碍？

　□ 1. 一直　　　□ 2. 经常　　　□ 3. 有时　　　□ 4. 很少　　　□ 5. 从没有过

11. 你的伴侣是否有影响你们性生活的早泄问题？

　□ 1. 一直　　　□ 2. 经常　　　□ 3. 有时　　　□ 4. 很少　　　□ 5. 从没有过

12. 与你以前曾有过的高潮相比，过去 6 个月你的性高潮程度如何？

　□1. 远不如前　　□ 2. 不如以前　　□ 3. 一样　　　□ 4. 更强烈　　　□ 5. 强烈得多

第八章

膀胱阴道瘘

一、流行病学

膀胱阴道瘘（vesicovaginal fistula，VVF）是膀胱和阴道之间的异常解剖通道，在女性泌尿生殖系统瘘中发病率最高[1]。尿液不受控制地通过瘘口由阴道流出呈严重尿失禁状态，并且常继发泌尿系统感染，使膀胱阴道瘘患者身体及心理受到严重影响[2]。

膀胱阴道瘘可由产伤，经腹或经阴道子宫切除术，盆腔放疗，感染，先天性解剖异常等原因引起[1]。据世界卫生组织 2006 年的统计结果，全球范围内约有 2 000 000 名膀胱阴道瘘患者[3]。在非洲和南美洲的一些经济、教育欠发达国家，很大一部分膀胱阴道瘘由产伤引起。膀胱阴道瘘在产伤中发病率约为 2%，在经济和教育欠发达地区每年将有 130 000 名新发的膀胱阴道瘘患者[4-5]。在美国等发达国家，膀胱阴道瘘主要由妇产科手术引起，而其中最常见的手术是全子宫切除术，膀胱阴道瘘在接受全子宫切除术患者中的发病率为 1/1800[6-9]。而在中国，随着产科医护意识的提高和妇科肿瘤发病率的增加，妇科手术引起的医源性损伤已经在膀胱阴道瘘的发病原因中占主导地位[10-12]。

二、分类

膀胱阴道瘘的分类对指导临床医生选择合适的治疗方式起到重要作用。膀胱阴道瘘的分类依据有很多，比如瘘口的位置、引起膀胱阴道瘘的原因、膀胱阴道瘘的复杂程度等。根据瘘口在膀胱壁的位置不同可将膀胱阴道瘘分为三角区以上瘘、膀胱三角区瘘、膀胱颈处瘘[10-12]。根据瘘口的位置、发生原因及瘘口大小等可分为复杂型膀胱阴道瘘和非复杂型膀胱阴道瘘。一般认为单发的、最大径小于 0.5 cm 的、非放疗引起者属于非复杂型膀胱阴道瘘[1]。而满足以下一项或多项条件者属于复杂型膀胱阴道瘘：①最大径大于 2.5 cm 的瘘口及多发瘘口；②既往修补失败的瘘口；③距输尿管膀胱开口小于 0.5 cm 的瘘口或继发严重的上尿路积水需要行输尿管膀胱再植；④累及直肠等周围器官的瘘口；⑤因恶性肿瘤局部放射治疗后或泌尿系统结核继发的瘘口[1,13-14]。大部分学者把中等大小的瘘口（最大径在 0.5～2.5 cm）也归为复杂型膀胱阴道瘘[1]。

三、诊断

诊断膀胱阴道瘘并不困难，此类患者常主诉在妇科手术后 1 周余或盆腔放射治疗 1～

2 年时出现尿液经阴道持续流出，可伴有或不伴有经尿道的正常排尿[14-15]。临床医生对膀胱阴道瘘患者进行详细查体是必要的，当看到尿液从阴道中流出即可确诊膀胱阴道瘘，查体过程中需要了解瘘口的位置、瘘口周围炎症水肿和瘢痕程度、有无异物或结石形成等，还需观察阴道壁的可牵拉性和阴道外口有无狭窄等以便为手术修补入路的选择打好基础。美兰试验或行走中棉签试验可帮助临床医生进一步明确诊断。泌尿系统及盆腔影像学检查不但可以了解既往有妇科恶性肿瘤病史的患者的疾病控制情况，而且可以了解上尿路情况，在部分患者甚至可以直接看到膀胱与阴道间窦道及瘘口的存在。此外，笔者认为膀胱镜检查既可帮助发现瘘口的数量及复杂程度，比如当瘘口直径比较小和瘘口数量较多时可借助导丝或导管试探性从可疑瘘口部位穿过以确定瘘口的存在和瘘口间窦道的走行，更重要的是医师可借助膀胱镜确定瘘口与输尿管膀胱开口的位置关系，避免了治疗过程中副损伤的发生[1,10,13,15]。

四、手术修补时机选择和术前准备

膀胱阴道瘘诊断明确后，选择合适的手术治疗时机非常重要，因为初次手术修补的成功率最高，而随着修补次数的增加手术成功率将逐渐下降[1,15]。最好的手术修补是等到瘘口周围组织炎症水肿消退及泌尿生殖道无感染存在时进行。笔者认为当查体或辅助检查时发现瘘口有残留异物及结石存在时，可在膀胱镜辅助下取出异物或结石，对减轻炎症水肿有一定帮助，为下一步修补治疗（2～4 周后）创造良好的条件[16]。用 3% 硼酸溶液或温水坐浴，使瘘口保持干燥与清洁的环境也很重要。另外，医师需要督促膀胱阴道瘘患者根据尿常规及病原学检查结果适当使用抗生素治疗。通常，对于妇科手术后引起的膀胱阴道瘘较多文献建议在持续尿管引流情况下 2～4 个月进行修补手术。也有学者在经妇科手术出现阴道漏尿症状后 6 周即进行修补也取得了较高的手术成功率[17-18]。而对于局部放疗后引起的膀胱阴道瘘修补时机甚至要推迟到 1～2 年后[1,15]。笔者建议在完成上述术前准备工作的情况下，等待瘘口周围炎症水肿消退时间超过 3 个月后，定期对患者进行查体以观察瘘口周围组织炎症恢复情况和了解患者的生活质量，个体化地选择治疗时机[10,13]。手术前一天傍晚及手术日晨起后使用稀释碘伏液或生理盐水行会阴区冲洗以增加瘘口周围清洁程度、减轻水肿[19]。

五、治疗

大体上，膀胱阴道瘘修补手术可分为非手术治疗和手术修补治疗两大类。而手术修补治疗又可根据入路不同分为经阴道修补术和经腹修补术。需要指出的是不论采用经阴道修补还是经腹修补，选择术者最熟悉的手术入路最为重要。

1. 非手术治疗

根据文献报道，在持续留置导尿管同时配合口服抗胆碱能药物及使用 3% 硼酸溶液清洗阴道的情况下，有 10%～20% 的非复杂性膀胱阴道瘘可通过保守治疗在 0.5～2 个月内自行愈合[1,14]。对瘘口及窦道部位上皮化、瘢痕化及组织缺血比较严重的组织，给予适当的电凝处理可以增加瘘口的自行愈合率[20]。但是笔者认为当存在距离较近的 2 个及以上瘘口、瘘口直径较大、瘘口周围组织炎症较重时，电凝有进一步增大瘘口直径或加重瘘口周围组织缺血可能，应该慎重使用。此外，Shirvan 等利用瘘口组织去上皮化后把自体含血小板血浆或纤维蛋白胶注入瘘口也取得了较好的疗效[21]。

2. 经阴道膀胱阴道瘘修补术

在大部分情况下，经阴道修补手术是笔者的首选入路途径，但对于接受盆腔放疗后瘢痕组织增多或手术后盆腔组织粘连严重导致阴道壁牵拉困难的患者，以及阴道外口狭窄的患者，经阴道修补往往不能较好地显露瘘口，增加了手术的难度，建议采用经腹修补术。同时，对于瘘口累及输尿管膀胱开口或合并其他盆腔脏器病变的病例，仍建议采用经腹修补术。经阴道膀胱阴道瘘修补最常用的两种术式是 Latzko 阴道闭合法和瘘口逐层缝合法[1,22]。

（1）Latzko 阴道闭合法：Latzko 阴道闭合法多被妇科医师使用。首先从阴道后壁至前臂的顺序游离瘘口周围 1 cm 范围的阴道壁，尤其使阴道壁与膀胱分离，接着采用间断缝合法双层修补膀胱壁的瘘口，最后切除带有瘘口阴道壁并关闭阴道残端。术后患者需带尿管约 10 日。Latzko 法继承了经阴道修补术式创伤小的优点，同时修补过程中减少了对膀胱壁的游离，可减少泌尿系统副损伤的风险[1,23]。但笔者认为如果术前影像学检查提示瘘口距离输尿管开口较近，甚至伴有上尿路积水时，积极的膀胱镜检查是非常有必要的。另外，有部分学者报道 Latzko 法修补术会使阴道长度缩短，故术者修补前需根据瘘口位置充分权衡利弊[1]。Tancer 等总结接受 Latzko 法修补治疗的 43 例膀胱阴道瘘手术疗效，手术成功率近 90%[24]。

（2）逐层缝合修补法：Latzko 阴道闭合法多被泌尿科医师使用。笔者在传统逐层缝合修补法的基础上加以适当改良，取得了较好的临床效果[10,13]。首先，沿瘘道置入 12～14 F Foley 导尿管，向水囊内注入 6～8 ml 生理盐水固定在膀胱内，并向外牵引瘘口。接着，在瘘口周围 0.3 cm 游离阴道壁全层，在阴道前壁游离出舌形带蒂阴道皮瓣。使用可吸收线全层缝合瘘口，形成第一层结构。用可吸收线垂直于第一层方向包埋缝合膀胱浆肌层，包埋第一层，形成第二层结构，两层的缝合方向尽量垂直，避免重叠。向膀胱内注生理盐水，确认无漏尿后，向下牵拉舌形带蒂阴道皮瓣覆盖瘘口，可吸收线行连续缝合。阴道内填塞碘仿纱条 48～72 h。笔者建议术后留置导尿管 3 周左右，并适当口服 M 受体阻滞药以预防膀胱痉挛。在严格掌握手术适应证的同时，笔者强调以丝线牵引大阴唇、置入阴道重锤及助手用拉钩向两侧牵拉阴道壁、用充水水囊导尿管向阴道外牵引瘘口等技巧对充分暴露瘘口的重要作用。同时，笔者强调瘘口位置高低并不是手术入路方式的决定性因素[10,25]。

治疗修补后复发瘘、多发瘘或直径较大的瘘口时，可选择游离后腹膜或大阴唇组织垫入膀胱壁瘘口与阴道壁瘘口之间，可适当提高修补术的成功率[26-27]。

3. 经腹膀胱阴道瘘修补术

对于接受盆腔放疗后瘢痕组织增多或手术后盆腔组织粘连严重导致阴道壁牵拉困难的患者，阴道外口狭窄的患者，瘘口累及输尿管膀胱开口或合并其他盆腔脏器病变的患者，笔者建议采用经腹修补手术。经腹膀胱阴道瘘修补术可分为经膀胱外法和经膀胱法两种。

（1）经膀胱外法修补术：此种方法又被称为纵向切开膀胱法（bivalve technique）或者叫 O'Conor 法[1,28]。O'Conor 法被认为是经腹膀胱阴道瘘修补的金标准[29]。取下腹正中切口，把后腹膜从膀胱顶部和膀胱后壁完整游离，从膀胱前壁至后壁沿正中矢状线切开膀胱直达瘘口处，钝性分离膀胱壁与阴道壁，切开瘘口处膀胱后壁时切口向瘘口一侧边缘偏斜使瘘口完全在一侧膀胱壁，切除膀胱壁与阴道壁上的瘘口、窦道及周围瘢痕组织。Ezzat 等在这种经典术式的基础上做了改进[30]。Ezzat 等将不含瘘口侧膀胱壁按对侧瘘口缺损形状修剪为舌形，将不含瘘口侧舌形膀胱瓣翻转拼接到对侧膀胱壁的缺损，闭合膀胱，之后双层缝合阴道壁的缺损（第一层沿瘘口边缘连续缝合，第二层沿周围正常组织间断缝合）[30-31]。笔者在 Ezzat 等改进的 O'Conor 法修补术式的基础上，采用游离盆腔后腹膜组织垫入膀胱壁瘘口与阴道壁瘘口之间，既不增加手术的创伤和操作难度，又实现了阴道残端的腹腔化和瘘口间的隔离，增加了复杂型膀胱阴道瘘病例的修补术成功率[31]。阴道内填塞碘仿纱条 48～72 h。术后留置导尿管 3 周左右，并适当口服 M 受体阻滞药以预防膀胱痉挛。

（2）经膀胱法修补术：采用经膀胱修补法时在膀胱底部切开以显露膀胱后壁的瘘口，经膀胱将瘘口切除同时分离膀胱壁与阴道壁，纵向闭合瘘口处缺损[32-33]。这种术式的优点是对膀胱组织创伤相对小，但有学者指出这种术式对瘘口的显露有一定局限性，而且在膀胱壁与阴道壁的瘘口间加以组织隔离也有一定困难[34]。此种术式的应用有一定的限制。

此外，泌尿外科医生也可根据情况借助腹腔镜技术与机器人技术完成经腹膀胱阴道瘘修补术，与传统开放手术比有创伤小的优点[35]。但笔者建议，对于妇科手术后盆腔脏器粘连较重的病例和伴其他盆腹腔脏器受累的病例，应谨慎使用。

4. 尿流改道术

对于放射治疗后盆腔组织纤维化严重伴脏器粘连的病例，反复的膀胱阴道瘘修补术不仅成功率很低，同时增加了患者痛苦，在尝试修补瘘口失败后可以考虑使用尿流改道术。笔者认为因为这类患者盆腔脏器纤维化较重，粘连导致局部解剖结构复杂，单纯行输尿管皮肤造口是较好的选择。

六、修补术后的随访

1. 留置尿管期间的注意事项

笔者建议术后尿管留置约 3 周时间，期间嘱咐患者注意饮水量以保证适当尿量，防止尿管的堵塞，当出现尿管堵塞时应立即返院更换尿管[10,13,31]。同时，笔者提倡 M 受体阻滞药的配合使用，以防止膀胱过度活动或痉挛，保证膀胱处于"安静状态"。

2. 尿管拔出后的注意事项

修补术后膀胱的储尿与排尿功能逐渐恢复到生理状态，这时了解患者自行排尿的情况是必要的。对于一些瘘口位于膀胱颈处的膀胱阴道瘘患者，应注意其术后有无膀胱出口狭窄的发生。对于经历过妇科子宫切除手术或盆腔放射治疗的患者，其恢复自行排尿后更要关注其排尿状态，有无膀胱排尿功能受损的情况出现[36-37]。仔细询问患者排尿过程中是否有明显的下尿路症状、排尿时间延长、排尿费力、排尿不尽等情况出现，对于可疑患者可记录排尿日记，行尿流率检查，残余尿检查等。当发现尿流率异常、残余尿增多时应及时对症处理并积极找到发生原因，使患者早日恢复正常排尿。

（吴士良）

参考文献

[1] Angioli R，Penalver M，Muzii L，et al. Guidelines of how to manage vesicovaginal fistula. Crit Rev Oncol Hematol，2003，48（3）：295-304.

[2] De Ridder D. Vesicovaginal fistula：a major healthcare problem. Curr Opin Urol，2009，19（4）：358-361.

[3] WHO（2006）Obstetric fistula：guiding principles for clinical management and programme development. In：Lewis G，de Bernis L（eds）Integrated management of pregnancy and childbirth. Available via http：//whqlibdoc. who. int/publications/2006/9241593679eng.

[4] Wall LL. Obstetric vesicovaginal fistula as an international public-health problem. Lancet，2006，368（9542）：1201-1209.

[5] Ramphal S，Moodley J. Vesicovaginal fistula：obstetric causes. Curr Opin Obstet Gynecol，2006，18（2）：147-151.

[6] Hadley HR. Vesicovaginal fistula. Curr Urol Rep，2002，3（5）：401-407.

[7] 吴建辉，杨世强，徐勇，等. 妇产科手术致泌尿生殖道瘘的临床分析. 中华泌尿外科杂志，2014，35：686-690.

[8] Tiong HY，Shim T，Lee YM，et al. Laparoscopic repair of vesicovaginal fistula. Int Urol Nephrol，2007，39（4）：1085-1090.

[9] Sotelo R，Mariano MB，García-Segui A，et al. Laparoscopic repair of vesicovaginal fistula. J Urol，2005，173（5）：1615-1618.

[10] 陈宇珂，虞巍，杨洋，等. 经阴道修补不同位置膀胱阴道瘘的疗效观察. 中华泌尿外科杂志，2016，37：893-895.

[11] Zhang Q，Ye Z，Liu F，et al. Laparoscopic transabdominal transvesical repair of supratrigonal vesicovaginal fistula. Int Urogynecol J，2013，24（2）：337-342.

[12] Xiong Y，Tang Y，Huang F，et al. Transperitoneal laparoscopic repair of vesicovaginal fistula for patients with supratrigonal fistula：comparison with open transperitoneal technique. Int Urogynecol J，2016，27（9）：1415-1422.

[13] 唐渊，虞巍，肖云翔，等. 经阴道和经腹术式治疗膀胱阴道瘘的疗效观察. 中华泌尿外科杂志，2014，35：154-157.

[14] Stamatakos M，Sargedi C，Stasinou T，et al. Vesicovaginal fistula：diagnosis and management. Indian J Surg，2014，76（2）：131-136.

[15] Pushkar DY，Dyakov VV，Kasyan GR. Management of radiation-induced vesicovaginal fistula. Eur Urol，2009，55（1）：131-137.

[16] Zhou L，Yang TX，Luo DY. Factors Influencing Repair Outcomes of Vesicovaginal Fistula：A Retrospective Review of 139 Procedures. Urol Int, 2016, 10. 1159/000452166.

[17] Blandy JP，Badenoch DF，Fowler CG，et al. Early repair of iatrogenic injury to the ureter or bladder after gynecologic surgery. J Urol, 1991, 146：761-765.

[18] Moriel EZ，Meirow D，Zilberman M，et al. Experience with the immediate treatment of iatrogenic bladder injuries and the repair of complex vesico-vaginal fistulae by the transvesical approach. Arch Gynecol Obstet, 1993, 253：127-130.

[19] Amstey MS，Jones AP. Preparation of the vagina for surgery. A comparison of povidone-iodine and saline solution. JAMA, 1981, 245：839-841.

[20] Shah SJ. Role of day care vesicovaginal fistula fulguration in small vesicovaginal fistula. J Endourol, 2010, 24 (10)：1659-1660.

[21] Shirvan MK，Alamdari DH，Ghoreifi A. A novel method for iatrogenic vesicovaginal fistula treatment：autologous platelet rich plasma injection and platelet rich fibrin glue interposition. J Urol, 2013, 189 (6)：2125-2129.

[22] Latzko W. Postoperative vesicovaginal fistulas：genesis and therapy. Am J Surg, 1942, 58：211-228.

[23] Dwyer P，Kaplan F，Alvarez J. Transvaginal repair of vesicovaginal fistula：surgical techniques to improve access and successful vaginal closure. Int Urogynecol J, 2013, 24 (4)：531-532.

[24] Tancer ML. The post-total hysterectomy (vault) vesicovaginal fistula. J Urol, 1980, 123 (6)：839-840.

[25] Rajamaheswari N，Bharti A，Seethalakshmi K. Vaginal repair of supratrigonal vesicovaginal fistulae：a 10-year review. Int Urogynecol J, 2012, 23 (12)：1675-1678.

[26] Eilber KS，Kavaler E，Rodríguez LV. Ten-year experience with transvaginal vesicovaginal fistula repair using tissue interposition. J Urol, 2003, 169 (3)：1033-1036.

[27] Chassagne S，Haab F，Zimmern P. The Martius flap in vaginal surgery：technic and indications. Prog Urol, 1997, 7 (1)：120-125.

[28] O'Conor VJ Jr，Sokol JK，Bulkley GJ. Suprapubic closure of vesicovaginal fistula. J Urol, 1973, 109 (1)：51-54.

[29] Nesrallah LJ，Srougi M，Gittes RF. The O'Conor technique：the gold standard for supratrigonal vesicovaginal fistula repair. J Urol, 1999, 161 (2)：566-568.

[30] Ezzat M，Ezzat MM，Tran VQ，et al. Repair of giant vesicovaginal fistulas. J Urol, 2009, 181 (3)：1184-1188.

[31] Chen Y，Yu W，Yang Y，et al. Repair of complex vesicovaginal fistulas by combining a rotational bladder flap and full thick vascular peritoneal interposition. Neurourol Urodyn, 2016, 35 (8)：934-938.

[32] Lytton B. Vesicovaginal fistula：postsurgical. In：Resnick MI，Kursh ED，editors. Current therapy in genitourinary surgery. Second ed. St. Louis：BC Decker, 1992：261-265.

[33] Sánchez Merino JM，Guillán Maquieira C，Parra Muntaner L，et al. Transvesical repair of non-complicated vesicovaginal fistula. Actas Urol Esp, 2000, 24 (2)：185-189.

[34] Motiwala HG，Amlani JC，Desai KD，et al. Transvesical vesicovaginal fistula repair. Eur Urol, 1991, 19 (1)：24-29.

［35］ Miklos JR，Moore RD，Chinthakanan O. Laparoscopic and Robotic-assisted Vesicovaginal Fistula Repair：A Systematic Review of the Literature. J Minim Invasive Gynecol，2015，22（5）：727-736.

［36］ Chapple CR，Osman NI，Birder L，et al. The underactive bladder：a new clinical concept? Eur Urol，2015，68（3）：351-353.

［37］ Zanolla R，Monzeglio C，Campo B，et al. Bladder and urethral dysfunction after radical abdominal hysterectomy：rehabilitative treatment. J Surg Oncol，1985，28（3）：190-194.

第九章

女性膀胱出口梗阻

在有下尿路症状的女性中，膀胱出口梗阻的发生率大概为 $2.7\%\sim8\%$。与男性不同的是，女性排尿通常是通过松弛盆底完成的，而在整个排尿过程中，逼尿肌的压力并没有明显升高。因此膀胱出口梗阻在女性中的发病率通常是被人们所低估的。此外，女性患者典型的下尿路症状（如尿流缓慢、尿等待、排尿后滴沥等）较男性的发生率也较低。女性患者通常表现出储尿期的症状，如尿频、尿急及急迫性尿失禁等。通过对患者的临床症状进行分析，并完善尿动力学检查、膀胱镜检，在排除神经源性疾病的前提下，尿动力学检查提示最大尿流率时逼尿肌压大于 $25\ cmH_2O$，同时最大尿流率小于 $12\ ml/s$；膀胱镜检膀胱颈后唇抬高，最终确认女性膀胱颈梗阻的诊断。我们就可以对患者的下尿路症状有相对完整的评估，并最终确定原发性女性膀胱颈梗阻的诊断[1-7]。

由于女性排尿困难的症状特异性不强，这就需要将女性膀胱出口梗阻与膀胱逼尿肌肌力下降等相关疾病进行鉴别[4]。Gammie 等人的研究证实，膀胱逼尿肌肌力下降的患者，更容易出现尿等待、尿流中断、膀胱感觉的减退或缺失以及排尿不尽的感觉。结合现代的尿动力学检查、膀胱镜检及影像尿动力学检查，可以对梗阻进行精确的定位，从而指导治疗。影像尿动力学或排尿性尿道压力分布显示膀胱逼尿肌持续收缩下膀胱颈部或尿道膜部不开放，可确定近段或远段尿道梗阻。女性膀胱出口梗阻的发生机制也较为多样，治疗措施也较为复杂，本章就女性膀胱出口梗阻的发生机制及治疗措施进展进行综述。

一、发生机制

女性膀胱出口梗阻的发生有多种原因，可以按是否先天发生，分为先天的和后天的。先天性的多是胚胎期发生的，Mahony BS 等的研究证实，胚胎时期胎儿的膀胱出口梗阻多伴有膀胱容量的扩张及膀胱壁的增厚，部分胎儿会有后尿道的扩张，只有大概 37.5% 的胎儿可以顺利度过新生儿时期，相关的危险因素包括羊水过少、膀胱壁营养不良等[8]。由于生长发育中的肾对梗阻损伤的反应很敏感，Gobet 等的研究证实，胎儿时期的膀胱出口梗阻不仅仅会影响输尿管的抗反流机制，还可能会导致蛋白水解酶的失衡而最终导致肾的纤维化[9]。

根据是否存在器质性病变，可以分为功能性膀胱出口梗阻与解剖性膀胱出口梗阻。解剖性的膀胱出口梗阻多继发于固定的梗阻而导致尿流率降低。解剖性的梗阻包括妇科疾病（平滑肌瘤、恶性肿瘤）、尿失禁术后导致的医源性梗阻、盆底器官脱垂、尿道狭窄、膀胱结石、膀胱憩室、尿道肉阜、尿道憩室等。这些患者常常会表现出排尿期的症状，残余尿量增加或者尿潴留[10]。然而，除了解剖性梗阻外，还存在着一些功能性的梗阻，这其中包括排尿功能紊乱、Fowler 综合征以及原发性女性膀胱颈梗阻等。Tanagho等的研究证实，随着膀胱的充盈，膀胱内压和尿道内压均有所升高。在自主排尿过程中，外括约肌及盆底肌会先发生松弛。膀胱内压会逐渐升高，直至膀胱内压大于尿道内压时，才会发生正常的排尿过程[11]，而功能性排尿功能障碍多是在排尿过程中予以诊断的。

对于排尿功能紊乱的定义是在不存在神经系统疾病的女性中，排尿过程中，由于尿道周围横纹肌的不自主收缩，导致的尿流中断或者波动的情况[12]。关于排尿功能紊乱的定义最早是在儿童人群中提出的。1973 年 Hinman 和 Bauman 最早描述了这样的排尿状况。随后在 1978 年，Allen 和 Bright 描述了 13 例具有类似排尿困难症状的女孩，并引入了"排尿功能紊乱"这个概念。伴随着人们关注度的提高，越来越多的研究开始探究成年人是否也有类似的情况。Allen 和 Bright 认为这多是由于婴幼儿时期的排尿反射不完整或者在成年人中，排尿功能的缺失所致。家庭内压力过大可能是相关的高发因素。Groutz 等却持有相反的意见，他们的研究中提示排尿功能紊乱的成年人中，没有一人在儿童时期曾经有过排尿功能紊乱的情况[13]。

1988 年，人们在尿潴留的年轻女性中最早描述了 Fowler 综合征。Clair J. Fowler 教授检查了 57 位有原发性尿潴留的女性患者，并发现了排尿过程中尿道括约肌的特殊肌电图的模式。排尿过程中，尿道括约肌持续不松弛，同时抑制排尿反射，最终导致了梗阻[14]。正常的排尿过程中，来自于膀胱的传入信号反馈给大脑并开始有意识的排尿。在膀胱充盈的过程中，脑水管周围灰质与丘脑的活动会增强[15-16]。有研究显示，Fowler 综合征患者支配膀胱充盈的脑部活动有所减退，这就导致了膀胱无法接受调配，正常充盈，最终导致了尿潴留的情况[17]。这种想法通过功能 MRI 和 PNE（经皮神经检查）得到了验证[18]。这类患者常伴有多囊卵巢，伴有便秘，盆底疼痛，后背痛，以及性交困难。尿动力学检查结果常提示膀胱感觉的减退及尿道闭合压的增高[19-20]。

1959 年，人们最早在儿童人群中提出了原发性膀胱颈梗阻的概念，随后在男性中提出了原发性膀胱颈梗阻的概念[21]。直到 1984 年，才由 Diokno 提出了"女性膀胱颈挛缩"的概念。这些患者表现为膀胱内压升高、尿流率降低，而与此同时外括约肌并没有过度的收缩活动。膀胱颈梗阻的患者既可以表现出储尿期症状，也可以表现出排尿期症状。Nitti 等研究了男性和女性膀胱颈梗阻的症状特点，结果提示膀胱颈梗阻的患者梗阻症状要比刺激症状更严重，女性盆腔疼痛症状的发生率较男性稍高[22]。Brucker 等进一步研究发现，与排尿功能紊乱相比，女性膀胱颈梗阻患者发生尿频和尿急的比例相对较少。除了普通的尿动力学检查外，也应该结合膀胱镜检、影像尿动力学的结果综合诊断。膀胱镜检提示膀胱出口漏斗样结构破坏，会引起排尿不畅。另外，作为补充，经阴道超声也可以进一步观察排尿过程中膀胱颈的开放与关闭情况[23]。

目前提出的膀胱出口梗阻的分类较多。而膀胱颈切开术后的病理，综合起来，大概有以下几类：①平滑肌纤维增生肥大；②大量的平滑肌组织被弹性纤维组织代替（纤维组织增生）；③膀胱颈部尿道周围腺体增生；④膀胱颈部黏膜下炎性浸润与水肿，并有较大比例的鳞状上皮化生[24]。

关于女性膀胱出口梗阻的发病机制的报道较少。类比于男性的膀胱出口梗阻，人们试着去探寻女性膀胱出口梗阻的可能发病机制。肖河等认为男性的前列腺与女性的尿道腺体在发生学上相同，而在中老年妇女中，可因激素水平失调而致女性尿道周围腺体增生，导致女性膀胱颈口抬高，产生与男性良性前列腺增生同样的症状和后果[25]。另有研究发现原发性膀胱颈梗阻的患者进行研究，发现 α 受体，主要是 α_1 受体介导了膀胱颈部、前列腺部和近端尿道部的收缩反应。Kaplan 等[26]应用逆转录聚合酶链反应等方法研究证实人类膀胱平滑肌存在 3 种肾上腺素能 β 受体亚型，β_1、β_2 和 β_3，其中 β_3 亚型可以介导膀胱平滑肌松弛，在膀胱充盈过程中抑制其收缩，维持正常的顺应性。Zhang 等[27]认为在膀胱出口处的高密度的兴奋性的 α 肾上腺素能受体严重影响交感神经系统在膀胱颈的功能。Martin 等人的研究证实 a_1，a_2 及 β 肾上腺素能受体在膀胱、尿道及前列腺部的作用。现在的观点认为，在近端尿道，尤其是膀胱颈、尿道近端、膀胱三角区、膀胱底部主要是 α 受体，介导平滑肌组织的收缩反应，而在膀胱体部则 β 受体占优势，介导了平滑肌组织的舒张反应，这种收缩反应与舒张反应相互协调，最终调控了排尿的过程。

二、诊断

目前，由于女性膀胱出口梗阻的定义不明确，导致该病的诊断仍存在困难。逼尿肌压力-尿流线图已经被很好地应用于男性膀胱出口梗阻患者的诊断，但由于排尿动力学的差异，应用于男性的线图，不能应用女性患者。此外，由于解剖学的差异，女性患者只需要放松盆底肌肉，就可以产生排尿，通过腹肌的收缩，可以增加膀胱的排空效果。女性膀胱出口梗阻患者逼尿肌压力很小的变化，就可对尿流率产生明显的影响。因此，在临床工作中应重视女性膀胱出口梗阻的诊断标准。

目前还没有任何一种尿动力学定义能够得到广泛的认可，但最近已经出现了几种值得我们探讨的方案。为了研究采用压力-尿流的截点值以诊断膀胱出口梗阻，Chassagne 等研究了一组存在梗阻症状的病例，这些病例都是继发于尿失禁手术后、膀胱膨出症或其他病因，将该组病例与作为对照组的压力性尿失禁组进行比较。通过 ROC 曲线分析得出，当敏感度和特异度达到最佳值时（敏感度为 74.3%，特意度为 91.1%），Qmax≤15 ml/s，最大尿流率时逼尿肌压（pdetQmax）≥20 cmH$_2$O，此时预测女性膀胱出口梗阻的诊断价值最高[28]。2000 年，一组更大样本量的研究实验对该值进行了校正，得出的女性膀胱出口梗阻诊断截点值为 Qmax≤11 ml/s，pdetQmax≥21 cmH$_2$O[29]。近期发表的一篇文献报道，将无症状女性作为对照组，当敏感度和特异度达到最高值时，诊断女性膀胱出口梗阻的截点值确定为 Qmax≤12 ml/s，pdetQmax≥25 cmH$_2$O[30]。关于截点值的研究存在着局限性，如该方法对梗阻的诊断必须基于存在临床症状，且患者必须存在解剖学梗阻。如患者存在的是功能性梗阻，如原发性膀胱颈梗阻或排尿功能障碍，则不能通过截点值分析这一方法来诊断。

Blaivas 和 Groutz 提出了一种线图方法以诊断女性膀胱出口梗阻。他们根据患者在不插入导管的情况下测量尿流率将显著升高的现象，采用在无创条件下测量尿流率并描绘线图[6]。由于他们发现梗阻患者和非梗阻患者的 pdetQmax 和最大逼尿肌压（pdetmax）在统计学上无显著性差异，故采用 pdetmax 作为压力参数。采用聚类分析（cluster analysis）的方法将患者分为轻度和中度梗阻两类，根据公式描绘线图。该线图将患者划入 4 个区，分别为无梗阻区、轻度梗阻区、中度梗阻区和重度梗阻区。其中划入中、重度梗阻区患者的 pdetmax 分别为 60 和 110cmH$_2$O。线图法的明显问题在于它采用的是两种排尿方式（有创和无创），而检查者必须假设两种排尿方式所产生的压力特点是一致的。

总体而言，1998 年截点标准的准确性较好，它要比 Blaivas-Groutz 线图标准严格，而 2000 年及 2004 年截点标准比 1998 年标准更严格。即被 1998 年截点标准诊断为梗阻的患者，很可能被 2000 年及 2004 年截点标准所排除。2000 年和 2004 年的截点标准似乎估计值过低，即使在一些膀胱出口梗阻很明确的病例，这两种方法依然予以否定。Blaivas-Groutz 线图标准相对于其他诊断标准其估计值过高，即被 Blaivas-Groutz 线图标准诊断为梗阻的患者，其他截点标准的结果却正常。

我们的研究表明 Blaivas-Groutz 线图相对于其他诊断标准其估计值过高，有 13 例无临床梗阻症状且膀胱镜检无阳性发现的患者被 Blaivas-Groutz 线图诊断为膀胱出口梗阻[31]。Blaivas-Groutz 线图虽然可能存在对膀胱出口梗阻诊断的估计值过高，但对该病的严重程度的估计值过低。根据线图标准，任何患者的 pdetmax 如果高于 60 cmH$_2$O，无论其尿流率为多少，均应诊断为中度梗阻，无论患者是否出现尿潴留。而尿潴留的出现一般应视为重度梗阻。由于 Blaivas-Groutz 线图标准对膀胱出口梗阻诊断的估计值过高，因此不宜单独作为该病的诊断标准。目前，将临床检查（如膀胱镜检）和尿动力学结果相结合来诊断女性膀胱出口梗阻更为理想。另外，我们还注意到符合尿动力学标准而诊断为梗阻的患者，临床上膀胱镜检可能没有梗阻的阳性发现。期待对女性膀胱出口梗阻更科学的诊断方法。

三、治疗措施

女性膀胱出口梗阻的治疗方法也是多种多样的，治疗的关键还是在于针对不同的病因对症治疗。如前所述，膀胱出口梗阻最常见的病因主要有两类，一类是解剖性的膀胱出口梗阻，另一类是功能性的膀胱出口梗阻。

针对解剖性的膀胱出口梗阻患者的治疗措施中，比较常见的有尿道成形术、尿道扩张、尿道远端切开和尿道口前移等几种。对于有尿道狭窄的患者，可以有多种方法进行治疗。尿道扩张和固定治疗效果较差，有效率不到 6%，相比较来说，尿道成形术的成功率就较高。根据狭窄的程度，可以考虑用阴道壁和口腔黏膜进行修复。尿道扩张与尿道成形有效率分别是 47% 是 80%～94%[32]。尿道远端切开和尿道口前移都可以很好地治疗尿道口狭窄[33]，术后的长期随访也十分重要，应时刻警惕复发的可能。

盆底器官脱垂的患者，由于阴道轴线的扭曲，引起了排尿困难的症状。58% 的重度盆腔脏器脱垂的患者会有排尿困难的症状[34]。解决盆腔脏器脱垂会对女性排尿困难症状有很大改善。

对于一些医源性的原因所致的出口梗阻，最常见的就是尿失禁术后所致的膀胱出口梗阻。随着尿失禁手术的发展，越来越多的患者出现了术后的出口梗阻[35]。尿失禁术后出现尿潴留的比例是 1％～10％。术后的梗阻症状可以是很明显的出现排尿困难症状，或者仅有尿动力学检查发现有出口梗阻。这种梗阻通常比较容易诊断。但是到底什么时候才是最佳的干预时间，还有待商榷。如果患者出现尿潴留，可能就要考虑间歇清洁导尿，患者在 6 周左右可以观察到尿动力学指标的改善。通过尿道扩张来松弛吊带的报道并不多见。另外，经耻骨后、阴道和耻骨下的尿道松解术可以获得相似的成功率（65％～93％）[36]。除此之外，单纯的吊带松解术也可以有效地解决问题，而且出现血尿、尿道损伤等风险相对较小[37]。有时可能需要二次的尿道松解术来达到更好的治疗效果。

关于功能性膀胱出口梗阻患者的治疗，最常见的功能性膀胱出口梗阻包括膀胱排尿功能紊乱、原发性女性膀胱出口梗阻、逼尿肌外括约肌协同失调等。

针对于膀胱排尿功能紊乱，主要的目的是使患者可以尽早地恢复正常的排尿，具体的方法包括行为疗法、认知疗法、药物疗法、骶神经电刺激疗法等。行为疗法主要是指盆底功能的锻炼和反馈疗法，这种疗法成为了膀胱排尿功能紊乱的一线疗法。通过行为疗法，患者的美国泌尿协会症状评分（AUA-SI）得到了改善，患者尿动力学指标得到了改善，储尿期和排尿期的症状得到了改善[38]。

由于情感障碍及心理疾病可以加重膀胱排尿功能的紊乱，所以有研究证实心理专家或者心理健康咨询师可以很好地帮助患者解决相关问题，并改善患者的症状，这是所谓的认知疗法[39]。

Xu 等的研究证实，口服巴氯芬可通过改善外括约肌的痉挛状态而改善患者的尿路症状。在这组试验中，患者可以很好地耐受巴氯芬，组间的副反应也没有显著差别。而巴氯芬被证实是一种 γ-氨基丁酸（GABA）受体抑制剂[40]。除了口服外，对于合并有盆腔疼痛、性交疼痛以及肠道功能紊乱的患者，可以考虑经阴道应用苯二氮䓬类的栓剂[41]。除此之外，还有研究考虑应用 α_1 肾上腺素能受体阻滞药，对于改善相关排尿困难症状也有益处，可能这与患者合并原发性女性膀胱颈梗阻相关。

在一些有顽固性排尿紊乱症状的儿童中，骶神经电刺激也被证实是有效的治疗方法。Roth 等通过对 20 位患者进行的 27 个月的随访发现，患者的尿失禁、尿急、尿频、夜尿及便秘症状均有所好转[42]。

有 8.7％～16％的女性膀胱出口梗阻患者会有膀胱颈的梗阻，而针对于膀胱颈梗阻的处理主要有观察、药物治疗及手术治疗等。对于下尿路症状不明显的膀胱颈梗阻患者，可以考虑观察处理。相对主流的方法主要是药物治疗和手术治疗。其中药物治疗主要是 α_1 肾上腺素受体阻滞药。Kessler 等的研究证实，该类药物可以有效地改善相关的下尿路症状和相关的尿流动力学指标[43]。由于雌激素在女性膀胱颈梗阻的发生中起着重要作用，雌激素疗法也可以作为重要的药物补充治疗[44]。如果患者尝试上述方法后，治疗效果不佳，可以考虑经尿道膀胱颈切开术。在进行经尿道膀胱颈切开手术时，需要着重关注两个关键点。第一个关键点是对横纹肌的精确识别，损伤横纹肌将有可能导致尿失禁。通过反复的输尿管膀胱镜检可以看到横纹肌位于相对缩窄的尿道部分。为了减少损失，最大的切割长度应不超过近端尿道的 1/3。第二个关键点是切除的深度。与男性不同，女性的膀胱颈相对较薄，只有薄薄一层将它与阴道前壁相隔，切除时动作应尽量轻柔，避免切除过深。Jonas 等报道了 5、7 和 12 点钟方向的切开方法，术后有 14％的患者接受了二次手术，原因多是由于初次切除的程度并不充分所致。Jin 等报道了 3、6、9、12 点钟方向的切开方式，5 年内的主观和客观改善程度都是很明显的，患者均不需要再次入院行手术治疗[45]。Zhang 等报道了 5、7 点钟方向的切开方式，其中有 3 位患者术后出现了膀胱阴道瘘，这 3 位患者经过膀胱阴道瘘的修补后没有再出现膀胱出口梗阻症状[27]。

最后，还要提到膀胱逼尿肌外括约肌协同失调引起的排尿困难，比较理想的处理方法主要是联合间歇清洁导尿与应用抗胆碱能药的治疗方法，这样可以减小储尿期时膀胱内的高压状态。之前，人们尝试过尿道外括约肌切开术，但是由于其并发症较多，现阶段的应用较前减少[46]。而微创的尿道内支架植入成为了较为微创的手术方法[47]，通过长期的随访观察，证实其是安全、有效的，而且并未出现尿道侵蚀和支架的移位。还有报道肉毒素 A 的应用，但人们关于它的应用还存在争议。

四、结论与展望

随着现代科技的发展，人们对于女性膀胱出口梗阻的认识也逐步加深。从最终单纯的排尿困难，到后来的尿动力学检查、经阴道超声检查，以及影像尿动力学检查等，都帮助我们很好地认识了女性膀胱出口的发生机制。随着分子生物学的发展，人们也可以更多地从微观上对女性膀胱出口梗阻进行阐释，并研究相关的发展机制及信号通路，并为治疗提供相关的基础依据。

女性膀胱出口梗阻的治疗主要还是需要针对不同的病因进行治疗，可以通过和多个学科进行交叉，找到更好的针对各种病因的治疗方法。通过与影像学的交叉，既可以帮助我们更好地认识疾病，也能更好地对患者进行随访，了解治疗效果。与神经生理学进行交叉，可以帮助我们找到一些类似于骶神经电刺激的疗法，探索更多的学术空白。通过与男性的相关疾病进行类别，无论是从基础实验还是临床层面上都进行探索，找到影响女性发病和治疗相关的因素，譬如说激素。

除了相关的探索与学科交叉，人们也在尝试着在之前的基础上做治疗方法的改良。譬如说口服药物，应尽量找到副作用小而效果好的药物，同类的药物通过大规模的药物试验，来确定各自的优缺点和适应证。譬如说手术治疗，应尽量找到破坏小而治疗效果佳的治疗方法。这一方面需要术前更加全面地认识患者的病情，另一方面就是技术和理念的改进和完善。

相信通过泌尿外科各方人士的努力，我们一定可以更好地认识女性膀胱出口梗阻这个疾病，并找到相应的治疗措施。从心理、生理和社会医学的层面来认识这个疾病，从宏观和微观的角度来认识这个疾病。通过不断的随访，明确患者的困惑以及了解手术的治疗效果；通过更为合理的前瞻性、随机、对照研究，来找到更为科学的治疗方法。

（许克新　霍　飞）

参考文献

[1] Hickling D，Aponte M，Nitti V. Evaluation and management of outlet obstruction in women without anatomical abnormalities on physical exam or cystoscopy. Curr Urol Rep，2012，13（5）：356-362.

[2] Rees DL，Whitfield HN，Islam AK，et al. Urodynamic findings in adult females with frequency and dysuria. Br J Urol，1975，47：853-860.

[3] Carr LK，Webster GD. Bladder outlet obstruction in women. Urol Clin North Am，1996，23：385-391.

[4] Gammie A，Kaper M，Dorrepaal C，et al. Signs and symptoms of detrusor underactivity：an analysis of clinical presentation and urodynamic tests from a large group of patients undergoing pressure flow studies. Eur Urol，2015，69（2）：361-369.

[5] Nitti VW，Tu LM，Gitlin J. Diagnosing bladder outlet obstruction in women. J Urol，1999，161：1535-1540.

[6] Blaivas JG，Groutz A. Bladder outlet obstruction nomogram for women with lower urinary tract symptomatology. Neurourol Urodyn，2000，19：553-564.

[7] Hoffman DS，Nitti VW. Female Bladder Outlet Obstruction. Curr Urol Rep，2016，17（4）：31.

[8] Mahony BS，Callen PW，Filly RA. Fetal urethral obstruction：US evaluation. Radiology，1985，157（1）：221-224.

[9] Gobet R，Bleakley J，Cisek L，et al. Fetal partial urethral obstruction causes renal fibrosis and is associated with proteolytic imbalance. Journal of Urology，1999，162（1）：854-860.

[10] Aponte MM，Shah SR，Duane H，et al. Urodynamics for clinically suspected obstruction after anti-incontinence surgery in women. J Urol，2013，190（2）：598-602.

[11] King AB，Goldman HB. Bladder Outlet Obstruction in Women：Functional Causes. Curr Urol Rep，2014，15：436.

[12] Haylen B，Ridder D，Freeman R，et al. An International Urogynecological Association（IUGA）/ International Continence Society（ICS）Joint Report on the Terminology for Female Pelvic Floor Dysfunction. Neurourol Urodyn，2010，29：4-20.

[13] Groutz A，Blaivas J，Pies C，Sassone A. Learned voiding dysfunction（non-neurogenic neurogenic bladder）among adults. Neurourol Urodyn，2001，20：259-268.

[14] Fowler CJ，Christmas TJ，Chapple CR，et al. Abnormal electromyographic activity of the urethral sphincter，voiding dysfunction，and polycystic ovaries：a new syndrome? BMJ Clinical Research，1988，297：1436-1438.

[15] Mayer E，Naliboff B，Craig A. Neuroimaging of the brain-gut-axis：from basic understanding to treatment of functional GI disorders. Gastroenterology，2006，131：1925-1942.

[16] Holstege G. Micturition and the soul. J Comp Neurol，2005，493：15-20.

[17] Dasgupta R，Critchley H，Dolan R，et al. Changes in brain activity following sacral neuromodulation for urinary retention. J Urol，2005，174：2268-2272.

[18] Kavia R，Dasgupta R，Critchley H，et al. A functional magnetic resonance imaging study of the effect of sacral neuromodulation on brain responses in women with Fowler's syndrome. BJU Int，2009，105：366-372.

[19] Dasgupta R，Fowler C. Urodynamic study of women in urinary retention treated with sacral neuro-modulation. J Urol，2004，171：1161-1164.

[20] Wiseman O，Swinn M，Brady C，et al. Maximum urethral closure pressure and sphincter volume in women with urinary retention. J Urol，2002，167：1348-1352.

[21] Leadbetter G，LeadbetterW. Diagnosis and treatment of congenital bladder-neck obstruction in children. NEJM，1959，260：633-637.

[22] Nitti V. Primary bladder neck obstruction in men and women. Rev Urol，2005，7：S12-7.

[23] Galica V，Toska E，Saldutto P，et al. Use of transvaginal ultrasound in females with primary bladder neck obstruction. A preliminary study. Arch Ital Urol Androl，2015，87（2）：158-160.

[24] 周云晓，沈周俊. 女性膀胱出口梗阻的发病机理研究进展. 国际泌尿系统杂志，2004，24（3）：318-321.

[25] 肖河，李汉忠，黄钟明，等. M受体阻滞剂与α受体阻滞剂联合治疗良性前列腺增生的有效性及安全性研究. 中华外科杂志，2010，48（23）：1771-1773.

[26] Kaplan SA，Roehrborn CG，Gong J，et al. Add-on fesoterodine for residual storage symptoms suggestive of overactive bladder in men receiving α-blocker treatment for lower urinary tract symptoms. BJU Int，2013，109（12）：1831-1840.

[27] Peng Zhang，Zhi-jin Wu，Ling Xu，et al. Bladder Neck Incision for Female Bladder Neck Obstruction：Long-term Outcomes. J Urol，2014，83：762-767.

[28] Chassange S，Bernier PA，Haab F，et al. Proposed cutoff values to define bladder outlet obstruction in women. Urology，1998，51：408.

[29] Lemack GE，Zimmern PE. Pressure flow analysis may aid in identifying women with outflow obstruction. J Urol，2000，163：1823.

[30] Defreitas GA，Zimmern PE，Lemack GE，et al. Refining diagnosis of anatomic female bladder outlet obstruction：Comparison of pressure flow study parameters in clinically obstructed women with those of normal controls. Urology，2004，64：675.

[31] 许克新，胡浩，赵国栋，等. 女性膀胱出口梗阻诊断标准的探讨. 中华外科杂志，2006，8：458-459.

[32] Osman NI，Mangera A，Chapple CR. A systematic review of surgical techniques used in the treatment of female urethral stricture. Eur Urol，2013，64（6）：965-973.

[33] Blaivas JG. Management of urethral stricture in women. J Urol，2012，188（5）：1778-1782.

[34] Romanzi LJ，Chaikin DC，Blaivas JG. The effect of genital prolapse on voiding. J Urol，1999，161（2）：581-586.

[35] Dmochowski RR. Update of AUA guideline on the surgical management of female stress urinary incontinence. J Urol，2010，183（5）：1906-1914.

[36] Scarpero HM，Nitti VW. Management of urinary retention and obstruction following surgery for stress urinary incontinence. Curr Urol Rep，2002，3（5）：354-359.

[37] Moore CK，Goldman HB. Simple sling incision for the treatment of iatrogenic bladder outlet obstruction. Int Urogynecol J，2013，24（12）：2145-2146.

[38] Minardi D，d'Anzeo G，Parri G，et al. The role of uroflowmetry biofeedback and biofeedback training of the pelvic floor muscles in the treatment of recurrent urinary tract infections in women with dysfunctional voiding：a randomized controlled prospective study. Urology，2010，75（6）：

1299-1304.

[39] Fan YH，Lin ATL，Wu HM，et al. Psychological profile of female patients with dysfunctional voiding. Urology，2008，71（4）：625-629.

[40] Xu D，Qu C，Meng H，et al. Dysfunctional voiding confirmed by transdermal perineal electromyography，and its effective treatment with baclofen in women with lower urinary tract symptoms：a randomized double-blind placebo-controlled crossover trial. BJU Int，2007，100（3）：588-592.

[41] Rogalski MJ，Kellogg-Spadt S，Hoffmann AR，et al. Retrospective chart review of vaginal diazepam suppository use in high-tone pelvic floor dysfunction. Int Urogynecol J，2010，21（7）：895-899.

[42] Roth TJ，Vandersteen DR，Hollatz P，et al. Sacral neuromodulation for the dysfunctional elimination syndrome：a single center experience with 20 children. J Urol，2008，180（1）：306-311. discussion311.

[43] Kessler TM，Studer UE，Burkhard FC. The effect of terazosin on functional bladder outlet obstruction in women：a pilot study. J Urol，2006，176（4 Pt 1）：1487-1492.

[44] Shen Z，Yu Y，Zhou Y，et al. The role of steroid hormones in female bladder outlet obstruction and in a rat model. Urology，2008，72（Suppl 5A）：1400-1730.

[45] Jin Xun-bo，Qu Hua-wei，Liu Hui，et al. Modified transurethralincision for primary bladder neck obstruction in women：a method to improve voiding function without urinary incontinence. J Urol，2012，79：310-313.

[46] Ahmed HU，Shergill IS，Arya M，et al. Management of detrusor-external sphincter dyssynergia. Nat Clin Pract Urol，2006，3（7）：368-380.

[47] Abdul-Rahman A，Ismail S，Hamid R，et al. A 20-year follow-up of the mesh wallstent in the treatment of detrusor external sphincter dyssynergia in patients with spinal cord injury. BJU Int，2010，106（10）：1510-1513.

第十章

女性尿道狭窄

一、流行病学

由于女性尿道短而直，周围为软组织结构，可移动性较大，因此尿道狭窄非常少见。与男性相比，女性尿道狭窄并不常见，在女性发病率约为 3% 左右，仅占女性膀胱出口梗阻患者的 4%～15%。女性尿道狭窄多见于 40 岁以上妇女及绝经期妇女，年轻妇女患病率较低，所以容易漏诊、漏治[1-2]。

二、应用解剖

女性尿道位于耻骨联合之后，阴道前壁下部之前，周围由筋膜固定。成年女性尿道短而粗，长 3～5 cm。成人膀胱颈部尿道周径为 35 mm，尿道外口最细，周径为 26～30 mm。在排尿时尿道内口扩张，尿道呈圆锥形。

女性尿道分为 3 个部分：

1. 骨盆部尿道

又称上段尿道及近端尿道。该段尿道环状平滑肌与膀胱颈环状肌相连贯，在颈部特别肥厚，形成收缩力较强的内括约肌，对控制排尿起重要作用。

2. 膜部尿道

是尿道通过尿生殖膈的部分，被外括约肌环绕。

3. 阴道部尿道

又称下段尿道及远端尿道。无肌肉，只有 2～3 层纤维组织。

尿道黏膜下有尿道腺，开口于黏膜表面。尿道旁腺开口于尿道口的黏膜上，位于尿道周围的 5 至 7 点位置。

三、病因及分类

女性尿道梗阻可分为功能性与解剖性，解剖性梗阻常继发于压迫或瘢痕。常见的压迫原因包括脱垂、尿道憩室或肿瘤，而狭窄可以是医源性、原发性或外伤性以及由萎缩引起。

大部分女性尿道狭窄位于外口或尿道外 1/3，病因多为先天性异常、外伤、医源性、尿道肿瘤。尿道周围的泌尿生殖手术尤其是针对压力性尿失禁的各种手术可发生尿道狭窄。女性反复下尿路感染可导致尿道狭窄，在发明抗生素以前的时代，淋球菌感染是女性尿道狭窄的主要病因。

反复细菌下尿路感染可导致尿道狭窄。在慢性炎症作用下尿道黏膜组织渗出、纤维化，直至瘢痕形成，使尿道狭窄，引起前尿道阻力增加、排尿费力、尿流变细、膀胱残余尿量增加等症状，严重者甚至可导致输尿管积水、肾盂积水。

尿道损伤也是尿道狭窄的重要原因之一，损伤的主要原因为交通伤、坠落伤、手术损伤和产伤等，多见于骨盆骨折合并尿道撕裂伤，其他如分娩损伤、阴道前壁手术、尿道器械操作损伤等[3-4]。

四、病理

尿道损伤后，损伤部位会发生多种病理变化，如伤口纤维化、瘢痕形成、狭窄甚至闭锁，相当一部分患者属于复杂性尿道狭窄的范畴，同时合并多种其他病变，如尿道瘘等，给临床治疗带来相当大的困难。

在女性尿道远端 1/3 处有一胶原纤维环，尿道内纵行肌及外环行肌全部止于这个胶原环上，该环向外延伸达尿道外口，被称为远端尿道环。女性激素对该环的产生有一定的影响。目前认为远端尿道环的收缩是女性远端尿道发生梗阻的原因，而经大量的研究证明，梗阻的真正原因并不在于尿道环是否存在，而是尿道远端黏膜的神经纤维受到了某些刺激后，通过阴部神经的反射，引起尿道外括约肌的痉挛。用尿道测压的方法发现尿道远端 1/3 处的压力有的高达 200 cmH$_2$O，比正常人高出了 2～3 倍之多，麻醉后或应用肌肉松弛剂后该处尿道压力下降。一些研究说明，尿道外括约肌痉挛是此病的一个重要原因。引起尿道外括约肌痉挛的原因有：外阴炎、阴道炎、尿道炎、尿道憩室、阴部外伤、肛裂、肛瘘等。此外，尿道远端胶原纤维组织的增生，也是本病发生的重要原因。因此，尿道周围感染，引起尿道周围纤维组织增生，是本病的一个重要原因[5-6]。

五、临床表现

尿道狭窄患者病史多数有尿道损伤、尿道炎症等既往病史。排尿困难轻者仅表现出尿线变细、排尿时间延长等症状；症状较重者可出现尿不成线、滴沥，甚至不能排尿等症状。膀胱失代偿导致的症状有尿频、尿急、尿不尽感等。如膀胱的代偿功能进一步丧失，可出现残余尿量增加，最终出现尿潴留，尿急症状逐渐消失，进而发生充盈性尿失禁。如进展出现并发症症状，尿道狭窄可并发尿道周围感染、上尿路感染及生殖系统感染，可有血尿、脓尿、排尿刺激症状，急性期出现全身寒战、高热等。此外，可并发阴道前庭炎、尿道旁腺炎、尿道周围脓肿、尿道瘘等。

患者大多以排尿期症状为主。女性尿道狭窄易引起尿路感染，临床表现以尿频、尿急、膀胱区疼痛或不适为主。排尿困难往往被其他症状所掩盖，患者易忽视，常被诊断为尿道综合征，很多患者是在出现频繁尿路感染症状和应用抗感染药物治疗无效的情况下进行系统检查时才发现有尿道狭窄。因此，对反复发生尿道感染的女性患者应考虑此病。

六、诊断

1. 阴道或直肠检查

可触及瘢痕狭窄段尿道，索状变硬，发现尿道口及其他周围病变。

2. 尿道探子检查

可确立狭窄的部位、程度和长度。有耻骨上膀胱造瘘者，可用两根尿道探子做会师检查。

3. 经直肠 B 超

超声容易对尿道狭窄做出定位，并获得与尿道狭窄相关的其他解剖信息。经直肠超声检查已经广泛应用于男性前列腺和男性尿道检查，目前逐渐应用于女性尿道检查。超声下正常女性尿道的尿道壁呈均匀的中等回声，连续性好，尿道腔面光滑，排尿时尿道开放性好，膀胱颈部呈漏斗状。尿道狭窄时病变处尿道腔管径较正常小，狭窄段结构紊乱，尿道腔狭小，尿道开放受限。尿道壁不光整。应用超声可以明确狭窄的部位，测量狭窄段的长度和内径，了解狭窄程度。该检查不仅能提示狭窄的部位、长度，还对狭窄周围的瘢痕情况以及假道的显示具有较高的诊断价值。尿道超声亦能提示瘘道、炎性肿块、尿外渗等情况。

4. 尿道造影

尿道造影及 IVU 排尿期膀胱尿道造影及逆行尿道造影，可观察狭窄部位、长度、程度、假道及膀胱输尿管反流等。两种造影方法同时使用，能获得更为满意的显示。疑有上尿路病变者，应行 IVU，同时可了解积水情况及肾功能改变。排尿性膀胱尿道造影可以显示尿道外口狭窄及狭窄近侧的尿道扩张。这种检查还可衡量有无膀胱输尿管反流。有些患者的尿道造影正常，尤其在排尿性尿道造影时腹部加压不足尿流缓慢时拍片更是如此。此类患者的尿道狭窄较轻，尚不足以造成明显的尿道扩张。需进行排尿性膀胱尿道造影，逆行尿道造影没有诊断价值。排尿性膀胱尿道造影有以下表现：①在尿道外口的近端，可看到一个狭窄环形；②尿道远端的 1/3 细小，其近端扩张，远端尿道呈鸟嘴状，或尿道远端 1/3 细小如线，但近端尿道并无明显扩张，近端尿道扩张程度可能与病程长短有关；③膀胱颈完全开放，尿道内造影剂填充良好，但在尿道远端 1/3 处阻断而远端尿道未显影；④膀胱颈部开放，造影剂进入尿道，由尿道远端 1/3 处起变细，可见造影剂呈滴状影；⑤其他如膀胱输尿管反流、膀胱小梁、陷窝、憩室等有时也可看到，对诊断亦有帮助。排尿性膀胱尿道造影虽然对诊断有很大的价值，但许多精神因素如过度紧张、不习惯于在别人面前排尿等，可使尿道外括约肌不能松弛，产生尿道远端尿线变细的图像。同时尿道远端的粗细又与尿流量有密切关系。正常排尿时，尿初及尿终尿流量均小，如在尿初及尿终拍片，也可出现尿道远端变细的现象。此外，远端尿道缩窄患者的排尿性膀胱尿道造影也可有正常图像。由于上述种种原因，排尿性膀胱尿道造影只能作为诊断的一项指标，不能单纯依赖 X 线图像进行诊断。

5. 尿道镜

尿道镜可于直视下观察尿道狭窄的位置、深度、大小及特点，同时也可在直视下进行内镜下治疗。通过内镜观察，可以帮助诊断尿道瘘、尿道憩室等。

诊断应根据上述几个方面的检查，结合临床征象，在排除了其他尿道梗阻疾病之后，方能确立[7-10]。

七、鉴别诊断

1. 尿道肉阜

位于女性尿道口的红色肿瘤样组织，是女性较常见的良性疾病。可表现为排尿困难，尿分叉，尿线细等症状。尿道肉阜多位于尿道口下方正中处，根据查体及病理结果可进行鉴别。

2. 尿道黏膜脱垂

尿道黏膜外翻于尿道口之外，称为尿道脱垂。当脱出黏膜嵌顿于尿道口时可出现排尿困难症状，表面可发生破溃或坏死。查体可见尿道口脱出的环形肿物，肿块中央有腔隙。根据查体及术后病理可进行鉴别。

3. 尿道憩室

女性尿道憩室少见，可发生于任何年龄。憩室大小不定，大多只有一个向尿道的开口，个别情况有多个开口。开口最常位于尿道的阴道侧，少数开口于尿道侧壁，未见开口于尿道耻骨侧的病例。大的开口易于发现，而小开口常难以寻觅。尿道周围囊性组织与尿道相通，憩室内常有尿液残留，常继发结石及炎症。有的患者无任何症状，未合并感染或结石者更是如此。尿频、尿急、尿痛等症状常是尿道憩室合并反复性尿路感染所致。排尿后滴尿为较具特征的症状。还可能出现肉眼血尿、阴道部充盈感及压迫感。个别因局部水肿严重，发生急性尿潴留。阴道检查可于前壁触及有波动感的"肿物"。按压"肿物"可见混浊的脓性分泌物由尿道外口流出。当分泌物流尽时则"肿物"消失。其内可能触及结石。如于膀胱镜检查时查见憩室开口则可将 3 F 或 4 F 输尿管导管插入憩室开口，在注入造影剂前及后分别拍摄平片及造影片，以确定憩室大小，是否为多开口以及是否存在憩室内结石。

4. 尿道肿瘤

主诉以尿道血性分泌物流出为主，肿瘤较大时可发生排尿困难。通过病理检查可明确诊断。

5. 膀胱颈梗阻

是女性下尿路梗阻的重要内容之一。主要症状为渐进性排尿困难，尿流动力学检查提示膀胱出口梗阻，膀胱镜检查是最主要与可靠的方法。

八、治疗

女性尿道狭窄的治疗方法包括尿道扩张、自我导尿、尿道内切开与尿道成形术等。定期尿道扩张辅以自我导尿是临床最常用的保守治疗方法，但需长期治疗且复发率较高。目前随着泌尿腔镜技术水平的不断提高和设备的改进，内镜下尿道内切开手术的应用也越来越多。常见的尿道成形手术方式包括阴道皮瓣尿道成形术、采用小阴唇的背侧尿道成形术、舌黏膜移植、皮肤或带蒂皮瓣移植、前庭皮瓣移植以及颊黏膜移植尿道成形等。

（一）尿道扩张术

尿道狭窄较轻者尿道扩张多可起效。伴有感染者，不能施行此术，以免导致感染扩散，甚至发生败血症。一般每周一次，逐渐扩张至 F36。尿道扩张术是治疗尿道外伤、手术后瘢痕狭窄的一种方法。通过探子的扩张，使局部瘢痕软化，以达到狭窄部敞开的目的。尿道探子有各种不同类型，以其直径的大小分为若干号。一般成人尿道的管腔可通过 24 号，女性可通过 28 号探子。

1. 适应证

（1）明确的尿道狭窄，行尿道扩张以维持尿道通畅。

（2）探查尿道有无狭窄，或确定狭窄的程度和部位。

（3）探查尿道内有无结石。

2. 禁忌证

如果泌尿生殖系统有急性炎症，禁忌行尿道扩张。

3. 注意事项

（1）首次尿道扩张应结合尿线粗细、尿道造影所见来估计探子的号数。应先从大号开始，依次减小，直到合适的号数为止。应尽量少用 16 号以下的探子。

（2）尿道扩张器的头端，沿尿道前壁行进容易滑入膀胱，如遇阻力，可反复试插，但不应使用暴力强行通过，以另一手指按压会阴，可协助通过膜部。

（3）第一次扩张后，每次探子只宜增大 2～3 号，否则容易造成尿道损伤、出血。

（4）当尿道探子受阻实在无法进入时，可换成丝状探子引路，此时尤其需要耐心，往往需多次试探才能成功。

4. 术后处理

（1）每次扩张后给予抗生素 3d，适当休息，多饮水，观察有无尿道出血。如出血较严重，后有发热、尿外渗，应急诊观察治疗。

（2）如扩张后有发热、疼痛、严重出血等，则在 2～4 周内暂停扩张。下次扩张前应仔细检查，证实急性炎症已经消退，才能再行扩张。

（3）扩张的间隔时间至少 5d，以使尿道狭窄段黏膜经扩张后所产生的水肿与充血逐渐消退。经多次扩张后，尿道逐渐增宽，扩张间隔时间也可延长，如果通过 24 号探子，则可按 1 个月、2 个月、3 个月、半年等间隔，定期扩张[11-15]。

（二）腔内手术尿道镜直视下经尿道内切开术

早在 15 世纪就有学者试用尿道内切开术治疗尿道狭窄，但由于它的并发症及复发率高而未能普及。直到带窥镜的尿道内切开器械的研制成功，才真正开创了直视下经尿道内切开术治疗尿道狭窄的新纪元。后又利用冷刀进行尿道狭窄的治疗，使疗效得到了进一步的提高。

尿道是一个可膨胀的弹性管道，采用经尿道内切开术，打通狭窄或闭锁段，达到恢复尿道的连续性，使排尿通畅，是该术式的目的及原则。目前认为，狭窄段小于 2 cm 者可选用尿道内切开或单纯尿道扩张术，所以术前行尿道造影明确狭窄的部位及长度是很重要的。尿道狭窄的患者在直视下放置导引导丝或导管有时困难，必须耐心，冷刀只有沿着导丝或导管切割时，才不会偏离尿道而损伤其他组织，注意勿切断导管。

对于狭窄环未闭锁者，可将输尿管导管经尿道插入膀胱作引导，然后按以下方法处理狭窄环：

（1）用冷刀在 12 点处作 V 形切开。

（2）冷刀在 9、12、3 点三处 V 形切开。

（3）冷刀做放射状多处切开。

（4）冷刀做狭窄环切开后，加用经尿道电切，切除瘢痕组织。

对于闭锁的尿道狭窄，可用亚甲蓝作引导、耻骨上金属探针作引导进行内切开及耻骨上膀胱镜引导内切开术等。

直视下尿道内切开术具有损伤小、安全、方便、并发症少、住院时间短、可多次进行等优点，虽然其远期疗效较尿道成形术低，但并发症的发生率明显较少。

还可辅以电切或电灼，切开或切除狭窄处瘢痕组织，扩大尿流通道，使排尿通畅，术后留置导尿管 1～3 周。有人主张行尿道内切开术，用尿道内切开刀，在尿道远端 5 点及 7 点处切开尿道。手术后置一粗气囊导尿管 24 小时，防止出血。不过手术后有发生狭窄的可能，需定期行尿道扩张术。尿道不宜切开过深，否则有发生尿失禁的危险。内切开术处理后尿道闭锁存在一定难度，稍不留意易造成假道，影响手术效果，因为尿道狭窄术后 6 个月最容易发生再狭窄，而 1 年后发生复发的可能性明显下降，所以术后 6 个月定期尿道扩张尤为重要。

（三）尿道成形术

常见的手术方式包括阴道皮瓣尿道成形术、采用小阴唇的背侧尿道成形术、舌黏膜移植、皮肤或带蒂皮瓣移植、前庭皮瓣移植以及颊黏膜移植尿道成形等。

在选择手术方式时，需重点考虑两个因素，一是狭窄的部位及长度，二是手术切开是否会影响尿控。如果尿失禁的风险较大，应考虑是否需分次手术或术中一次性修复狭窄。另外，术中应尽可能选择尿道背侧入路，即使切开延至膀胱颈部，尿失禁的发生率也不高；而尿道腹侧入路，如果切开至尿道近端，就很可能出现括约肌损伤性尿失禁。尿道远端的狭窄，没有括约肌损伤风险，狭窄的长度及局部替代组织的选择是手术成功关键。

1. 径路

（1）经阴道径路：阴道前壁与尿道后壁之间有疏松结缔组织，易于分离，阴道腔宽大有弹性，经阴道前壁切开能较好地显露尿道，为最常用的径路。

（2）经耻骨上径路：位于膀胱颈或上段尿道者可经此径路手术。切开腹壁显露膀胱前壁，经耻骨后间隙显露及分离膀胱颈和上段尿道。

（3）经腹阴道联合径路：女性复杂性尿道狭窄式尿道癌需行尿道全切除者，可以达到良好的显露、游离和彻底的切除。

（4）经耻骨径路：复杂的尿道狭窄，周围瘢痕粘连较重，使尿道紧贴于耻骨后面，因耻骨弓的阻挡而不能充分显露病变部位进行手术时，可切除部分耻骨联合，从前面显露及处理尿道病变。

2. 尿道重建

女性尿道狭窄一般不能通过切除狭窄段尿道行尿道端-端吻合方法治疗，而需采用组织替代尿道。

（1）采用经耻骨途径带蒂阴唇皮瓣重建尿道方法：采取截石位。下腹正中切口，逐层切开各层组织后暴露耻骨，用血管钳从耻骨下缘向耻骨上穿出，引入线锯，切除两侧各宽 2 cm 耻骨。切除闭锁的尿道瘢痕组织，分离出远近端尿道口，修整其边缘。测量缺损段尿道，取单侧阴唇宽 3.0 cm、长 2.5～3.5 cm 带蒂皮瓣，以 18～22 F 硅胶管作支架，5～0 可吸收线连续加间断缝合成管形。如单侧阴唇皮瓣宽度不够，可取双侧皮瓣拼接成形。将管状皮瓣转移至缺损段尿道区，5～0 可吸收线将皮管两端分别与远近段尿道断端作间断缝合 6～8 针。取一条宽约 3.5 cm、长 6.5～7.0 cm 带蒂腹直肌瓣，转移至新尿道与阴道壁之间，起填充残腔和保护新尿道作用。耻骨上膀胱造瘘，术后选用抗生素 7～10 d，保持阴道干燥，每天用消毒液擦洗。术后 4～5 d 拔除耻骨上引流条。术后 3 周行膀胱顺行带管造影，无造影剂自吻合口溢出后拔除耻骨上膀胱造瘘管，造瘘口愈合后拔除尿道支架管。

经耻骨途径能提供极好的手术视野，瘘修补或尿道重建吻合操作均简单有效；而且对合并尿道阴道瘘者可选用一侧带蒂脂肪腹直肌瓣，甚至可利用大网膜对修补的尿道阴道瘘与新尿道间进行填充，加强尿道与阴道壁间的屏障，增加该处血供，减少瘢痕形成，有利于瘘口愈合。

阴唇皮瓣尿道重建的优点：阴唇皮瓣属湿性皮肤，无毛、有弹性，取材方便，容易做成岛状皮瓣；由于皮肤有较强的皱缩性，取皮瓣时应注意其长度在无张力下较尿道缺损长度长 0.5 cm，以利于无张力缝合；新尿道区无死腔、引流通畅、防止感染对手术成功也十分重要。

（2）背侧颊黏膜移植治疗女性尿道狭窄：放置一根 10F 尿道导管，然后从患者右侧颊内部采集一片长 5～6 cm、宽 2～3 cm 颊移植片。在尿道外口处从 3 点到 9 点位置作一倒 U 形切口，暴露尿道的背侧部。在尿道和其下的阴蒂海绵体组织间作一平面，以游离整段尿道。触诊导尿管气囊以确定膀胱颈，用 5-0 缝线标记。沿尿道全长将其剖开，从尿道外口直至膀胱颈标记缝线处。然后将颊移植片缝合到尿道边缘，先右缘再左缘。移植片在放置前裁为 1.5 cm 宽。然后将扩张的尿道与阴蒂体缝合到一起，覆盖住新的尿道顶。移植片末端逐渐缩小，以符合正常裂隙样的尿道外口。导尿管保留 15 天。

该法剔除了"背侧疗法会损伤括约肌纹路的联合体，会影响阴蒂的神经和血管束"的观念。解剖学和放射学的研究证实阴蒂体为颊移植片提供了强大的支持。

目前，女性尿道狭窄性疾病尚缺乏大宗文献报道及公认的诊治指南，因此如何选择最适宜的外科治疗方式是对临床医生的一个挑战[16-26]。

（王　起）

参考文献

［1］ Santucci RA，Payne CK，Anger JT，et al. Office dilation of the female urethra：a quality of care problem in the field of urology. J Urol，2008，180：2068-2075.

［2］ Groutz A，Blaivas JG，Chaikin DC. Bladder outlet obstruction in women：definition and characteristics. Neurourol Urodyn，2000，19：213-220.

［3］ Kuo HC. Videourodynamic characteristics and lower urinary tract symptoms of female bladder outlet obstruction. Urology，2005，66：1005-1009.

［4］ Carr LK，Webster GD. Bladder outlet obstruction in women. Urol Clin North Am，1996，23：385-391.

［5］ Huang CR，Sun N，Wei-ping，et al. The management of old urethral injury in young girls：analysis of 44 cases. J Pediatr Surg，2003，38：1329.

［6］ Hilton P. Surgical fistulae//Cardozo L，Staskin D. Textbook of Female Urology and Urogynaecology. London：Isis Medical Media，2001.

［7］ Harris SH. Reconstruction of the female urethra. Surg Gynecol Obstet，1935，61：366.

［8］ Ellis LR，Hodges CV. Experiences with female urethral reconstruction. J Urol，1969，102：214-220.

［9］ Macura KJ，Genadry R，Borman TL，et al. Evaluation of the female urethra with intraurethral magnetic resonance imaging. J Magn Reson Imaging，2004，20：153-159.

［10］ Lyon RP，Smith DR. Distal urethral stenosis. J Urol，1963，89：414-21.

［11］ Smith AL，Ferlise VJ，Rovner ES. Female urethral strictures：successful management with long-term clean intermittent catheterization after urethral dilatation. BJU Int，2006，98：96-99.

［12］ Simonato A，Varca V，Esposito M，et al. Vaginal flap urethroplasty for wide female stricture disease. J Urol，2010，184：1381-1385.

［13］ Blaivas JG，Santos JA，Tsui JF，et al. Management of urethral stricture in women. J Urol，2012，188：1778-1782.

［14］ Petrou SP，Rogers AE，Parker AS，et al. Dorsal vaginal graft urethroplasty for female urethral stricture disease. BJU Int，2012，110：E1090-1095.

［15］ Onol FF，Antar B，Kose O，et al. Techniques and results of urethroplasty for female urethral strictures：our experience with 17 patients. Urology，2011，77：1318-1324.

［16］ Gozzi C，Roosen A，Bastian PJ，et al. Volar onlay urethroplasty for reconstruction of female urethra in recurrent stricture disease. BJU Int，2011，107：1964-1966.

［17］ Xu YM，Sa YL，Fu Q，et al. Transpubic access using pedicle tubularized labial urethroplasty for the treatment of female urethral strictures associated with urethrovaginal fistulas secondary to pelvic fracture. Eur Urol，2009，56：193.

［18］ Rehder P，Glodny B，Pichler R et al. Dorsal urethroplasty with labia minora skin graft for female urethral strictures. BJU Int，2010，106：1211.

［19］ Falandry L，Xie D，Liang Z，et al：Utilization of a pedicled labial flap，single or double face，for the management of post-obstetric urethral damage. J Gynecol Obstet Biol Reprod（Paris），1999，28：151.

［20］ Flisser AJ，Blaivas JG. Outcome of urethral reconstructive surgery in a series of 74 women. J Urol，2003，169：2246.

［21］ Gormley EA. Vaginal flap urethroplasty for female urethral stricture disease. Neurourol Urodyn，suppl，2010，29：S42.

［22］ Migliari R，Leone P，Berdondini E，et al. Dorsal buccal mucosa graft urethroplasty for female urethral strictures. J Urol，2006，176：1473.

［23］ Sharma GK，Pandey A，Bansal H，et al. Dorsal onlay lingual mucosal graft urethroplasty for urethral strictures in women. BJU Int，2010，105：1309.

［24］ Ahmed S，Neel KF. Urethral injury in girls with fractured pelvis following blunt abdominal trauma. Br J Urol，1996，78：450.

［25］ Hemal AK，Dorairajan LN，Gupta NP. Posttraumatic complete and partial loss of the urethra with pelvic fracture in girls：an appraisal of management. J Urol，2000，163：282.

［26］ Radopoulos DK，Dimitriadis GP，Vakalopoulos IK，et al. Our experience with salvage genitourinary fistulae repair：technique and outcomes. Int Urol Nephrol，2008，40：57.

第十一章

男性尿道狭窄

一、男性尿道解剖

（一）男性尿道的外科解剖

男性尿道既是排尿通道又是排精通道，起自膀胱颈部的尿道内口，止于阴茎头顶端的尿道外口，全长 16～22 cm，管径平均 5～6 mm[1]。男性尿道以尿生殖膈下筋膜为界，分为前尿道和后尿道，前尿道包括尿道阴茎部和尿道球部，后尿道包括尿道膜部和尿道前列腺部，前尿道全长有尿道海绵体包绕，因此又称为尿道海绵体部[2]。

男性尿道全程有三处狭窄、三处扩大及两个弯曲。三处生理性狭窄分别位于尿道外口、尿道膜部及尿道内口，其中又以尿道外口最为狭窄。三处生理性扩大分别位于尿道舟状窝、尿道球部及尿道前列腺部，其中以尿道前列腺部最为宽大。两个弯曲分别是耻骨前弯和耻骨下弯。耻骨前弯位于耻骨联合前下方，阴茎体与阴茎根部交界处，凹向下，向上拉直阴茎时此弯可消失。耻骨下弯位于耻骨联合下方，尿道球部与膜部交界处，是凹面向上的固定弯曲。尿道的生理性狭窄是导尿及经尿道器械操作时的难点，操作不当时很容易损伤并形成病理性狭窄。尿道的生理性扩大则是尿道结石容易停留的部位。临床上利用尿道两个弯曲的特点进行导尿及尿道内器械操作，将阴茎向上提起拉直可以消除耻骨前弯，使尿道器械得以顺利通过该段尿道，此时可以放平尿道器械，并沿耻骨下弯弧度缓慢将器械送入膀胱，以避免损伤尿道[3-5]。

尿道阴茎部自尿道阴茎阴囊交界处起至尿道外口止，是尿道活动度最大的部分，不易受到损伤，又分为尿道阴茎头部及尿道阴茎体部。阴茎头是尿道海绵体远端的膨大部分，尿道外口位于阴茎头的顶端，是呈矢状位的纵行裂隙，为尿道最狭窄处，进入尿道外口后的膨大即为舟状窝，自近端尿道来的较急尿流可以在扩大的舟状窝腔隙内进行缓冲增压，从而在通过狭窄的尿道外口时产生高压射流，避免自身尿液污染。阴茎头部尿道被覆非角化鳞状上皮。尿道阴茎体部位于两个阴茎海绵体的腹侧，在耻骨联合下缘被阴茎悬韧带随阴茎固定于耻骨上。尿道阴茎体部黏膜皱襞内陷形成尿道隐窝，其中有Littre 腺的开口，在性交时可以分泌黏液起润滑作用。尿道隐窝也容易隐藏细菌形成慢性感染，严重时可继发纤维结缔组织增生及海绵体纤维化，造成尿道狭窄[6-7]。

尿道球部自尿生殖膈下筋膜起至阴茎阴囊交界处止，尿道球腺开口于球部尿道，所产生的清亮黏稠分泌物起润滑作用。尿道球部被球海绵体肌包绕，此肌收缩时可以辅助排尿和射精。尿道球部是最容易发生尿道损伤的部位，多为骑跨伤，球部尿道被挤压于会阴部硬物与耻骨联合之间，导致尿道受损[3-5]。

尿道膜部位于精阜远侧与尿生殖膈下筋膜之间，周围由尿道膜部括约肌（尿道外括约肌）和会阴深横肌围绕，该两种肌可以自主阻止尿液的排出。膜部尿道长 1.5～2 cm，是男性尿道中最短最狭窄的一段。骨盆骨折时，剪切暴力可以造成膜部尿道损伤或断裂，从而造成尿道的分离性移位[3-5]。

尿道前列腺部位于尿道内口和尿道膜部之间，是尿道腔最宽大的部分，周围有前列腺包绕[4]。在前列腺部尿道后壁中线上有一纵行隆起，称尿道嵴，尿道嵴的中部有一纺锤状隆起，称为精阜。精阜的中央有一盲孔，称为前列腺小囊，在前列腺小囊的两侧各有一小孔，是射精管的开口。精阜的远侧紧邻尿道外括约肌，是经尿道手术时识别外括约肌的重要解剖标志之一。尿道内口及尿道前列腺部上端被膀胱颈部肌肉所包绕，此处的肌肉来自膀胱壁外纵层和中环层平滑肌纤维，又称为尿道内括约肌[8-11]。

（二）男性尿道的组织结构、神经、血管和淋巴

1. 尿道的组织结构

男性尿道管壁一般可分为黏膜层、黏膜下层和肌层，在前尿道肌层外包绕有尿道海绵体。前列腺部尿道黏膜为移行上皮，与膀胱的黏膜上皮一致。膜部、球部及阴茎体部尿道黏膜为复层柱状上皮，阴茎头部尿道黏膜为鳞状上皮[3-5]。

2. 尿道的神经支配

尿道内括约肌为平滑肌括约肌，主要接受来自盆丛的自主神经支配，包括交感和副交感神经。尿道外括约肌为横纹肌括约肌，主要接受来自阴部神经的躯体神经支配，近来的研究表明，来自盆丛的盆神经在前列腺尖部水平发出多条分支进入尿道外括约肌[12-13]。

3. 尿道的血液循环

前尿道的动脉血供来自于阴部内动脉及尿道动脉，后尿道的动脉血供来自于膀胱下动脉的前列腺支、直肠下动脉的痔中动脉以及阴部内动脉的分支，这些动脉之间存在广泛吻合。前尿道的静脉回流至阴部内静脉，后尿道的静脉回流至膀胱前列腺静脉丛，然后前后尿道的静脉血均注入髂内静脉[2,14]。

4. 尿道的淋巴回流

尿道的淋巴引流非常丰富，淋巴网遍布尿道全程。尿道的淋巴管起源于尿道黏膜下的淋巴网，在男性以舟状窝最为丰富。男性前尿道的淋巴液引流至腹股沟浅淋巴结和腹股沟深淋巴结，再向上至髂外淋巴结。男性后尿道的淋巴液则沿着阴茎背静脉周围的淋巴管向上进入盆腔，引流至髂外淋巴结、闭孔淋巴结和盆腔淋巴结。所以男性后尿道肿瘤可以直接发生盆腔淋巴结转移[3-5]。

二、尿道狭窄的病因和分类

引起尿道狭窄的主要原因随年代、地域及社会经济情况的不同有很大差别。历史上

淋球菌感染曾经是引起尿道狭窄最常见的原因，随着抗菌药物疗效的增强和人们对性传播疾病认识的提高，淋病性尿道狭窄的发生率已大大下降。目前在发达国家，医源性损伤成为尿道狭窄的主要原因，狭窄主要发生于前尿道尤其是球部尿道[15]，而在发展中国家，骑跨伤及骨盆骨折等暴力损伤仍然是尿道狭窄的主要原因[16-18]。

从病因上来说，尿道狭窄可分为先天性和后天性两大类。先天性狭窄系先天畸形或发育障碍引起的尿道狭窄，如尿道瓣膜、精阜肥大、尿道外口狭窄、尿道管腔先天性缩窄等。后天性狭窄又可分为外伤性尿道狭窄、医源性尿道狭窄、炎症性尿道狭窄和苔藓样硬化性尿道狭窄等[19-20]。下面主要讨论后天性尿道狭窄。

（一）外伤性尿道狭窄

外伤性尿道狭窄的特点是狭窄部位与损伤部位一致，实际上是尿道损伤的后期并发症。最常见的狭窄部位是球部尿道，约占外伤性尿道狭窄的50%；较常见的是后尿道，约占40%；阴茎部尿道由于活动度大，损伤机会最小，约占尿道狭窄的10%[16,21]。

球部尿道损伤常由骑跨伤及会阴部钝性伤所致，球部尿道被挤压于会阴部硬物与耻骨联合之间，导致尿道挫伤或断裂。骨盆骨折所产生的剪切暴力常导致后尿道损伤，Mamdouh报道骨盆骨折并发尿道断裂的发生率为1.6%～25%（平均9.9%），并且尿道损伤发生与否同骨盆骨折的类型尤其是不稳定型骨折关系密切[22-23]。最常见的尿道损伤部位是球膜部，而不是膜部，主要是由于解剖学上球部、膜部尿道交界处才是尿道最薄弱处，而不是人们一直认为的前列腺部、膜部尿道交界处。研究表明并不存在明显的尿生殖膈上筋膜将尿道括约肌与前列腺分开，而尿道括约肌也并非仅水平包绕尿道膜部，它还向上进入前列腺甚至抵达膀胱颈部，向下则抵达尿生殖膈下筋膜，不进入球部尿道。所以坚韧的尿生殖膈下筋膜及尿道括约肌在球部尿道处的突然中断，使尿道球部、膜部交界处而不是前列腺部、膜部交界处成为尿道薄弱处，从而易发生尿道损伤[24-25]。膀胱颈部及尿道前列腺部的损伤常常是由尖锐的骨折断端刺伤引起，由于小儿的前列腺较小，不能对上述部位提供保护，所以上述损伤几乎仅见于儿童，前列腺前部常有纵形裂口[26]。阴茎部尿道损伤多由锐器伤、烧伤、动物咬伤等引起[27]。

（二）医源性尿道狭窄

严格意义上来说，医源性尿道狭窄也属于外伤性狭窄的范畴，但因为是医生的临床操作或手术引起，所以有必要单独讨论。不当的导尿操作是引起医源性尿道狭窄的主要原因，发生部位多位于球膜部及阴茎阴囊交界处尿道[28]。外括约肌痉挛或前列腺增生可以引起导尿管插入困难，强行暴力及反复试插导尿管可以损伤尿道球膜部，甚至引起大出血。经尿道器械操作不当极易造成尿道损伤，多发生于尿道外口及球膜部尿道。前列腺电切术可以造成膀胱颈挛缩、球膜部尿道狭窄、尿道外口狭窄甚至阴茎部尿道长段狭窄[29]。尿道下裂修补术后的主要并发症就是尿道狭窄，因此也被列入医源性尿道狭窄[30]。

（三）炎症性尿道狭窄

可分为特异性炎症性尿道狭窄和非特异性炎症性尿道狭窄两种。特异性炎症性尿道狭窄包括淋病、结核、梅毒等感染引起的尿道狭窄，非特异性炎症性尿道狭窄是指普通细菌感染引起的尿道狭窄，常由于反复发作的包皮龟头炎及长期留置导尿管引起[31-34]。

（四）苔藓样硬化性尿道狭窄

苔藓样硬化性尿道狭窄是一种病因不明的慢性皮肤病变，常累及包皮、龟头及尿道外口，可引起长段前尿道狭窄甚至前尿道全程狭窄。苔藓样硬化属于胶原纤维变性疾病，可能的病因包括自身免疫失调、局部创伤、感染及雌激素缺乏等。苔藓样硬化患者中阴茎鳞癌的发生率明显上升[35-37]。

三、术前检查和诊断

术前检查的目的在于给出尽量明确的诊断以指导治疗。尿道狭窄在术前应该明确狭窄的部位、长度、程度，是单处还是多处狭窄，有无假道，以及是否合并感染、结石、憩室、尿瘘等情况。

（一）病史

术前应详细询问病史，尿道狭窄最典型的症状是排尿困难，表现为尿线变细和尿不尽感，严重时可出现尿潴留，尿道狭窄也常合并尿路感染。应询问有无外伤史（如骨盆骨折、骑跨伤等）、经尿道手术或导尿史、尿道感染史、前列腺手术史、盆腔放疗史等相关病史[38]。

（二）体格检查

应对阴茎、阴囊、会阴部、下腹部以及肛门直肠进行相关检查，应注意尿道外口有无狭窄、包皮及阴茎头皮肤有无苔藓样硬化、尿道海绵体触诊有无局部增厚变硬、阴囊及会阴部皮肤有无炎症及瘘管。直肠指诊可以检查前列腺和后尿道情况[39-40]。

（三）尿道探子检查

尿道探子可以协助判断尿道狭窄的部位和宽度，经尿道外口置入探子，其受阻的位置就是尿道狭窄的部位，可通过探子的最大号数就是尿道狭窄的粗略宽度。如有耻骨上膀胱造瘘，探子还可以经造瘘口置入膀胱进入近端尿道，与从尿道外口插入的探子一起进行会师检查，两探子间的距离就是尿道狭窄的长度，此方法对膀胱尿道造影时后尿道不显影的患者尤其有用[39-40]。

（四）尿道造影检查

尿道造影是诊断尿道狭窄的重要手段，分逆行尿道造影及排尿性膀胱尿道造影两种，为了良好显示尿道狭窄的部位及长度,有时两者需要联合使用。做尿道造影检查前,患者需拍一张正位骨盆平片,可以了解骨盆骨折愈合情况、膀胱及尿道内有无结石异物等。造影检查时,患者一般取右侧斜卧位,身体向右倾斜 45°～60°,右下肢屈曲,左下肢伸直。逆行尿道造影时经尿道外口注入造影剂,对于不太严重的前尿道狭窄,可以满意地显示尿道狭窄的部位和长度,对于严重的前尿道狭窄及后尿道狭窄,由于造影剂在狭窄处及外括约肌处受阻明显,造影效果往往不够满意[41-42]。此时结合排尿性膀胱尿道造影可以取得满意的造影效果。排尿性膀胱尿道造影时,如果患者已行膀胱造瘘术,则可以经膀胱造瘘管直接将造影剂注入膀胱内,否则可以经静脉注入造影剂,造影剂经肾排泄后进入膀胱,膀胱充盈后嘱患者排尿,可以了解全尿道的情况[43-45]。

(五) 尿道 CT 及 MRI 检查

膀胱和尿道注入造影剂后再接受 CT 断层扫描,利用 CT 的三维成像功能,可以清晰显示尿道狭窄的部位及长度,有无尿瘘尤其是尿道直肠瘘,瘘管的位置和长度,并可显示病变与周围组织器官的关系,为临床提供有价值的信息[46-48]。MRI 比 CT 有更高的软组织分辨率,可以分辨正常组织与瘢痕纤维化组织,而且无需造影剂即可清晰显示尿道及尿道周围结构,以及有无尿瘘等信息[49-51]。

(六) 尿道超声检查

尿道超声检查已是较为成熟的技术,具有无辐射、痛苦小、重复性好等优点,可清晰显示狭窄尿道的部位、长度、瘢痕组织厚度,以及有无假道、结石、憩室等诸多信息。检查时需经尿道外口持续向尿道内注入无菌生理盐水,使尿道腔扩张,在膀胱充盈后嘱患者做排尿动作(如有膀胱造瘘管则经造瘘管注水充盈膀胱),以显示狭窄段近端尿道。对于前尿道狭窄患者,可将超声探头置于阴茎阴囊会阴部进行检查,对于后尿道狭窄患者,则需经直肠置入超声探头进行检查[44,52-54]。

(七) 膀胱尿道镜检查

经尿道外口置入尿道镜,可以观察尿道狭窄的远端位置及狭窄的程度。如果患者有膀胱造瘘,可以经造瘘口置入膀胱软镜,观察膀胱颈、后尿道及尿道狭窄近端的情况,如观察膀胱颈是否柔软光滑完整(提示内括约肌功能是否完好),这对于尿道重建术后能否控尿至关重要。而尿道狭窄近端与精阜、外括约肌的位置关系是尿道重建手术时的重要参考,膀胱软镜检查还可以明确膀胱及尿道内有无结石、肿瘤等[55]。

(八) 其他检查

尿流率及尿动力学检查,可以判断尿道狭窄的严重程度及储尿与排尿期的膀胱逼尿肌功能[56-57]。尿培养+药敏试验,可以明确尿道内有无细菌及其种类,以及敏感的抗菌药物,为抗菌药物治疗提供可靠依据。在行尿道重建手术前,尿道内最好保持无菌[40]。

四、尿道损伤的急诊处理

尿道损伤多见于男性青壮年，以体力劳动者居多。可分为以下四类：①尿道内暴力损伤，多为医源性损伤，常因尿道内器械操作不当引起，原有尿道病变者更易受损，尿道内异物或结石也可致尿道内暴力损伤；②尿道外暴力闭合性损伤，常见于骑跨伤引起的球部尿道损伤及骨盆骨折导致的后尿道损伤；③尿道外暴力开放性损伤，多见于战时的枪伤、刺伤及爆炸伤，偶见于动物咬伤及顶伤，刀割伤多见于精神病患者[58]；④尿道非暴力损伤，如误将化学性药物（如碘酒、酒精、甲醛溶液等）注入尿道内引起的化学性烧伤，尿道放射性损伤可见于盆腔放射治疗的患者，如前列腺癌的放射治疗引起的尿道损伤[59-60]。

（一）临床表现

1. 休克

单纯尿道损伤一般不会引起休克，出现休克往往提示合并骨盆骨折或其他脏器的严重损伤。骨盆骨折时可引起盆腔内血管损伤出血，可在盆腔及腹膜后间隙形成大血肿，严重的出血可造成休克及患者的早期死亡[61-63]。

2. 尿道出血

是尿道损伤最常见的症状，前尿道损伤一般表现为尿道口滴血或溢血，后尿道损伤则表现为尿初或终末血尿。出血的严重程度与伤情并不一致，有时尿道部分断裂反而比完全断裂出血严重，后尿道完全断裂时，因外括约肌痉挛，可出现急性尿潴留，此时可以完全没有血尿及尿道出血[61-63]。

3. 疼痛

损伤局部常有疼痛及压痛，排尿时可有尿痛及放射痛，前尿道损伤排尿时疼痛向阴茎头及会阴部放射，后尿道损伤排尿时疼痛放射至肛周及下腹部[24-26]。

4. 排尿困难及尿潴留

由于尿道损伤局部出血、水肿以及外括约肌痉挛，可以出现排尿困难。如仅为尿道挫伤或部分断裂，可以不出现尿潴留，如为尿道完全断裂，则可以表现为完全不能自行排尿及尿潴留[61-63]。

5. 局部血肿

受伤局部可有血肿，相应的皮肤部位可出现瘀斑。骑跨伤时可于阴囊及会阴部见到血肿及皮肤瘀斑[61-63]。

6. 尿外渗

尿道断裂后可出现尿外渗，尿外渗的范围随损伤部位的不同各异，尿外渗如不及时处理可继发感染，甚至导致全身感染及脓毒血症，局部组织感染坏死后还可形成尿瘘。阴茎部尿道损伤如 Buck 筋膜完整，则尿外渗局限于 Buck 筋膜内，仅表现为阴茎肿胀；如阴茎部尿道损伤伴 Buck 筋膜同时破损，则与球部尿道损伤时的尿外渗范围相同，即尿外渗于会阴浅袋内，表现为阴茎、阴囊、会阴甚至下腹部的肿胀；膜部尿道与前列腺部尿道损伤时尿外渗的范围取决于尿生殖膈是否完整，如尿生殖膈保持完整，尿外渗至前列腺及膀胱周围并可沿着腹膜外及腹膜后间隙向上发展，如同时伴尿生殖膈破裂，则尿外渗范围还可向下至会阴浅袋内[59-60]。

（二）诊断

根据外伤史（骑跨伤、骨盆骨折等）、临床表现及相关检查，尿道损伤的诊断不难，在诊断中需要明确尿道损伤的部位、程度以及有无合并其他脏器损伤。

1. 直肠指诊

在明确有无合并直肠肛门损伤时非常关键，不可忽略。如指套染血，说明有直肠损伤，如有血性尿液溢出，可能有直肠与膀胱或尿道间的贯通伤。如触诊前列腺上浮，可能提示后尿道完全断裂[64-65]。

2. 导尿试验

对于可疑尿道损伤的患者，诊断性导尿有一定风险，因为可能加重尿道损伤程度，将尿道不全断裂转为完全断裂，同时还可加重局部出血及增加感染机会。但在严格无菌条件下，多数情况可以进行一次轻柔的试插导尿管，如果导尿管进入膀胱，导出清亮尿液或开始为血性尿液然后转清，说明为尿道挫伤或尿道部分断裂，如果仅有少量血性尿液或无尿液引出，应考虑到膀胱破裂的可能性；如果导尿管不能进入膀胱，且导出血性液体，考虑为尿道完全断裂，此时不应强行或多次试插导尿管，以免加重损伤。导尿管一旦进入膀胱，就不应拔除，而应该留置作为治疗使用[66]。

3. 影像学检查

（1）X线检查：对怀疑骨盆骨折者，应常规摄骨盆平片检查。怀疑尿道损伤者，逆行尿道造影是确诊的重要手段。如果尿道全程显影、造影剂可进入膀胱且无外溢，说明尿道无损伤或仅为挫伤；如果尿道全程显影、造影剂有外溢，说明为尿道部分断裂；如果近端尿道和膀胱不显影伴造影剂大量外溢，说明为尿道完全断裂。有条件的患者也可以进行静脉尿路造影检查，如果膀胱充盈但位于盆腔上方高位，称为"空中馅饼"征（pie in the sky），说明尿道完全断裂，膀胱向上移位；如果膀胱仍位于盆腔内，并呈顶圆颈细的"泪滴状"，称为"泪滴征"，说明后尿道断端仍有部分相连，为部分断裂[66-67]。

（2）CT和MRI检查也可用于尿道损伤的评估，并可同时检查有无身体其他脏器的合并损伤[68]。

4. 内镜检查

很少单独用于尿道损伤的诊断，近年来主要用于微创内镜下尿道会师术，尤其是软性膀胱镜下尿道会师术，把诊断和治疗合二为一，可以明确尿道损伤的部位和程度[69-72]。

（三）治疗

1. 前尿道损伤的治疗

（1）闭合性前尿道损伤：闭合性前尿道损伤可以行耻骨上膀胱造瘘或者在内镜辅助

下留置导尿管治疗。对于尿道部分断裂，一般建议留置导尿管两周，对于尿道完全断裂，一般留置导尿管三周，尿道完全愈合的可能性在 50% 以上，如果后期出现尿道狭窄，再进行尿道内切开或尿道重建手术[73]。闭合性前尿道损伤目前已不太建议急诊行尿道修补术，因为尿道海绵体组织的挫伤和局部血肿使手术时不能明确判断尿道损伤的界限，给吻合手术的成功造成很大困难。但阴茎骨折造成的尿道损伤例外，需要急诊手术，在修补阴茎海绵体白膜的同时，可以同时对尿道损伤进行修补[74]。

（2）开放性前尿道损伤：对于刀刺伤、枪伤和动物咬伤等开放性前尿道损伤，需要急诊进行清创及探查手术。术中需清除失活坏死组织，但要注意由于尿道海绵体组织血供非常丰富，清创时应尽最大可能进行保留。对于短于 2~3 cm 的球部尿道缺损和短于 1.5 cm 的阴茎部尿道缺损，在清创后可以直接进行吻合。长段的尿道缺损及感染伤口需要旷置，同时行耻骨上膀胱造瘘转流尿液，二期再进行尿道修复重建手术[75]。

2. 后尿道损伤的治疗

（1）闭合性后尿道损伤：对于后尿道部分断裂的患者，可以行单纯耻骨上膀胱造瘘或者在内镜辅助下留置导尿管治疗，每两周可以做一次尿道造影检查直至损伤愈合，如果此时无造影剂外溢，夹闭造瘘管后排尿通畅，则可拔除造瘘管，如果有瘢痕狭窄，可行尿道扩张或尿道内切开术，效果较好。

对于后尿道完全断裂，治疗方法的选择仍存在广泛争议，主要有以下三种方法：①早期尿道吻合术，②尿道会师术，③单纯耻骨上膀胱造瘘及二期尿道重建术。术后并发症主要有尿道狭窄、尿失禁及勃起功能障碍（ED），在上述三种方法中都不同程度地存在。Mamdouh 在分析了 871 例患者后发现，用早期尿道吻合术治疗的患者，三种并发症的发生率都较高，分别为 49%（狭窄）、21%（尿失禁）和 56%（ED）；而仅行膀胱造瘘的患者，术后几乎都发生尿道狭窄（97%），不可避免地要进行二期尿道重建，但尿失禁和 ED 的发生率较低，分别为 4% 和 19%；会师术的患者尿道狭窄的发生率为单纯造瘘的一半（53%），但 ED 的发生率却是单纯造瘘的一倍（36%），尿失禁的发生率则相近（5%）[76-77]。早期尿道吻合术由于手术创伤大、风险高、术中操作困难、术后并发症发生率高，已很少在临床使用[78]。尿道会师术的优点是手术创伤相对较小，却可以使尿道断裂的远近断端达到较满意的"对位"和"对线"，术后相当一部分患者恢复正常排尿。而且，即使术后发生尿道狭窄，由于尿道断端接近也容易进行修复，尤其近来内镜下尿道会师术的应用使该术式的创伤更小、并发症更少[71,79-80]。为使尿道断端接近，会师术后可行牵引复位，常用的牵引方法有气囊导管牵引法及前列腺缝线固定牵引法，前一种方法会压迫膀胱颈部造成位于此部的尿道内括约肌受损，增加尿失禁的发生率，现已弃用，而后一种方法则需暴露耻骨后间隙，有损伤血管和勃起神经导致 ED 的可能[81-83]。单纯耻骨上膀胱造瘘及二期尿道重建术是以往对于危重症患者后尿道断裂治疗的唯一选择，优点是损伤最小，一期仅做膀胱造瘘引流尿液，3~6 个月后再行尿道重建术；此术式的缺点是不可避免需要做二次手术，而且由于尿道两断端的回缩，尤其是尿道近端向上回缩入骨盆，有时尿道狭窄段可以长达数厘米，给尿道重建造成了困难[84-85]。

（2）开放性后尿道损伤：开放性后尿道损伤的处理主要决定于创伤的性质及患者的身体状况，如果条件允许，应该急诊行探查手术并修复尿道，如果存在危及生命的合并伤，则可以单纯行耻骨上膀胱造瘘，二期再行尿道重建术[58,64]。

五、前尿道狭窄的治疗

前尿道狭窄的治疗，总体上来说以成形术为主，适用于任何部位的前尿道狭窄。尤其是阴茎部尿道由于切除狭窄段再吻合术后，会出现阴茎短缩及下弯畸形而影响性功能，所以只能选择成形术。由于球部尿道游离后可提供一定的延展性，所以对于短段的球部尿道狭窄（＜2 cm），也可以选择狭窄段切除尿道端端吻合术治疗。尿道外口狭窄，如果不太在意外观，可以考虑行尿道外口切开术治疗。

尿道成形术包括带蒂皮瓣尿道成形术及游离黏膜尿道成形术两种。包皮皮瓣最适宜用于尿道成形术，阴囊及会阴皮瓣由于有毛发生长，重建尿道后容易继发感染及生成结石，不到万不得已，不宜选用。游离黏膜可选用的有口腔黏膜、结肠黏膜和膀胱黏膜，口腔黏膜又包括颊黏膜和舌黏膜，是目前最常用于尿道重建的黏膜组织，结肠黏膜的切取创伤较大，所以只有在超长段尿道狭窄时才被选用。膀胱黏膜伸缩性较大，可以引起尿道外口狭窄及黏膜脱垂，现已少用[86-89]。

（一）尿道内切开术

尿道内切开术是指用尿道内切开刀（冷刀）经尿道进行狭窄段切开以扩大尿道管腔的手术技术[90]。尿道内切开术经历了从盲视下内切开到直视下内切开两个发展阶段，切开方法也经历了从最初的单点切开（12点位）到多点放射状切开的转变。目前的观点认为，尿道内切开术适用于狭窄段较短（最好＜1 cm）、瘢痕组织较少（瘢痕厚度＜1 cm）的病例，以球部尿道狭窄效果最好，长期成功率可达74%[91]。如果术后出现尿道狭窄复发，不建议多次反复进行尿道内切开术，因为多次尿道内切开并不能增加手术成功率，反而会造成狭窄段延长及瘢痕组织增加，影响后期开放手术的效果。术中注意，需将白色缺血的瘢痕组织彻底切开，切开深度以见到柔软的粉红色尿道组织并有少量出血为宜，如果切开后突入尿道腔内的瘢痕组织较多，可以辅以尿道瘢痕组织电切术，将瘢痕组织切除，使尿道管腔宽大光滑，有利于上皮生长，使狭窄复发率降低。电切时使用等离子电切器械为好，等离子切割时，表面温度仅为40～70℃，可以减少热损伤造成瘢痕狭窄的概率[87-89]。

（二）狭窄段切除尿道吻合术

适用于短段的球部尿道狭窄，一般建议狭窄段应在2 cm以内。对于阴茎部尿道狭窄，由于切除狭窄段后会造成阴茎短缩及下弯畸形，所以此术式不宜采用。术中一般采用阴囊会阴部直切口，狭窄段靠近膜部时则采用倒"Y"形切口，游离出尿道后，将瘢痕狭窄段尿道完全切除，两断端纵行剪开一小口成匙状以扩大吻合口，用4-0可吸收线间断吻合8针[92]。术中注意尿道吻合术三原则：①瘢痕切除彻底；②吻合口宽大；③吻合口无张力。该术式的成功主要依赖于球部尿道海绵体的延展性，充分游离球部尿道可以获得数厘米的延展性，从而在切除一段尿道后仍能获得无张力吻合。年轻人的尿道延展性更好，可以适当放宽手术长度限制[93-94]。

（三）游离黏膜移植尿道成形术

游离黏膜尿道成形术常用的有膀胱黏膜、口腔黏膜、结肠黏膜[95-96]。从理论上推测膀胱黏膜与尿路上皮一致，耐尿液侵蚀，再生能力强，是较理想的尿道成形材料，但实际操作中膀胱黏膜较薄，伸缩性较大，不易精确剪裁成符合实际的尿道成形长度和宽度，所以如果掌握不好，膀胱黏膜的术后并发症较多，主要有尿道外口狭窄、黏膜脱垂及肉芽肿性反应等，不宜作为首选的尿道替代材料。口腔黏膜作为尿道替代物自 20 世纪 90 年代开始兴起，包括颊黏膜和舌黏膜[97]，口腔黏膜的主要优点有取材方便、操作简单、上皮层较厚、固有层较薄、容易成活、有弹性、不易皱缩、抗感染力强等，是较理想的尿道移植替代材料，缺点是材料来源有限，很难单独修复超长段的尿道狭窄[98-100]。结肠黏膜移植尿道成形术由徐月敏等于 2000 年用于临床，取得了较好的临床效果，结肠黏膜来源不受限制，可用于超长段的尿道狭窄治疗，缺点是需开腹截取一段结肠，手术创伤较大，对于需同时做结肠膀胱扩大术的患者是一个不错的选择[89]。

（四）游离黏膜移植尿道扩大吻合术

适用于长段球部尿道狭窄患者，如果长段尿道狭窄由一段严重狭窄和一段相对轻度的狭窄组成，则其中近乎闭塞的严重狭窄段尿道可以被完整切除，相对轻度的狭窄段尿道可用游离口腔黏膜进行管腔扩大，然后扩大了管腔的尿道与另一侧尿道进行端端吻合。这样可以扩大尿道吻合术的适应证，提高手术效果[101-102]。

（五）带蒂皮瓣移植尿道成形术

带蒂皮瓣移植尿道成形术可用于任何部位的前尿道狭窄，但最适用于阴茎部的尿道狭窄[103-104]。阴茎皮肤较薄、无毛发、抗尿液刺激、操作简单，是较为理想的皮瓣材料，可取横行或者纵行岛状皮瓣行尿道重建，主要取决于在阴茎体的哪个方向上包皮比较充裕。阴茎皮肤的血供来自阴茎背浅动静脉，其中背浅动静脉浅层供应阴茎皮肤及包皮外板，背浅动静脉深层供应包皮内外板交界处及包皮内板，两层血管容易分离。所以分离横行带蒂岛状包皮瓣时，近冠状沟侧切口应深达阴茎海绵体白膜浅面，并沿阴茎海绵体白膜浅面向下游离，远离冠状沟侧切口深度恰至皮下，并沿皮下向下分离，两层间为含有丰富血供的血管蒂。阴茎带蒂横行岛状皮瓣法（Duckett 术）手术技巧要求较高，既要保证带蒂皮瓣的血运，又要避免阴茎皮肤和包皮外板坏死，皮瓣转移到腹侧时还要避免血管扭曲影响皮瓣血供。游离纵行带蒂岛状皮瓣时，近中线侧切口应深达阴茎深筋膜浅层，远中线切口恰至皮下，在深浅筋膜间分离出血管蒂，游离蒂的长度不宜太宽，以刚好能将皮瓣转移覆盖狭窄处尿道而蒂部不过紧为度[105-106]。

（六）分期尿道成形术

多数尿道手术可以一期完成，但对于局部条件差、有感染、伴尿瘘以及已行多次手术的长段尿道狭窄患者，分期手术可以提高手术成功率，很少发生切口裂开或皮肤坏死，即使发生了尿瘘也易于修补。分期手术不局限于二期手术，分期手术可以分三期甚至多期手术，分期尿道成形术的缺点是治疗周期长。分期尿道成形术一般分两期进行：①第一期手术：将狭窄段尿道切开，远近端均需切至正常尿道 1 cm，然后将尿道切口缘与皮肤切缘对位缝合，使形成人工尿道沟，如局部条件允许，也可以用口腔黏膜修补加宽狭窄的尿道沟，尿道沟远近两端的皮肤与正常尿道黏膜缝合形成宽大的远近两端尿道造瘘口。②第二期手术：在第一期手术后 3~6 个月进行，如尿道沟较宽，可以取尿道沟两侧纵行皮肤切口，切口环绕远近尿道造瘘口，尿道内留置 F16 导尿管，然后缝合尿道沟皮条切缘以形成新尿道，最后缝合肉膜和切口。如果尿道沟较窄，可以采用埋藏皮条尿道成形术（Denis-Browne 改良法）或纵行岛状皮瓣尿道成形术形成新尿道[87-89]。

六、后尿道狭窄的治疗

男性后尿道狭窄和闭锁的治疗一直是公认的泌尿外科最具挑战性及难度最大的手术之一[107]。后尿道狭窄和闭锁绝大多数由骨盆骨折引起，骨盆骨折引起后尿道损伤的概率约为 10%。骨盆骨折时，如果暴力强度不大，仅会使膜部尿道被拉长，如果暴力强度较大，则强大的剪切暴力可引起尿道相对薄弱的球膜部发生断裂并产生分离性移位，断裂的近端尿道及膀胱在骨盆挤压暴力的作用下会向上移位，耻骨后前列腺静脉丛的出血会形成大的血肿，随血肿的增大又会使近端尿道进一步向上及向后移位。大多数情况下，随着血肿的吸收，近端尿道和膀胱的位置会逐渐下移，二期尿道重建时，尿道断端间只会产生较短的缺损。但在一些外伤时暴力严重、血肿较大的病例，尿道两断端往往分离较远，最终形成较长段的缺损，给重建手术造成极大困难[108-109]。

后尿道狭窄及闭锁的治疗以吻合术为主，由于是分离性移位，所以尿道两断端间并不存在实际的尿道组织，仅存在致密的瘢痕组织，手术的目的是要游离并找到两断端的健康尿道组织，并将正常的远近端尿道吻合在一起，以重建尿道。为达此目的，需要遵循尿道吻合术三原则，即：①彻底切除尿道两断端间的瘢痕组织；②吻合口宽大；③吻合口无张力[110]。

历史上，后尿道吻合术经历了一系列的演变。1915 年，Hamilton Russell 首先报道了后尿道端-端吻合术。1932 年，Solovov 报道了尿道拖入术。1962 年，Pierce 提出经耻骨途径尿道端-端吻合术。1977 年，Turner-Warwick 改进了经会阴途径后尿道端-端吻合术，成为当时的流行式样。1986 年，Webster 在前人基础上，总结出经会阴途径系列手术"四步法"，成为目前后尿道狭窄治疗的"金标准"[111]。

目前，临床上行后尿道吻合术主要有两种手术途径，经会阴途径和经耻骨途径。大多数情况下，后尿道吻合术可以经会阴途径顺利完成，如果后尿道狭窄较长，位于耻骨联合后较高位置，或者存在高位尿道直肠瘘等情况，经会阴途径完成手术存在较大困难，则可以选择经耻骨途径手术[112]。

（一）经会阴途径后尿道吻合术

1. 麻醉及体位

成人采用连续硬膜外麻醉或全身麻醉（全麻），儿童采用全麻，体位为截石位或过度截石位，臀部垫高[113-115]。

2. 游离并切断远端尿道

取会阴部倒"Y"形切口，切开皮肤皮下，显露球海绵体肌，纵行切开该肌，显露尿道球部，游离球部尿道远端至阴茎悬韧带水平，近端至尿道狭窄或闭锁处，此时可用一金属尿道探子经尿道外口插入抵达尿道狭窄处做指引，明确尿道狭窄处后在该处横断尿道。修剪远端尿道开口，直至尿道开口边缘黏膜健康，可于12点位置纵行切开以扩大远端尿道吻合口。游离球部尿道时应注意在尿道海绵体与背侧的阴茎海绵体的解剖间隙进行游离，避免损伤阴茎海绵体引起出血。尿道远端游离不能超过阴茎悬韧带水平，否则可引起术后阴茎短缩下弯及痛性勃起[113-115]。

3. 切除尿道狭窄段暴露近端正常尿道

充分显露正常近端尿道是后尿道吻合术成功的关键。经膀胱造瘘口插入金属尿道探子，使探子进入后尿道并将尿道狭窄近端顶起，此时用手指在会阴部切口触诊，可以触摸到探子尖端以及与手指距离的远近，探子尖端与手指间的距离就是局部瘢痕组织的厚度，距离越远，瘢痕组织越厚，近端尿道位置越高，手术难度相应越大。此时可用小圆刀片正对探子尖进行十字切开，然后用组织剪小心将切开的瘢痕组织去除。先不要急于显露探子尖，建议逐层将瘢痕组织切除，直至探子尖端自然显露，如此可将瘢痕组织切除干净。用小圆刀片进行切开时，时刻注意不要损伤下方的直肠，尤其是在十字的下方和两侧切开时，不能离开探子尖太远。修剪近端尿道开口，直至尿道的四壁柔软并且腔内均有健康的粉红色尿道黏膜显露，近端尿道应游离出至少 5 mm 长度以利于吻合，而且尿道管腔应足够宽大，至少应通过 F24 号尿道探子，为保险起见，最好通过 F32 号尿道探子，必要时可将近端尿道开口上缘纵行切开以扩大吻合口[113-115]。

4. 无张力吻合

无张力吻合是尿道吻合术的三原则之一，如果吻合口有张力，术后会出现吻合口缺血和瘢痕增生，影响吻合术效果。骨盆骨折后尿道损伤在需要二期尿道重建手术时，尿道缺损段一般并不长，多数仅为 1～2 cm，在充分游离球部尿道后，就可以达到无张力吻合，但也有一些尿道缺损段较长的病例，需要进一步的手术措施才能达到无张力吻合。下面介绍一下 Webster 提出的无张力吻合"四步法"。①第一步，游离远端球部尿道至阴茎悬韧带水平，利用球部尿道的弹性，可以延长尿道 2～3 cm，年轻患者尿道弹性大，可能会延长更多。②第二步，切开分离阴茎海绵体中隔，尿道可以从分开的海绵体中隔之间穿过，从而缩短尿道远近端之间的距离 1～2 cm。③第三步，切除耻骨联合下缘，由于男性尿道有耻骨下弯，如果切除部分耻骨联合下缘，可以将尿道耻骨下弯弧度变直，使尿道远近端之间的距离变短，取捷径进行吻合，此步骤缩短尿道远近端的距离长短取决于去除耻骨联合下缘的多少，一般会缩短尿道远近端之间的距离1～2 cm。④第四步，尿道绕阴茎海绵体脚下缘，此步骤是将尿道从一侧阴茎海绵体脚绕过，走行于阴茎海绵体脚的下缘，再与近端尿道进行吻合，至少可以缩短尿道远近端之间的距离1 cm以上。如此，通过Webster"四步法"，可以缩短尿道远近端之间的距离5～8 cm，基本上可以满足绝大多数的后尿道无张力吻合要求[116-117]。

后尿道吻合术时近端尿道的缝合操作是吻合术的难点。由于后尿道手术空间狭小、手术野显露不佳、进出针不易、操作不便、吻合难度大，是公认的手术难题。对于大多数病例，经会阴切口用小圆针操作可以完成后尿道吻合，但对于高位的近端尿道，后尿道吻合的操作极其困难。1961年，金锡御提出直针吻合法，术中需切开膀胱，腹会阴切口同时操作，先经会阴部切口在尿道远侧断端3、6、9、12点处各穿过一针较长的可吸收线，然后可吸收线换以直针，直针穿过尿道近侧断端相应部位后进入膀胱内，然后经膀胱切口将线拉出在膀胱内打结。北京积水潭医院泌尿外科团队在此基础上提出了内镜辅助下直针法后尿道吻合术，术中无需切开膀胱，仅需通过膀胱造瘘口进行操作。操作时将带4-0可吸收线的弯针调直，将直针穿过近端尿道口边缘进入尿道腔内，此时将经皮肾镜通过造瘘口置入膀胱并进入后尿道进行寻找，找到直针后用取石钳将直针夹住并拖入膀胱内，再经近端尿道口置入持针器进入膀胱将直针或线夹住拖出近端尿道口，即完成一次近端尿道的缝合。后尿道吻合时一般吻合6～8针，打结时注意缝线要能拉动，打结的力度要均匀，松紧要合适。尿道内一般留置F16或F18号气囊导尿管[113-115]。

（二）经耻骨途径后尿道吻合术

经耻骨途径后尿道吻合术适用于既往多次手术失败、高位及长段后尿道缺损以及合并高位尿道直肠瘘的患者。由于后尿道正位于耻骨联合后方，去除耻骨联合后可以提供满意的手术野，在直视下方便地进行吻合[118]。

1. 麻醉及体位

同经会阴后尿道吻合术。

2. 切口

下腹正中切口，抵阴茎根部后向两侧延伸呈"人"字形，会阴部倒"Y"形切口同经会阴后尿道吻合术。

3. 暴露耻骨联合并切除部分耻骨

切开腹壁切口各层，暴露膀胱前间隙，阴茎根部切口一直切至耻骨联合骨膜表面，沿骨膜表面向下分离，于耻骨联合下缘切断阴茎悬韧带，必要时结扎切断阴茎背静脉，使阴茎根部与耻骨联合下缘分开成一间隙，如此可显露整个耻骨联合前表面。于膀胱前间隙向耻骨联合后面进行分离，紧贴耻骨联合后面骨膜表面向下分离膀胱及前列腺，一直游离至前列腺尖部水平，将大号止血钳紧贴耻骨联合下缘穿过尿生殖膈，使钳尖伸入耻骨后与手指会合，剪开尿生殖膈，充分游离耻骨后表面，使耻骨联合游离出4 cm宽度。引入线锯，分别将耻骨距中线2 cm处切断，移除耻骨，断端用骨蜡封闭止血[119]。

4. 切除尿道狭窄段吻合尿道

移除耻骨联合后，下面就是尿道狭窄段，分别从尿道外口和膀胱造瘘口置入尿道探子，抵达尿道狭窄远近端，直视下切除尿道狭窄段，显露正常的尿道远近断端。如两断端距离较近，则可以直接用 4-0 可吸收线进行吻合，如两断端距离较远，则需要经会阴切口暴露球部尿道，充分游离球部尿道、切开阴茎海绵体中隔后进行无张力吻合。一般先吻合尿道后壁，然后尿道内放置 F16 或 F18 号气囊导尿管，再吻合尿道前壁[120]。

5. 关闭切口

留置导尿管及膀胱造瘘管，耻骨后间隙用耻骨前方的脂肪组织填充，放置抗压引流管，逐层关闭切口[120]。

七、尿道狭窄术后并发症及处理

（一）尿道狭窄

尿道狭窄是尿道术后最常见的并发症，常见于吻合口处及重建的尿道外口处，如果前尿道带蒂皮瓣或游离移植物发生挛缩或者坏死，则会出现长段尿道狭窄。吻合口狭窄的发生主要与术中吻合技术有关，如瘢痕切除不彻底或不健康的组织去除不充分，或者吻合口张力大仍强行完成吻合，造成术后吻合口缺血瘢痕形成增加。所以术中一定要牢记尿道吻合术三原则，并力求吻合口宽大，预防术后吻合口狭窄。临床实践显示采用"管状法"重建尿道较之采用"补片法"重建尿道，术后尿道狭窄的发生率更高。局部感染是造成术后尿道狭窄的重要原因，围术期的感染控制是保证手术成功的重要手段。如果尿道狭窄段不长，可以行尿道内切开术或尿道扩张术治疗，如果尿道狭窄段较长或局部瘢痕较重，则需要再次手术治疗[121-123]。

（二）尿失禁

男性尿道括约肌位于后尿道，所以前尿道手术一般不会引起尿失禁。男性尿道括约肌包括内括约肌和外括约肌，分别位于膀胱颈部及膜部尿道，如果尿道损伤或者狭窄仅累及其中一个括约肌，而另一个括约肌保持功能完好，则临床上不至于引起尿失禁，如果内外括约肌同时受累，则不可避免会发生真性尿失禁。骨盆骨折尿道损伤时，损伤部位恰位于尿道球膜部外括约肌水平，尿道外括约肌将受到不同程度的损害，所以，尿道内括约肌功能是否完好将对术后能否控尿产生直接影响。术前的膀胱尿道造影及膀胱镜检查对评估尿道内括约肌功能有重要意义，如果膀胱被造影剂充盈时膀胱颈可以保持关闭以及膀胱镜检查时膀胱颈黏膜光滑、无瘢痕，都提示尿道内括约肌功能完好。对于骨盆骨折后尿道狭窄术后又出现前列腺增生的患者，行前列腺增生切除术时需特别小心，因为内外括约肌可能均会受损，术后可能出现真性尿失禁。尿失禁的治疗包括尿道周围注射疗法、球部尿道悬吊术以及人工尿道括约肌置入术等[124-125]。

（三）勃起功能障碍

骨盆骨折后尿道损伤可以导致勃起功能障碍，支配阴茎勃起的海绵体神经由盆丛出发，走行于前列腺的后外侧，在前列腺尖部水平随膜部尿道穿过尿生殖膈直接进入阴茎海绵体，阴茎深动脉经尿生殖膈从阴茎脚内侧进入海绵体内，供应海绵体血液，所以导致尿道损伤的骨盆骨折尤其是蝶形骨折有可能造成支配海绵体的神经和血管损伤，导致神经性和血管性勃起功能障碍。前尿道手术一般很少引起勃起功能障碍，后尿道手术时如果需要切除耻骨，则容易损伤支配和供应阴茎海绵体的神经和血管，造成术后勃起功能障碍。另外，后尿道端-端吻合术时，如果远端球部尿道游离过多，可以造成阴茎短缩及海绵体牵拉弯曲，造成痛性勃起[126]。勃起功能障碍的治疗包括口服 PDE5 抑制剂、外用真空负压装置、阴茎海绵体注射血管活性药物等，如无效可以考虑行阴茎假体置入术治疗[127-128]。

（四）尿瘘

尿瘘可由局部伤口愈合不佳、尿道周围组织感染以及尿道狭窄高压排尿等原因导致，常见于吻合口、冠状沟及会阴部，形成尿道皮肤瘘，后尿道还可发生尿道直肠瘘[129-130]。小的瘘口可以通过持续尿液转流、留置细的导尿管、清除坏死组织、局部生理盐水湿敷等方法治疗，大多可以自愈。大的瘘口则很难自愈，一般均需手术治疗。尿道皮肤瘘修补时应注意以下几点：①如果局部存在感染，应先行耻骨上膀胱造瘘转流尿液，并控制感染，绝不能在感染存在时手术，否则极易失败。②如果合并远端尿道狭窄或尿道憩室，术中要同时予以处理。③关闭瘘口时要用细的可吸收线进行内翻缝合。④尽量游离多层组织覆盖瘘口并错层缝合。⑤如果需要皮瓣覆盖，应注意保持皮瓣蒂部血供良好。尿道直肠瘘修补时应注意：①术前应先行乙状结肠造瘘及耻骨上膀胱造瘘术，使尿粪改道。②术中彻底切除瘘管周围不正常的瘢痕组织。③充分游离瘘口周围正常的直肠前壁组织，使瘘口关闭时无张力。④尿道在彻底切除瘢痕组织后，无张力下行端-端吻合术。⑤尿道吻合口与直肠吻合口需要在不同平面错开缝合。⑥尿道与直肠之间要有组织隔开，经会阴切口时可选用球海绵体肌、睾丸鞘膜、股薄肌等填充，经腹会阴联合切口时，可以选用大网膜、腹直肌等组织作为填塞局部腔隙，隔开直肠瘘孔与尿道吻合口的屏障[131-132]。

（五）尿道憩室

尿道狭窄术后出现尿道憩室主要有以下几种情况：①术后又出现尿道狭窄，出口梗阻导致高压排尿使尿道薄弱处（如尿道腹侧）逐渐出现囊袋样扩张。②尿道成形术中选用替代物组织过宽，由于缺乏支撑易形成囊状扩张。③尿道周围脓肿穿破尿道壁形成憩室。④尿道内器械暴力操作导致尿道外伤破坏尿道结构形成憩室。尿道憩室原则上应行手术切除。尿道憩室手术时要注意以下几点：①对于小而无症状的憩室可以观察。②如果憩室较小，且周围支持组织完整时，可以选择内镜下憩室去顶术。③对于合并远端尿道狭窄的憩室，需同时行尿道成形术解决尿道狭窄问题。④对于较大的憩室，术中需切除过多的憩室壁，重新缝合重建尿道。⑤憩室的形成与周围支持组织缺乏关系密切，故术中要注意尿道外支持组织的重建与缝合，有时可以将部分憩室壁剥离黏膜组织后作为尿道外的支持组织使用[133]。

（六）直肠损伤

男性球部尿道及后尿道手术时有可能发生直肠损伤，主要因为直肠与手术部位距离较近，术中游离及切除瘢痕组织时极易损伤下方的直肠。术中用金属探子探查近端尿道时，如果用力较大，也可能误入直肠内，甚至误将远端尿道与直肠前壁吻合，导致手术失败。此外，局部过频的电凝止血操作也可能造成直肠灼伤。直肠损伤一旦发生，后果较为严重。如果术中发现直肠损伤，可以考虑直接将直肠瘘口缝合，用周围组织将瘘口隔开，根据情况决定是否行结肠造瘘，术后充分引流并用抗生素控制感染。如果术后伤口感染时才发现直肠损伤，只能局部切开引流，同时行结肠造瘘，半年后再行直肠瘘修补[132]。

（七）尿道假道

尿道假道大部分是术后不适当的尿道扩张术造成的。此外，盲目的尿道内切开、粗暴的尿道会师术及后尿道吻合术时未将尿道探子置入正确的近端尿道内，均可以形成尿道假道。假道形成后，会出现反复的排尿困难，常需要频繁的尿道扩张来维持排尿，故有"弹力性尿道狭窄"之称。假道的处理原则是恢复真尿道的解剖连续性，假道常常因此而自行闭锁愈合，如果术中能将假道一并切除，则效果更好。后尿道假道位置深，处理困难，可将其搔刮或将内口封闭，待其自愈。术中通过膀胱镜找到精阜是确定真尿道的重要手段[134]。

八、尿道手术需要注意的几个问题

（一）手术时机

手术时机的选择非常重要，手术时机选择不当，常常导致手术失败及并发症增加。如骨盆骨折后尿道损伤时，患者所受暴力较大，往往合并胸腹等其他部位的严重损伤，病情危重，受伤当时应该避免行尿道吻合术，以免加重创伤，增加并发症的发生率。此时可以选择仅行耻骨上膀胱造瘘术，待3～6个月后，患者全身及局部情况稳定时，再行二期尿道重建术。受伤当时也可以选择行尿道会师术，最好能行软镜下尿道会师术，由于会师术可以使尿道断裂的远近端达到较满意的"对位"和"对线"，术后约1/3患者可以恢复正常排尿。而且，由于尿道断端接近，即使术后发生尿道狭窄，也可以降低二期重建尿道手术的难度。如果受伤当时没有条件，也可以考虑在伤后1～2周内，行延期尿道会师术，此时患者病情基本稳定，损伤局部尚无致密的瘢痕组织形成，尿道会师术有可能成功[135-136]。对于需行开放尿道手术的尿道狭窄患者，如果没有膀胱造瘘，一般建议先行膀胱造瘘术转流尿液，1～2个月后再行尿道手术治疗。如果尿道有感染或尿瘘，均需先行膀胱造瘘术转流尿液，待感染控制后再行尿道手术或尿瘘修补术。如果合并尿道直肠瘘，术前还需行结肠造瘘术，然后再行尿道直肠瘘修补。对于一般情况差的患者及老年患者，术前需注意患者的全身情况，待全身情况改善后再行尿道手术[137-138]。

（二）预防和控制尿路感染

尿道手术一旦感染，将大大降低手术的成功率，所以术前、术中及术后的感染控制对尿道手术的成功至关重要。术前应常规行尿液细菌培养及药敏试验，如发现存在尿路感染，应选择敏感的抗生素进行治疗，争取达到尿液无菌。术前 1 周，每日均需行膀胱及尿道冲洗，可选择呋喃西林溶液或庆大霉素盐水溶液，也可以根据药敏结果选择敏感抗生素进行膀胱及尿道冲洗。男性尿道手术部位位于阴茎、阴囊及会阴部，包皮内及阴囊皱褶中容易藏污纳垢，会阴部邻近肛门容易被粪便污染，这些都给围术期的感染控制造成了极大挑战。所以术前 1 周每日可用碘伏进行阴茎阴囊及会阴部的擦拭消毒，术中用庆大霉素盐水或碘伏溶液或敏感抗生素盐水进行膀胱、尿道及伤口的反复冲洗，术后早期去除伤口敷料，继续用碘伏进行伤口的擦拭消毒，这些都对感染的控制有很大帮助。对于需用口腔黏膜进行尿道成形术的患者，术前及术后 3 天均需用氯己定等口腔含漱液进行口腔清洁消毒[137-138]。

（三）阴茎苔藓样硬化

阴茎苔藓样硬化（lichen sclerosus，LS）是一种淋巴细胞介导的慢性皮肤疾病，常累及包皮、阴茎头及尿道外口，以前的文献常称之为干燥性闭塞性阴茎头炎（balanitis xerotica obliterans，BXO）。LS 的临床表现主要是包皮、阴茎头皮肤的白斑、扁平苔藓和硬皮样变，局部皮肤肥厚变硬，包皮常难以下翻，患者常自觉瘙痒、疼痛及烧灼感。LS 累及尿道外口后可造成尿道外口瘢痕样狭窄，随着疾病进展尿道狭窄逐渐累及前尿道，最终会造成前尿道全程狭窄。LS 的发病机制尚不明确，可能与自身免疫、感染、局部损伤及性激素代谢异常有关[139]。LS 与阴茎鳞癌的发生有显著相关性，文献报道 LS 患者中阴茎鳞癌的发生率约为 2.3%，显著高于正常人群（1/10 万）。LS 的治疗主要包括药物治疗和手术治疗，药物治疗以类固醇激素为主，可以减轻症状及延缓疾病进展[140]。手术治疗的主要目的是解除尿道狭窄引起的排尿梗阻，手术方法包括尿道外口成形、尿道成形及会阴部尿道造口。尿道外口成形术适用于疾病早期狭窄局限于尿道外口者，会阴部尿道造口术适用于长段尿道狭窄近端已达尿道球部而不愿行尿道重建术的患者，对大多数 LS 导致的尿道狭窄患者，会选择尿道成形术进行治疗。需要强调的是，由于 LS 患者的包皮及生殖器区域皮肤本身有病变，所以不适合用于尿道重建，Depasquale 曾使用生殖器区域皮肤治疗 LS 导致尿道狭窄患者，术后狭窄复发率可达 90%，而应用口腔黏膜等非生殖器区域材料重建尿道的患者则未见复发。所以口腔黏膜和结肠黏膜尿道成形术是目前治疗 LS 导致尿道狭窄的较好方法[141-142]。

（四）留置导尿管时间及术后随访

尿道狭窄术后导尿管的留置时间仍存在争议，一般来说，尿道内切开术后导尿管留置时间一般不超过 1 周，尿道成形及尿道吻合术后一般留置导尿管 3~4 周[143]。拔除导尿管前最好行尿道造影检查，如果没有造影剂外渗，则可以安全拔除导尿管[144]。耻骨上膀胱造瘘管一般需再等待 1～2 周，确认排尿通畅后予以拔除。尿道狭窄是一个"终身性疾病"，无论行尿道成形术或尿道吻合术，术后均存在再狭窄的可能性，所以患者术后的随访观察非常重要，术后半年内尿道狭窄的发生率最高，建议每 1～2 月复查一次，半年后建议每 3 个月复查一次，2 年后病情趋于稳定，建议每 6 个月至 1 年复查一次。术后复查的项目主要包括尿流率测定、尿道探子检查、尿道造影及膀胱镜检查等。

（黄广林）

参考文献

［1］ Kohler TS，Yadven M，Manvar A，et al. The length of the male urethra. Int Braz J Urol，2008，34：451-454.

［2］ Yiee JH，Baskin LS. Penile embryology and anatomy. Scientific World Journal，2010，10：1174-1179.

［3］ 金锡御，吴雄飞. 尿道外科学. 第 2 版. 北京：人民卫生出版社，2004：7-23.

［4］ 梅骅，陈凌武，高新. 泌尿外科手术学. 第 3 版. 北京：人民卫生出版社，2008：437-439.

［5］ 徐月敏. 尿道修复重建外科学. 北京：人民卫生出版社，2010：1-9.

［6］ 夏武宪，林秋凤，张雁儒. 阴茎及会阴浅层肌的解剖学特点及与勃起功能关系. 中国组织工程研究与临床康复，2007，11（29）：5788-5791.

［7］ 朱辉，龙云，崔永言，等. 阴茎部整形术的应用解剖学研究. 中华整形外科杂志，2005，21（4）：274-277.

［8］ Dalpiaz O，Mitterberger M，Kerschbaumer A，et al. Anatomical approach for surgery of the male posterior urethra. BJU Int，2008，102（10）：1448-1451.

［9］ Ludwikowski B，Oesch Hayward I，Brenner E，et al. The development of the external urethral sphincter in humans. BJU Int，2001，87（6）：565-568.

［10］ 姚华强，钟世镇，何恢绪，等. 耻骨联合下部切除修复男性后尿道术后尿失禁及勃起功能障碍的解剖学基础. 中国临床康复，2004，8（14）：2692-2693.

［11］ 姚华强，钟世镇，何恢绪. 男性控尿机制的解剖学研究及临床应用进展. 国外医学（泌尿系统分册），2004，24（03）：306-309.

［12］ Schwalenberg T，Neuhaus J，Liatsikos E，et al. Neuroanatomy of the male pelvis in respect to radical prostatectomy including three-dimensional visualization. BJU Int，2010，105（1）：21-27.

［13］ 林礼彰，张奕荣，徐忠华. 男性盆腔神经丛及神经血管束的应用解剖. 现代泌尿外科杂志，2007，12（4）：229-231.

［14］ 姚华强，钟世镇，何恢绪. 经会阴修复重建男性尿道的应用解剖. 中国修复重建外科杂志，2004，18（4）：285-287.

［15］ Tritschler S，Roosen A，Füllhase C，et al. Urethral stricture：etiology，investigation and treatments. Dtsch Arztebl Int，2013，110（13）：220-226.

［16］ Sáez-Barranquero F，Herrera-Imbroda B，Yáñez-Gálvez A，et al. Anastomic urethroplasty in bulbar urethral stricture. 13 years experience in a department of urology. Arch Esp Urol，2016，69（1）：24-31.

［17］ Sangkum P，Levy J，Yafi FA，et al. Erectile dysfunction in urethral stricture and pelvic fracture urethral injury patients: diagnosis, treatment, and outcomes. Andrology, 2015, 3 (3): 443-449.

[18] Hussain M, Askari H, Lal M, et al. Experience at a stricture clinic in a developing country. J Pak Med Assoc, 2013, 63 (2): 234-238.

[19] Suh JG, Choi WS, Paick JS, et al. Surgical outcome of excision and end-to-end anastomosis for bulbar urethral stricture. Korean J Urol, 2013, 54 (7): 442-447.

[20] Lumen N, Hoebeke P, Willemsen P, et al. Etiology of urethral stricture disease in the 21st century. J Urol, 2009, 182 (3): 983-987.

[21] Ignjatović I, Bašić D, Stanković J, et al. Reconstruction of the long urethral strictures with the buccal mucosal free graft. Acta Chir Iugosl, 2014, 61 (1): 41-44.

[22] Fu Q, Zhang YM, Barbagli G, et al. Factors that influence the outcome of open urethroplasty for pelvis fracture urethral defect (PFUD): an observational study from a single high-volume tertiary care center. World J Urol, 2015, 33 (12): 2169-2175.

[23] Mathur R, Aggarwal G, Satsangi B, et al. Prognosis of urethral strictures following pelvic fracture urethral distraction defects—a single centre study. Int J Surg, 2011, 9 (1): 68-71.

[24] Kulkarni SB, Barbagli G, Kulkarni JS, et al. Posterior urethral stricture after pelvic fracture urethral distraction defects in developing and developed countries, and choice of surgical technique. J Urol, 2010, 183 (3): 1049-1054.

[25] Koraitim MM. Pelvic fracture urethral injuries: the unresolved controversy. J Urol, 1999, 161 (5): 1433-1441.

[26] Pfalzgraf D, Isbarn H, Meyer-Moldenhauer WH, et al. Etiology and outcome of the perineal repair of posterior and bulbar urethral strictures in children: a single surgeon experience. J Pediatr Urol, 2013, 9 (6 Pt A): 769-774.

[27] 金锡御, 吴雄飞. 尿道外科学. 第2版. 北京: 人民卫生出版社, 2004: 253-257.

[28] Fenton AS, Morey AF, Aviles R, et al. Anterior urethral strictures: etiology and characteristics. Urology, 2005, 65 (6): 1055-1058.

[29] Palmer DA, Buckley JC, Zinman LN, et al. Urethroplasty for high risk, long segment urethral strictures with ventral buccal mucosa graft and gracilis muscle flap. J Urol, 2015, 193 (3): 902-905.

[30] Dielubanza EJ, Han JS, Gonzalez CM. Distal urethroplasty for fossa navicularis and meatal strictures. Transl Androl Urol, 2014, 3 (2): 163-169.

[31] Kinnaird AS, Levine MA, Ambati D, et al. Stricture length and etiology as preoperative independent predictors of recurrence after urethroplasty: A multivariate analysis of 604 urethroplasties. Can Urol Assoc J, 2014, 8 (5-6): E296-300.

[32] Vashishtha S, Sureka SK, Kumar J, et al. Predictors for recurrence after urethroplasty in pediatric and adolescent stricture urethra. Pediatr Urol, 2014, 10 (2): 268-273.

[33] Cinman NM, McAninch JW, Glass AS, et al. Acquired male urethral diverticula: presentation, diagnosis and management. J Urol, 2012, 188 (4): 1204-1208.

[34] Fall B, Sow Y, Mansouri I, et al. Etiology and current clinical characteristics of male urethral stricture disease: experience from a public teaching hospital in Senegal. Int Urol Nephrol, 2011, 43 (4): 969-974.

[35] Belsante MJ, Selph JP, Peterson AC. The contemporary management of urethral strictures in men

resulting from lichen sclerosus. Transl Androl Urol，2015，4（1）：22-28.

［36］ Erickson BA，Elliott SP，Myers JB，et al. Understanding the Relationship between Chronic Systemic Disease and Lichen Sclerosus Urethral Strictures. J Urol，2016，195（2）：363-368.

［37］ Bunker CB，Shim TN. Male genital lichen sclerosus. Indian J Dermatol，2015，60（2）：111-117.

［38］ Olajide AO，Olajide FO，Kolawole OA，et al. A retrospective evaluation of challenges in urethral stricture management in a tertiary care centre of a poor resource community. Nephrourol Mon，2013，5（5）：974-977.

［39］ 金锡御，吴雄飞. 尿道外科学. 第2版. 北京：人民卫生出版社，2004：67-88.

［40］ 徐月敏. 尿道修复重建外科学. 北京：人民卫生出版社，2010：23-25.

［41］ Bach P，Rourke K. Independently interpreted retrograde urethrography does not accurately diagnose and stage anterior urethral stricture：the importance of urologist-performed urethrography. Urology，2014，83（5）：1190-1193.

［42］ Balogun BO，Ikuerowo SO，Akintomide TE，et al. Retrograde pericatheter urethrogram for the post-operative evaluation of the urethra. Afr J Med Med Sci，2009，38（2）：131-134.

［43］ Granieri MA，Webster GD，Peterson AC. A Critical Evaluation of the Utility of Imaging After Urethroplasty for Bulbar Urethral Stricture Disease. Urology，2016，91：203-207.

［44］ Ravikumar BR，Tejus C，Madappa KM，et al. A comparative study of ascending urethrogram and sono-urethrogram in the evaluation of stricture urethra. Int Braz J Urol，2015，41（2）：388-392.

［45］ Tritschler S，Roosen A，Füllhase C，et al. Urethral stricture：etiology，investigation and treatments. Dtsch Arztebl Int，2013，110（13）：220-226.

［46］ Lv XG，Peng XF，Feng C，et al. The application of CT voiding urethrography in the evaluation of urethral stricture associated with fistula：a preliminary report. Int Urol Nephrol，2016，48（8）：1267-1273.

［47］ Orabi H，Aboushwareb T，Tan J，et al. Can computed tomography--assisted virtual endoscopy be an innovative tool for detecting urethral tissue pathologies? Urology，2014，83（4）：930-938.

［48］ Zhang XM，Hu WL，He HX，et al. Diagnosis of male posterior urethral stricture：comparison of 64-MDCT urethrography vs. standard urethrography. Abdom Imaging，2011，36（6）：771-775.

［49］ Song L，Xie M，Zhang Y，et al. Imaging techniques for the diagnosis of male traumatic urethral strictures. J Xray Sci Technol，2013，21（1）：111-123.

［50］ Oh MM，Jin MH，Sung DJ，et al. Magnetic resonance urethrography to assess obliterative posterior urethral stricture：comparison to conventional retrograde urethrography with voiding cystourethrography. J Urol，2010，183（2）：603-607.

［51］ El-Ghar MA，Osman Y，Elbaz E，et al. MR urethrogram versus combined retrograde urethrogram and sonourethrography in diagnosis of urethral stricture. Eur J Radiol，2010，74（3）：e193-8.

［52］ Talreja SM，Tomar V，Yadav SS，et al. Comparison of sonoelastography with sonourethrography and retrograde urethrography in the evaluation of male anterior urethral strictures. Turk J Urol，2016，42（2）：84-91.

［53］ Dell'Atti L. Ultrasound evaluation of the striated urethral sphincter as a predictive parameter of urinary continence after radical prostatectomy. Arch Ital Urol Androl，2016，87（4）：317-321.

［54］ Ani C，Akpayak I，Dakum N，et al. Sonourethrography in the evaluation of anterior urethral stricture. J West Afr Coll Surg，2012，2（1）：1-13.

[55] Li X，Sa YL，Xu YM，et al. Flexible cystoscope for evaluating pelvic fracture urethral distraction defects. Urol Int，2012，9（4）：402-407.

[56] Mathur R，Aggarwal G，Satsangi B，et al. Comprehensive analysis of etiology on the prognosis of urethral strictures. Int Braz J Urol，2011，37（3）：362-369.

[57] Tam CA，Voelzke BB，Elliott SP，et al. Critical Analysis of the Use of Uroflowmetry for Urethral Stricture Disease Surveillance. Urology，2016，91：197-202.

[58] Durrant JJ，Ramasamy A，Salmon MS，et al. Pelvic fracture-related urethral and bladder injury. J R Army Med Corps，2013，159 Suppl 1：i32-39.

[59] 金锡御，吴雄飞. 尿道外科学. 第2版. 北京：人民卫生出版社，2004：253-276.

[60] 徐月敏. 尿道修复重建外科学. 北京：人民卫生出版社，2010：93-99.

[61] 唐晨野，傅强. 泌尿系统损伤10年162例回顾性分析. 中华泌尿外科杂志，2014，35（08）：606-610.

[62] 龚晋迁，王刚，潘勇军，等. 102例尿道损伤的早期分类治疗. 中华创伤杂志，2005，21（12）：949-950.

[63] 阿斯甫江，热甫哈提，地力木拉提，等. 尿道损伤的诊断及治疗（附108例报告）. 中华泌尿外科杂志，2004，25（08）：515.

[64] Hasankhani EG，Omidi-Kashani F. Treatment outcomes of open pelvic fractures associated with extensive perineal injuries. Clin Orthop Surg，2013，5（4）：263-268.

[65] Johnson MH，Chang A，Brandes SB. The value of digital rectal examination in assessing for pelvic fracture-associated urethral injury：what defines a high-riding or nonpalpable prostate? J Trauma Acute Care Surg，2013，75（5）：913-915.

[66] Lückhoff C，Mitra B，Cameron PA，et al. The diagnosis of acute urethral trauma. Injury，2011，42（9）：913-916.

[67] Shrestha B，Baidya JL. Early endoscopic realignment in posterior urethral injuries. J Nepal Health Res Counc，2013，11（23）：62-65.

[68] Gupta P，Barnwell JC，Lenchik L，et al. Spinopelvic dissociation：multidetector computed tomographic evaluation of fracture patterns and associated injuries at a single level 1 trauma center. Emerg Radiol，2016，23（3）：235-240.

[69] Tausch TJ，Morey AF. The case against primary endoscopic realignment of pelvic fracture urethral injuries. J Urol，2015，13（1）：13-16.

[70] Li X，Sa YL，Xu YM，et al. Flexible cystoscope for evaluating pelvic fracture urethral distraction defects. Urol Int，2012，89（4）：402-407.

[71] 黄广林，满立波，李贵忠，等. 软镜下尿道会师术与传统会师术的临床疗效分析. 中华医学杂志，2010，90（8）：555-557.

[72] 吴文校，马戟，林良森. 经尿道输尿管镜下尿道会师术在尿道损伤治疗中的临床应用. 中华腔镜泌尿外科杂志（电子版），2013，7（2）：115-117.

[73] Trachta J，Moravek J，Kriz J，et al. Pediatric Bulbar and Posterior Urethral Injuries：Operative Outcomes and Long-Term Follow-Up. Eur J Pediatr Surg，2016，26（1）：86-90.

[74] Bjurlin MA，Zhao LC，Goble SM，et al. Bicycle-related genitourinary injuries. Urology，2011，78（5）：1187-1190.

[75] Tan GH，Ho CC，Bahadzor B，et al. An unusual cause of a penetrating injury to the anterior ure-

thra：a thorny situation. Clin Ter，2013，164（1）：35-37.

[76] Koraitim MM. Pelvic fracture urethral injuries：the unresolved controversy. J Urol，1999，161（5）：1433-1441.

[77] El-Assmy A，Harraz AM，Benhassan M，et al. Erectile function after anastomotic urethroplasty for pelvic fracture urethral injuries. Int J Impot Res，2016，28（4）：139-142.

[78] Gelman J. Tips for successful open surgical reconstruction of posterior urethral disruption injuries. Urol Clin North Am，2013，40（3）：381-392.

[79] Stein DM，Santucci RA. Pro：endoscopic realignment for pelvic fracture urethral injuries. Transl Androl Urol，2015，4（1）：72-78.

[80] Barrett K，Braga LH，Farrokhyar F，et al. Primary realignment vs suprapubic cystostomy for the management of pelvic fracture-associated urethral injuries：a systematic review and meta-analysis. Urology，2014，83（4）：924-929.

[81] Leddy L，Voelzke B，Wessells H. Primary realignment of pelvic fracture urethral injuries. Urol Clin North Am，2013，40（3）：393-401.

[82] Kim FJ，Pompeo A，Sehrt D，et al. Early effectiveness of endoscopic posterior urethra primary alignment. J Trauma Acute Care Surg，2013，75（2）：189-194.

[83] Yin L，Li Z，Kong C，et al. Urethral pull-through operation for the management of pelvic fracture urethral distraction defects. Urology，2011，78（4）：946-950.

[84] Kulkarni SB，Barbagli G，Kulkarni JS，et al. Posterior urethral stricture after pelvic fracture urethral distraction defects in developing and developed countries，and choice of surgical technique. J Urol，2010，183（3）：1049-1054.

[85] Manikandan R，Dorairajan LN，Kumar S. Current concepts in the management of pelvic fracture urethral distraction defects. Indian J Urol，2011，27（3）：385-391.

[86] Barbagli G，Sansalone S，Djinovic R，et al. Current controversies in reconstructive surgery of the anterior urethra：a clinical overview. Int Braz J Urol，2012，38（3）：307-316.

[87] 金锡御，吴雄飞. 尿道外科学. 第2版. 北京：人民卫生出版社，2004：564-593.

[88] 梅骅，陈凌武，高新. 泌尿外科手术学. 第3版. 北京：人民卫生出版社，2008：475-488.

[89] 徐月敏. 尿道修复重建外科学. 北京：人民卫生出版社，2010：102-112.

[90] Biswal DK，Ghosh B，Bera MK，et al. A randomized clinical trial comparing intracorpus spongiosum block versus intraurethral lignocaine in visual internal urethrotomy for short segment anterior urethral strictures. Urol Ann，2016，8（3）：317-324.

[91] Dubey D. The current role of direct vision internal urethrotomy and self-catheterization for anterior urethral strictures. Indian J Urol，2011，27（3）：392-396.

[92] 张林琳. European Urology：狭窄段精准定位——尿道球部狭窄患者尿道成形术中的外科技巧. 现代泌尿外科杂志，2016，21（04）：311.

[93] Mathur R，Patil LA，Khan F. Evaluating efficacy of various operative procedures done in anterior urethral stricture using urethral stricture score. Urol Ann，2016，8（1）：42-45.

[94] Fukui S，Aoki K，Kaneko Y，et al. The efficacy of bulbar urethral mobilization for anastomotic anterior urethroplasty in a case with recurrent anterior urethral stricture. Urol Case Rep，2014，2（3）：105-107.

[95] Joshi P，Kaya C，Kulkarni S. Approach to bulbar urethral strictures：Which technique and when?

Turk J Urol，2016，42（2）：53-59.

[96] Aldaqadossi H，El Gamal S，El-Nadey M，et al. Dorsal onlay（Barbagli technique）versus dorsal inlay（Asopa technique）buccal mucosal graft urethroplasty for anterior urethral stricture：a prospective randomized study. Int J Urol，2014，21（2）：185-188.

[97] Pal DK，Gupta DK，Ghosh B，et al. A comparative study of lingual mucosal graft urethroplasty with buccal mucosal graft urethroplasty in urethral stricture disease：An institutional experience. Urol Ann，2016，8（2）：157-162.

[98] Prabha V，Devaraju S，Vernekar R，et al. Single stage：dorsolateral onlay buccal mucosal urethroplasty for long anterior urethral strictures using perineal route. Int Braz J Urol，2016，42（3）：564-570.

[99] Jiang J，Zhu Y，Jiang L，et al. Combined Dorsal Plus Ventral Double-Graft Urethroplasty in Anterior Urethral Reconstruction. Indian J Surg，2015，77（Suppl 3）：996-1000.

[100] 应向军，白志强，郭晓，等. 颊黏膜补片法尿道成形术治疗前尿道长段狭窄. 中华外科杂志，2013，51（09）：855-856.

[101] Mangera A，Patterson JM，Chapple CR. A systematic review of graft augmentation urethroplasty techniques for the treatment of anterior urethral strictures. Eur Urol，2011，59（5）：797-814.

[102] Hoy NY，Kinnaird A，Rourke KF. Expanded use of a dorsal onlay augmented anastomotic urethroplasty with buccal mucosa for long segment bulbar urethral strictures：analysis of outcomes and complications. Urology，2013，81（6）：1357-1361.

[103] Srivastava A，Vashishtha S，Singh UP，et al. Preputial/penile skin flap，as a dorsal onlay or tubularized flap：a versatile substitute for complex anterior urethral stricture. BJU Int，2012，110（11 Pt C）：E1101-1108.

[104] Shittu OB，Sotunmbi PT. The transverse penile pedicled flap urethroplasty：description of a simplified technique for the dissection of the Fascio-cutaneous flap. Afr J Med Med Sci，2015，44（2）：171-175.

[105] Kim KR，Suh JG，Paick JS，et al. Surgical outcome of urethroplasty using penile circular fasciocutaneous flap for anterior urethral stricture. World J Mens Health，2014，32（2）：87-92.

[106] Abdel-Kader MS，Gadelmoula M，Elderwy A，et al. Long anterior urethral stricture：Reconstruction by dorsally quilted penile skin flap. Urol Ann，2013，5（3）：163-166.

[107] Fu Q，Zhang J，Sa YL，et al. Recurrence and complications after transperineal bulboprostatic anastomosis for posterior urethral strictures resulting from pelvic fracture：a retrospective study from a urethral referral centre. BJU Int，2013，112（4）：E358-363.

[108] Koraitim MM. Post-traumatic posterior urethral strictures：preoperative decision making. Urology，2004，64（2）：228-231.

[109] Kulkarni SB，Barbagli G，Kulkarni JS，et al. Posterior urethral stricture after pelvic fracture urethral distraction defects in developing and developed countries，and choice of surgical technique. J Urol，2010，183（3）：1049-1054.

[110] Singh A，Panda SS，Bajpai M，et al. Our experience，technique and long-term outcomes in the management of posterior urethral strictures. J Pediatr Urol，2014，10（1）：40-44.

[111] Fu Q，Zhang J，Sa YL，et al. Transperineal bulbo-prostatic anastomosis for posterior urethral stricture associated with false passage：a single-centre experience. BJU Int，2011，108（8）：

1352-1354.

[112] Manikandan R, Dorairajan LN, Kumar S. Current concepts in the management of pelvic fracture urethral distraction defects. Indian J Urol, 2011, 27 (3): 385-391.

[113] 沈文浩, 张恒, 李新, 等. 男性创伤性复杂性后尿道狭窄的手术治疗. 中华创伤杂志, 2011, 27 (10): 933-936.

[114] 张炯, 徐月敏, 金三宝, 等. 后尿道狭窄的诊断和治疗——20 年经验总结. 中华泌尿外科杂志, 2009, 30 (09): 635-638.

[115] 撒应龙, 徐月敏, 金三宝, 等. 后尿道狭窄外科治疗 191 例临床分析. 中华外科杂志, 2006, 44 (18): 1244-1247.

[116] Hosseini SJ, Rezaei A, Mohammadhosseini M, et al. Supracrural rerouting as a technique for resolution of posterior urethral disruption defects. Urol J, 2009, 6 (3): 204-207.

[117] Gupta NP, Mishra S, Dogra PN, et al. Outcome of end-to-end urethroplasty: single-center experience. Urol Int, 2009, 82 (2): 179-182.

[118] Koraitim MM. The combined perineo-abdominal transpubic urethroplasty. Arab J Urol, 2015, 13 (1): 24-26.

[119] Gupta NP, Mishra S, Dogra PN, et al. Transpubic urethroplasty for complex posterior urethral strictures: a single center experience. Urol Int, 2009, 83 (1): 22-26.

[120] 吴国英, 王凯, 贺金传. 经耻骨径路治疗骨盆骨折后复杂性后尿道狭窄. 中华创伤杂志, 2009, 25 (3): 251-253.

[121] Biswal DK, Ghosh B, Bera MK, et al. A randomized clinical trial comparing intracorpus spongiosum block versus intraurethral lignocaine in visual internal urethrotomy for short segment anterior urethral strictures. Urol Ann, 2016, 8 (3): 317-324.

[122] Sowerby RJ, Gani J, Yim H, et al. Long-term complications in men who have early or late radiotherapy after radical prostatectomy. Can Urol Assoc J, 2014, 8 (7-8): 253-258.

[123] Tavakkoli Tabassi K, Mansourian E, Yarmohamadi A. One-stage transperineal repair of pan-urethral stricture with dorsally placed buccal mucosal grafts: results, complications, and surgical technique. Urol J, 2011, 8 (4): 307-312.

[124] Heidari M, Khorramabadi MS. An evaluation of the sling surgical method of the bulbar urethra in the treatment of men's stress urinary incontinence at Shohadaye Ashayer Teaching Hospital in 2008. J Pak Med Assoc, 2012, 62 (11): 1191-1194.

[125] Manikandan R, Dorairajan LN, Kumar S. Current concepts in the management of pelvic fracture urethral distraction defects. Indian J Urol, 2011, 27 (3): 385-391.

[126] Arlen AM, Kirsch AJ, Leong T, et al. Further analysis of the Glans-Urethral Meatus-Shaft (GMS) hypospadias score: correlation with postoperative complications. J Pediatr Urol, 2015, 11 (2): 71. e1-5.

[127] Yuri P, Wahyudi I, Rodjani A. Comparison Between End-to-end Anastomosis and Buccal Mucosa Graft in Short Segment Bulbar Urethral Stricture: a Meta-analysis Study. Acta Med Indones, 2016, 48 (1): 17-27.

[128] Hoy NY, Kinnaird A, Rourke KF. Expanded use of a dorsal onlay augmented anastomotic urethroplasty with buccal mucosa for long segment bulbar urethral strictures: analysis of outcomes and complications. Urology, 2013, 81 (6): 1357-1361.

[129] Jiang J，Zhu Y，Jiang L，et al. Combined Dorsal Plus Ventral Double-Graft Urethroplasty in Anterior Urethral Reconstruction. Indian J Surg，2015，77（Suppl 3）：996-1000.

[130] Stanasel I，Le HK，Bilgutay A，et al. Complications following Staged Hypospadias Repair Using Transposed Preputial Skin Flaps. J Urol，2015，194（2）：512-516.

[131] Pfistermuller KL，McArdle AJ，Cuckow PM. Meta-analysis of complication rates of the tubularized incised plate（TIP）repair. J Pediatr Urol，2015，11（2）：54-59.

[132] Tanwar R，Singh SK，Pawar DS. Rectourethral fistula：A rare complication of injection sclerotherapy. Urol Ann，2014，6（3）：261-263.

[133] Koraitim MM. Complex pelvic fracture urethral distraction defects revisited. Scand J Urol，2014，48（1）：84-89.

[134] Dogan F，Sahin AF，Sarıkaya T，et al. Surgical repair of the iatrogenic falsepassage in the treatment of trauma-induced posterior urethral injuries. Arch Ital Urol Androl，2014，86（1）：48-49.

[135] 黄广林，满立波，李贵忠，等. 软镜下尿道会师术与传统会师术的临床疗效分析. 中华医学杂志，2010，90（8）：555-557.

[136] 黄广林，满立波，李贵忠，等. 软镜下尿道会师术用于危重症患者尿道损伤的治疗. 中国内镜杂志，2008，14（12）：1272-1273.

[137] 金锡御，吴雄飞. 尿道外科学. 第2版. 北京：人民卫生出版社，2004：461-466.

[138] 徐月敏. 尿道修复重建外科学. 北京：人民卫生出版社，2010：260-267.

[139] Singh SK，Agrawal SK，Mavuduru RS. Management of the stricture of fossa navicularis and pendulous urethral strictures. Indian J Urol，2011，27（3）：371-377.

[140] Potts BA，Belsante MJ，Peterson AC. Intraurethral Steroids are a Safe and Effective Treatment for Stricture Disease in Patients with Biopsy Proven Lichen Sclerosus. J Urol，2016，195（6）：1790-1796.

[141] Stewart L，McCammon K，Metro M，et al. SIU/ICUD Consultation on Urethral Strictures：Anterior urethra-lichen sclerosus. Urology，2014，83（3 Suppl）：S27-30.

[142] Ching CB，Wood HM，Ross JH，et al. The Cleveland Clinic experience with adult hypospadias patients undergoing repair：their presentation and a new classification system. BJU Int，2011，107（7）：1142-1146.

[143] Bansal A，Sankhwar S，Gupta A，et al. Early removal of urinary catheter after excision and primary anastomosis in anterior urethral stricture. Turk J Urol，2016，42（2）：80-83.

[144] Solanki S，Hussain S，Sharma DB，et al. Evaluation of healing at urethral anastomotic site by pericatheter retrograde urethrogram in patients with urethral stricture. Urol Ann，2014，6（4）：325-327.

第十二章

神经源性膀胱

神经源性膀胱（neurogenic bladder，NB）是由于神经控制机制出现紊乱而导致的下尿路功能障碍，通常需在存有神经病变的前提下才能诊断。根据神经病变的程度及部位的不同，神经源性膀胱有不同的临床表现。此外，神经源性膀胱可引起多种长期并发症，最严重的是上尿路损害、肾衰竭。

一、流行病学

所有可能影响储尿和（或）排尿神经调控的疾病都有可能造成膀胱和（或）尿道功能障碍，神经源性膀胱的临床表现与神经损伤的位置和程度可能存在一定相关性，但并无规律性。由于神经系统疾病的多样性与特殊性，目前尚缺乏大样本的神经源性膀胱的总体流行病学研究数据，但其在各种疾病中发生率有相关报道，详见病因部分[1-2]。

二、病因

1. 中枢神经系统因素

（1）脑血管意外：脑血管意外可引起各种类型的下尿道功能障碍。尿失禁是脑血管意外后的常见症状，但尿失禁多是短暂的。57%～83%的患者在早期出现尿失禁，约80%患者能在发病后6个月内恢复排尿功能。

（2）颅脑肿瘤：24%的颅脑肿瘤患者可发生下尿路功能障碍。额叶皮质的肿瘤患者30%存在排尿困难。患有脑胶质瘤的儿童尿潴留的发病率高达71%。

（3）压力正常的脑积水：压力正常的脑积水是指脑脊液压力正常而脑室扩张，患者有进行性的痴呆、步态不稳等代表性症状的综合征。约95%的患者存在逼尿肌过度活动（DO）的尿动力学证据。

（4）脑瘫：脑瘫是一种非进展性的大脑紊乱性疾病。脑瘫患者中发生神经源性膀胱十分常见。1/4的脑瘫患儿存在膀胱功能障碍问题。

（5）智力障碍：智力障碍也是造成神经源性膀胱的原因之一。

1）精神发育迟滞：超过1/4的精神发育迟滞患者有夜间遗尿，12%的患者白天及夜间都有尿失禁。

2）老年性痴呆：老年性痴呆极易导致神经源性膀胱，阿尔茨海默病是引起老年性痴呆的最常见原因，23%～48%阿尔茨海默病患者存在尿失禁。92%的路易体痴呆患者存在逼尿肌过度活动，53％的患者会发生急迫性尿失禁。50％～84％的多发脑梗死患者合并尿失禁。

（6）基底节病变：27％～70％的帕金森病患者可因神经源性膀胱导致排尿异常。下尿路症状可以和震颤同时出现，但多数出现在疾病的进展期。尿急、尿频和排尿不畅是患者最常见的神经源性下尿路症状，27％患者可有急迫性尿失禁，最常见的尿动力表现为逼尿肌过度活动（DO）和（或）外括约肌功能障碍。

（7）多系统萎缩：是基底节、脑干、小脑、脊髓和自主神经多部位多系统变性的一组综合征。不同进展期，排尿异常的表现各异，尽管在一个阶段患者表现为DO，但是几个月或数年后又可能表现为膀胱排空障碍和不同程度的慢性尿潴留。Shy-Drager综合征是一种较为罕见的综合征。几乎所有Shy-Drager综合征患者早期就可出现神经源性下尿路功能障碍，约73％的患者伴有尿失禁。

（8）多发性硬化症（MS）：系自身免疫作用累及中枢神经系统的神经髓鞘、脱髓鞘变性，常累及颈髓的后柱和侧柱，但也常累及腰髓、骶髓、视神经、大脑、小脑和脑干。50％～90％的多发性硬化症患者可伴有神经源性膀胱。其临床症状随病变累及的神经部位和病程改变而异。2％～12％的MS患者的早期就存在下尿路功能障碍，有些研究甚至高达34％。

（9）脊髓病变：创伤、血管性病变、先天性发育异常、医源性及药物等原因均可能造成脊髓损害，几乎所有脊髓损伤性病变都可以影响膀胱尿道功能。不同节段、不同程度的脊髓损伤会导致不同类型的下尿路功能障碍。

1）创伤性脊髓损伤：9％～16％的脊髓损伤患者为脊髓中央损伤综合征（central cord syndrome，CCS），为一种不完全脊髓损伤。42％的CCS患者伴有神经源性膀胱。

2）非外伤性脊髓损伤：

A. 脊髓发育不良：脊髓发育不良又称脊柱裂或脊髓神经管闭合不全。脊髓脊膜膨出引起的膀胱尿道功能障碍的发病率可达90％～97％。并且约50％的脊髓发育不良患儿可存在DO和逼尿肌-括约肌协同失调（DSD）。

B. 脊髓栓系综合征：脊髓栓系综合征是由于椎体和脊髓的生长速度不同，以及脊髓周围的纤维化造成。56％的脊髓栓系患者存在下尿路功能障碍，患者逼尿肌可以表现为收缩减弱，也可表现为DO。

C. 脊柱肿瘤：约20％脊柱转移瘤的患者合并有脊髓损伤，进而导致神经源性膀胱。

（10）椎间盘疾病：椎间盘突出症可导致神经源性膀胱。1％～15％腰椎间盘突出症患者的骶神经根会受到影响，最常见的症状为尿潴留。许多报道认为即便实施了椎间盘手术，术后效果也并不理想。由中央型腰椎间盘突出症引起的马尾综合征比较少见，仅占所有椎间盘突出患者的1％～5％。目前临床多提倡要早期行减压手术，但术后并不一定能使各项功能得到恢复。

（11）椎管狭窄

1）腰椎管狭窄：一般不会引起膀胱尿道功能障碍，可是一旦出现症状往往呈进展性发展，且多与马尾神经受压有关。伴有难治性下肢疼痛的腰椎管狭窄患者中约50％有可能发生神经源性膀胱。

2）颈椎病：是一种退行性疾病。严重的脊髓型颈椎病患者会发生神经源性膀胱和肠道功能障碍。

2. 外周神经系统因素

(1) 糖尿病：糖尿病膀胱病变占糖尿病患者的 25%～85%，主要与糖尿病外周神经病变在膀胱的表现，以及肌源性异常等因素有关。糖尿病病程在 10 年以上时，糖尿病膀胱病变的患病率会明显增高。

(2) 酗酒：酗酒会导致周围神经病变，患病率为 5%～15%，也有报道为 64%。

(3) 药物滥用：氯胺酮是苯环己哌啶的衍生物，俗称"K 粉"，是一种新型毒品。氯胺酮滥用可导致膀胱等泌尿系统损害，但具体机制尚不清楚，主要表现为下尿路刺激症状、急迫性尿失禁和血尿。其发病率尚无统一认识。

3. 感染性疾病

(1) 获得性免疫缺陷综合征：引起神经系统病变的发生率很高，感染 HIV 的单核细胞可通过血脑屏障进入中枢神经系统，当神经病变累及支配膀胱尿道的中枢和（或）周围神经系统时，也会导致相应的排尿异常。

(2) 急性感染性多发性神经根炎：患者神经源性膀胱的患病率从 25% 到 80% 以上不等。

(3) 脊髓灰质炎：患者中存在下尿路症状者高达 93%。

4. 医源性因素

(1) 脊柱手术：因骶骨脊索瘤实施骶骨切除术后导致神经源性膀胱的发生率高达 74%，术后有部分病例能恢复正常。

(2) 根治性盆腔手术：根治性的盆腔手术术后并发神经源性膀胱者较常见。

1) 直肠癌根治切除术：50% 以上的经腹会阴直肠切除术患者术后会出现下尿路功能障碍。主要原因是手术过程中损伤了盆神经支配逼尿肌的纤维、阴部神经或直接损伤了尿道外括约肌。保留自主神经手术后 88% 的患者于术后 10 天能自主排尿；行盆腔自主神经完全切除术者中有 78% 术后出现尿潴留，需要导尿处理。

2) 根治性子宫全切除：根治性子宫切除术对下尿路功能的影响较单纯性子宫切除术更大。

3) 前列腺癌根治术：前列腺癌根治术后可导致盆底神经功能障碍，尿失禁是前列腺癌根治术术后最常见的并发症。前列腺癌根治切除术中，术后引起尿失禁并发症的主要原因为直接的括约肌损伤而造成的控尿功能不全，其次则是前列腺侧旁神经血管束的损伤导致的括约肌功能不全，以及 DO 等膀胱功能障碍。

三、病理生理

（一）病理生理机制

下尿路（膀胱和尿道）有两个主要功能：在适当的时机进行储尿和排尿。为了调节这两种生理过程，一个类似于切换电路的复杂神经控制系统，对膀胱的储尿功能和尿道的括约功能进行协调。脑桥排尿中枢对这个系统进行控制，同时又接收来自高级中枢的神经输入，尤其是来源于额叶内侧的神经冲动。因此，脊髓-脑干-脊髓排尿反射通路的任何部位受损，都将导致储尿和排尿功能障碍。神经源性下尿路功能障碍通常可由脑桥上、骶上脊髓、骶髓、骶髓以下及外周神经病变引起。

1. 脑桥上病变

脑桥上病变由于损伤了大脑的抑制中枢，大脑皮质无法感知膀胱充盈，不能随意控制储尿和排尿，往往出现 DO，临床上多表现为尿失禁；由于脑桥排尿中枢是完整的，逼尿肌-括约肌协同性通常为正常，很少发生逼尿肌-括约肌协同失调（DSD），因此对上尿路的损害较小。常见的脑桥上病变的原因是脑卒中、帕金森病和痴呆等。

2. 骶髓以上的脊髓损伤

骶上脊髓损伤患者，中枢调节排尿的下行通路被阻断，这种协调膀胱、肠道、括约肌功能的反射通路因此被打乱；同时，完全 SCI 后膀胱尿道感觉的上传通路被中断，括约肌的保护性反射以及中枢对逼尿肌自主反射的抑制作用丧失。此种损伤所导致下尿路功能障碍的典型模式是 DO 及 DSD，产生逼尿肌高压、残余尿增加、尿失禁及泌尿系统感染等表现，进而导致膀胱输尿管反流、输尿管扩张、肾积水及肾瘢痕化等上尿路损害，严重者导致肾功能不全，甚至尿毒症。

3. 骶髓损伤

骶髓损伤患者根据逼尿肌神经核和阴部神经核损伤情况不同，临床表现也不同。如果逼尿肌神经核损伤而阴部神经核完整，表现为逼尿肌松弛或无反射、膀胱容量增大且压力低，由于外括约肌痉挛，从而导致尿潴留，这类患者对上尿路损害相对较小，出现尿失禁情况也少。如果阴部神经核损伤而逼尿肌神经核完整，则表现为括约肌松弛、DO 或者痉挛、膀胱容量降低，由于膀胱出口阻力较低，很少引起上尿路损害，但尿失禁症状比较严重。如果逼尿肌神经核和阴部神经核同时损伤，则出现混合的改变。骶髓病变多见于骶髓发育异常（如骶裂、骶脊膜膨出等）患者，其下尿路病理生理复杂、个体差异很大，除了上述典型改变以外，经常会出现 DO 及 DSD 等骶髓上损害的特征，可能与神经发育缺损水平及病变累及水平较高有关；由于病变的长期性，这类患者上尿路损害程度不次于，甚至超过骶上脊髓损伤患者。

4. 骶髓以下及周围神经病变

排尿骶反射中枢受损，或者相关外周神经受损，均可累及支配膀胱的交感和副交感神经，或同时累及支配尿道括约肌的神经，导致逼尿肌反射及收缩力减弱或消失，和（或）尿道内外括约肌控尿能力减低，出现排尿困难或尿失禁。图 12-1 是 Madersbacher 典型神经病变所致下尿路功能障碍的类型图，描述了多种神经源性膀胱的类型，是对下尿路病理生理改变的直观描述与总结[1-2]。

（二）分类

神经源性膀胱分类标准应包含以下内容：①以尿动力学结果作为分类基础；②反映临床症状；③反映相应的神经系统病变；④全面反映下尿路及上尿路的功能状态。

目前尚无理想统一的神经源性膀胱分类方法。以下介绍两种分类方法：

表 12-1 对膀胱输尿管反流的分级参照国际反流分级标准。Ⅰ级：反流至不扩张的输

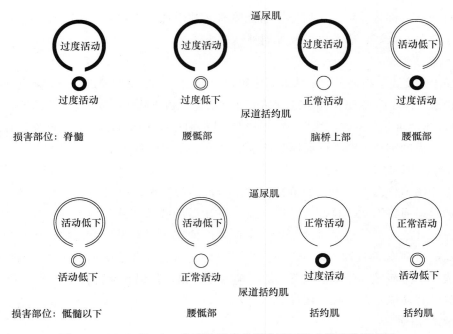

图 12-1 Madersbacher 典型神经病变所致下尿路功能障碍类型图

尿管；Ⅱ级：反流至不扩张的肾盂肾盏；Ⅲ级：输尿管、肾盂肾盏轻中度扩张，杯口变钝；Ⅳ级：中度输尿管迁曲和肾盂肾盏扩张；Ⅴ级：输尿管、肾盂肾盏重度扩张，乳头消失，输尿管迁曲。但是许多神经源性膀胱患者并无膀胱输尿管反流存在，却经常出现肾盂肾盏积水扩张和输尿管迁曲扩张；廖利民依据泌尿系核磁水成像（MRU）检查，新提出了肾盂输尿管积水扩张分度标准。1度：肾盂肾盏轻度扩张、输尿管无扩张；2度：肾盂肾盏中度扩张、杯口变钝，输尿管轻度扩张；3度：肾盂肾盏中度扩张和输尿管中度扩张迁曲；4度：肾盂肾盏重度扩张、乳头消失，输尿管重度扩张迁曲。上述肾盂输尿管积水扩张经常源自膀胱壁增厚导致的壁段输尿管狭窄梗阻[3-7]。

表 12-1 廖氏神经源性膀胱患者全尿路功能障碍分类方法[4-7]

下尿路功能		上尿路功能
储尿期	排尿期	
膀胱功能	**膀胱功能**	**膀胱输尿管反流**
逼尿肌活动性	逼尿肌收缩性	无
正常	正常	有：单侧（左、右），双侧
过度活动	收缩力低下	程度分级
	无收缩	Ⅰ
膀胱感觉		Ⅱ
正常	**尿道功能**	Ⅲ
增加或过敏	正常	Ⅳ
减退或感觉低下	梗阻	Ⅴ
缺失	功能性梗阻（尿道过度活动）	
	逼尿肌-尿道外括约肌协同失调	**肾盂输尿管积水扩张**

下尿路功能		上尿路功能
储尿期	排尿期	
逼尿肌漏尿点压力	逼尿肌-膀胱颈协同失调	无
≥40 cmH$_2$O	括约肌过度活动	有：单侧（左、右），双侧
＜40 cmH$_2$O	括约肌松弛障碍	程度分度
	机械梗阻	1
膀胱容量		2
正常（300～500 ml）		3
增大（＞500 ml）		4
减小（＜300 ml）		
安全膀胱容量		**膀胱壁段输尿管梗阻**
		无
膀胱顺应性		梗阻：单侧（左、右），双侧
正常（20～40 ml/cmH$_2$O）		
增高（＞40 ml/cmH$_2$O）		**肾功能**
降低（＜20 ml/cmH$_2$O）		正常
		GFR≥50 ml/min，左肾、右肾
尿道功能		肾功能不全
正常		GFR＜50 ml/min，左肾、右肾
括约肌无收缩		代偿期
功能不全		GFR，左、右肾；血肌酐＜1.5 mg/dl
膀胱颈（内括约肌）		失代偿期
外括约肌		GFR，左、右肾；血肌酐≥1.5 mg/dl

注：1 cmH$_2$O=0.098 kPa，1 mg/dl=88.4 μmol/L

四、临床表现

（一）病史

详尽的病史采集是诊断神经源性膀胱的首要步骤。包括：①遗传性及先天性疾病史：如脊柱裂、脊髓脊膜膨出等发育异常疾病。②代谢性疾病史：如糖尿病史，注意询问血糖治疗及控制情况。③神经系统疾病史：如带状疱疹、吉兰-巴雷（格林-巴利）综合征、多发性硬化症、老年性痴呆、帕金森病、脑血管意外、颅内肿瘤、脊柱脊髓肿瘤、腰椎间盘突出症等病史。④外伤史：应详细询问自出生至就诊时外伤史，伤后排尿情况及处理方式等。⑤既往治疗史：特别是用药史、相关手术史，如神经系统手术史、泌尿系统手术史、盆腔及盆底手术史、抗尿失禁手术史等。⑥生活方式及生活质量的调查。⑦尿路感染史。⑧女性还应询问月经及婚育史。

（二）症状

1. 泌尿生殖系统症状

（1）下尿路症状（LUTS）：症状开始出现的时间非常重要，可为分析与神经系统疾病的因果关系提供依据。储尿期症状含尿急、尿频、夜尿、尿失禁、遗尿等；排尿期症状含排尿困难、膀胱排空不全、尿潴留、尿痛等；排尿后症状含尿后滴沥等。上述症状推荐以排尿日记形式加以记录。

（2）膀胱感觉异常：如有无异常的膀胱充盈感及尿意等。

（3）泌尿系统管理方式的调查：如腹压排尿、叩击排尿、挤压排尿、自行漏尿、间歇导尿、长期留置尿管、留置膀胱造瘘管等。

（4）性功能障碍症状。

（5）其他：如腰痛、盆底疼痛、血尿、脓尿等。

2. 肠道症状

频繁排便、便秘或大便失禁；直肠感觉异常、里急后重感；排便习惯改变等。

3. 神经系统症状

包括肢体感觉运动障碍、肢体痉挛、自主神经反射亢进、精神症状及理解障碍等。

4. 其他症状

如发热、血压增高等自主神经功能障碍症状。

（三）体格检查

1. 一般体格检查

了解患者的精神状态、意识和智力、运动功能状态等有助于制订治疗策略。

2. 泌尿及生殖系统检查

应进行标准的、完整的泌尿系统体格检查，肛门直肠指诊应了解肛门括约肌张力。女性要注意是否合并盆腔器官脱垂，男性还应检查前列腺。

3. 神经系统检查

（1）感觉和运动功能检查：脊髓损伤患者应检查躯体感觉平面、运动平面、脊髓损伤平面，以及上下肢感觉运动功能和上下肢关键肌的肌力、肌张力。感觉平面是指身体两侧具有正常感觉功能的最低脊髓节段，感觉检查的必查部分是检查身体两侧各自的 28 个皮节的关键点。运动平面的概念与此相似，指身体两侧具有正常运动功能的最低脊髓节段。脊髓损伤平面通过如下神经学检查来确定：①检查身体两侧各自 28 个皮节的关键感觉点；②检查身体两侧各自 10 个肌节的关键肌。应特别重视会阴及鞍区感觉的检查。

（2）神经反射检查：包括膝腱反射、跟腱反射、提睾肌反射、肛门反射、球海绵体肌反射、各种病理反射（Hoffmann 征和 Babinski 征）等。

（3）会阴部/鞍区及肛诊检查：此项检查可以明确双侧 S2～S5 节段神经支配的完整性。会阴部/鞍区感觉检查范围从肛门皮肤黏膜交界处至两侧坐骨结节之间，包括肛门黏膜皮肤交界处的感觉，通过肛门指诊检查直肠深感觉。运动功能检查是通过肛门指诊发现肛门括约肌张力、有无自主收缩。也可进行球海绵体反射检查，即男性轻轻挤压阴茎或女性轻轻地将阴蒂挤压到耻骨联合，同时将手指置于直肠中感觉肛门括约肌的收缩，可以评估 S2～S4 反射弧的完整性。通过针刺肛门皮肤黏膜交界处的方法检查肛门括约肌收缩，可以评估 S2～S5 的完整性。提睾反射弧评估的是 L1～L2 感觉神经节。不完全性脊髓损伤指在神经损伤平面以下，包括最低位的骶段保留部分感觉或运动功能；反之，如果最低位的骶段感觉和运动功能完全消失则确定为完全性脊髓损伤。

五、实验室及泌尿外科特殊检查

（一）实验室检查

1. 尿常规

2. 肾功能检查

通过血肌酐、尿素氮水平反映总肾功能状况，反映上尿路功能受损程度，为进一步拟定治疗方案和合理选择影像学检查提供依据。

3. 尿细菌学检查

（二）影像学检查

1. 泌尿系统超声

B 型超声可用来评估肾及输尿管解剖的许多特征，包括肾大小、肾积水、肾皮质厚度、肾畸形、肾结石和肿瘤、输尿管扩张等。

2. 泌尿系统平片

可了解有无隐性脊柱裂等腰骶骨发育异常，是否合并泌尿系结石等。

3. 静脉尿路造影

这是一个传统的了解肾、输尿管、膀胱形态以及分侧肾功能的影像学方法。

4. 泌尿系 CT

CT 扫描为上尿路解剖提供有用的信息，能够较直观地了解肾皮质厚度、肾盂积水的形态改变、输尿管扩张程度、泌尿系统结石和新生物等。螺旋 CT 泌尿系统三维重建技术可以在冠状面等多个层面非常清晰地完整显示肾大小、实质厚度、肾盂积水形态、输尿管迂曲扩张、壁段输尿管狭窄、膀胱形态等尿路形态变化，并对上尿路积水扩张程度进行分度。

5. 泌尿系统 MR 水成像（magnetic resonance urography，MRU）

MRU 对上尿路的评估与 CT 相似，该检查无需使用造影剂即在冠状面等多个层面非常清晰地完整显示肾盂积水形态、输尿管迂曲扩张、壁段输尿管狭窄、膀胱形态等尿路形态变化，并对上尿路积水扩张程度进行分度，且不受肾功能影响。

6. 核素检查

包括肾图、利尿肾图或肾动态检查，可反映分侧肾功能情况，明确肾供血状态。

7. 膀胱尿道造影

可以了解膀胱尿道形态，是否存在膀胱输尿管反流，并对反流程度进行分级，了解是否存在 DSD 等情况。

（三）膀胱尿道镜检查

长期留置导尿管或膀胱造瘘管的患者推荐定期行此项检查以除外膀胱肿瘤。

（四）尿动力学检查

尿动力学检查能对下尿路功能状态进行客观定量的评估，是揭示神经源性膀胱患者下尿路功能障碍的病理生理基础的唯一方法，在神经源性膀胱患者的诊疗与随访中具有不可替代的重要位置。

1. 排尿日记

2. 自由尿流率

该检查项目的结果是对下尿路排尿功能状态的客观和综合反映，但不能反映病因和病变部位。一般在有创的尿动力学检查前进行。

3. 残余尿测定

对于神经源性膀胱患者的下尿路功能状态初步判断、治疗策划及随访具有重要价值。膀胱容量测定仪使得残余尿量的临床常规测定成为可能。

4. 充盈期膀胱压力-容积测定

能准确记录充盈期膀胱的感觉、膀胱顺应性、逼尿肌稳定性、膀胱容量等指标，同时，也要记录膀胱充盈过程中是否伴随尿急、疼痛、漏尿、自主神经反射亢进等异常现象。正常成年人膀胱顺应性的参考值为 $20\sim40$ ml/cmH$_2$O，神经源性膀胱患者膀胱顺应性经常因膀胱壁纤维化而降低。

5. 漏尿点压测定

（1）逼尿肌漏尿点压（DLPP）测定：DLPP 是指在无逼尿肌自主收缩及腹压增高的前提下，膀胱充盈过程中出现漏尿时的最小逼尿肌压力，可用于预测上尿路损害危险，当 DLPP$\geqslant$40 cmH$_2$O 时上尿路发生继发性损害的风险显著增加。在无逼尿肌自主收缩及腹压改变的前提下，灌注过程中逼尿肌压达到 40 cmH$_2$O 时的膀胱容量称为相对安全膀胱容量，将 DLPP$\geqslant$40 cmH$_2$O 作为上尿路损害的危险因素，其在神经源性膀胱的处理中具有重要意义，为必须获得的尿动力学参数。

（2）腹压漏尿点压（ALPP）测定：ALPP 指腹压增加至出现漏尿时的膀胱腔内压力，主要反映尿道括约肌对抗腹压增加的能力。

6. 压力-流率测定

该检查反映了逼尿肌与尿道括约肌的功能及协同状况，是两者在排尿过程中共同作用的结果，主要用来确定患者是否存在膀胱出口梗阻（BOO）。

7. 肌电图（EMG）检查

可反映逼尿肌压力变化与尿道外括约肌活动的关系、排尿期逼尿肌收缩与外括约肌活动的协调性，对于诊断 DSD 有重要价值。

8. 尿道压力测定

用以测定储尿期尿道控制尿液的能力，反映的是尿道括约肌的状态，以及尿道有无瘢痕狭窄等。

9. 影像尿动力学检查

影像尿动力学检查是目前诊断逼尿肌-尿道外括约肌协同失调（DESD）、逼尿肌-膀胱颈协同失调（DBND），判断膀胱输尿管反流（VUR）和漏尿点压力等神经源性膀胱患者尿路病理生理改变最准确的方法。同时还可以观察膀胱形态异常、后尿道形态变化和膀胱尿道结石等重要病变和病理生理改变。推荐有条件的医院积极开展[7-8]。

10. 膀胱诱发试验

（1）冰水试验（IWT）：这一试验是在充盈期膀胱测压过程中应用冰盐水快速灌注膀胱，以诱发逼尿肌收缩的出现。IWT 用于鉴别神经损伤位于上位神经元还是下位神经元方面有一定价值，也可判断膀胱感觉功能。逼尿肌反射弧完整的上位神经元损伤患者 IWT 可以诱发出逼尿肌收缩。

（2）氯贝胆碱超敏试验：对于逼尿肌而言，其副交感神经的递质为乙酰胆碱，因此，皮下注射拟乙酰胆碱药物（氯贝胆碱），可诱发逼尿肌的收缩。本试验可用来鉴别神经源性和非神经源性逼尿肌无反射，阳性结果通常提示神经源性逼尿肌无反射。

（五）神经电生理检查

1. 球海绵体反射

通过电刺激阴茎或阴蒂神经，记录球海绵体肌在刺激后的电位变化，测定其潜伏期。用于评估下运动神经元损伤患者 S2～S4 阴部神经反射弧完整性。

2. 阴部神经体感诱发电位

检测脉冲刺激通过阴茎背神经（或阴蒂神经）、阴部神经沿脊髓传导至大脑皮质的速度，反映了神经冲动沿阴部神经传入纤维到达骶髓后，沿脊髓上行传导到大脑皮质通路的完整性。

3. 阴部神经运动诱发电位

测定从大脑皮质沿脊髓下传到盆底部的运动传导通路的完整性。

4. 阴部神经传导测定

（1）运动神经传导：使用特殊的 St Mark 阴部神经电极，测定运动动作电位的潜伏期及波幅。

（2）感觉神经传导：使用 2 对贴片电极，刺激电极贴于阴茎尖端、记录电极贴于阴茎根部，可测定感觉电位传导的潜伏期、波幅及传导速度。

5. 自主神经反应测定

（1）副交感神经：使用特定的气囊尿管环形刺激电极及肛塞记录电极，刺激膀胱颈或尿道黏膜，记录肛门应答，可测定副交感反应的潜伏期。

（2）交感神经：使用贴于阴茎或阴蒂的表面记录电极，刺激手掌正中神经，在阴茎或阴蒂记录应答，可测定交感反应的潜伏期与波幅，以评价下尿路相关交感功能的完整性，可作为判断膀胱感觉的指标，有助于判断膀胱颈功能的健全与否[7]。

六、治疗

(一) 神经源性膀胱的治疗目标与原则

1. 神经源性膀胱的治疗目标

①保护上尿路功能；②恢复（或部分恢复）下尿路功能；③改善尿失禁、提高患者生活质量。其中，首要目标是保护肾功能，使患者能够长期生存；次要目标是提高患者生活质量。在制订治疗计划过程中应进一步考虑以下问题：患者的残疾状况、治疗成本、技术复杂性以及可能出现的并发症。

治疗目标设立的黄金法则是：确保逼尿肌压力在储尿期和排尿期都保持在低压安全范围内，降低此类患者源于泌尿系统并发症的致死率。尿失禁直接影响生活质量，生活质量是任何治疗决策中必须考虑的一个重要组成部分。

2. 神经源性膀胱的治疗原则

神经源性膀胱的治疗原则包括：①首先要积极治疗原发病，在原发的神经系统病变未稳定以前应以保守治疗为主。②选择治疗方式，选择应遵守先保守后外科的次序，遵循逐渐从无创、微创、再到有创的循序渐进原则。③单纯依据病史、症状和体征、神经系统损害的程度和水平不能明确下尿路功能状态，影像尿动力学检查对于治疗方案的确定和治疗方式的选择具有重要意义。例如，对于在充盈期或在排尿期逼尿肌压力过高的患者，治疗的具体措施是：将一个过度活动的高压膀胱转变成一个被动的低压储尿囊，控制尿失禁，然后采用间歇导尿等低压排尿方法来排空膀胱。制订治疗方案时要综合考虑患者的性别、年龄、身体状况、社会经济条件、生活环境、文化习俗、宗教习惯、潜在的治疗风险与收益比，在患者及家属充分讨论后、结合患者个体情况制订个性化治疗方案。④神经源性膀胱患者的病情具有临床进展性，因此治疗后应定期随访，随访应伴随终身，病情进展时应及时调整治疗及随访方案。

(二) 神经源性膀胱的常用治疗方法

1. 常用的保守治疗方法

(1) 手法辅助排尿：有扳机点排尿、Crede 手法排尿等方法。

1) 扳机点排尿：通过叩击耻骨上膀胱区、挤压阴茎、刺激肛门等诱发逼尿肌收缩和尿道括约肌松弛排尿。其前提是具备完整的骶神经反射弧。扳机点排尿并不是一种安全的排尿模式，仅适用于少数骶上脊髓损伤的患者，方案实施前需要运用尿动力学测定来确定膀胱功能状况，并在尿动力检查指导下长期随访，以确保上尿路安全。

2) Crede 手法排尿：先触摸胀大的膀胱，将双手置于耻骨联合上方，缓慢由轻到重向膀胱体部挤压，将尿液挤出。适合手法辅助排尿的患者群有限，应严格限定指征，慎重选择。应在尿动力学检查允许的前提下施行，并严密随访观察上尿路安全状态。

3) Valsalva 排尿：指排尿时通过 Valsalva 动作（屏气、收紧腹肌等）增加腹压将尿液挤出。应严格限定指征慎重选择，同样要在尿动力学检查允许的前提下才能施行，并严密观察上尿路安全状态。

（2）康复训练：有膀胱行为训练、盆底肌肉锻炼等方法。

1）膀胱行为训练：膀胱行为训练主要包括定时排尿和提示性排尿。推荐将其作为其他治疗方法的辅助。

2）盆底肌肉锻炼：盆底肌肉锻炼主要包括 Kegel 训练和阴道重力锥训练等。对于不完全去神经化的神经源性尿失禁，可使用该类方法以增强盆底与括约肌力量，从而改善尿失禁。

3）盆底生物反馈：通过装置建立外部的反馈通路，部分代偿或训练已经受损的内部反馈通路，采用模拟的声音或视觉信号来反馈提示盆底肌肉活动状态，经过训练提高盆底肌/肛提肌强度、体积及功能的治疗，达到盆底康复治疗的目的。

（3）导尿治疗：有间歇导尿、留置导尿等方法。

1）间歇导尿：间歇导尿（IC）是膀胱训练的一种重要方式，膀胱间歇性充盈与排空，有助于膀胱反射的恢复，是膀胱排空的金标准。长期的间歇导尿包括无菌间歇导尿和清洁间歇导尿（CIC）。间歇导尿适应证是逼尿肌活动性低下或收缩力减弱的患者或DO 被控制后存在排空障碍的患者。CIC 对于神经源性膀胱患者近期和远期的安全性已经得以证实，无菌间歇导尿更有助于减少泌尿系统感染和细菌尿的发生。间歇导尿的注意要点：①选择适当粗细的导尿管；②尽可能无菌操作；③充分润滑尿道；④轻柔操作；⑤完全引流尿液后，轻微按压耻骨上区，同时缓慢拔出导尿管，导尿管完全拔出前夹闭导尿管末端，防止尿液反流。导尿频率平均每天 4～6 次，导尿时膀胱容量小于 400 ml，可根据尿动力学检查确定安全膀胱容量以及导尿量，推荐采用超声膀胱容量测定仪测定膀胱容量，依据容量决定是否导尿；⑥适当控制饮水；⑦加强对于 IC 的教育与训练；⑧每年至少应随访一次。

2）留置导尿和膀胱造瘘：留置导尿和膀胱造瘘对于神经源性膀胱患者而言，在原发神经系统疾病的急性期，短期留置导尿是安全的；但长期留置导尿或膀胱造瘘均可有较多并发症，不推荐使用。对长期留置导尿或膀胱造瘘的患者每年至少随访一次，随访内容包括尿动力检查、肾功能检测、全尿路影像学检查，防止由于膀胱挛缩而导致的上尿路积水扩张。不推荐将膀胱灌洗和预防性使用抗生素作为常规控制泌尿系统感染的方法。推荐对留置导尿或膀胱造瘘超过 10 年的患者进行膀胱癌的筛查。

（4）外部集尿器：男性尿失禁患者可选择使用阴茎套和外部集尿器。

（5）腔内药物灌注治疗：膀胱腔内灌注抗胆碱能药物（M 受体阻滞药）抑制 DO，可有效地降低抗胆碱能药物的全身副作用。辣椒辣素及其类似物（resiniferatoxin，RTX）为 C 纤维阻滞剂，通过使 C 纤维脱敏，减少逼尿肌过度活动，作用维持到 C 纤维恢复致敏为止。可使用 RTX 治疗神经源性 DO，但具有一定临床局限性。

（6）电刺激：利用神经细胞对电刺激的应答来传递外加的人工电信号，通过外电流的作用，在神经源性膀胱患者产生局部的肌肉收缩或松弛。

1）外周临时电刺激：胫后神经刺激和外部临时电刺激（如阴茎/阴蒂或阴道/直肠腔内电刺激）可抑制神经源性 DO。两种方法在由于 MS 导致的神经源性膀胱患者测试中显示出持续的长期效应。

2）膀胱腔内电刺激：膀胱腔内电刺激（IVS）是通过带有刺激电极的尿管插入膀胱内，以生理盐水作为介质刺激逼尿肌，通过逼尿肌与中枢间尚存的传入神经联系通路，诱导膀胱产生排尿感觉，从而继发性增加传出通路神经冲动，促进排尿或提高控尿能力。对于中枢或外周神经不完全性损伤患者，IVS 是唯一既能够改善膀胱感觉功能，又能够促进排尿反射的治疗方法。

3）盆底肌电刺激：盆底肌电刺激采用的途径多是经阴道或肛门插入电极，以间歇式电流刺激盆底肌肉群，其适应证主要用于治疗尿失禁。

4）外周阴部神经电刺激：在阴部神经的表面分支中，阴茎背神经是最接近于皮肤的分支；因此男性患者将阴极置于其阴茎根部、阳极置于距阴极 1 cm 远处，在女性患者阴极置于阴蒂处、阳极置于耻骨联合处，电刺激可抑制 DO。

（7）针灸：目前最常用的穴位是八髎、三阴交和中极。

2. 口服药物治疗

神经源性膀胱的药物治疗效果与作用于膀胱尿道的神经递质及受体分布相关。膀胱收缩最主要是通过乙酰胆碱诱导刺激膀胱平滑肌中的节后副交感胆碱能受体引起的。乙酰胆碱是人类膀胱逼尿肌产生收缩的主要神经递质，逼尿肌上主要分布 M_2 和 M_3 受体，其中 M_3 受体被认为是调控逼尿肌收缩的主要受体亚型。M 受体阻滞药通过竞争性抑制乙酰胆碱与逼尿肌上 M_3 和 M_2 受体的结合而抑制膀胱逼尿肌反射性收缩、减轻逼尿肌过度活动（DO）程度，进而起到治疗神经源性膀胱的作用。α肾上腺素受体兴奋可以使尿道平滑肌层收缩，导致尿道内口关闭；$α_{1A}$ 受体在男性尿道前列腺部及女性尿道的分布上占绝对优势，因此，α受体阻滞药可降低膀胱出口阻力。

（1）治疗 DO 的药物：有 M 受体阻滞药、磷酸二酯酶抑制剂等。

1）M 受体阻滞药：M 受体阻滞药是治疗神经源性 DO 的一线药物。M 受体阻滞药可以稳定逼尿肌、抑制 DO、增加膀胱顺应性，达到保护肾和膀胱的目的。控制神经源性 DO 的药物剂量要比控制特发性 DO 的剂量大，该类药物也有可能影响逼尿肌收缩力，导致残余尿量增加。因此大部分神经源性膀胱患者在服用 M 受体阻滞药的同时，需要配合间歇导尿来排空膀胱；也有部分残余尿量较少的患者可以联合使用 α 受体阻滞药来辅助膀胱排空。目前国内临床应用的 M 受体阻滞药以托特罗定与索利那新最为常用，后者是新型高选择性 M 受体阻滞药，对 M 受体亚型及膀胱组织均具有更高的选择性，与 M_3 受体的结合力要高于 M_2，与逼尿肌上 M 受体的结合力要比唾液腺强，因此口干副作用小；对中枢神经系统副作用也较小，不会削弱认知功能；在神经源性膀胱治疗中也具有良好的应用前景。此类药物有不同的耐受曲线，若患者服用一种药物出现副作用或者治疗效果不理想时，可以更换为另一种药物；有研究报道在服用奥昔布宁和托特罗定治疗失败的神经源性膀胱患儿中应用索利那新后症状得到进一步改善。

2）磷酸二酯酶抑制剂（PDE5I）：包括西地那非、伐他那非等。已经证实此类药物治疗 DO 有显著疗效，是治疗神经源性膀胱可能的替代药物或辅助用药。

（2）治疗逼尿肌收缩无力的药物：M 受体激动剂（氯贝胆碱）及胆碱酯酶抑制剂

（溴地斯的明）虽然可以改善逼尿肌收缩力、增强膀胱排空，但因其频发、严重的副作用，因此不能常规用于临床。

（3）降低膀胱出口阻力的药物：α受体阻滞药可以降低膀胱出口阻力，改善排尿困难等排尿期症状，也可部分改善尿频、尿急、夜尿等储尿期症状。对逼尿肌-膀胱颈协同失调（DBND）的患者应用α受体阻滞药，可降低逼尿肌漏尿点压力，其副作用较少。临床常用的α受体阻滞药有坦索罗辛、阿夫唑嗪等。此类药物的副作用主要为血压降低，可从正反两方面来看待此副作用：正面是用于降低及预防因自主神经功能障碍导致的高血压，负面是直立性（体位性）低血压导致跌倒等意外发生。

（4）增加膀胱出口阻力的药物：α受体激动剂（如米多君）可增加膀胱出口阻力，但没有证据支持其在神经源性膀胱治疗中的有效性。

（5）减少尿液产生的药物：去氨加压素为一种合成抗利尿剂，多个临床试验证实了去氨加压素在神经源性膀胱过度活动治疗中的有效性，尤其是尿频、夜尿明显的患者。去氨加压素可用于神经源性膀胱导致上尿路积水扩张、肾功能损害的夜间产尿量增多的患者，减少夜尿。一些尿崩症患者经常产生严重的上尿路积水扩张，被误诊为神经源性膀胱，去氨加压素对于非肾性尿崩症患者可以缓解上尿路功能的损害。

（6）其他药物：已经证实 β_3 受体激动剂治疗非神经源性 OAB 的有效性和安全性，可以缓解尿频、尿失禁的症状，稳定逼尿肌，但其在神经源性 DO 中的应用值得进一步研究。

3. 临床常用的手术治疗方法

神经源性膀胱的手术治疗方法分为治疗储尿功能障碍的术式、治疗排尿功能障碍的术式、同时治疗储尿和排尿功能障碍的术式和尿流改道术式四大类，此处仅阐述在神经源性膀胱治疗中应用的临床常用术式。

重建储尿功能可以通过扩大膀胱容量和（或）增加尿道控尿能力两条途径实现，重建排尿功能可以通过增加膀胱收缩力和（或）降低尿道阻力两条途径实现。需要特别指出的是：鉴于神经源性膀胱的病因、病理生理机制、临床症状及病程演进的复杂性和多样性，治疗的首要目标是保护上尿路功能，而不是单纯提高控尿和（或）排尿能力，因此在选择任何手术治疗方法之前都应与患者充分沟通，将患者的治疗期望值控制在合理的范围以内。

（1）重建储尿功能的术式：根据手术目的不同而有不同种术式。

1）扩大膀胱容量的术式：针对神经源性膀胱患者施行该类术式的目的在于扩大膀胱容量、抑制 DO、改善膀胱壁顺应性，为膀胱在生理安全的压力范围内储尿创造条件，从而降低上尿路损害的风险。术式的选择要遵循循序渐进的原则。

A. A型肉毒毒素膀胱壁注射术：A型肉毒毒素（BTX-A）是肉毒杆菌在繁殖中分泌的神经毒素。其注射于靶器官后作用在神经-肌肉接头部位，通过抑制周围运动神经末梢突触前膜的乙酰胆碱释放，引起肌肉的松弛性麻痹。这是一种可逆的"化学性"去神经支配过程，注射后靶器官局部肌肉的收缩力降低，随着时间推移，神经轴突萌芽形成新的突触接触，治疗效果逐渐减弱直至消失。

BTX-A 膀胱壁注射术的适应证：药物等保守治疗无效但膀胱壁尚未严重纤维化的神

经源性逼尿肌过度活动患者。对于同时合并肌萎缩侧索硬化症或重症肌无力的患者、怀孕及哺乳期妇女、过敏性体质者以及对本品过敏者禁用 BTX-A 治疗。使用 BTX-A 期间禁用氨基糖苷类抗生素。

目前包括中国在内的多个国家均生产临床使用的 BTX-A。治疗成人神经源性 DO 的剂量为 200～300 U，部分 BTX-A 药品规格不同需要相应调整剂量，使用时将 200～300 U 的 BTX-A 溶于 10～15 ml 注射用水中，在膀胱镜下通过特制的注射针分 20～30 个点、每点 0.5 ml，将其均匀注射于膀胱顶部、体部、两侧壁的逼尿肌内，注射时避开输尿管口周围和膀胱壁大血管，注射部位覆盖膀胱三角区者比避开膀胱三角区者似乎更有优势，能更好地改善尿失禁及尿动力学参数。黏膜下注射与肌内注射效果差异不大，黏膜下注射能更好地定位。对于神经源性 DO 患者，200 U 和 300 U 两种剂量对患者尿动力学指标、尿失禁、生活质量并无显著差异。

成人神经源性 DO 患者接受 BTX-A 膀胱壁注射后，膀胱容量、顺应性、逼尿肌稳定性明显改善，尿失禁次数减少，大多数患者术后需配合间歇导尿，因此术前应告知患者术后需行间歇导尿、并提前加以训练，多数患者接受注射 1 周左右起效，疗效平均维持 3～9 个月，随着时间推移治疗效果逐渐下降，目前证据表明重复注射治疗可以得到持续疗效。有文献报道 BTX-A 膀胱壁注射后能明显减少神经源性膀胱患者泌尿系统感染的发生率；因此高度推荐应用 BTX-A 膀胱壁注射术治疗神经源性 DO。也有儿童神经源性 DO 患者接受 BTX-A 膀胱壁注射治疗的报道。国产 BTX-A 在临床应用中显示出很好的疗效。

成人接受 BTX-A 膀胱壁注射后罕见不良反应发生。最常见的并发症是下尿路感染和尿潴留。急性肉毒毒素中毒可引起全身瘫痪和呼吸衰竭，也有个案报道的并发症有注射后一过性全身肌无力、过敏反应、流感样症状等。本药品需按相关规定严格管理。

B. 自体膀胱扩大术（逼尿肌切除术）：自体膀胱扩大术（逼尿肌切除术）通过剥除膀胱壁肥厚增生的逼尿肌组织，同时保留膀胱黏膜的完整性，形成一"人工憩室"，从而改善膀胱顺应性、降低储尿期膀胱内压力，达到保护上尿路的目的。该术式的主要目的在于抑制逼尿肌过度活动，术中应切除脐尿管周围膀胱顶、后壁、两侧壁的大约占总量至少 20% 的逼尿肌组织，以期更有效地抑制 DO。

自体膀胱扩大术的适应证：经过 M 受体阻滞药等药物或 A 型肉毒毒素注射治疗无效的神经源性 DO 患者，推荐术前膀胱测压容量成人不应低于 200～300 ml，或者为同年龄正常膀胱容量的 70%，术后大多数患者须配合间歇导尿。一般术后 1～2 年膀胱容量可以达到稳定状态，在膀胱容量未达到稳定状态前可配合应用抗胆碱能制剂。大约 2/3 的患者术后长期疗效稳定，术后效果不佳的患者仍可接受肠道膀胱扩大术。

主要并发症有膀胱穿孔、保留的膀胱黏膜缺血纤维化等。但由于该术式不涉及肠道，避免了尿液与肠道直接接触导致的肠黏液分泌、电解质重吸收等并发症，手术创伤较肠道膀胱扩大术小，并发症发生率低。腹腔镜自体膀胱扩大术目前尚处于探索阶段。

C. 肠道膀胱扩大术：肠道膀胱扩大术通过截取一段肠管，所截取的肠管沿对系膜缘剖开按"去管化"原则（即 Laplace 定律）折叠缝合成"U""S"或"W"形的肠补片，将肠补片与剖开的膀胱吻合形成新的有足够容量的储尿囊，从而达到扩大膀胱容量、低压储尿、防止上尿路损害的目的。肠管的选择可以采用回肠、回盲肠、乙状结肠等，空肠因易造成严重代谢紊乱（低钠、高钙及酸中毒等）而禁忌使用。目前最为常用的仍然是乙状结肠及回肠膀胱扩大术。

肠道膀胱扩大术的适应证：严重 DO、逼尿肌严重纤维化或膀胱挛缩、膀胱顺应性极差、合并膀胱输尿管反流或壁段输尿管狭窄的患者。术前应常规行影像尿动力检查，评估患者膀胱的容量、稳定性、顺应性以及尿道括约肌和膀胱出口的功能，判断是否合并膀胱输尿管反流。可使用 B 超、静脉尿路造影或泌尿系统磁共振水成像、同位素肾图等检查了解上尿路形态及积水扩张程度、判断分侧肾功能。肾功能不全的患者接受肠道膀胱扩大术前应充分引流尿路以期降低血 Cr 水平，严重肾功能不全的患者应慎用该术式。其他的禁忌证有合并克罗恩（Crohn）病或溃疡性结肠炎等肠道炎症性疾病、既往因接受盆腔放疗或腹部手术导致的严重腹腔粘连等。

当合并膀胱输尿管反流时，是否需要同期行输尿管抗反流再植目前存在争议。有文献报道单纯行肠道膀胱扩大术，Ⅰ～Ⅲ级膀胱输尿管反流的改善率为 100％，Ⅳ级反流的改善率为 87.5％，Ⅴ级反流的改善率为 61.5％。低等级反流和（或）高压反流的患者在单纯行肠道膀胱扩大术后，输尿管反流通常会自动消失。但也有文献推荐Ⅲ～Ⅴ高等级膀胱输尿管反流合并上尿路积水时应积极行同期输尿管抗反流再植术，以及时、最大限度保护上尿路功能。鉴于此，相关指南推荐对于程度严重的膀胱输尿管反流［高等级反流和（或）低压反流］在实施肠道膀胱扩大术时应同期行输尿管抗反流再植术。合并严重括约肌功能不全的患者可选择配合膀胱颈闭合术、膀胱颈悬吊术或人工尿道括约肌植入术。因尿道狭窄、接受膀胱颈闭合术、肢体畸形、过度肥胖等原因术后无法经尿道间歇导尿的患者，可选择同期行可控腹壁造口术（阑尾或回肠）。膀胱挛缩导致的壁段输尿管狭窄患者在肠道膀胱扩大术时应同期行输尿管抗反流再植术。

肠道膀胱扩大术长期疗效确切，目前仍然为膀胱扩大的"金标准"，高度推荐应用本术式治疗严重的神经源性膀胱，尤其是严重逼尿肌过度活动、逼尿肌纤维化或膀胱挛缩所致严重低顺应性膀胱、合并上尿路损毁的患者。术后患者须配合间歇导尿。主要并发症有肠道分泌黏液阻塞尿路、尿路感染、结石形成、肠梗阻、肠道功能紊乱、高氯性酸中毒、维生素 B_{12} 缺乏、电解质紊乱、储尿囊破裂、血栓形成、储尿囊恶变等。术后可能仍有部分患者漏尿（尤其是早期），仍需口服 M 受体阻滞药治疗。此手术在保护肾功能、提高生活质量、改善尿动力学参数方面和 BTX-A 膀胱壁注射术类似，但疗效更长久。鉴于因神经源性膀胱而行肠道膀胱扩大术患者的年龄往往较小，因此术后的长期随访十分重要，高度推荐对术后患者进行终身随访。

2) 增加尿道控尿能力的术式：任何增加尿道控尿能力的术式都会相应地增加排尿阻力，因此这类术式对于神经源性膀胱的主要适应证为：因尿道括约肌功能缺陷（ISD）导致的尿失禁，各种原因导致的膀胱颈或尿道外括约肌去神经支配均可发生压力性尿失禁。在实施该类手术前应通过影像尿动力学检查明确膀胱的容量、稳定性、顺应性、收缩能力，以及是否存在膀胱输尿管反流、肾积水等上尿路损害。

A. 填充剂注射术：填充剂注射术通过在内镜直视下，将填充剂注射于后尿道黏膜下，使尿道腔变窄、延长，增加后尿道闭合能力。应用的填充剂有：硅胶颗粒、多聚糖苷、多聚四氟乙烯（Teflon）、胶原、自体脂肪等。

填充剂注射术的适应证：尿道固有括约肌功能缺陷（ISD），但逼尿肌功能正常的患者，通过注射增加尿道封闭作用提高控尿能力。填充剂注射后 Valsalva 漏尿点压力增加，但并不影响逼尿肌漏尿点压力和排尿压力。反复注射疗效不确切，但不影响其他治疗。文献报道该术式应用于儿童神经源性尿失禁患者的近期有效率 30％～80％，远期有效率 30％～40％，远期疗效欠佳，儿童可选择使用。目前缺乏填充剂注射治疗成人神经源性尿失禁的大宗报道，因此不推荐该术式应用于成人患者。

B. 尿道吊带术：尿道吊带术是指通过吊带自膀胱颈或中段尿道下方将膀胱颈或尿道向耻骨上方悬吊，固定膀胱颈及中段尿道（在女性患者），或者压迫球部尿道（在男性患者），以提高控尿能力。

尿道吊带术的适应证：在神经源性膀胱中应用的指征为尿道闭合功能不全的患者。术前膀胱的容量、稳定性、顺应性良好或可以控制，术后排尿问题可以通过间歇导尿解决。因此在明确适应证的条件下，推荐使用本方法。

吊带材料可选用自体筋膜以及合成材料。该术式在女性神经源性尿失禁患者中的成功率高于男性。男性适用于症状轻微至中等程度患者，否则仍然首选人工尿道括约肌植入术。主要并发症有吊带断裂或松弛、吊带过度压迫导致尿道侵蚀、感染、导尿困难、直肠损伤等。部分神经源性尿失禁患者术后因膀胱出口阻力增加影响了逼尿肌稳定性，可能造成膀胱顺应性恶化，因此术后要严密随访，必要时应配合使用 M 受体阻滞药、膀胱扩大术等方法降低膀胱压力、扩大膀胱容量，改善膀胱顺应性。

C. 人工尿道括约肌（AUS）植入术：目前临床广泛使用 AMS800 型人工尿道括约肌，由袖套-储水囊-控制泵在管道的连接下构成 3 件套装置，其原理是利用包绕尿道的袖套充盈来压迫尿道，利用在储水囊调节和控制泵控制下排空袖套、释放对尿道的压迫进而实现排尿。

AUS 植入术的适应证：尿道括约肌去神经支配导致的神经源性括约肌功能不全。所有准备接受该术式的患者术前均应行影像尿动力学检查评估尿失禁的类型、程度，以及膀胱的感觉、容量、顺应性、稳定性和收缩性，排除尿道狭窄、膀胱出口梗阻和膀胱输尿管反流等异常。对于存在 DO 及膀胱顺应性差的患者术前应加以纠正。术前通过膀胱尿道镜检查证实膀胱颈和球部尿道的腔内结构正常，必须排除泌尿生殖系统感染，可能导致感染的诱因（如泌尿系统解剖畸形、泌尿系结石等）必须在术前予以纠正。准备接受人工尿道括约肌植入的患者必须具有正常智力及生活自理能力，双上肢功能良好，能够独立使用人工尿道括约肌装置。

因神经源性尿道括约肌功能不全而接受 AUS 植入术的患者，术后总体控尿率为 70％～95％，AUS 装置翻修率为 16％～60％，装置取出率为 19％～41％。AUS 植入术在神经源性尿失禁患者中的总体疗效不如非神经源性尿失禁患者，主要远期并发症包括感染、尿道侵蚀、尿道萎缩、机械故障等。部分神经源性膀胱患者有可能在接受 AUS 植入术后因膀胱出口阻力增加，膀胱内压力超过安全范围进而导致肾积水、膀胱输尿管反流等并发症，因此术后应及时复查影像尿动力学及上尿路影像学检查，必要时应配合使用 M 受体阻滞药、自体膀胱扩大术、肠道膀胱扩大术等方法降低膀胱压力、扩大膀胱容量，改善膀胱顺应性。长期间歇导尿、术前反复泌尿系统感染、年龄大于 70 岁、盆腔放疗均可能是该手术失败的风险因素。

（2）重建排尿功能的术式：有增加膀胱收缩力和降低尿道阻力的术式。

1）增加膀胱收缩力的术式

A. 骶神经前根刺激术：骶神经前根刺激术（SARS）通常使用 Brindley 刺激器，电极安放于 S2～S4 骶神经前根（硬膜外），皮下部分接收器置于侧腹部易于患者掌控处，通过导线与电极相连。植入电极刺激骶神经前根诱发膀胱收缩。Brindley 技术包括 Brindley 骶神经前根刺激器＋骶神经后根切断术。此术式在配合骶神经后根完全性切断术（SDAF）的条件下，可选择应用于骶髓以上完全性脊髓损伤患者，要求患者支配膀胱的传出神经功能必须存在。不推荐不完全性脊髓损伤患者接受此手术。

B. 逼尿肌成形术：该类术式主要包括腹直肌转位膀胱重建术、背阔肌逼尿肌成形术、腹内斜肌瓣逼尿肌成形术等，其主要机制为腹直肌或背阔肌转位后，进行显微外科术行神经血管的吻合，利用腹直肌或背阔肌收缩及腹压增高的力量排尿。逼尿肌成形术的适应证：逼尿肌无反射且膀胱出口阻力较低的神经源性膀胱患者。手术最常见的并发症是持续尿潴留、上尿路损毁、盆腔脓肿、供皮区皮下积液等。施行该类手术的前提是必须解决尿道阻力过高的问题，术后需长期随访患者以避免形成或加重上尿路损毁。

2）降低尿道阻力的术式：降低尿道阻力的术式主要包括尿道外括约肌切断术、尿道支架置入术、BTX-A 尿道括约肌注射术等，用于骶上脊髓损伤或脊膜膨出患者逼尿肌-尿道外括约肌协同失调（DESD）等排尿障碍的治疗。通过阻断尿道外括约肌和（或）尿道周围横纹肌不自主性收缩，改善膀胱排空能力，纠正膀胱内病理性高压状态，从而达到保护上尿路的目的。通常由于术后出现尿失禁而需要配合外部集尿器，因此这类手术主要适合男性神经源性膀胱患者。

A. BTX-A 尿道括约肌注射术：BTX-A 尿道括约肌注射术是一种可逆的"化学性"括约肌去神经支配手术，根据后尿道阻力增高的部位分为尿道外括约肌注射术与尿道内括约肌（膀胱颈）注射术。BTX-A 的一般应用剂量为 100～200U，注射前将其溶于 5～10 ml 注射用水中，在膀胱镜下通过特制的注射针于 3、6、9、12 点位将其分 8～10 个点分别注射于尿道外括约肌内和（或）尿道内括约肌（膀胱颈）内。适应证：保守治疗无效的 DESD 患者，儿童建议剂量是 100U。

BTX-A 尿道内括约肌或膀胱颈注射术的适应证：成人保守治疗无效的逼尿肌无反射、逼尿肌收缩力减弱、尿道内括约肌（膀胱颈）松弛障碍或痉挛、逼尿肌-膀胱颈协同失调（DBND）等治疗。

根据情况部分患者可行 BTX-A 尿道括约肌及膀胱颈联合注射术，注射剂量可适当增加。文献报道术后大多数患者残余尿量减少，排尿期最大逼尿肌压力降低，大约 4％的患者术后出现短暂的压力性尿失禁症状。术后疗效平均维持约 6 个月，随着时间推移治疗效果逐渐下降，但可重复注射。推荐应用此可逆方法来降低神经源性膀胱患者的膀胱出口阻力，改善排尿困难、尿频及尿潴留等症状，但药品应按规定严格管理。

B. 尿道外括约肌切断术：尿道外括约肌切断术为不可逆的破坏性手术，该手术主要目的在于降低 DESD 导致的病理性膀胱内高压状态。

尿道外括约肌切断术的适应证：主要指征是男性脊髓损伤所致 DESD，次要指征有频繁发作的自主神经反射亢进、因 DESD 导致的残余尿量增多与反复泌尿系统感染发作、因尿道假道或狭窄而间歇导尿困难、因膀胱引流不充分导致的严重上尿路损害。

由于术后患者需配合使用外用集尿器，因此，该术式不适于女性患者和由于阴茎萎缩使用外用集尿器困难的男性患者。应用针状或环状电极电刀、激光（如钬激光）实施尿道外括约肌 12 点位切断，切口自精阜近端延伸到尿道球部近端，深度直至所有尿道外括约肌肌纤维被切断。具有逼尿肌-膀胱颈协同失调或严重良性前列腺增生的患者应同时进行膀胱颈切开或前列腺切除术。术后 70%～90% 的患者膀胱排空功能和上尿路的稳定性都可以得到改善。患者自主神经反射障碍的改善率可达 90% 以上。大约 14% 的患者初次手术效果不理想，需进行二次手术。远期因尿道外括约肌切断不充分、逼尿肌收缩力低下、膀胱颈狭窄、尿道瘢痕狭窄等原因的再次手术率为 30%～60%。主要近期并发症有术中和术后出血、复发、感染（甚至菌血症）、勃起功能的损害、射精障碍、尿外渗等。行尿道外括约肌 12 点位切断，尽量减少横向切口可使出血和潜在的勃起功能障碍并发症降到最低。近年来随着间歇导尿观念的普及与 BTX-A 的临床应用，尿道外括约肌切断术的应用日趋减少，但对于部分特定患者群体该术式仍有其应用价值。

C. 膀胱颈切开术：神经源性膀胱患者实施经尿道外括约肌切断术时，如果合并 DBND、膀胱颈纤维化或狭窄，可同期行膀胱颈切开术。也有文献报道对一些逼尿肌无反射或收缩力减弱的神经源性膀胱患者进行尿道内括约肌切断术，其远期疗效尚缺乏证据支持，重要问题是术后膀胱颈瘢痕化导致重复手术、膀胱结构损毁可能破坏残存的排尿反射。

D. 尿道支架置入术：尿道支架置入术可以部分替代尿道外括约肌切断术，目前使用的主要是记忆合金的网状支架。尿道支架置入术的适应证同尿道外括约肌切断术。与尿道外括约肌切断术相比，尿道支架置入术具有出血少、住院时间短、对残存勃起功能影响小、持久可逆等优点。尿道支架置入术的禁忌证：尿道近端阻塞。主要并发症有会阴部疼痛、支架的变形和移位、支架腔表面形成结石、支架对尿道组织的侵蚀、尿道损伤、支架刺激诱发尿道上皮增生导致继发性梗阻、支架取出困难等；由于上述难以克服的并发症，此方法的远期疗效受到质疑，尤其在 BTX-A 广泛应用后，其临床价值大为受限。

（3）同时重建储尿和排尿功能障碍的术式：主要有如下 2 种。

1）骶神经后根切断＋骶神经前根刺激术（SDAF＋SARS）：1978 年 Brindley 实施了第一例 SDAF＋SARS 术，即 Brindley 刺激器植入术，此术式包括完全切断 S2、S3 及 S4 神经后根，同时在 S2～S4 骶神经前根植入 Brindley 电极。

SDAF＋SARS 术的适应证：DESD 合并反射性尿失禁、残余尿增多的骶髓以上完全性脊髓损伤患者。通过完全切断骶神经后根可以改善膀胱顺应性、抑制逼尿肌无抑制收缩，因此膀胱壁严重纤维化的患者不适合此术式。由于 Brindley 电极释放的刺激电流超过了正常人的疼痛阈值，因此该术式不适用于不完全脊髓损伤患者。

Brindley 电刺激利用尿道括约肌和膀胱逼尿肌不同的生物学特性，产生一种"刺激后排尿"模式。大约 80% 的患者可以获得足够的膀胱收缩产生有效排尿，但术后应加强对上尿路的随访。电刺激也可能引发患者排便和勃起。主要并发症有完全切断骶神经后根导致患者残存的勃起和射精功能损害、便秘症状加重、电极装置故障、电极植入部位感染和疼痛、脑脊液漏等。由于该术式创伤较大，有可能导致患者残存勃起和射精功能以及排便功能的丧失，因此，临床应用受到一定限制。

2）骶神经调节术：骶神经调节术（SNM）是近年发展起来的一种治疗慢性排尿功能障碍的新方法，适应证为急迫性尿失禁、严重的尿急-尿频综合征和无膀胱出口梗阻的原发性尿潴留。目前美国 FDA 尚未将神经源性膀胱列入常规适应证，但研究提示，SNM 对于部分神经源性膀胱（如隐性骶裂、不全脊髓损伤、多发硬化等）也有治疗作用。

SNM 通过刺激传入神经，可以恢复尿路系统兴奋信号和抑制信号的正常平衡关系。早期 SNM 治疗可以减少尿路感染的机会、保持膀胱容量正常、改善逼尿肌过度活动和尿失禁，同时 SNM 并无神经损伤。目前 SNM 既可以体外实施，也可体内永久植入装置。体外刺激即通过穿刺将电极置入 S3 神经孔，而电刺激发生装置置于体外，刺激仅是临时性的。目前临床广泛使用电刺激装置永久植入的方法，也称为 InterStim 疗法。该方法分两阶段进行：第一阶段，将永久性电极植入 S3 神经孔，进行体外电刺激，测试阶段通过排尿日记、残余尿量和症状改善程度评估疗效，测试期通常为 2 周（不超过 1 个月），如患者主观症状以及客观观察指标改善 50% 以上，即可进入第二阶段，即电刺激发生器的永久植入术，将永久性刺激器植入臀部外上象限、并与永久电极相连接。应用患者及医用程控仪来调节各刺激参数（如频率、电压、波宽及频道等），也可开关装置。根据日常刺激电压的高低及时间长短，装置植入后数年应更换内置电池。测试期间刺激装置有较高的细菌感染率，注意预防。电极植入后可能会发生位移，所以 X 线片可对比前后电极位置、判断位移情况，必要时可以再次固定。主要并发症有电极植入部位疼痛、感染、腿部疼痛/麻木/反应消失、电极移位、电极被包裹纤维化等，但这些并发症极为有限。SNM 对于那些体外测试获得良好效果的神经源性膀胱患者应积极行刺激器永久植入术；一些患者虽然不能完全改善储尿与排尿功能，但在储尿功能改善后可配合间歇导尿解决膀胱排空；SNM 对一些神经源性膀胱患者的大便功能也有较好改善。总之，由于神经源性膀胱的复杂性，SNM 疗法的临床研究（包括适应证选择、疗效观察、远期随访等）才刚刚开始、并展现出很好的前景。

（4）尿流改道术：尿流改道包括可控尿流改道和不可控尿流改道两类。

可控尿流改道的适应证：①神经源性膀胱合并膀胱肿瘤；②膀胱严重挛缩合并膀胱出口功能不全；③患者长期留置尿管产生尿道瘘、骶尾部压疮等严重并发症；④患者因肢体畸形、尿道狭窄、尿道瘘、过度肥胖等原因经尿道间歇导尿困难者。主要禁忌证有合并肠道炎症性疾病、严重腹腔粘连等。所选用肠道必须遵循 Laplace 定律去管化重建成高容量低压的可控储尿囊，同时能满足抗反流、控尿、能自行插管导尿的原则。短期内可控尿流改道的控尿率超过 80%，常见的并发症有肠黏液分泌、感染、电解质紊乱、腹壁造口狭窄、输尿管与储尿囊的吻合口狭窄等。利用肛门控制尿液的术式禁忌用于神经源性膀胱患者。

当患者经腹壁造口自行间歇导尿困难，或因上尿路积水、严重肾功能损害等原因无法接受可控尿流改道时，可选择不可控尿流改道。回肠膀胱术是最常用的术式，主要缺点为需要终身佩戴集尿袋，主要并发症有感染、电解质紊乱、肠梗阻、小肠远端梗阻、营养吸收不良、肠粘连、吻合口漏、吻合口狭窄、腹壁造口狭窄、造口旁疝、结石形成等。尿流改道术在神经源性膀胱治疗中的应用极为有限，应严格掌握适应证。

4. 常见泌尿系并发症的治疗

（1）膀胱输尿管反流（VUR）的治疗：X 线膀胱尿道造影仍然是评估膀胱输尿管反流的"金标准"。病史采集和记录排尿日记、尿流率、残余尿量测定等对了解下尿路是否存在功能障碍有重要意义。高度推荐常规行影像尿动力学检查，既可确诊有无反流、判断反流程度，又可了解膀胱功能障碍类型与反流时的膀胱压力。国际反流协会对 VUR 程度进行了分级，为反流的治疗和疗效评估提供了标准。1 级：反流未至肾盂，伴有不同程度的输尿管扩张；2 级：反流至肾盂，无集合系统扩张，正常的肾穹窿；3 级：轻度或中度的输尿管扩张，伴有或不伴有输尿管迂曲，伴有轻度的集合系统扩张；4 级：适度扩张的输尿管伴有或不伴有迂曲，肾穹窿变钝，但是图像上依然可见肾乳头状突起；5 级：输尿管扩张迂曲明显可见，集合系统明显扩张，肾乳头的图像消失，肾实质显影。

VUR 治疗目的是保护患者的肾功能。在纠正 VUR 之前，必须首先纠正 DSD、低顺应性膀胱、膀胱内病理性高压、泌尿系感染等导致 VUR 的诱发因素。若 VUR 持续存在，则需行抗反流手术治疗。

1）保守治疗：对于轻度反流且没有肾损害者，可以采用保守治疗，包括观察随访、间断或连续的抗生素预防应用、排尿训练等。

2）手术治疗：手术治疗包括内镜下输尿管口填充剂注射抗反流术和输尿管膀胱再植抗反流术。

A. 填充剂注射抗反流术：填充剂注射抗反流术是指利用膀胱镜在输尿管口旁或输尿管进入膀胱的入口部分黏膜下注射一定体积的填充剂，通过延长输尿管膀胱壁内段或抬高输尿管口、使管腔变窄来达到治疗 VUR 的目的，注射后输尿管口形成火山口样外观。注射的填充剂包括聚四氟乙烯（PTFE）、胶原蛋白、自体脂肪、聚二甲硅氧烷、聚糖苷/透明质酸液体（Deflux）等。PTEE 在成人抗反流应用中效果不错，但是尚未允许在儿童中应用。胶原蛋白和软骨细胞治疗效果较差，目前 Deflux 在国外应用较广，国内应用不多。

本法优点在于损伤较开放手术小，注射后近期成功率达 65%～75%，因此推荐使用。注射后复查超声和排尿期膀胱尿道造影，若反流依然存在，可以在第一次注射 6 个月后重复注射。

B. 输尿管膀胱再植抗反流术：输尿管膀胱再植抗反流术的基本原则为从膀胱黏膜下层植入输尿管，以延长膀胱内输尿管的长度。手术成功率高达 92%～98%。

输尿管膀胱再植抗反流术的术式可分为经膀胱外、经膀胱内和膀胱内外联合操作三大类。目前常用的术式有 Cohen 术、Politano-Leadbetter 术、Paquin 术、Glenn-Anderson 术等，输尿管粗大者应做裁剪或折叠，以缩小输尿管的口径。最常用和可靠的术式为 Cohen 式膀胱输尿管再植术。近年来，腹腔镜微创手术进行输尿管再植取得了和开放手术一样的效果；但腹腔镜手术的缺点是耗时长，与开放手术相比，其优势仍有争议。

术后最常见的并发症是 VUR 未能消除；其次是术后输尿管膀胱连接部梗阻，这可能由于输尿管血液供应破坏导致瘢痕或输尿管穿入膀胱壁段扭曲所致；也有术后反流和梗阻并存的情况。术后 4~8 周可应用 B 超复查以排除术后梗阻，术后 2~4 个月可行排尿期膀胱尿道造影了解手术是否成功，之后可参照神经源性膀胱的随访原则定期复查。

（2）泌尿系统感染的处理：泌尿系统感染或尿路感染（UTI）是神经源性膀胱的常见并发症之一。研究表明约 33% 的脊髓损伤患者在任何时候都存在菌尿，反复发作的泌尿系统感染可导致肾功能损害、生活质量下降、预期寿命缩短、患者死亡率升高。神经源性膀胱患者尿路感染的病因有膀胱排空不完全、膀胱内高压状态、膀胱结石、膀胱输尿管反流、器械检查和治疗（导尿等），其他诱发因素还包括液体摄入量较少、卫生状况不良、会阴细菌定殖、褥疮、与慢性疾病相关的宿主抵抗力下降等。

1. 诊断

（1）临床表现：神经源性膀胱患者 UTI 可分为无症状菌尿、症状性感染以及细菌定植状态，大部分患者的 UTI 形式为无症状菌尿。因为感觉缺失，患者通常不会有尿频、尿急、尿痛等主观症状，主要临床表现为腰背部或腹部不适、导尿间隔期漏尿、痉挛状态增加、不适、昏睡和（或）烦躁、尿液混浊恶臭等。

（2）实验室诊断：在上述临床表现的基础上，符合下述实验室检查的四个条件之一即可诊断：

1）清洁中段尿或导尿留取尿液（非留置导尿）培养革兰氏阳性球菌菌数 $\geqslant 10^4$ CFU/ml，革兰氏阴性杆菌菌数 $\geqslant 10^5$ CFU/ml。

2）新鲜尿标本经离心，应用相差显微镜检查（400×）在每 30 个视野中有半数视野观察到细菌。

3）无症状性菌尿症患者虽无症状，但在近期（通常为 1 周内）有内镜检查或留置导尿史，尿液培养革兰氏阳性球菌菌数 $\geqslant 10^4$ CFU/ml，革兰氏阴性杆菌菌数 $\geqslant 10^5$ CFU/ml 应视为尿路感染。

4）耻骨上穿刺抽吸尿液细菌培养，只要发现细菌即可诊断尿路感染。

2. 治疗

首先在开始治疗前必须尽力寻找并积极去除导致 UTI 的解剖结构和功能上的危险因素与诱发因素，选择正确的排尿方式，降低膀胱压，减少残余尿，处理 VUR。同长期留置尿管相比，间歇导尿可以明显降低 UTI 的发生率。多数神经源性膀胱患者均存在细菌尿，在没有临床症状时并不需要处理。在治疗 UTI 时，尽可能使用对正常菌群影响较小的抗生素，治疗至少应持续 5 天，再感染或复发感染需要治疗 7~14 天。

尿路感染最常见的致病细菌为大肠埃希菌，其次是铜绿假单胞菌、克雷白菌属，部分为金黄色葡萄球菌和表皮葡萄球菌，肠球菌也可见到。有时尿液病原菌培养呈混合感染状态。因为菌群种类繁多，细菌耐药的可能性也比较大，所以必须在开始经验性治疗前进行尿培养，根据尿培养药敏结果选用抗生素。对于大多数神经源性膀胱患者不需要预防性使用抗菌药，即便留置尿管的患者也不需要预防性使用抗生素。预防用药仅限于复发性 UTI 以及存在 VUR 的部分病例，预防性抗菌治疗不能显著地降低症状性尿路感染，反而导致耐药菌几乎成倍地增加。

3. 预防

预防神经源性膀胱患者复发性 UTI 最重要的措施是正确处理下尿路功能障碍（包括降低膀胱内压、完全排空膀胱等），处理 VUR，避免长期留置尿管，选择采用正确排尿方法，去除泌尿系统结石等。如果采用间歇导尿，应使用无菌技术、采用消毒润滑剂或亲水导管。每日适量饮水有利于预防感染，但研究表明，口服蔓越莓提取物及乌洛托品（六亚甲基四胺）对预防 UTI 均无益处，常规膀胱冲洗对预防 UTI 的发生也是无效的，尤其不推荐使用抗生素盐水进行常规膀胱冲洗。虽然临床上广泛采用酸化尿液的方法（如 L 蛋氨酸）来预防神经源性膀胱患者 UTI，但其效果并未获得循证医学证据支持。低剂量、长期抗生素预防用药可在部分特定难治性、反复发作的 UTI 患者中应用，但由于其可增加细菌耐药性，必须严格限制。在神经源性膀胱患者中通过接种疫苗来预防 UTI 尚未见获得成功的报道。

4. 不同原因神经源性膀胱的管理

（1）大脑疾病：包括卒中、帕金森病等。

1）卒中：卒中患者在经过了初期的无反射期后会出现功能亢进期，伴随有尿频、急迫性尿失禁，但是能够协调排尿和完全排空膀胱。抗毒蕈碱剂帮助缓解症状而不影响膀胱排空。持续性的逼尿肌无反射和尿潴留可见于双侧的大脑损伤。卒中后的老年男性患者可以出现前列腺梗阻致使尿潴留。影像尿动力学检查可以帮助区分这些问题。

2）帕金森病：帕金森病患者的泌尿系统症状发生率较高。大部分患者会出现尿频、尿急和急迫性尿失禁，50%的患者主诉排尿困难。帕金森病患者的临床症状显示为膀胱过度活动，但是逼尿肌收缩力不能很好维持，最终导致膀胱无法完全排空。膀胱无法完全排空可能是由于运动弛缓造成的，或继发于盆底肌松弛的失败，或左旋多巴产生的肾上腺素能效应，甚至其他的抗帕金森病药物的抗胆碱能作用。由于患者常常既有尿失禁又有尿潴留，所以治疗很困难。药物抑制逼尿肌收缩会加重排空不全，α-肾上腺素能受体阻滞药在降低流出口阻力方面可以产生边缘效应。抑制逼尿肌收缩加间歇导尿往往是最好的选择，但大部分患者由于上肢精细度较差而无法独立间歇导尿。

3）痴呆、脑肿瘤、脑外伤：痴呆、脑肿瘤、脑外伤患者出现反射亢进或急迫性尿失禁。如果认知功能损害严重，尽管控制逼尿肌收缩仍然会持续出现尿失禁。大部分这类患者使用外部收集装置会更合适。

（2）大脑和脊髓的疾病：多发性硬化是最常见的可能同时侵犯大脑和脊髓的疾病，其中90%的患者在疾病发展过程中会出现泌尿系统症状。由于不完全性脊髓损伤伴逼尿肌反射亢进和收缩力减弱，患者经常出现泌尿系统症状。这种情况下，药物抑制逼尿肌收缩会导致膀胱排空障碍。以大脑受累为主的多发性硬化患者，使用这些抑制逼尿肌收缩的药物可能有效（可能导致膀胱排空障碍的概率减小），但是这种患者比较罕见。多发性硬化和圆锥损伤为主的患者会出现膀胱无反射。大部分多发性硬化的患者推荐使用间歇导尿，但是由于上肢力量和协调性较差，很少有患者能够进行间歇导尿。过度活动导致的膀胱高压和逼尿肌-括约肌协调失调在多发性硬化患者中少见。

（3）脊髓疾病：脊髓外伤、肿瘤和血管损伤导致大量骶上脊髓损伤的神经源性膀胱。这些患者随着脊髓休克期的过去，逼尿肌反射恢复。完全性脊髓损伤的患者逼尿肌反射中枢在骶髓。由于逼尿肌反射的长反射弧被打断，来自高级中枢的抑制被削弱，逼尿肌-括约肌的协同性和对于盆底的控制都受到损害，导致其随意收缩和松弛的丧失。完全性脊髓损伤的患者在排尿时常常出现协调障碍的活动，这种协调障碍或逼尿肌-括约肌协同失调常常影响横纹括约肌，但高位全瘫的患者，过度的交感神经活性也可导致逼尿肌-膀胱颈协同失调。不完全性脊髓损伤会产生尿急和完全排空的脊上模式，然而完全性脊髓损伤会出现反射性尿失禁和由于逼尿肌-括约肌协同失调导致的排空不全（大部分患者）。一些患者存在逼尿肌收缩力减退，或者无反射和尿潴留。一个真正存在持续的逼尿肌收缩和盆底协同性良好的平衡膀胱的患者并不常见。

症状的出现和严重程度随脊髓功能障碍的原因不同而变化，但下面只针对创伤性脊髓损伤进行讨论。通常，留置尿管需要维持到患者的健康状态较为稳定，液体的摄入量与尿量基本平衡达到 1500～2000 ml/d。随后，无菌间歇导尿开始进行，最好由专业的护理小组进行。当患者有能力进行自我间歇导尿时，需要学习自我间歇导尿。医院的无菌导尿是理想方法，但回家后患者可以使用清洁导尿。然而，一些患者由于白天站立状态导致体液滞留于下肢，夜晚体液回流导致尿液增多；对于这样的患者使用弹力袜（例如TED长筒袜），并在傍晚尽早斜躺休息，午夜增加一次导尿，则可以有望解决这一问题。脊髓损伤的大部分患者，逼尿肌反射在起初的 6 个月恢复。尿失禁的出现表明逼尿肌反射的恢复，逼尿肌反射的存在需要通过尿动力检查来证实。抗毒蕈碱剂可以抑制逼尿肌反射，使间歇导尿继续进行。C7 及以下脊髓损伤患者可以长期进行间歇导尿。如果逼尿肌反射通过药物无法抑制，可以考虑使用肉毒毒素膀胱逼尿肌注射。肉毒毒素是一种代替膀胱扩大的二线治疗方法，可以使膀胱低压储存尿液。没有能力或者不愿意进行自我间歇导尿，同时又不接受膀胱扩大术的男性患者，括约肌切开术后使用外部集尿器可能是一种比较好的治疗方法。其他可选择的方法包括，由护理人员进行间歇导尿（尽管可能存在较高的尿路感染引发高热的风险）。也可以考虑只使用外部集尿器，只是脊髓损伤的男性患者很少会存在具有能够协调排尿的、低压的、合适的"平衡膀胱"。由于括约肌切开术失败、逼尿肌收缩不足或阴茎干皮肤破溃，导致一些使用外部集尿器的患者最终还是需要留置尿管。使用间歇导尿的女性患者，如果通过药物仍然无法控制尿失禁，可能需要选择使用留置尿管，但是女性患者最好避免长期使用留置尿管。因为长期留置尿管可能使女性较短的尿道扩张，导致更严重的漏尿。应该设立一套长期的尿路管理计划，以确保脊髓损伤患者得到较好的尿路管理，使其拥有接近正常的寿命。

5. 随访

神经源膀胱是一种不稳定状态，甚至可以在短时期内发生很大变化，因此高度推荐进行长期规律的随访。通过随访可以了解膀胱尿道功能状况和泌尿系统有无并发症发生，并根据随访结果对治疗方案做出相应调整。全面检查评估的间隔时间一般不超过一年，复查内容包括：尿常规、泌尿系超声及残余尿量测定、肾功能及尿动力学检查。

总之，神经源性膀胱是一个多元化的复杂疾病，需要个性化治疗与动态随访。在治疗之前必须对患者进行全面、具体的诊断，并把当前医疗水平、患者心理状况及其对未来期望值等因素都考虑进去。临床医师可从丰富的治疗方法中进行选择、并与患者及其家属共同确定恰当的治疗方案；每种方案各有优劣，即使某种治疗取得成功，终身密切随访也是必需的。

（廖利民）

参考文献

[1] Stohrer M，Goepel M，Kondo A，et al. The standardization of terminology in neurogenic lower urinary tract dysfunction with suggestions for diagnostic procedures. Neurourol Urodyn，1999，18（2）：139-158.

[2] Delke M，Bachmann A，Descazeaud A，et al. EAU guidelines on the treatment and follow-up of non-neurogenic male lowerurinary tract symptoms including benign prostatic obstruction. Eur Urol，2013，64（1）：118-140.

[3] Abrams P，Cardozo L，Fall M，et al. The standardization of terminology of lower urinary tract function：Report from the standardization subcommittee of the International Continence Society. Neurourol Urodyn，2002，21（2）：167-178.

[4] 廖利民. 神经源性膀胱诊断治疗指南//那彦群，叶章群，孙颖浩. 中国泌尿外科疾病诊断治疗指南. 北京：人民卫生出版社，2013：267-329.

[5] 廖利民，吴娟，鞠彦合，等. 脊髓损伤患者泌尿系管理与临床康复指南. 中国康复理论与实践，2013，19（4）：301-317.

[6] 廖利民. 神经源性膀胱尿路功能障碍的全面分类建议. 中国康复理论与实践，2010，16（12）：1101-1102.

[7] 廖利民. 尿动力学. 北京：人民军医出版社，2012：298-307.

第十三章

神经调节在临床排尿功能障碍中的应用

神经调节（neuromodulation）在临床的应用及人们对神经肌肉生理学的认识在过去的一个多世纪中有了长足的进步，近年来被越来越多地应用到临床诊疗中。在神经刺激方面，神经和肌肉的电刺激主要用于迅速改善神经源性盆腔脏器功能障碍，而神经调节的主要目的在于改变疾病的神经传导。近半个世纪以来，有多种神经刺激或神经调节疗法陆续应用于临床，例如：20 世纪 70 年代兴起的 Brindly 骶神经前根刺激器植入＋骶神经后根切断联合治疗截瘫患者尿失禁；20 世纪 80 年代开始的骶神经调节治疗下尿路排尿障碍的尝试；以及近年来兴起的阴部神经刺激，胫前、胫后、足底神经刺激等都是人们努力寻求将电疗法应用于临床的真实写照。本章主要介绍骶神经调节（sacral neuro-modulation，SNM）疗法相关内容，对阴部神经、胫神经刺激疗法简要介绍。

美国食品和药品监督管理局（Food and Drug Administration，FDA）目前推荐 SNM 可用于治疗对传统治疗效果不佳的顽固性下尿路功能障碍。1997 年，FDA 率先批准了急迫性尿失禁、尿频-尿急综合征适应证，1999 年又批准了自发性、非梗阻性尿潴留的适应证，2011 年批准了肠道功能障碍（顽固性便秘及便失禁）的适应证[1-2]。除了 FDA 批准的以上疾病外，还有很多学者就神经源性膀胱、间质性膀胱炎/膀胱疼痛综合征等其他下尿路功能障碍性疾病也应用 SNM 做了积极的尝试[3-5]，并取得了较好的效果。但临床尝试过程中也不可避免地存在许多尚未解决的问题（例如：机械并发症、感染问题等）。下文将分别对以上不同临床类型疾病采用 SNM 治疗的现状及其相关问题分别介绍。因为尿频-尿急综合征是一种临床症候群，在膀胱过度活动症（overactive bladder，OAB）、神经源性膀胱或间质性膀胱炎等疾病中都有体现，因此在下文中就不作为单一部分加以介绍。

一、神经调节在下尿路排尿功能障碍治疗中的历史

人类应用电刺激治疗疾病的历史比普通人想象的要悠久很多，早在 19 世纪，人们就开始应用此项技术尝试治疗下尿路功能障碍，此部分我们将对各种类型的电刺激技术历史进行简要介绍。

（一）膀胱腔内电刺激

膀胱腔内电刺激的概念要追溯到 1878 年。Saxtorph 医生在治疗尿潴留的患者时，经尿道向膀胱内置入一个连接金属电极的特殊导尿管，并在耻骨上放置一绝缘电极。Katona 描述了一种腔内电治疗方法：这种方法首先被用于治疗麻痹性胃肠道疾病，而后用于中

枢或周围神经损伤所造成的神经源性膀胱功能紊乱[6]。

对于膀胱功能电控制的进一步研究开始于 19 世纪 50—60 年代。那时研究的主要关注点是刺激位点的合适定位。研究者们尝试通过直接刺激盆底、逼尿肌或脊髓、盆、骶神经或骶神经根来诱导或抑制排尿（分别研究尿潴留和尿失禁）。1954 年，McGuire 教授使用多种电极（单极或多极）在狗的不同部位进行膀胱刺激。这些研究显示单一电极刺激不能使刺激均衡地传至整个逼尿肌，但多头电极可以使膀胱内压均衡地增加。这项研究由 Boyce 等继续发扬[7]。他们的实验对象同样是狗，该实验阐述了电极尺寸的重要性（当时的尺寸半径不超过 1.0～1.5 cm）。线圈或排孔金属板的作用是相通的，但线圈更容易埋入逼尿肌内。而对于单一电极来说，可获得最大反应的位置是膀胱壁两侧，该刺激位置可以最大范围地环绕逼尿肌肌肉。在对人类患者的研究中，该研究小组在 3 个逼尿肌无收缩力的下肢截瘫患者体内植入了诱导电圈，用于直接膀胱腔内刺激；第二个电圈则植入下腹壁的皮下组织中。3 例患者中，1 例失败，1 例部分成功，另 1 例则完全成功。

1963 年，Bradley 等发表了关于一种新型植入电极的经验[8]。14 个月中，他们在实验狗中获得了可以使膀胱完全排空的效果。而在人体内，7 例患者虽然都恢复了膀胱收缩，但仅 2 例患者实现膀胱排空。该实验还在羊、牛和猴子中进行，用于研究物种的差异性。羊和牛的选择出于其膀胱的大小与人类相似，用于研究是否较大的膀胱需要更高的刺激强度。此外，猴子的盆腔与人类的深度相似，由此研究盆腔结构的相关影响。结果显示，更大的膀胱需要更强的刺激和电极间更大的接触面，而盆腔结构的差异并未造成影响。

（二）盆底刺激

1963 年，Caldwell 描述了第一例盆底植入刺激器[9]。电极植入括约肌，第二线圈则置于皮下，靠近髂嵴。这个装置主要用于治疗便失禁，同时，这一装置用于治疗尿失禁也非常成功。

用于盆底电刺激的经直肠刺激器的发展，慢慢演变成了尿失禁治疗的一项手段[10]，该技术在治疗逼尿肌不稳定造成的急迫性尿失禁方面有一定的疗效[11]。

此外，由 Magnus Fall 在 1977 年首次报道阴道内电刺激疗法治疗女性盆底功能障碍[12]。该小组的一名成员又阐述了膀胱抑制与交感下腹抑制神经元的反射性激活与盆底副交感兴奋神经元的中枢抑制相关[13]。这些传入神经通路均来源于阴部神经。

另一个神经刺激的应用是经皮胫前神经刺激和腓总神经刺激。这些技术来源于传统中医，通过针灸来抑制膀胱活动。

（三）盆神经刺激

1957 年，Ingersoll 等报道了单侧盆神经刺激对膀胱的作用[14]。不幸的是，盆神经无法耐受长期的刺激，此外，阴部神经也会被刺激，增加了膀胱流出道的阻力。此外，在人类体内支配膀胱的副交感神经纤维在盆腔存在分支，形成不适合应用电极的神经丛。

（四）逼尿肌刺激

直接接触的逼尿肌电刺激提供了高特异性的电刺激作用[15]，但其缺点是电极移位以及膀胱排尿过程中膀胱移动造成的功能紊乱，另外还会出现膀胱壁的纤维化甚至侵蚀。1967 年，Hald 等报道了通过半导体连接刺激器对逼尿肌的直接刺激的研究：研究中共 4 例患者，3 例高位运动神经元损伤以及 1 例低位神经元损伤。接收器置于脐周皮下的袋子里。两条导线从接收器发出，通过皮下直达膀胱壁。一个小型便携式外部传导器产生治疗所用的必要能量。该治疗在 3 例患者中起到效，另 1 例则因为技术问题失败。

（五）脊髓刺激

Nashold 等首次报道了通过脊髓刺激来完成排尿的研究[16]。他们探索了脊髓圆锥骶区排尿中枢的直接电刺激激活的可能性，并得出最佳的刺激区域是 S1～S3。刺激的效果不仅取决于刺激的位置，还有频率。在随后的研究中，该研究小组还比较了 L5、S1 和 S2 背侧表面和 S1、S2 深层（2～3 mm）刺激的效果[17]。结果显示，只有通过深层刺激才能诱导排尿：通过表面刺激仅能诱导膀胱压增高，但不发生外括约肌松弛；括约肌松弛仅发生在对脊髓排尿中枢的直接刺激情况下。L5 和 S1 之间的刺激（即使是深层刺激）仅会造成膀胱压力升高，但不会诱导排尿。

Jonas 等继续探索直接脊髓刺激是否能完成排尿的研究[18-20]。他们比较了 12 种不同的电极：3 个表面电极（双极表面电极、背侧柱状电极和包绕型表面电极）和 9 个深层电极。在多种不同的参数中，这些电极表现出了差异性。在不考虑电极类型的情况下，逼尿肌对于刺激的反应是相同的。有趣的是，包绕型表面电极在达到相同结果下，刺激电流覆盖的范围最广，共轴深层电极的范围最小。由此，研究人员总结认为，电流不会穿越脊髓中线。不幸的是，这些研究均未能完成真正的排尿。脊髓运动神经元刺激会同时刺激膀胱逼尿肌和尿道外括约肌的横纹肌成分，因此同时出现了研究者期望的逼尿肌收缩，但是尿道括约肌收缩也同时发生，导致的结果就是：因为尿道括约肌的阻力过强，从而使得排尿不能发生在电刺激过程中，而只有在电刺激结束后、括约肌停止收缩而逼尿肌还存在后续收缩反应时，才会出现少量的排尿，这也被称为刺激后排尿。

接下来的研究则专注于脊髓主要神经元细胞的定位和区分，用于克服尿道横纹括约肌和逼尿肌同时收缩的问题。在逆行追踪研究中，将辣根过氧化物酶注射入下尿路的多种自主和躯体神经系统中，Thurhoff 等确定了两种神经核的存在，即副交感神经和阴部神经核[21]。副交感神经核为阴部神经核的一部分，而且是在脊髓水平下，这是对膀胱和括约肌分别刺激非常困难的原因之一。

（六）骶神经根刺激

由于前述的多种原因，骶神经根刺激的可能性被进一步探讨。基于假设，不同的神经根携带不同的神经元轴突，传至不同的位置。因为狗的膀胱神经分布与人类相似，所以加州大学旧金山分校研究小组在实验犬模型上开展了多种实验[22]。椎板切除术后，暴露脊髓神经根，并进行刺激；在椎管内，通过硬膜内或硬膜外的方法进行如下模式探索：①在多种不同水平对完整骶神经根进行单侧刺激；②多种不同水平对完整骶神经根进行同时双侧刺激；③分别刺激完整的腹侧和背侧神经根；④刺激神经根的远端和近端；⑤刺激腹侧和背侧神经根的远端和近端。根据上述研究，结果逐渐变得清晰起来，即刺激完整神经根效果最小，而刺激腹侧成分效果最强，右侧和左侧神经根刺激无明显差异[22]。此外，除了逼尿肌收缩外，刺激还会造成一些括约肌收缩，这都源于腹侧神经根内自主和躯体神经纤维的存在。进一步，研究者们通过神经切断术来除外一些传入神经纤维的作用。将背侧神经纤维分离并切断，仅刺激腹侧成分。在该模型中，被刺激的骶神经根成为自主传出神经纤维的载体。从这些结果得出的结论是，为了达到高特异性的逼尿肌刺激，须将背侧神经成分从腹侧成分中分离出来，此外，还应分离出神经根躯体神经纤维并离断[23]。该研究还阐述了低频率和低电压刺激可以维持绝对的括约肌活动，但高频和低电压刺激则会造成外括约肌疲劳并阻碍其活动。当高频/低电压刺激后进行高电压刺激时，将会诱导膀胱收缩，并完成排尿。

这些发现包括：①逼尿肌收缩可以被单独刺激；②在不兴奋逼尿肌反应的情况下绝对的括约肌收缩可以被保持；这为真正膀胱起搏器的完成奠定了基础。此外，在组织学和电镜检查帮助下，可以确定，与对侧未被刺激的神经根相比，被刺激的神经根未发生损伤。无论是手术过程还是长期刺激过程，均不会对腹侧神经根造成损伤，且刺激反应持久而稳定。

进一步的研究在人类患者中进行。Tanagho研究小组在人类尸体上进行了详细的解剖研究，目的是建立完整骶神经丛（即从脊髓的骶神经根到骨盆骶孔）的准确解剖分布情况，重点关注于自主盆神经丛和躯体神经纤维。在该解剖认识下，对于神经源性膀胱功能紊乱患者的骶神经根刺激得到进一步的发展，并使其成为临床中长期应用的治疗方法[24]。直接电刺激作用通过永久性植入电极来达到，而最常用的则是骶神经孔的S3神经。

之前的研究已经发现副交感神经核和阴部神经核是分别存在的。腹侧骶神经根是无数神经根分支中的一种。这些神经根分支的空间分布提示每一种神经根携带着与其距离最近的神经元细胞，这就意味着出自副交感神经核和阴部神经核的轴突是分离的。这些神经根分支形成神经根束，进一步构成腹侧神经根。刺激特异性神经根分支可能会造成脊髓特异性神经元选择性和特异性的微刺激。携带自主神经纤维传导至逼尿肌的纤维可以通过刺激其神经根分支来达到分离刺激的目的。如果这些可以在硬膜内做到，则可以将其切断，并将电极植入硬膜外而做到完整腹侧神经根的刺激。这一切在对实验犬的研究中得到成功的实现[25]。将骶神经根分支丛从其他骶神经根中分离后，对硬脑膜邻近出口位置、中间部分和靠近脊髓部分进行分别刺激，可以得到相同的膀胱压上升结果。这个结论可以使刺激更有选择性，有效地避免逼尿肌-括约肌协同失调。

总而言之，下尿路排尿功能障碍的神经电刺激具有一个悠久而又艰辛的历史。一些膀胱功能紊乱目前可以被治疗；但仍有很多领域需要研究者们进一步探索。

二、神经调节的作用机制

正常的膀胱功能包括两个方面：低压储尿和周期性排尿。膀胱过度活动可能源于膀胱本身或脊髓和脊髓上神经调控的改变，会影响排尿的自主控制[26]。C纤维可以介导新的神经反射形成，在膀胱过度活动的病理机制中起到重要作用。而正常情况下，C纤维处于静止状态，对膀胱充盈扩张不反应，但一些神经源性或炎症会使得该纤维对膀胱扩张产生反应并因此激活排尿反射[27]。骶神经调节可以阻滞C纤维活动，从而抑制异常的排尿反射[28]。

内脏和躯体传入神经通路在骶髓水平并行，因此刺激躯体传入神经会阻断膀胱传入信号向骶髓的传导，进而抑制膀胱过度活动。刺激阴部神经也可达到同样的效果[29]。对阴部神经传入分支的研究又确定了两条特殊的分支（颅尿道感觉支和阴茎背神经），这两个分支可以介导电刺激诱发的膀胱收缩。目前的证据已经证明了选择性阴部传入神经刺激可以激活两种不同的排尿通路[30]。

（一）神经源性膀胱

骶神经调节对于神经源性膀胱的作用被认为涉及对膀胱节前神经元阴部传入神经和盆底神经传出通路的抑制作用。在脊髓损伤（SCI）患者阴茎背神经水平刺激阴部神经可以抑制膀胱反射亢进，从而增加膀胱容量[31]，但这个作用仅能解决部分SCI患者的神经源性膀胱问题。此外，在SCI动物模型中，中枢反射的抑制，可以造成C纤维诱导的膀胱过度活动，而这些作用则可以通过长期骶神经电刺激来控制，同时降低L6背根神经节的神经肽成分[32]。

SCI会同时造成膀胱括约肌协同失调和膀胱排空不全，因此，骶神经调节治疗的难点在于恢复SCI后的膀胱和尿道括约肌控制。骶神经根调节联合骶神经后根阻滞（类似于骶神经前根刺激＋后根切除手术）可以有效地排空膀胱。然而骶神经后根阻滞会造成一些性功能和肠道问题，使其不适用于大多数患者。此外，通过刺激后排尿（非生理性排尿）和选择性骶神经根刺激同样不是特别成功，因为不能保证达到有效的括约肌疲劳。然而，在动物模型体内，刺激S3前，对S2进行10～15 s预刺激可以造成尿道括约肌疲劳，诱发出括约肌疲劳后的继发松弛，在逼尿肌还存在收缩时出现刺激后排尿。因此，在器官特异性参数下，选择性刺激脊髓前根可以造成括约肌疲劳诱导生理排尿[33]。此外，对SCI后阴部神经不同频率的刺激（3～20 Hz）可以促进神经源性膀胱的反射性排尿[34]。

（二）特发性非梗阻性尿潴留

特发性尿潴留曾被认为是心理性疾病，但后来的研究发现盆底过度活动和盆底控制的缺乏为器质性异常[35]。研究指出大多数尿潴留患者缺乏对盆底的控制，因此提示骶神经电刺激可能通过直接帮助患者对盆底的再定位来发挥作用：即进一步使患者重获放松盆底肌开启排尿的功能[36]。该方法对排尿的改善源于长期的骶神经调节造成的盆底舒张，抑或是突然停止的刺激（反弹现象）诱导逼尿肌收缩同时排尿[37]。而由于骶神经电刺激的刺激振幅较小，因此直接的传出神经刺激并不能通过直接增加逼尿肌收缩力改善患者的尿潴留。保护性反射是正常人体针对尿失禁的一种保护机制，它由膀胱传入神经通路和尿道传出神经介导。在正常情况下，由突然增高的膀胱压来激活，在咳嗽时起到重要作用，而这个反射在特发性尿潴留的发病机制中被明显放大。骶神经调节通过抑制被放大的保护机制，促进盆底、尿道括约肌舒张，从而达到促进膀胱排空的目的。此外，特发性非梗阻性尿潴留还存在排尿反射的过度抑制机制，该抑制源于某些病理反射（可能源于尿道括约肌），骶神经调节也可以解除这种过度抑制从而恢复正常排尿[38]。

（三）膀胱过度活动症

骶神经调节通过一些机制来抑制膀胱的过度活动，其中包括对排尿反射中膀胱传入神经通路的抑制和（或）下腹交感神经通路的激活。刺激躯体传入神经纤维与刺激阴部神经相同，都能够抑制膀胱向骶髓的传入神经通路。此外，膀胱过度活动的抑制还源于神经元间传导的抑制以及对于膀胱传出神经通路膀胱节前神经元的直接抑制[39]。排尿反射上行通路神经元间传导的抑制被认为是骶神经调节作用的重要组成部分，因为即使在刺激过程中，仍存在自主排尿。

（四）间质性膀胱炎/膀胱疼痛综合征（IC/PBS）

骶神经调节在IC/PBS患者中具有很好的疗效。一项前瞻性研究发现，骶神经调节治疗后94％的患者主观上得到改善[40]。同时，还有研究发现骶神经调节治疗顽固性IC后，患者对麻醉药物的使用也明显减少[41]。除了临床研究外，盐酸诱导的膀胱炎动物模型中，也发现电刺激可以降低排尿频率[42]。骶神经调节可以加强盆底肌并改善盆底肌的过度活动，缓解IC症状如盆底疼痛并促进自主排尿[43]。此外，骶神经调节还可以减轻IC患者的症状，并使尿道肝素黏合表皮生长因子样生长因子和抗增殖因子活性正常化[44]。最后，骶神经调节还可能阻断异常的C纤维活动并抑制脊髓和脊髓上异常排尿反射。

（五）阴部神经刺激

阴部神经是骶神经根的周围支，发自盆腔的骶丛，分布于盆底直至坐骨肛门窝。在盆底，它在梨状肌上走行，随后从两侧穿过坐骨大孔进入臀部。阴部神经位于梨状肌的下方，与其位置相同的还包括坐骨神经、臀下神经血管束，以及向股方肌走行的神经。阴部神经在坐骨脊柱部卷曲走行，位于骶棘韧带的表层，并穿过坐骨小切迹进入坐骨肛门窝。神经随后分成直肠下、会阴和阴茎或阴蒂背神经。

电刺激阴部造成传入刺激传至3支骶神经根上（S2、S3和S4），这也可能提高排尿的刺激阈值并抑制逼尿肌活动。越是远端的神经，刺激坐骨和腓肠神经的可能性越小，刺激阴部神经可以减少大腿、小腿和脚部不适的潜在风险。传入阴部神经刺激已经被证明可以在动物和人体内抑制排尿反射，及不自主的逼尿肌收缩，并增加膀胱容量[45]。一项纳入 30 人的前瞻性、单盲随机交叉试验比较了骶神经和阴部神经刺激治疗排尿功能障碍的效果[46]（其中 20 例尿急尿频患者、5 例急迫性尿失禁以及 3 例尿潴留患者）。30 例患者中，24 例患者的临床症状明显改善，并植入永久电极。骶神经使症状改善 46%，而阴部神经刺激则改善 63%；急迫性尿失禁发生率降低约 47%。然而因为数据过少，没有统计学意义。

（六）经皮胫神经刺激

胫骨后神经由感觉和运动神经混合组成，包括通过 L4～S3 脊髓神经根的轴突，并与骶神经调节作用于相同的脊髓神经束。刺激这些较粗的躯体传入神经纤维可以抑制膀胱活动，并反过来对脊髓和大脑排尿反射通路进行中枢抑制。虽然骶神经根刺激、阴部神经刺激和胫神经刺激可能作用于控制膀胱神经回路的同一中枢成分，但所发挥的作用仍可能存在极大的不同。Tai 的最新研究发现 5～30 Hz 的胫骨后神经刺激可以抑制膀胱活动；与此同时，5 Hz 时刺激阴部神经可以抑制膀胱活动，但 20～30 Hz 时则兴奋膀胱活动[47]。此外，反复短期刺激胫神经可以诱导持续的刺激后抑制作用，而增加膀胱容量[47]。与胫神经刺激持续抑制不同，骶神经电刺激诱导的作用仅在刺激器启动时出现，长期刺激消失时则回到基线[48]。

胫神经刺激的持续抑制作用和骶神经调节的短时作用有赖于脊髓反射和大脑网络的躯体传入神经调节，但突触机制仍不清楚。控制膀胱容量的神经转换回路位于脑桥排尿中枢，Tai 等认为增加的膀胱容量源于该通路的直接调节或传入抑制[47]。胫神经刺激和骶神经调节的刺激轨迹（周围神经与脊髓神经根）和方案（每周和间断，长期和持续）完全不同，这表明两种方法可能利用了不同的脊髓传导通路，从而诱导不同的中枢调节。

三、骶神经调节在顽固性膀胱过度活动症及急迫性尿失禁中的应用

现有治疗方法目前对顽固性膀胱过度活动症（OAB）治疗效果不佳。尿意急迫定义为无法抑制的排尿感觉，由此导致尿频，膀胱功能容量减少。针对 OAB 起因的研究显示：病毒感染，细菌尿，感染后膀胱组织中细菌 DNA 残留，膀胱黏膜损坏，黏多糖层（GAG 层）损坏，神经介导炎症和（或）局部缺血，以及自身免疫性疾病等多种原因都可以引起顽固性 OAB[49]。既往研究显示，对于 OAB 来说，药物治疗联合其他保守治疗的客观成功率仅为 44%，而主观成功率则更低[50]。此类患者往往需要借助于其他方法来控制症状（比如通过减少液体摄入来减少尿频、尿急症状），由此则会导致伴发的胃肠道问题，例如便秘等。过少的液体摄入又反过来加重肠道激惹症状和胃轻瘫的发生。因此人们积极寻找能够控制此类功能性尿频-尿急综合征的方法。经过大量的临床研究证实效果，目前 SNM 已被 FDA 批准作为二线治疗用于治疗顽固性 OAB。但是在考虑应用 SNM 之前，首先要明确诊断，除外有可能导致尿频、尿急的其他器质性疾病，例如未控制的泌尿系统感染（细菌、真菌、结核菌等引起），各种原因导致的器质性膀胱出口梗阻，肿瘤（特别是膀胱原位癌）等；其次应在各种保守治疗（例如各种盆底生物反馈训

练、行为治疗、药物治疗等）无效后尝试。SNM 治疗 OAB 的机制可能有如下几点：S3 神经根 SNM 治疗后，脊髓抑制通路的激活可以解释部分患者尿急和急迫性尿失禁缓解[51]；但是，在盆腔水平刺激较粗大的感觉传入神经也可以在脊髓层次或其他中间神经元水平同时抑制逼尿肌运动神经元[52]；骶神经调节被认为能调理神经元兴奋性并且能恢复其神经平衡。

Hassouna 等于 2000 年报道了一项多中心参与、针对非神经源性 OAB 患者采用 SNM 治疗的研究，结果显示：患者在接受 SNM 治疗后，每日平均排尿次数，平均每次排尿量，生活质量均较术前有了明显改善，术后 1 年、2 年的随访结果显示疗效稳定且持续[53]。而后续更多的文献结果均证实了：以排尿日记记录的数据为依据，随访 4 年以上、较治疗前症状改善超过 50% 定义为有效，SNM 治疗 OAB 和急迫性尿失禁的成功率介于 60%～77%[54-55]。

对于 OAB 患者来说，SNM 设置何种参数效果最好尚没有定论，研究讨论这一问题的文献也较少，但是目前临床上一般将刺激频率设定在 10～16 Hz 之间，刺激脉宽为 210 ms，本中心对于尿频-尿急综合征目前首选 10 Hz 频率进行一期测试。

目前已有较多文献证实 SNM 对神经源性 OAB 同样有效（后文详述），但是在此类患者中应用 SNM 时有几点需要考虑：①存在明显脊柱和骶尾部畸形，将对经皮电极放置造成影响。②未来进行脊柱 MRI 的问题也需要考虑，特别是患有多发硬化的患者，因为 MRI 会使电极头发热，从而引起邻近神经毁损，同时刺激器（IPG）也会受到影响[56]；就目前技术水平而言，对于未来有可能行 MRI 检查的患者来说，禁忌行 SNM 及植入刺激器（IPG）植入。

就目前文献数据而言，对于神经源性和非神经源性 OAB 患者来说，SNM 治疗效果相近。Kessler TM 等的 meta 分析显示神经源性下尿路功能障碍患者应用 SNM 治疗，该 meta 分析共纳入了 26 项研究，共 357 名患者，随访 26 个月，结果显示一期测试期成功率为 68%，二期永久刺激器植入期成功率为 92%[56]。而在另一个回顾性病例总结中显示：33 例神经源性膀胱患者入选，包括多发硬化症（MS）和帕金森病患者，术后患者急迫性尿失禁次数减少，尿频及夜尿均明显缓解。93% 的患者对疗效满意[57]。

目前尚没有应用 SNM 治疗多发硬化症（MS）导致下尿路症状的前瞻性、随机试验。但是最适合 SNM 治疗的多发硬化症患者是那种轻度、非进展性、存在 OAB 的患者。有文献报道 18 例 MS 患者和 3 例横贯性脊髓炎患者接受 SNM 治疗，其中 80% 接受了永久植入。长达 3 年的随访期显示其疗效稳定，3 例患者因为后续需要 MRI 检查而拔除了系统，因此存在 OAB 的 MS 患者采取 SNM 治疗前，要充分衡量手术利弊。随着目前膀胱内肉毒素注射（BOTOX）在神经源性 OAB 方面的获批，未来 SNM 可能要排在 BOTOX 治疗顺序之后考虑。

基于已发表的文献数据分析：长期来看，SNM 治疗 OAB 的经济效益还是很不错的。从最初费用来说，SNM 的效价比确实不如 BOTOX 注射，但是随着时间的逐步拉长，其效价比优势就越加明显。Mohee A 等的研究显示：据加拿大卫生系统数据统计，就卫生经济学而言，同膀胱内注射肉毒素治疗相比，SNM 在治疗后的 5 年之内就显得更有效，同时治疗花费更少[58]，另一项回顾意大利卫生系统数据的研究也显示，3 年之内 SNM 的卫生经济学优势就会超过 BOTOX[59]，作者最后表示：SNM 治疗 OAB 在中期随访时就可以被认为有很好性价比，而长期结果显示能明显减少患者花费。这些研究结果明确显示了保持 SNM 疗效超过 3～5 年后对提高卫生经济学优势的重要性。

四、骶神经调节在非梗阻性尿潴留中的应用

无明显泌尿系统诱因的尿潴留在诊断和治疗方面都是临床难点问题。存在非梗阻性尿潴留的患者既往只能依赖于自家间歇导尿、经尿道留置尿管或耻骨上膀胱造瘘，这严重影响了患者的生活质量。骶神经调节（SNM）对于这种非梗阻性尿潴留[60]，特别是由于原发性尿道括约肌松弛障碍导致的女性患者（Fowler 综合征，此类患者半数存在多囊卵巢）来说[35]，效果十分显著。SNM 治疗此类疾病的机制目前尚不明确，但可能包括了对脊髓反射弧传入神经及相关大脑活动的调控。同时由于近年来 SNM 手术器材的改良及手术方式的革新，特别是两期法倒刺电极的引入，使得 SNM 的手术治愈率明显提高，手术失败率、术后并发症及二次手术率均大幅度降低，使得 SNM 成为目前治疗非梗阻性尿潴留新型、有效的微创治疗方法，下文就此进行介绍。

引起尿潴留的病因很多，从不同角度分析可以有不同分类方法。从尿动力学检查有无梗阻的角度讲可以分为梗阻性和非梗阻性。梗阻性尿潴留又可以分为器质性梗阻和功能性梗阻，对于器质性梗阻患者，例如：前列腺增生、肿瘤、膀胱颈梗阻、尿道狭窄、尿道憩室等，采用手术干预一般效果良好。但是，对于功能性梗阻（例如逼尿肌-括约肌协同失调，Fowler 综合征）及各种原因引起的逼尿肌收缩乏力来说，诊断及治疗都是临床难点。

（一）SNM 治疗尿潴留的疗效

目前报道应用 SNM 治疗尿潴留的大部分文献都是病例回顾性研究，见表 13-1，这些研究[61-69]中平均术后随访期限 15～71 个月，值得注意的是这些文献中并没有详细说明尿潴留的病因，大部分文献中涉及的尿潴留患者多为女性，也没有文献阐述性别不同是否与术后效果及并发症的不同有关。目前该领域只有一项前瞻性、多中心、随机对照研究发表，该研究提供了应用 SNM 治疗此类疾病令人信服的证据[64]。该研究中共纳入 177 例患者，一期测试 3～7 天后症状改善超过 50% 的患者进入永久植入组。共有 68 人进入了永久植入阶段，随机分组，37 例即刻植入，其余 31 例延期 6 个月后植入。术后 1、3、6、12 和 18 个月随访，随访期间观察排尿日记。结果显示：相比对照组（延期植入组），试验组（即刻植入组）的每次导尿量有显著减少（$P < 0.0001$）；其中试验组 69% 患者摆脱导尿，14% 患者每次导尿量有 50% 改善，总有效率为 83%，相比对照组 9% 的改善有显著性差异。对照组患者残余尿量明显增多（$P < 0.0001$），但是术后 18 个月随访时证明两组的 SNM 疗效均稳定。

表 13-1　应用 SNM 治疗尿潴留的主要文献结果

	患者数量	女性比例（％）	平均年龄	比例	永久植入成功率（％）	随访时间（月）
Shaker et al（1998）[61]	20	95	34	NA	100（18/18）	15
Swinn et al（2000）[62]	38	100	28	66（25/38）	75（9/12）	NA
Jonas et al（2001）[63]	177	74	43	38（68/177）	71（17/24）	18
Aboseif et al（2002）[64]	32	85	48	63（20/32）	85（17/20）	24
Bross et al（2003）[65]	24	NA	46	33（8/24）	NA	NA
Van Voskuilen et al（2006）[66]	42	NA	47	NA	76（32/42）	71
Van Kerrebroeck et al（2007）[67]	31	NA	45	NA	71（21/31）	60
White et al（2008）[68]	40	NA	51	70（28/40）	86（24/28）	40
Datta et al（2008）[69]	60	100	37	NA	72（43/60）	48

成功率定义：通过排尿日记显示排尿次数，残余尿量，导尿次数，每次导尿量等数据分析，结果显示较治疗前改善超过 50％

　　一般将测试期排尿日记所记录的排尿次数、残余尿量、导尿次数及每次导尿量等数据较治疗前改善超过 50％ 认为测试期有效。但是在经皮神经电刺激（PNE）测试期有效的患者，植入刺激器（IPG）后却可能存在无效的情况[63]，而测试期无效的患者，在 IPG 植入后反而效果稳定，因此 PNE 电极测试有其不确定性。虽然有文献提出将治疗前尚能排尿[70]作为术后疗效预测指标，但是公认的预测指标目前还只是测试期的效果。

（二）双侧 SNM 的意义

　　双侧 SNM 的意义目前尚不明了，还需要更多的研究加以证实。绝大多数情况下，单侧 SNM 足以起效，原因可能是骶神经根的背索能够有效地整合骶段的功能。在一个涉及 12 例急迫性尿失禁和 13 例尿潴留患者的随机交叉研究中[71]，总体数据显示：单侧 SNM 同双侧 SNM 无差异，但是研究中两例尿潴留患者只在双侧 SNM 下能够达到植入标准，作者认为，对于少数尿潴留患者来说，如果单侧 SNM 失败，可以考虑双侧 SNM 治疗。另外两篇文献的结果更鼓舞人心：Pham K 等[72]试图证实双侧 S3～S4 植入比单侧植入更有效，其中 55 例（44％）患者接受了单侧植入，而 69 例（56％）接受了双侧植入。单侧植入者 32/55（58％）有效，双侧植入者 53/69（76％）有效，两组差异显著（P＝0.03）。单侧 2 例伤口感染，双侧 3 例伤口感染，无明显差异。Maher MG 等[73]报道在 S3 神经刺激失败后，作者通过逆行放置的方法，在双侧尾椎的硬膜外腔中放置电极，同时刺激 S2～S4 神经，因为这些神经都涉及下尿路及盆腔脏器功能，这种治疗能够将更多的神经通路囊括进来，从而更有可能成功。研究结果显示：在原本 6 例单侧刺激无效的患者和 2 例双侧无效的患者中，双侧的硬膜外腔神经调节使得 5 例（63％）患者获得疗效，并没有并发症出现。这一结论虽然还需要更多的文献加以证实，但是对于尿潴留患者来说，却不失为一种可选择的方法。

（三）SNM 治疗盆神经损伤后的尿潴留

盆腔根治性手术有可能损伤多种盆腔神经，文献报道其发生率为 15%～20%。逼尿肌支配神经的损坏可以导致逼尿肌无力，从而导致术后尿潴留，其中尤以腹会阴联合直肠癌根治术和根治性子宫全切术最容易导致排尿障碍。下腹神经丛延续为盆神经丛后提供支配盆腔脏器（其中包括逼尿肌）的交感和副交感成分。这些分支神经的完全或部分中断，会由于骶副交感传出通路的减弱或中断而导致尿潴留。

盆腔神经损伤后的传统治疗为间歇导尿，同时观察病情是否能自愈。约有 25% 的患者无法自愈，因此 SNM 就成为目前此类患者可选择的一种新型微创方法。其作用机制目前尚不明了，有观点认为，SNM 同时刺激了膀胱的传入和传出神经，可能有助于膀胱功能恢复；也有观点认为是通过阻断了下尿路的"防御性反射"，从而松弛括约肌后导致排尿改善；还有观点认为在盆腔神经多处损伤后，SNM 通过对膀胱支配神经的纠正和加强来促进排尿。

（四）SNM 治疗尿潴留的作用机制

骶神经调控的作用机制虽然尚不明确，但似乎是通过调节脊髓反射弧和脑域中的相关部分起效，而不是通过直接刺激逼尿肌或尿道括约肌的运动神经元。测试期间虽然通过观察盆底反射来决定电极放置位置，但是这种反应不是直接刺激的结果，而是传入神经介导反射的有力证明[74]，而且在永久刺激阶段，IPG 的输出电压也远小于刺激躯体肌肉所需的电压[75]。目前有理论认为 SNM 通过抑制过强的"防御性反射"（由脊髓介导的一种反射：通过收缩尿道括约肌以防止突然增加的腹压可能导致的尿失禁的发生，过强的防御性反射会过度抑制逼尿肌力量，导致逼尿肌力量功能性减弱），相对增加逼尿肌的收缩力来达到促进排尿的效果[64]；但也有文献提出了不同观点：在 20 例患 Fowler 综合征的女性患者中，SNM 术后尿动力检查显示异常增高的尿道压同术前相比无明显差异，异常肌电图始终存在，倒是逼尿肌力量有所增加，从而使得排尿功能得以恢复[76]。这一结论同 PET 研究的结论相似，该研究是一项比较健康志愿者与 Fowler 综合征的女性患者膀胱充盈时中枢皮质活动差异的研究[77]：随着膀胱充盈，健康志愿者的中脑和边缘皮质区域的活动有所增加，但是 Fowler 综合征患者却在膀胱充盈时缺乏脑干区域的激活反应，但同时也伴边缘皮质区的活动增强，SNM 能够恢复中脑区域的正常活动，同时降低皮质活性。该研究显示 SNM 对于 Fowler 综合征患者的治疗机制在于：对控制排尿启动的中脑区域的传入神经部分加以调节。SNM 治疗尿潴留的另外一个机制是通过阻断控制尿道括约肌的兴奋性传出通路起效[78]。

五、骶神经调节在神经源性膀胱治疗中的应用

神经系统发生病变或损伤后，会出现多种下尿路症状（如尿急、尿频、尿失禁、排尿困难）和（或）肠道功能障碍（大便失禁、便秘），但临床表现则高度一致：尿潴留，尿频-尿急综合征，急迫性尿失禁或混合类型，因此很多时候神经源性下尿路功能障碍

（LUTD）分类都依据尿动力结果而不是神经系统疾病或损伤程度及范围，LUTD 严重影响患者的生活质量和身体健康。SNM 作为各种难治性下尿路功能障碍及肠道功能障碍保守治疗失败后的一种行之有效的治疗手段，近年来也越来越多地被用于治疗神经源性膀胱[79-81]。下文就 SNM 在几种常见的神经源性膀胱治疗中的应用加以介绍。

导致神经源性膀胱的疾病谱很广，因此在尝试 SNM 治疗前需要了解一些禁忌证：脊柱或骨盆明显畸形影响入路者；精神失常而不能操作装置者；将来需要进行 MRI 检查者；依从性差的患者等等。

（一）多发性硬化（multiple sclerosis，MS）

MS 是最常见的中枢神经系统脱髓鞘病变，这是一种免疫介导的中枢神经系统慢性炎性脱髓鞘性病变，疾病呈现进展-缓解交替的特点，最终导致中枢神经系统髓鞘脱失，少突胶质细胞损伤，部分可伴有轴突及神经细胞受损[82-83]。MS 患者经常会出现背索脱髓鞘，导致神经源性 OAB 或者因逼尿肌括约肌协同失调（detrusor sphincter dyssynergia，DSD）导致尿潴留[84]。但是由于中枢神经系统多部位神经脱髓鞘的可能，所以该类患者的神经源性膀胱、尿道功能随时间变化，很多患者在其整个病程中，可能会出现尿急、急迫性尿失禁、尿频和尿潴留等症状的一种或全部[85-86]。62% 的 MS 患者会出现神经源性 OAB，但其中有 25% 经常会伴随 DSD，20% 的患者发生逼尿肌无力，从而导致反复的泌尿系统感染或尿潴留，12%～84% 的患者括约肌张力受损，导致压力性尿失禁[87]。Thomas M 等报道[88] MS 患者接受 SNM 的成功率高达 36/43（84%），但 MS 复发或进展期时 SNM 疗效会出现反复甚至失效。目前尚没有针对 MS 相关膀胱功能障碍的 SNM 前瞻性随机对照试验，但既往文献证实最适合 SNM 治疗的是中度非进展性 MS 患者，这些患者尚未出现明显的功能障碍。MS 患者使用 SNM 的问题包括：神经调节本身可能改变疾病的状态；植入整套 SNM 系统后患者无法再进行后续 MRI 检查（体内、体外试验证明 MRI 可使植入的刺激器或起搏器装置发热，可能引起神经损伤，同时也会引起发生器本身故障）。

（二）脊上神经病变

脊髓上中枢同排尿关系密切，脊上神经病变会引起明显的排尿功能障碍。常见的病变类型包括：脑血管意外（CVA）、脑瘫（CV）、脑血管畸形等，其中以脑出血最为常见。脊上神经病变引起的排尿障碍早期以急性尿潴留（尿动力显示：逼尿肌无力）为特点，后期以尿频、尿急、急迫性尿失禁［神经源性逼尿肌活动过度（DO）］为主。患者可伴或不伴尿道括约肌协同失调（DSD），不伴 DSD 者近期的主要危害是顽固性的尿频、尿急、急迫性尿失禁，远期会引起逼尿肌缺血性挛缩，最终引起低顺应性膀胱，从而损坏上尿路；而伴 DSD 者由于括约肌功能性梗阻的存在，上尿路损坏速度明显较前者严重。SNM 通过刺激骶神经的躯体传入成分抑制膀胱传入活动，阻断异常感觉向脊髓和大脑的传递，抑制中间神经元向脑桥排尿中枢的感觉传递；直接抑制传出通路上的骶副交感节前神经元，还能够抑制膀胱-尿道反射，关闭膀胱颈口，这种机制阻止了非随意排尿

（反射排尿），但并不抑制随意排尿[89]。在 OAB 患者中，SNM 抑制了逼尿肌的无抑制收缩，但没有影响尿道阻力和逼尿肌收缩力[90]，这也是 SNM 明显优于膀胱注射肉毒素的关键之处。此外，PET 研究显示在大脑层面，与排尿反射相关的兴奋和抑制区域可以被 SNM 增强或抑制[91]，从而影响下尿路的兴奋和抑制。

（三）脊髓损伤

脊髓损伤位置、程度、范围变化很大，因此引起的下尿路功能障碍变化也很大，必须依靠尿动力诊断（最好是影像尿动力＋括约肌肌电图）才能明确。脊髓损伤导致的下尿路功能障碍分类复杂，治疗手段众多，但效果均不甚理想，这里不再赘述。本文仅简单介绍神经调节治疗在脊髓损伤中的应用。Thomas M 等[88]报道：11/31（35％）脊髓损伤患者接受 SNM 治疗后有效。国内廖利民等[92]发现：17/32 例完成 SNM 二期植入的患者中，有 8 例为不完全性脊髓损伤患者。而另两例完全性脊髓损伤的患者均未能通过一期测试。SNM 主要通过刺激骶神经的传入神经根，通过中枢神经系统整合后调整膀胱、尿道等靶器官。完全性脊髓损伤患者缺少上行-下传的神经通路，因此 SNM 很少奏效。Lombardi 等报道，在不完全脊髓损伤患者中，非梗阻性尿潴留的测试成功率仅 42.5％。廖利民等[92]也发现，测试阶段排尿困难的改善率（23％）明显低于尿频-尿急（59％）、尿失禁（69％）以及便秘（64％），在其研究中，所有患者排尿困难的病因都源于 DSD（17 例）和逼尿肌无力（9 例），他们认为 SNM 很难恢复排尿过程中逼尿肌和括约肌的协调性。这不同于非神经源性膀胱患者人群中的疗效分布，在非神经源性膀胱患者中，70％～83％尿潴留者能够获得≥50％的改善[93]。神经源性膀胱患者排尿困难的原因与非神经源性患者不同。非神经源性尿潴留的原因可能是盆底过度活动以及中枢对盆底控制的丧失，SNM 通过引导患者重建盆底功能，抑制尿道的保护性反射，从而促进膀胱排空[94]。Sievert KD[95]等报道完全性脊髓损伤早期的脊髓休克期（膀胱无反射期），就应用双侧 SNM 治疗，使 C 纤维保持"静默"状态，抑制由 C 纤维传导通路介导的 DO[96]，可以防止后续的逼尿肌反射亢进和急迫性尿失禁[95]，从而延缓膀胱挛缩的进程。该研究结果显示了 SNM 作用的位点可能为脊髓本身，动物实验显示其作用机制为：SNM 可以阻断传入 C 纤维活性。在脊髓横断的大鼠模型中，SNM 可以减少上调的 C-fos 水平，同时减少脊髓中的 P 物质、神经激肽 A、降钙素基因相关脊髓肽和香草酸受体的含量，并抑制逼尿肌活动[32,96-97]，但是在慢性完全性脊髓损伤患者中 SNM 完全无效[98]，这就说明对于脊髓损伤来说，SNM 干预的时间点也很重要。SNM 对于这种早期完全性脊髓损伤的治疗效果如果能够在今后的随机研究中得到验证及重现，同时在在其他神经源性疾病和损伤中能够重复的话，将革命性地改变神经源性下尿路功能障碍的诊治理念。

（四）帕金森病

帕金森病（PD）又称震颤麻痹，是发生于中年以上人群的黑质和黑质纹状体通路的变性疾病。其主要临床表现为肢体的震颤和强直，运动迟缓和姿势反射丧失，35％～

70％的帕金森病患者存在排尿功能障碍，大部分表现为尿频、尿急、急迫性尿失禁，少部分患者同时存在括约肌强直导致的功能性梗阻症状。绝大多数尿动力表现为：神经源性逼尿肌过度活动，括约肌协同良好，部分表现为逼尿肌收缩力受损，或排尿过程中的括约肌延迟松弛，易被误认为 DSD。近来，在 PD 患者治疗方面针对神经调控做了一些探索，例如脑深部电刺激（DBS）被用来成功治疗存在运动症状的 PD 患者，同时也有文献证实 DBS 同样也可以控制 PD 患者的 LUTS 症状，主要是使患者的储尿期症状恢复正常[99]。此外，Wallace PA 等报道在 6 例接受 SNM 测试的患者中，有 4 例成功植入了永久刺激器，也主要是缓解患者的尿频、尿急、急迫性尿失禁等储尿期症状[100]，但目前对于此类患者，究竟是首选 DBS 还是首选 SNM，尚无定论，仍需较多的研究加以论证。

（五）外周神经损伤

比较常见的外周神经损伤包括糖尿病、外科盆腔根治性手术（结直肠手术、妇科盆腔根治性手术等）、椎间盘疾病导致的马尾损伤等。这些常见的外周神经损伤中，应用骶神经调节可能有效的疾病包括：早期的糖尿病患者，尤其是伴有尿频、尿急者 SNM 效果更好。Daniels DH 等[101]报道：32 例患有急迫性尿失禁、尿急-尿频综合征和顽固性尿潴留的糖尿病患者入选，长期植入刺激器 29 个月后，以上 3 种患者的长期有效率分别为69.2％、85.7％和 66.7％，糖尿病患者骶神经调节远期疗效同正常人无显著差异，但是围术期感染发生率是无糖尿病患者的 4 倍（$P＝0.018$）。而且长期、严重糖尿病患者和 1型糖尿病患者采用 SNM 后治疗效果均较差，因此为糖尿病患者行 SNM 手术前，务必要和患者及家属明确交代得失。目前 SNM 已被成功应用到子宫切除后膀胱传入神经阻滞导致的尿潴留患者，Thomas M 等[88]报道盆腔手术后排尿障碍的 19/23（83％）例患者接受了二期刺激器永久植入，并能长期维持效果。交感神经和副交感神经均通过下腹下神经丛延伸至盆丛神经，支配各种盆腔脏器，也包括逼尿肌，据文献报道，盆腔根治性手术后排尿障碍的发生率约为 15％～20％，支配逼尿肌神经的损坏，会引起逼尿肌收缩无力，从而导致术后尿潴留。这些神经分支的部分或全部损伤，会导致骶副交感神经的传出减少或消失，最终导致尿潴留[102]。大鼠和猫的动物实验应用骶神经调节尝试治疗盆腔神经损坏后排尿障碍，结果显示：SNM 可以使无反射膀胱恢复一定收缩力。

总之，SNM 对于部分神经源性膀胱来说是一项安全、有效的治疗手段，能够有效保护患者膀胱、肾功能，显著提高其生活质量。目前 SNM 治疗神经源性膀胱还处于探索阶段，相信更多病例去尝试，更多相关研究去开展，则有望开拓神经源性膀胱治疗的新理念及新方法，从而使得神经源性膀胱患者能够从中收益。

六、骶神经调节在间质性膀胱/盆腔疼痛综合征（IC/PPS）中的应用

慢性间质性膀胱炎/盆腔疼痛综合征（IC/PPS）是一种基于尿急、尿频、膀胱疼痛（与膀胱充盈/排空相关）或盆腔部位疼痛的临床症候群[103]。患者经常会表现为排尿障碍与疼痛的混合症状，并且会以其中一种表现为优势症状，文献报道此类患者的生活质量

甚至比肾衰竭接受透析的患者还差[104]。

　　由于诊断标准不统一，问卷调查内容差别大，因此间质性膀胱炎的发病率在各个研究间也有所差别。2009 年，在芝加哥举办的美国泌尿外科协会（AUA）年会上公布的国际间质性膀胱炎流行病学调查（即 RICE，该研究是一个涉及 97 000 名美国公民的两阶段电话调查）结果显示：大约有 340 多万美国女性有 IC/PPS 临床症状或表现，占美国人口约 2.7%[105]。对男性或儿童中的 IC 发病率研究文献较少，有文献报道 IC 的男女比例约为 1：9[106]，但是由于男性患者中存在前列腺源性的下尿路症状（LUTS），例如前列腺增生、前列腺炎等问题，所以文献中报道的 IC 发病率可能远远被低估。近来有文献报道存在憋尿后耻骨上区不适的男性占所有被调查男性的 34%[107]。而在儿童中的 IC 比例也比想象中高，一项研究显示，在具有下尿路症状的儿童中，有高达一半人符合美国国家糖尿病、消化道和肾病研究所（NIDDK）专为儿童制定的标准[108]。

　　IC/PPS 的疾病特点同胚胎发育有直接关系。在胚胎发育期中，泌尿生殖系统来源于中胚层。在女性胚胎，泌尿生殖窦发育成膀胱、尿道、阴道、前庭及前庭大腺。胚胎发育结束时，内胚层形成的膀胱、三角区，以及尿道的尿路上皮与形成阴道和前庭下 1/3 的上皮均相同[109]。与此同时，膀胱、尿道及盆底组织具有相似的神经支配及肌肉支撑组织，因此就可能出现同样的症状[109-110]。IC/PPS 患者经常合并阴道炎、前庭痛或者盆底肌肉功能障碍[111]，正是基于这种胚胎发育的特点。IC/PPS 的确切病因目前尚不清楚，既往研究显示可能的原因包括：膀胱壁炎症性改变及膀胱壁中的肥大细胞激活[112]，尿路上皮功能障碍[113]，尿路上皮 GAG 层缺陷[113]，自身免疫因素[113]和神经源性炎症[114]等。IC/PPS 的发生可能与这些因素的相互作用有关，但是很多专家倾向于认为"尿路上皮连接缺失，或者氨基葡聚糖层缺失"可能是主要原因。此外，也有研究证明 IC/PPS 启动另有玄机。有作者通过对膀胱壁取样进行电镜检查后认为，IC/PPS 患者膀胱中并未明确发现肥大细胞激活或 GAG 层缺陷的证据，而在其神经中发现了退行性表现，再生及重塑的表现，电镜下这一表现证实了神经源性炎症为其首发变化，继而引起上皮通透性改变及肥大细胞激活[114]。这一假设十分重要，其很好地阐述了神经调控治疗对 IC/PPS 神经性疼痛有效的机制。总之，不论启动因素是什么，随着膀胱感觉神经密度的上调，脊髓及中枢神经系统也逐渐被累及，最后膀胱、盆腔脏器疼痛发展为内脏痛和痛觉过敏[115]，其疼痛来源范围包括神经性炎症，原发性传入神经反应过度，以及中枢致敏等方面，最终都将导致持久性疼痛。而这种内脏疼痛又同其他症状：例如性交痛、盆底功能障碍、前庭痛和肠易激综合征相关。IC/PPS 疼痛来源于膀胱，但会放射到盆腔的任何位置，这种痛点的难以确定性又反过来加大了 IC/PPS 的诊断难度[116]。近来的研究表明由于存在复杂的神经-免疫-炎症反应循环，IC/PPS 更应该被理解为一种"复杂性的内脏疼痛综合征"。

　　骶神经调节通过将刺激电极放置于骶神经孔，通常是 S3 孔，通过对局部骶神经的刺激和调节，从而影响膀胱逼尿肌、尿道括约肌和盆底肌肉的功能。美国食品和药品监督管理局（FDA）目前推荐 SNM 可用于治疗传统治疗效果不佳的顽固性下尿路功能障碍，其中 1997 年批准了急迫性尿失禁、尿频-尿急综合征，1999 年又批准了自发性、非梗阻性尿潴留的适应证，2011 年批准了肠道功能障碍，也即顽固性便秘及便失禁的适应证[117-118]。正常排尿过程的完成需要膀胱、尿道、中枢神经系统结构完整，并能够保持正常的协调工作才可以完成。该过程不但需要盆神经中副交感传入冲动，而且还要有下腹下神经中的交感系统及支配尿道外括约肌的阴部神经参与。自主排尿依赖于大脑皮质和脑桥排尿中枢相互作用，及中枢排尿系统对排尿骶反射弧的调节。这些反馈调节既包括了膀胱充盈期尿道外括约肌张力升高对逼尿肌收缩力的抑制作用（防御性反射），也包括排尿期括约肌松弛后诱发的逼尿肌启动收缩的正反馈作用。如果这种协调出现障碍，例如：膀胱充盈期正常升高的尿道外括约肌张力在排尿期无法降低，即防御性反射过强，过度抑制了正常的逼尿肌收缩启动，临床上就会导致排尿期外括约肌功能性梗阻，逼尿肌收缩力又无法上升的问题，从而导致临床医生误以为是逼尿肌无力，而无法诊断这种功能性梗阻。Fowler 综合征和 IC/PPS 疾病中出现的排尿困难就是此类情况的最典型表现。IC/PPS 作为一种基于尿频、尿急、膀胱或盆底疼痛的慢性疼痛综合征，除了明显的盆腔疼痛之外，还有一部分症状属于顽固性尿频-尿急症的范畴，但是由于导致 IC/PPS 的病因较多，很多 IC/PPS 患者均无法通过保守治疗获益。据保守估计，美国约有 900 万人患有盆腔疼痛。很多疾病可以引起慢性盆腔痛，例如：IC、子宫内膜异位症、肠易激综合征、尿潴留、尿失禁和便秘等。

另一类病因是由盆底肌肉张力过高引起的盆底肌肉高张（即高张性盆底功能障碍）。盆底肌肉包括肛提肌、坐骨海绵体肌和球海绵体肌均由阴部神经支配。盆底功能障碍就是由于这些肌肉之间不能相互协调运动，及肌肉同膀胱功能之间的不协调所致。高张性盆底功能障碍在 IC/PPS 患者中的比例高达 85%[119]。通过骶神经调节，学者们希望能够重新建立盆底肌肉的“觉醒机制”，以此来缓解盆腔疼痛症状，同时还能解决尿频及夜尿问题[120]。因此即使 FDA 并未明确批准 SNM 用于治疗 IC/PPS，目前还是有一部分单位将 SNM 尝试用于治疗 IC/PPS，不但在近期，而且在长期观察中取得了较好的疗效[119-120]。Comiter 等对 25 例 IC 患者进行了测试治疗，其中 17 例症状改善（尿频、尿量、疼痛）超过 50%，接受了永久植入，永久植入后 14 个月症状仍持续改善[121]。Powell 等报道了 22/39 例患者接受了 SNM 永久植入，平均随访 5 年，64% 患者报道无疼痛和排尿困难反复，总体治愈率为 86%[122]。Marinkovic 等回顾性分析了一组接受 SNM 的 30 例女性 IC 患者（平均年龄 41 岁），在其随访期中（最少随访期 72 个月，平均 84 个月），其盆底疼痛、尿频、尿急均有显著改善（$P < 0.01$）[123]。Gajewski 等报道 78 例 IC/PPS 患者接受 SNM 后随访 62 个月，随访数据显示长期有效率为 72%[104]。作者所在医疗中心自 2013 年初至 2016 年 6 月，共 23 例 IC/PPS 患者接受了骶神经调节一期测试，共有 20 例患者测试期效果满意，进行了二期刺激器植入术，一期至二期手术转换率为 87%，短期内显示治疗效果显著。

虽然目前有部分学者就骶神经调节治疗 IC/PPS 做了大量有益的尝试，但是骶神经调节治疗此类疾病的机制仍未能明确。目前普遍认为：①依据“门控理论”通过影响传入神经中信号种类而发挥作用；②通过激活骶神经根中的传入神经元，直接抑制膀胱节前神经或者抑制了排尿反射弧中传入神经分支的中间神经元传导而发挥治疗作用[124]。在骶神经及骶上水平，通过恢复来源于盆腔脏器的兴奋性和抑制性神经冲动之间的平衡，通过调节传入和传出通路，从而促进膀胱、尿道功能达到平衡状态[125-126]。目前在治疗 IC/PPS 伴随的慢性疼痛中，SNM 仍旧被当作其他保守治疗失败后的二线治疗选择。但是在文献报道的接受 SNM 治疗之前所采用的各种治疗方法变化很大：绝大部分患者均会尝试传统药物治疗，疼痛控制疗法及水扩张治疗，目前尚没有接受了膀胱全切或尿流改道之后仍旧无效的患者再接受 SNM 治疗的文献报道，这也从侧面说明了虽然不可逆的器官切除及尿流改道手术能很好地控制 IC/PPS 的症状，但因其不可逆的特性，应该放到 SNM 治疗失败之后最后尝试。

七、骶神经调节的并发症及故障排除

骶神经调节疗法采用的电极及刺激器，就材料、结构本身来说，属于一种精密电子仪器，产品本身存在电气化及机械化故障的可能。随着骶神经调节疗法临床应用日益广泛，适应证范围逐步增加，也越来越要求我们更进一步了解该产品相关的产品并发症、手术并发症及如何排除这些故障。从自固定电极开始应用、植入部位由前腹壁移至臀部以来，由电极移位导致的技术相关并发症发生率明显下降，但是与刺激器相关的并发症以及与患者本身相关的并发症发生率并无明显改善。下面就术后各种常见并发症加以介绍。

（一）器械相关并发症

器械相关并发症包括电极相关并发症和刺激器相关并发症。电极相关并发症包括：电极移位；电极植入部位疼痛、感染；电极侵蚀导致的断路或短路等。电极移位是骶神经调节术后较常见的并发症之一。在倒刺电极出现前，或者应用经皮骶神经评估（PNE）疗法时，植入电极很难保持于原位较长时间，这样就会导致 SNM 疗效不稳定甚至丧失。即使在应用了倒刺电极后，电极移位发生率明显下降，但仍时有发生，究其原因可能包括：①技术问题：电极植入位置较深，倒刺部分进入骶孔中，失去"锚定"效果；②术后局部（腰骶部）活动引起电极移位。而刺激器相关并发症包括：电量耗尽，刺激器部位不适，感染，机械故障，电路故障等。

目前已有较多文献就 SNM 器械故障进行报道。SNM 研究组在 2000 年左右，发表了一系列文章[127]。这些研究采用美敦力公司的骶神经调节产品（Interstim 系统），共纳入了 581 例患者，其中 291 例患者永久植入了 Interstim 系统。581 例患者进行了 914 例侧的一期植入体验，其中 166 例侧发生了共计 181 次不良事件（占 914 例侧的 18.2%），其中有 108 次为电极移位所导致。电极移位导致的并发症是该研究中所有并发症中最多的原因。技术问题和疼痛分别占到并发症的 2.6% 和 2.1%。永久植入 Interstim 系统的患者中有 33.3%（219 例中有 73 例）需要外科干预来校正刺激器和电极，其中包括皮下植入部位疼痛而对刺激器进行重新放置和对电极移位进行校正，10.5% 的患者因为无效而去除装置（不过，该情况发生于刺激器放置于前腹部时）。由于刺激器放置于前腹壁会引起更多的疼痛、感染，并需要较长的手术时间，因此近年来已经将刺激器从前腹部植入转至臀部植入，这一改进不仅改善了刺激器再植入率，也明显缩短了手术时间[128]。

Van Kerrebroeck 等[129]在其研究中显示：SNM 治疗后共 102 例患者（67%）发生了至少一种器械或疗法相关并发症，共发生 221 例不良反应。其中 60 例患者中的 110 次并发症需要手术干预。在所有并发症中，最常见的是新发疼痛和非预期刺激，41 例患者中发生 60 次（占所有患者的 27%），而电极植入位置疼痛或刺激器植入部位不适发生率居第二，30 例患者中发现 40 次（占所有患者的 19.7%）。在所有器械相关并发症中，可疑刺激器故障占 5.3%，而可疑电极移位仅占 3.3%。5 年随访中，共 60 例患者（39.5%）经历了外科干预，其中 36 例患者（23.7%）中的 52 次并发症的发生为更换组件，包括更换电极或重换刺激器，是术后最常见的干预原因。而随着随访时间的延长，并发症发生率也逐年升高，1 年时 19.9% 的患者因并发症问题需要外科手术干预，而这一比例在 5 年上升至 42.1%。

Hijaz 和 Vasavada 等[130]报道了 SNM 相关并发症，研究显示随着倒刺电极引入及刺激器植入部位变为臀部后，并发症发生率及特点也随之变化。早期 SNM 治疗后，绝大部分并发症都是前腹壁刺激器植入部位不适，而刺激器部位变为臀部后该并发症发生率在两期手术后（一期和二期）均明显降低。作者通过术后骶骨侧位片评估后发现倒刺电极移位率很低（1/130；0.6%）。研究结果显示：第一阶段的并发症主要是取出或校正倒刺电极，其原因为刺激感减弱，机械故障及感染。该组患者中 50 例（27.8%）倒刺电极取出，其主要原因为疗效不佳（46 例，92%）和感染（4 例，8%）。22 例患者进行了电极校正，其原因为疗效不佳 13 例，经皮延长导线磨损 6 例及电极移位 1 例。令人惊喜的是，在 13 例疗效不佳的患者中有 5 例在电极校正后临床效果满意最终植入了刺激器（38.5%），这提示在第一阶段患者刺激效果不明显时，应该鼓励患者接受电极校正。第二阶段的并发症也可分为取出（刺激器和电极）和校正。研究显示 130 例中有 16 例（12.3%）取出，感染、失效原因分别占到 56.3% 和 43.7%。校正原因依次为感染、机械故障和刺激反应差。

（二）术后感染并发症

尽管 SNM 是局部麻醉下就可以完成的微创手术，但是体内植入物的存在，使得围术期及远期植入部位的感染一直是困扰患者和医生的重要问题之一。有文献报道，SNM 术后发展到需要行植入物取出的临床局部感染的发生率为 6%～11%[131]。Hijaz 和 Vasavada 等[130]报道研究中的感染发生率为 10%（18/180），其感染比例较 SNM 协作组报道的 6.1% 略高[127]。

近年来自固定电极的广泛应用，使得测试期电极移位发生率大幅度降低，从而能以更长时间、更稳定的测试期来帮助患者进一步确定 SNM 是否对自己有效，从而显著提高了一期至二期手术转化率[132]，但是相应的测试时间延长、延长线体外暴露等感染诱发因素又使得我们不能过分延长测试期限。目前国外少量文献关注 SNM 自固定电极的感染率问题，但其结论也不尽相同。Bannowsk 等[133]报道接受 SNM 的 11 例患者中无一例感染，而 Guralnick 等[134]报道其研究中术后感染率高达 12%（9/76 例）。更加令人担心的是 Pannek 等[135]的报道，在其 11 例行经皮骶神经调节（PNE）电极测试 3 天的患者中，有 5 例患者（45.5%）测试后的拔除电极细菌培养中发现有细菌繁殖，其细菌繁殖程度依次为葡萄球菌、大肠杆菌和粪肠球菌。虽然该研究中的 5 例患者均没有临床可见的切口感染迹象，也不能除外培养物污染导致的假阳性结果，但是如此高的细菌繁殖率，还是值得我们在日常工作中严肃对待这一问题。迄今为止，国际上尚没有对预防 SNM 术后感染的统一指南或共识，但是大多数文献均认为葡萄球菌是导致术后感染最主要的致病菌之一[136-138]，因此推荐预防性应用万古霉素[136]、头孢西丁[137]、阿莫西林/克拉维酸钾[138]等药物防止术后感染发生。

国内张鹏等[139]学者也在这方面做了有益的尝试。在其研究纳入的 23 例患者中，术前 30 min 静脉预防性应用头孢西丁或左氧氟沙星，术后 12 h 后追加一剂，静脉用抗生素不超过 24 h，随后的 1 周内应用口服抗生素补充治疗。与国外文献有所差异的是，张鹏等强调术中应用大量无菌蒸馏水冲洗骶孔穿刺部位及切口位置的重要性。在切口彻底止血的前提下，大量无菌蒸馏水冲洗切口能最大限度地减少切口内积血的存在，消除后续切口内积血成为细菌培养基的可能；同时能将潜在的皮肤表面污染切口的细菌冲出，从而达到预防切口感染的目的。如果后续患者接受二期永久植入术，由于需要在原有切口上再度切开，故要考虑此时切口特点为可能污染切口、二次切开创面，及皮下埋置电极组织可能污染的可能，应在其他抗感染措施均同上的基础上将静脉应用预防性抗生素使用时间延长至 48 h。研究结果显示：全面、彻底的皮肤消毒，严格无菌操作，至少 24 h 静脉滴注抗生素（头孢西丁或左氧氟沙星）预防性应用，术中大量无菌蒸馏水冲洗及后续口服抗生素补充的综合性抗感染措施，能够有效预防 SNM 术后切口局部感染。

最后必须强调的是：如果明确在电极或刺激器埋置部位确实发生感染，最佳的处理方法就是取出整个系统。

（三）SNM 故障排除

SNM 属于精密电子仪器，同时存在机械连接部分，这一产品特点即决定了该疗法术后存在电气化故障及机械故障两种可能。因此术中、术后保持稳定正常的系统运转对于确保手术疗效至关重要。下文就该疗法的故障排除进行阐述。

1. 测试阻抗

测试阻抗是整个程序中的重要步骤。阻抗是电流通过电路时所遇到的阻力。所有电路中均会存在阻力，如果电路中电阻太大，电流则无法通过（开路）；但电路中电阻太小，超高的电流通过将损坏电池或缩短电池寿命（短路）。整个 SNM 系统电路起始于刺激器（IPG），通过倒刺电极的两个触点间的电弧影响目标神经，再从其中一个触点形成回路，回到 IPG（双极电路）；或者在 IPG 本身为正极，与倒刺电极的其中一个负点形成回路。

如果电路中断，电子不能流动，就形成了开路，开路时电阻很大，甚至无限大（电极或延长线折断，接触不良），此时不论加多大电压，都不会存在电流，患者也不会感到刺激感；但有时只是环路电阻增大，在 1～2 V 的测试电压下，电压无法克服增大的电阻，电流无法形成回路，因此显示电阻>4000 Ω，但适当增大测试电压后（例如 4～5 V）

电流就会形成，此时显示电阻即＜4000 Ω，此种情况为"假性开路"，需要加以鉴别。单极测量是判断开路的最有用手段，一次只测定一个环路，能精确判断问题所在。

短路表现为电路低电阻状况，此时显示电阻＜50 Ω 的原因为体液渗透，导致导线相互接触，电流向低电阻方向流动，引起患者无刺激，或未发生在正确位置。双极测量是判定短路最常用的方法。

因此在二期永久刺激器植入术中关闭切口前、术后患者刺激感突然消失，或疗效慢慢减弱时，需要测量系统阻抗，阻抗＞4000 Ω 为开路，阻抗＜50 Ω 为短路。需要根据测定结果选择适当的解决方法。图 13-1 显示术中阻抗异常的处理流程图，而图 13-2 为术后刺激感消失或症状复发的诊断及故障排除流程图。

2. 二期术后故障——IPG 囊袋不适

二期术后 IPG 囊袋不适的原因可能有：囊袋过大或过小，囊袋感染，血肿，输出问题（IPG 作为正极放电刺激或漏电）。可通过如下步骤排查及处理，见图 13-3。

首选，关掉装置，询问不适是否改善，以此来排除囊袋问题还是输出问题。

其次，不适感仍存在，考虑囊袋体积问题，感染，血肿或侵蚀。

再有，不适感消失，就要考虑输出问题，可以不将刺激器做正极，换用双极模式；如果为漏电模式，要询问患者是否能耐受，如能耐受，则维持现有状态，不能耐受，需要校正甚至更换整个系统。

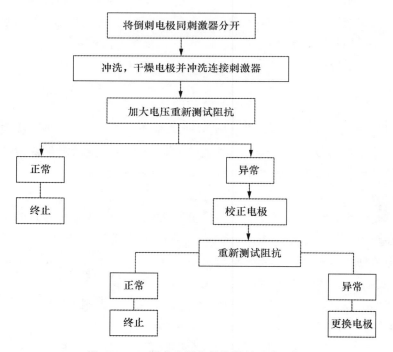

图 13-1 二期术中阻抗异常的处理流程图

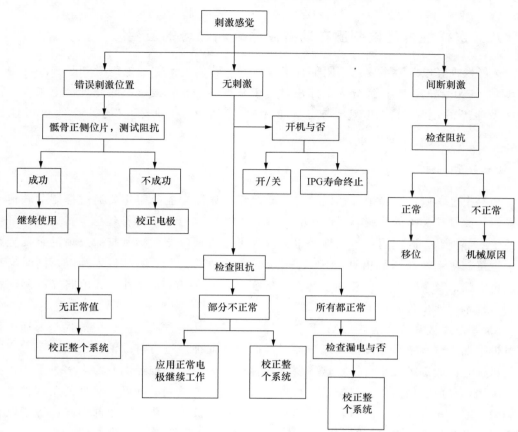

图 13-2 术后刺激感消失或症状复发的诊断及故障排除流程图

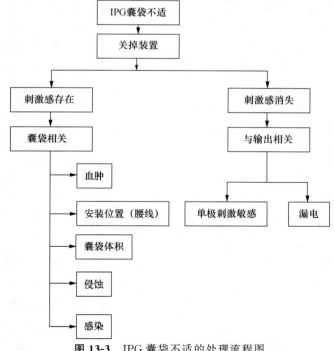

图 13-3 IPG 囊袋不适的处理流程图

八、选择性神经电刺激在功能泌尿外科领域的应用

选择性神经电刺激主要包括阴部神经电刺激、背侧生殖神经电刺激和胫神经电刺激三大类。三类都属于骶神经分支电疗法，由于其神经分支较浅表，因此理论上来说，针对这些神经的电刺激或电调节疗法的创伤性必然更小，但相应的其疗效也可能较SNM差。

（一）阴部神经

神经生理学研究解释了选择性神经刺激治疗下尿路功能障碍主要通过抑制盆腔传入神经，从而调整失衡的膀胱、尿道功能（前文已述）。鉴于许多骶神经感觉传入神经纤维起源于阴部神经，因此阴部传入神经也就成为了进行神经调节抑制排尿反射的重要靶神经。直接的阴部神经调节相对于SNM来说，能够刺激更多的阴部传入神经，同时又可以避免对腿部及臀部肌肉的影响。因此，除了经骶孔的SNM以外，其他路径的阴部神经刺激技术相继出现。

SNM已经被确认为治疗OAB及急迫性尿失禁公认的方法之一，但前提是要通过植入电极一期测试有效后方可植入刺激器。因此对其他神经进行有效治疗就成为了大家寻求的目标，而阴部神经正是符合这一要求的神经之一。阴部神经电刺激有多种手术入路可以采用，目前利用微创经皮技术就可以解决神经定位及刺激问题。早期的阴部神经经皮刺激一般采用经会阴、阴道、直肠路径，但都没有被大众认可。阴部神经起源于骶神经根，大多数从S2～S4发出，少部分从邻近的S1或S5发出[140]。骶神经由自主神经和躯体神经组成，自主神经更靠近腹侧，以副交感神经为主形成盆神经丛对盆腔脏器包括逼尿肌进行支配。躯体神经成分组成了阴部神经的一个主干[141]。

阴部神经电刺激需要术中借助肌电图监测肛门括约肌肌电活动以确保电极放置到位。在一项研究中，90％的OAB和10％的尿潴留患者分别接受了SNM和阴部神经电刺激疗法。接受阴部神经刺激的患者有63％症状改善，而SNM组改善率为46％。在那些症状改善超过50％的患者中，79％倾向接受阴部神经刺激，而21％倾向于SNM[142]。但是因为目前阴部神经刺激尚缺少长期有效的文献报告，因此目前还是以SNM为主流技术。

（二）背侧生殖神经

背侧生殖神经（在男性是阴茎背神经，女性是阴蒂神经）是在耻骨联合水平的阴部神经的终末支和表浅支。背侧生殖神经的近端组成阴部神经的一部分，然后进入骶神经根，其组成的都是感觉传入神经，背侧生殖神经参与阴部神经反射，刺激该神经能抑制膀胱收缩。临床上通过挤压阴茎或手压阴蒂能够抑制排尿就是这一功能的佐证。

阴茎神经电刺激是一种无痛性治疗手段，无副作用，可以有效抑制OAB，可以作为一种治疗备用方式在家庭长期使用。电刺激阴茎背神经已经被实验性地用于治疗脊髓外伤患者的尿失禁，同时增加膀胱容量和减少膀胱过度活动[143]。结果表明在脊髓损伤导致

的神经源性 OAB 患者中，电刺激背侧生殖神经能够抑制 OAB。

（三）胫神经

胫神经起源于 L4～S3 脊柱神经根，具有运动和感觉神经纤维，可以调节、作用于盆底肌肉、膀胱以及尿道括约肌的体神经和自主神经。我国针灸疗法中很早就有通过针刺腓总神经和胫后神经来抑制膀胱活动的记载。目前 FDA 已经批准经皮胫神经电刺激（PTNS）治疗 OAB。通常采用每周 30 min 的方案，操作方法：于内踝头侧 5 cm，胫骨边缘后方置入一个电极刺激针[144]。PTNS 特点为损伤小，疗效明确，易于使用，且耐受性良好。但除 SNM 以外，PTNS 与其他神经刺激一样，都缺乏尿动力的明显改善证据，因此如果需要长期治疗，目前还是推荐 SNM[145]。

（张　鹏　吴粟洋）

参考文献

[1] Van Kerrebroeck PE，Marcelissen TA. Sacral neuromodulation for lower urinary tract dysfunction. World J Urol，2012，30（4）：445-450.

[2] Sharma A，Bussen D，Herold A，et al. Review of sacral neuromodulation for management of constipation. Surgical Innovation，2013，20（6）：614-624.

[3] Al-zahrani AA，Elzayat EA，Gajewski JB. Long-term outcome and surgical interventions after sacral neuromodulation implant for lower urinary tract symptoms：14-year experience at 1 center. J Urol，2011，185：981-986.

[4] van Kerrebroeck PE，van Voskuilen AC，Heesakkers JP，et al. Results of sacral neuromodulation therapy for urinary voiding dysfunction：outcomes of prospective，worldwide clinical study. J Urol，2007，178（5）：2029-2034.

[5] Powell CR，Kreder KJ. Long-term outcomes of urgency-frequency syndrome due to painful bladder syndrome treated with sacral neuromodulation and analysis of failures. J Urol，2010，183：173-176.

[6] Katona F. Stages of vegatative afferentation in reorganization of bladder control during intravesical electrotherapy. Urol Int，1975，30：192-203.

[7] Boyce WH，Lathem JE，Hunt LD. Research Related to the development of an artificial electrical stimulator for the paralyzed human bladder：a review. J Urol，1964，91：41-51.

[8] Bradley WE，Chou SN，French LA. Further experience with the radio transmitter receiver unit for the neurogenic bladder. J Neurosurg，1963，20：953-960.

[9] Caldwell KP. The electrical control of sphincter incompetence. Lancet，1963，2：174-175.

[10] Glen ES. Guard for intra-anal-plug electrode. Lancet，1969，2：325-326.

[11] Kock NG，Pompeius R. Inhibition of vesical motor activity induced by anal stimulation. Acta Chir Scand，1963，126：244-250.

[12] Erlandson BE，Fall M，Carlsson CA. The effect of intravaginal electrical stimulation on the feline urethra and urinary bladder. Electrical parameters. Scand J Urol Nephrol Suppl，1977，5-18.

[13] Lindström S，Fall M，Carlsson CA，et al. The neurophysiological basis of bladder inhibition in re-

sponse to intravaginal electrical stimulation. J Urol，1983，129：405-410.

[14] Ingersoll EH，Jones LL，Hegre ES. Effect on urinary bladder of unilateral stimulation of pelvic nerves in the dog. Am J Physiol，1957，189：167-172.

[15] Hald T，Agrawal G，Kantrowitz A. Studies in stimulation of the bladder and its motor nerves. Surgery. 1966，60：848-856.

[16] Nashold BS，Friedman H，Boyarsky S. Electrical activation of micturition by spinal cord stimulation. J Surg Res，1971，11：144-147.

[17] Friedman H，Nashold BS，Senechal P. Spinal cord stimulation and bladder function in normal and paraplegic animals. J Neurosurg，1972，36：430-437.

[18] Jonas U，Tanagho EA. Studies on the feasibility of urinary bladder evacuation by direct spinal cord stimulation. Ⅱ. Poststimulus voiding：a way to overcome outflow resistance. Invest Urol，1975，13：151-153.

[19] Jonas U，Jones LW，Tanagho EA. Spinal cord stimulation versus detrusor stimulation. A comparative study in six "acute" dogs. Invest Urol，1975，13：171-174.

[20] Jonas U，Heine JP，Tanagho EA. Studies on the feasibility of urinary bladder evacuation by direct spinal cord stimulation. Ⅰ. Parameters of most effective stimulation. Invest Urol，1975，13：142-150.

[21] Thüroff JW，Bazeed MA，Schmidt RA，et al. Regional topography of spinal cord neurons innervating pelvic floor muscles and bladder neck in the dog：a study by combined horseradish peroxidase histochemistry and autoradiography. Urol Int，1982，37：110-120.

[22] Tanagho EA，Schmidt RA. Bladder pacemaker：scientific basis and clinical future. Urology，1982，20：614-619.

[23] Schmidt RA，Bruschini H，Tanagho EA. Sacral root stimulation in controlled micturition. Peripheral somatic neurotomy and stimulated voiding. Invest Urol，1979，17：130-134.

[24] Probst M，Piechota HJ，Hohenfellner M，et al. Neurostimulation for bladder evacuation：is sacral root stimulation a substitute for microstimulation? Br J Urol，1997，79：554-566.

[25] Tanagho EA，Schmidt RA. Electrical stimulation in the clinical management of the neurogenic bladder. J Urol，1988，140：1331-1339.

[26] Yoshiyama M，de Groat WC. The role of vasoactive intestinal polypeptide and pituitary adenylate cyclase-activating polypeptide in the neural pathways controlling the lower urinary tract. J Mol Neurosci，2008，36：227-240.

[27] Yoshimura N. Bladder afferent pathway and spinal cord injury：possible mechanisms inducing hyperreflexia of the urinary bladder. Prog Neurobiol，1999，57：583-606.

[28] Wang Y，Hassouna MM. Neuromodulation reduces c-fos gene expression in spinalized rats：a double-blind randomized study. J Urol，2000，163：1966-1970.

[29] Craggs M，McFarlane J. Neuromodulation of the lower urinary tract. Exp Physiol，1999，84：149-160.

[30] Yoo PB，Woock JP，Grill WM. Bladder activation by selective stimulation of pudendal nerve afferents in the cat. Exp Neurol，2008，212：218-225.

[31] Dalmose AL，Rijkhoff NJ，Kirkeby HJ，et al. Conditional stimulation of the dorsal penile/clitoral nerve may increase cystometric capacity in patients with spinal cord injury. Neurourol Urodyn，

2003，22：130-137.

[32] Shaker H，Wang Y，Loung D，et al. Role of C-afferent fibres in the mechanism of action of sacral nerve root neuromodulation in chronic spinal cord injury. BJU Int，2000，85：905-910.

[33] Sievert KD，Gleason CA，Jünemann KP，et al. Physiologic bladder evacuation with selective sacral root stimulation：sinusoidal signal and organ-specific frequency. Neurourol Urodyn，2002，21：80-91.

[34] Tai C，Wang J，Wang X，et al. Bladder inhibition or voiding induced by pudendal nerve stimulation in chronic spinal cord injured cats. Neurourol Urodyn，2007，26：570-577.

[35] Fowler CJ，Christmas TJ，Chapple CR，et al. Abnormal electromyographic activity of the urethral sphincter，voiding dysfunction，and polycystic ovaries：a new syndrome? BMJ，1988，297：1436-1438.

[36] Shaker HS，Hassouna M. Sacral root neuromodulation in idiopathic nonobstructive chronic urinary retention. J Urol，1998，159：1476-1478.

[37] Wiseman OJ，Dasgupta R，Fowler CJ. Sacral neuromodulation in functional urinary retention：an effective way to restore voiding. BJU Int，2003，91：583.

[38] Leng WW，Chancellor MB. How sacral nerve stimulation neuromodulation works. Urol Clin North Am，2005，32：11-18.

[39] Kruse MN，de Groat WC. Spinal pathways mediate coordinated bladder/urethral sphincter activity during reflex micturition in decerebrate and spinalized neonatal rats. Neurosci Lett，1993，152：141-144.

[40] Comiter CV. Sacral neuromodulation for the symptomatic treatment of refractory interstitial cystitis：a prospective study. J Urol，2003，169：1369-1373.

[41] Peters KM，Konstandt D. Sacral neuromodulation decreases narcotic requirements in refractory interstitial cystitis. BJU Int. 2004，93：777-779.

[42] Wang Y，Zhou Y，Mourad MS，et al. Neuromodulation reduces urinary frequency in rats with hydrochloric acid-induced cystitis. BJU Int，2000，86：726-730.

[43] Maher CF，Carey MP，Dwyer PL，et al. Percutaneous sacral nerve root neuromodulation for intractable interstitial cystitis. J Urol，2001，165：884-886.

[44] Chai TC，Zhang C，Warren JW，et al. Percutaneous sacral third nerve root neurostimulation improves symptoms and normalizes urinary HB-EGF levels and antiproliferative activity in patients with interstitial cystitis. Urology，2000，55：643-646.

[45] Fall M，Lindström S. Electrical stimulation. A physiologic approach to the treatment of urinary incontinence. Urol Clin North Am，1991，18：393-407.

[46] Peters KM，Feber KM，Bennett RC. Sacral versus pudendal nerve stimulation for voiding dysfunction：a prospective，single-blinded，randomized，crossover trial. Neurourol Urodyn，2005，24：643-647.

[47] Tai C，Shen B，Chen M，et al. Prolonged poststimulation inhibition of bladder activity induced by tibial nerve stimulation in cats. Am J Physiol Renal Physiol，2011，300：F385-392.

[48] Herbison GP，Arnold EP. Sacral neuromodulation with implanted devices for urinary storage and voiding dysfunction in adults. Cochrane Database Syst Rev，2009，CD004202.

[49] Jones CA，Nyberg L. Epidemiology of interstitial cystitis. Urology，1997，49（5A Suppl）：2-9.

[50] United States Department of Health and Human Services. Public Health Services，Urinary Incontinence in Adults：Acute and Chronic Management Agency for Health Care Policy and Research：AHCPR Publication No. 96-0682. 1996.

[51] Ohlsson BL，Fall M，Frankenberg-Sommar S. Effects of external and direct pudendal nerve maximal electrical stimulation in the treatment of the uninhibited overactive bladder. Br J Urol，1989，64：374-380.

[52] Wheeler JS，Jr.，Walter JS，Zaszczurynski PJ. Ladder inhibition by penile nerve stimulation in spinal cord injury patients. J Urol，1992，47：100-103.

[53] Hassouna MM，Siegel SW. Sacral neuromodulation in the treatment of urgency-frequency symptoms：a multicenter study on efficacy and safety. J Urol，2000，163（6）：1849-1854.

[54] van Kerrebroeck PE，van Voskuilen AC，Heesakkers JP，et al. Results of sacral neuromodulation therapy for urinary voiding dysfunction：outcomes of a prospective，worldwide clinical study. J Urol，2007，178：2029-2034.

[55] Dasgupta R，Wiseman OJ，Kitchen N，et al. Long-term results of sacral neuromodulation for women with urinary retention. BJU Int，2004，94：335-337.

[56] Kessler TM，La Framboise D，Trelle S，et al. Sacral neuromodulation for neurogenic lower urinary tract dysfunction：systematic review and meta-analysis. Eur Urol，2010，58（6）：865-874.

[57] Wallace PA，Lane FL，Noblett KL. Sacral nerve neuromodulation in patients with underlying neurologic disease. Am J Obstet Gynecol，2007，197（1）：96e1-5.

[58] Mohee A，Khan A，Harris N，et al. Long-term outcome of the use of intravesical botulinum toxin for the treatment of overactive bladder（OAB）. BJU Int，2013，111：106-113.

[59] Bertapelle MP，Vottero M，Popolo GD，et al. Sacral neuromodulation and Botulinum toxin A for refractory idiopathic overactive bladder：a cost-utility analysis in the perspective of Italian Healthcare System. World J Urol，2015，33：1109-1117.

[60] Kessler TM，Fowler CJ. Sacral neuromodulation for urinary retention. Nat Clin Pract Urol，2008，5（12）：657-666.

[61] Shaker HS，Hassouna M. Sacral root neuromodulation in idiopathic nonobstructive chronic urinary retention. J Urol，1998，159：1476-1478.

[62] Swinn MJ，Kitchen ND，Goodwin RJ，et al. Sacral neuromodulation for women with Fowler's syndrome. Eur Urol，2000，38（4）：439-443.

[63] Jonas U，Fowler CJ，Chancellor MB. Efficacy of sacral nerve stimulation for urinary retention：results 18 months after implantation. J Urol，2001，165（1）：15-19.

[64] Aboseif S，Tamaddon K，Chalfin S，et al. Sacral neuromodulation in functional urinary retention：an effective way to restore voiding. BJU Int，2002，90（7）：662-665.

[65] Bross S，Braun PM，Weiss J. The role of the carbachol test and concomitant diseases in patients with nonobstructive urinary retention undergoing sacral neuromodulation. World J Urol，2003，20：346-349.

[66] Van Voskuilen AC，Oerlemans DJ，Weil EH，et al. Long term results of neuromodulation by sacral nerve stimulation for lower urinary tract symptoms：a retrospective single center study. Eur Urol，2006，49（2）：366-372.

[67] Van Kerrebroeck PE，van Voskuilen AC，Heesakkers JP，et al. Results of sacralneuromodulation

therapy for urinary voiding dysfunction: outcomes of a prospective, worldwide clinical study. J Urol, 2007, 178 (5): 2029-2034.

[68] White WM, Dobmeyer-Dittrich C, Klein FA, et al. Sacral nerve stimulation for treatment of refractory urinary retention: long-term efficacy and durability. Urology, 2008, 71 (1): 71-74.

[69] Datta SN, Chaliha C, Singh A, et al. Sacral neurostimulation for urinary retention: 10-year experience from one UK centre. BJU Int, 2008, 101 (2): 192-196.

[70] Goh M, Diokno AC. Sacral neuromodulation for nonobstructive urinary retention—is success predictable? J Urol, 2007, 178 (1): 197-199.

[71] Scheepens WA, de Bie RA, Weil EH, et al. Unilateral versus bilateral sacral neuromodulation in patients with chronic voiding dysfunction. J Urol, 2002, 168 (5): 2046-2050.

[72] Pham K, Guralnick ML, O'Connor RC. Unilateral versus bilateral stage I neuromodulator lead placement for the treatment of refractory voiding dysfunction. Neurourol Urodyn, 2008, 27 (8): 779-781.

[73] Maher MG, Mourtzinos A, Zabihi N, et al. Bilateral caudal epidural neuromodulation for refractory urinary retention: a salvage procedure. J Urol, 2007, 177 (6): 2237-40; discussion 2241.

[74] Schurch B, Reilly I, Reitz A, et al. Electrophysiological recordings during the peripheral nerve evaluation (PNE) test in complete spinal cord injury patients. World J Urol, 2003, 20 (6): 319-322.

[75] van der Pal F, Heesakkers JP, Bemelmans BL. Current opinion on the working mechanisms of neuromodulation in the treatment of lower urinary tract dysfunction. Curr Opin Urol, 2006, 16 (4): 261-267.

[76] Dasgupta R, Fowler CJ. Urodynamic study of women in urinary retention treated with sacral neuromodulation. J Urol, 2004, 171 (3): 1161-1164.

[77] Dasgupta R, Critchley HD, Dolan RJ, et al. Changes in brain activity following sacral neuromodulation for urinary retention. J Urol, 2005, 174 (6): 2268-2272.

[78] Leng WW, Chancellor MB. How sacral nerve stimulation neuromodulation works. Urol Clin North Am, 2005, 32 (1): 11-18.

[79] Romo PB, Gupta P. Peripheral and sacral neuromodulation in the treatment of neurogenic lower urinary tract dysfunction. Urol Clin North Am, 2017, 44 (3): 453-461.

[80] Kessler TM, La Framboise D, Trelle S, et al. Sacral neuromodulation for neurogenic lower urinary tract dysfunction: systematic review and meta-analysis. Eur Urol, 2010, 58: 865-874.

[81] Peter KM, Kandaqatla P, Killinger KA, et al. Clinical outcomes of sacral neuromodulation in patients with neurologic conditions. Urology, 2013, 81: 738-743.

[82] Marinkovic SP, Gillen LM. Sacral neuromodulation for multiple sclerosis patients with urinary retention and clean intermittent catheterization. Int Urogynecol J Pelvic Floor Dysfunct, 2010, 21 (2): 223-228.

[83] Compston A, Coles A. Multiple sclerosis. Lancet, 2008, 372 (9648): 1502-1517.

[84] Bosch JL. Neuromodulation: urodynamic effects of sacral (S3) spinal nerve stimulation in patients with detrusor instability or detrusor hyperreflexia. Behav Brain Res, 1998, 92: 141-150.

[85] Minardi D, Muzzonigro G. Lower urinary tract and bowel disorders and multiple sclerosis: role of sacral neuromodulation. A preliminary report. Neuromodulation, 2005, 8: 176-181.

[86] Calabresi PA. Diagnosis and management of multiple sclerosis. Am Fam Physician, 2004, 70: 1935-1944.

[87] Giannantoni A, Scivoletto G, Di Stasi SM, et al. Urological dysfunction and upper tract involvement in multiple sclerosis patients. Neurourol Urodyn, 1998, 17: 89-98.

[88] Kessler TM, La Framboise D, Trelle S, et al. Sacral neuromodulation for neurogenic lower urinary tract dysfunction: systematic review and meta-analysis. Eur Urol, 2010, 58 (6): 865-874.

[89] Chancellor MB, Chartier-Kastler EJ. Principles of Sacral Nerve Stimulation (SNS) for the Treatment of Bladder and Urethral Sphincter Dysfunctions. Neuromodulation, 2000, 3 (1): 16-26.

[90] Groen J, Ruud Bosch JL, van Mastrigt R. Sacral neuromodulation in women with idiopathic detrusor overactivity incontinence: decreased overactivity but unchanged bladder contraction strength and urethral resistance during voiding. J Urol, 2006, 175: 1005-1009.

[91] Dasgupta R, Critchley HD, Dolan RJ, et al. Changes in brain activity following sacral neuromodulation for urinary retention. J Urol, 2005, 174: 2268-2272.

[92] 陈国庆, 廖利民, 史文博, 等. 骶神经调节治疗神经源性膀胱患者大小便功能障碍的疗效评估. 中华泌尿外科, 2015, 36 (2): 87-90.

[93] Oerlemans DJ, van Kerrebroeck PE. Sacral nerve stimulation for neuromodulation of the lower urinary tract. Neurourol Urodyn, 2008, 27: 28-33.

[94] Noblett KL, Cadish LA. Sacral nerve stimulation for the treatment of refractory voiding and bowel dysfunction. Am J Obstet Gynecol, 2014, 210: 99-106.

[95] Sievert KD, Amend B, Gakis G, et al (2010) Early sacral neuromodulation prevents urinary incontinence after complete spinal cord injury. Ann Neurol, 67 (1): 74-84.

[96] Wang Y, Hassouna MM. Neuromodulation reduces C-fos gene expression in spinalized rats: a double-blind randomized study. J Urol, 2000, 163: 1966-1970.

[97] Zhou Y, Wang Y, Abdelhady M. Change of vanilloid receptor 1 following neuromodulation in rats with spinal cord injury. J Surg Res, 2002, 107: 140-144.

[98] Schurch B, Reilly I, Reitz A, et al. Electrophysiological recordings during the peripheral nerve evaluation (PNE) test in complete spinal cord injury patients. World J Urol, 2003, 20: 319-322.

[99] Herzog J, Weiss PH, Assmus A, et al. Subthalamic stimulation modulates cortical control of urinary bladder in Parkinson's disease. Brain, 2006, 129: 3366-3375.

[100] Wallace PA, Lane FL, Noblett KL. Sacral nerve neuromodulation in patients with underlying neurologic disease. Am J Obstet Gynecol, 2007, 197 (1): 96, e1-5.

[101] Daniels DH, Powell CR. Sacral neuromodulation in diabetic patients: success and complications in the treatment of voiding dysfunction. Neurourol Urodyn, 2010, 29 (4): 578-581.

[102] Hollabaugh RS, Steiner MS, Sellers KD, et al. Neuroanatomy of the pelvis: implications for colonic and rectal resection. Dis Colon Rectum, 2000, 43: 1390-1397.

[103] Giannantoni A, Bini V, Dmochowski R, et al. Contemporary management of the painful bladder: a systematic review. Eur Urol, 2012, 61: 29-53.

[104] Gajewski JB, Al-Zahrani AA. The long-term efficacy of sacral neuromodulation in the management of intractable cases of bladder pain syndrome: 14 years of experience in one centre. BJU Int, 2011, 107: 1258-1264.

[105] Berry S, Bogart L, Soto M, et al. Presented at the American Urological Association Annual

Meeting. 2009，Chicago.

[106] Jones CA，Nyberg L. Epidemiology of interstitial cystitis. Urology，1997，49（suppl 5A）：2-9.

[107] Clemens JQ，Clauw DJ，Kreder K，et al. Comparison of baseline urological symptoms in men and women in the MAPP research cohort. J Urol，2015，193（5）：1554-1558.

[108] Schuster GA. Interstitial cystitis in children：not a rare entity. Urology，2001，57（suppl 6A）：107.

[109] Moore KL. The developing human：clinically oriented embryology. 4th ed. Philadelphia：Saunders，1998.

[110] Myers DL，Aguilar VC. Gynecologic transformations of interstitial cystitis. Clin Obstet Gynecol，2002，45（1）：233-241.

[111] Evans RJ. Treatment approaches for interstitial cystitis：multimodal therapy interstitial cystitis in children：not a rare entity. Rev Urol，2002，4（suppl）：S16-S20.

[112] Offiah I，McMahon SB，O'Reilly BA. Interstitial cystitis/bladder pain syndrome：diagnosis and management. International Urogynecology Journal，2013，24（8）：1243-1256.

[113] Dyer AJ1，Twiss CO. Painful bladder syndrome：an update and review of current management strategies. Curr Urol Rep，2014，15（2）：384.

[114] Elbadawi AE，Light JK. Distinctive ultrastructural pathology of nonulcerative interstitial cystitis：New observations and their potential significance in pathogenesis. Urol Int，1996，56：137-162.

[115] Nazif O，Teichman J，Gebhart GF. Neural upregulation in interstitial cystitis. Urology，2007，69（suppl4A）：24-33.

[116] Rosenberg MT，Page S. Prevalence of interstitialcystitis in a primary care setting. Urology，2007，69（suppl4A）：48-52.

[117] Al-zahrani AA，Elzayat EA，Gajewski JB. Long-term outcome and surgical interventions after sacral neuromodulation implant for lower urinary tract symptoms：14-year experience at 1 center. J Urol，2011，185：981-986.

[118] Sharma A，Bussen D，Herold A，et al. Review of Sacral Neuromodulation for Management of Constipation. Surgical Innovation，2013，20（6）：614-624.

[119] Finamore PS，Goldstein HB，Whitmore KE. Pelvic floor muscle dysfunction：a review. J Pelvic Med Surg，2008，14（6）：417-422

[120] Brookoff DM，Bennett DS. Neuromodulation in intractable interstitial cystitis and related pelvic pain syndromes. Pain Med，2006，7（S1）：S166-S184.

[121] Comiter CV. Sacral neuromodulation for the symptomatic treatment of refractory interstitial cystitis：a prospective study. J Urol，2003，169：1369-1373.

[122] Powell CR，Kreder KJ. Long-term outcomes of urgency-frequency syndrome due to painful bladder syndrome treated with sacral neuromodulation and analysis of failures. J Urol，2010，183：173-176.

[123] Marinkovic SP，Gillen LM，Marinkovic CM. Minimum 6-year outcomes for interstitial cystitis treated with sacral neuromodulation. Int Urogynecol J，2011，22：407-412.

[124] De Groat WC，Vizzard MA，Araki I. Spinal interneurons and preganglionic neurons in sacral autonomic reflex pathways，in Holstege G，Bandler R，and Saper J（Eds）：The Emotional Motor System Progress in Brain Research. The Netherlands：Elsevier Science，1996：97-111.

[125] Moldwin RM，Evans RJ，Stanford EJ，et al. Rational approaches to the treatment of patients with interstitial cystitis. Urology，2007，69（Suppl 4A）：73-81.

[126] Peters KM，Carey JM，Konstandt DB. Sacral neuromodulation for the treatment of interstitial cystitis：outcomesbased on technique. Int Urogynecol，2003，14：223-228.

[127] Siegel SW，Catanzaro F，Dijkema HE，et al. Long-term results of a multicenter study on sacral nerve stimulation for treatment of urinary urge incontinence，urgency-frequency，and retention. Urology，2000，56（6 Suppl 1）：87-91.

[128] Scheepens WA，Weil EH，van Koeveringe GA，et al. Buttock placement of the implantable pulse generator：a new implantation technique for sacral neuromodulation-a multicenter study. Eur Urol，2001，40：434-438.

[129] Van Kerrebroeck PE，van Voskuilen AC，Heesakkers JP，et al. Results of sacral neuromodulation therapy for urinary voiding dysfunction：outcomes of prospective，worldwide clinical study. J Urol，2007，178（5）：2029-2034.

[130] Hijaz A，Vasavada S. Complications and troubleshooting of sacral neuromodulation therapy. Urol Clin North Am，2005，32（1）：65-69.

[131] Siddiqui NY，Wu JM，Amundsen CL. Efficacy and adverse events of sacral nerve stimulation for overactive bladder：a systematic review. Neurourol Urodyn，2010，29：S18-S23.

[132] Leong RK，De Wachter SG，Nieman FH. PNE versus 1st stage tined lead procedure：a direct comparison to select the most sensitive test method to identify patients suitable for sacral neuromodulation therapy. Neurourol Urodyn，2011，30（7）：1249-1252.

[133] Bannowsky A，Wefer B，Braun PM，et al. Urodynamic changes and response rates in patients treated with permanent electrodes compared to conventional wire electrodes in the peripheral nerve evaluation test. World J Urol，2008，26：623-626.

[134] Guralnick ML，Benouni S，O'Connor RC，et al. Characteristics of infections in patients undergoing staged implantation for sacral nerve stimulation. Urology，2007，69：1073-1076.

[135] Pannek J，Grigoleit U，Hinkel A. Bacterial contamination of test stimulation leads during percutaneous nerve stimulation. Urology，2005，65：1096-1098.

[136] HarawayAM，ClemensJQ，He C. Differences in sacral neuromodulation device infection rates based on preoperative antibiotic selection. Int Urogynecol J，2013，24（12）：2081-2085.

[137] Doublet JD，Sotto A，Escaravage L. Guidelines from the Infectious Disease Committee of the French Association of Urology and The Neuro-Urology Committee of the AFU：antibiotic prophylaxis for sacral neuromodulation. Prog Urol，2013，23（10）：849-855.

[138] Huwyler M，Kiss G，Burkhard FC. Microbiological tined-lead examination：does prolonged sacral neuromodulation testing induce infection? BJU Int，2009，104（5）：646-650；discussion 650.

[139] 张鹏，张小东，张朝华，等. 预防骶神经调节术围手术期及术后切口局部感染的经验初探. 中华医学杂志，2015，95：2787-2790.

[140] Schraffordt SE，Tjandra JJ，Eizenberg N，et al. Anatomy of the pudendal nerve and its terminal branches：a cadaver study. ANZ J Surg，2004，74（1-2）：23-26.

[141] Juenemann KP，Lue TF，Schmidt RA，et al. Clinical significance of sacral and pudendal nerve anatomy. J Urol，1988，139（1）：74-80.

[142] Peters KM，Feber KM，Bennett RC. Sacral versus pudendal nerve stimulation for voiding dys-

function: a prospective, single-blinded, randomized, crossover trial. Neurourol Urodyn, 2005, 24 (7): 643-647.

[143] Lee YH, Creasey GH, Lim H, et al. Detrusor and blood pressure responses to dorsal penile nerve stimulation during hyperreflexic contraction of the bladder in patients with cervical cord injury. Arch Phys Med Rehabil, 2003, 84 (1): 136-140.

[144] Cooperberg MR, Stoller ML. Percutaneous neuromodulation. Urol Clin North Am, 2005, 32 (1): 71-78.

[145] Vandoninck V, van Balken MR, Finazzi Agrò E, et al. Percutaneous tibial nerve stimulation in the treatment of overactive bladder: urodynamic data. Neurourol Urodyn, 2003, 22 (3): 227-232.

第十四章

清洁间歇自家导尿

有许多泌尿系统疾病会导致膀胱排空障碍，大量的残余尿会导致感染、结石、逼尿肌功能障碍、上尿路反流造成肾损害。这些并发症的发生频率和严重程度是导致患者需要膀胱造瘘或手术，以及耻骨上或经尿道导尿术的原因，当然还有其他的因素。Guttmann 在 1947 年提出了脊髓损伤治疗管理中的清洁间歇导尿术（clean intermittent self-catheterisation，CISC），但在当时没有得到广泛接受[1]。Cormarr 于 1972 年把这项技术介绍给了缺乏医疗辅助人员的 Rancho 医院，让技术员给截瘫患者导尿，使间歇无菌导尿术在截瘫患者中发展起来[2]。在感染率或者其他并发症发生情况方面无菌导尿组与清洁导尿组患者并没有显著差异。Lapides 等人在 14 个因膀胱神经功能障碍而有大量残余尿的患者中继续研究了间歇自家导尿技术，这些患者既往有多次泌尿系统感染病史，感染原因考虑是膀胱张力增高导致膀胱壁缺血[3]。他们进一步认为膀胱完全排空可以使膀胱壁的天然防御机制发挥作用，得以防止导尿时细菌的侵入，进而为清洁间歇自家导尿提供依据[3]。

Webb RJ 等回顾分析了 1979—1988 年，172 名患者接受 CISC 治疗的数据结果[4]。患者开始 CISC 时的平均年龄是 53 岁（17～83 岁）。年龄分布曲线是双峰的，在 30 岁左右有一个峰值（考虑与先天性神经病变、脊髓损伤、多发性硬化症有关），第二个峰值出现在 60 岁附近（考虑与盆底手术、腰椎间盘突出和原因不明的慢性病变有关）。

如果泌尿系统评估患者膀胱容量尚可，尿道括约肌功能良好，医护人员认为患者没有精神心理疾病，能自主完成 CISC 操作，则此患者可以接受 CISC 治疗。

所有的 172 名患者都接受了评估并进行早期的 CISC，这个过程平均 2 天（1～3 天）；10 名患者在 CISC 期间再次住院；5 名患者需要技术上的再次指导（平均住院 1 天），5 名患者需要接受并发症方面的指导（平均住院 3.8 天）。1 名患者需要在麻醉下取出一段打结尿管，2 名患者出现尿道狭窄、急性尿潴留，尿管难以置入。2 名患者出现尿路感染。

在 172 名患者中，4 名患者（3 名女性，1 名男性；平均 67 岁）不愿进行 CISC（治疗开始后其中 3 名患者停止 CISC 治疗 1 天，1 名患者停止 1 周）。3 名患者能进行 CISC 但更愿意长期留置尿管。因此有 165 名患者出院后继续 CISC 治疗；其中 2 名患者于随访期间因为基础病而死亡，剩余 163 名入组患者。15 名患者在病因解决后不需要继续 CISC 治疗。有 5 名阴道悬吊术后患者，7 名逼尿肌无力患者（原因不明）和 3 名盆底术后神经源性膀胱患者出现残尿量减少。3 名患者因为疾病进展和身体残疾停止 CISC 治疗，更换为长期留置尿管。另外有 3 名患者由配偶导尿，原因是身体残疾等因素无法自行导尿。

CISC 治疗之前，107 名患者（65%）有尿失禁症状。有 37 名患者（35%）在 CISC 治疗后尿失禁症状得以控制；治疗前有 28 名患者（26%）尿失禁症状每月 1 次或更少；14 名患者尿失禁症状每周 1 次或更少；28 名患者每天都有尿失禁症状，其中有 8 名患者仅在夜间出现尿失禁症状；94% 的患者在 CISC 开始后尿失禁症状得以改善。

在 153 名患者中统计感染率水平：70 名患者（48%）从未有过感染症状（共计 1187 个无症状患者月），22 名患者（14%）仅有 1 次感染（平均治疗时间 32 个月），32 名患者（21%）的感染发生率少于每年 1 次，9 名患者（6%）每年 2 次感染，12 名患者（8%）每年 4 次感染，8 名患者（5%）每年 6 次或更多的感染次数。平均感染率为每 8 个患者月 1 次。有 78 名患者在无感染症状时取导管尿液送检，其中 41 名患者（52.5%）的标本是无菌的。

其他的并发症出现情况较少。在 163 例数据完善的患者中，121 名患者（74%）在 CISC 开始后有短暂的尿道出血，45 名患者（29 名男性，16 名女性）（28%）在 CISC 开始 3 个月后仍有持续的尿道出血；2 名患者因为血尿进行了 IVU 及膀胱镜检查，但未见异常；2 名患者（1 名男性，1 名女性）分别在 CISC 开始 30 个月和 43 个月后出现尿道狭窄。此名男性患者接受了尿道切开手术，2 名患者现在都在使用 Lofric 导尿管，效果良好。4 名男性患者出现反复发作的附睾炎，其中 2 名患者进行了输精管切除术，术后效果良好；1 名男性患者因尿管膀胱内打结需要在麻醉下取出尿管。16 名患者（10 名男性，6 名女性）导尿时出现疼痛症状，其中 9 名患者主要以拔尿管疼痛为主。

家庭医师也接受了问卷调查，138 名医师填写了问卷；73 名患者在 CISC 后未再因泌尿系统症状至医师处就诊；41 名医师 1 年有 1 次接诊，35 名医师 1 年有 2 次接诊，6 名医师 1 年有 4 次接诊，4 名医师 1 年有 6 次接诊，6 名医师 1 年有 12 次接诊，其余 46 名医师 1 年未接诊此类患者。就诊的平均水平是每 14 个患者月有 1 次。就诊原因主要是治疗尿路感染或购买新的尿管，有 5 名患者因疼痛就诊，2 名患者因附睾炎就诊，1 名患者因急性尿潴留就诊。

患者对 CISC 的满意程度也进行了评估，有 159 名做出了回复；126 名患者感到很满意，30 名患者感到满意，仅有 3 名不满意。不满意的原因主要是持续的尿失禁（1 名），反复发作的尿路感染（2 名），觉得自己导尿不舒服（1 名）。153 名患者认为这项技术很容易，3 名患者认为困难，另有 3 名患者因为残疾不能自行导尿，需要配偶帮助。

间歇自家导尿对于治疗膀胱排空障碍来说是项有用的技术。这项技术很容易掌握，不同性别和年龄的患者都能接受。关于患者选择的研究，目前很少。Whitelaw 等报道在老年人群中有 20% 的人放弃继续自家导尿，认为良好的心态和动机比操作更能引向一个好的治疗结果[5]。Diokno 等认为足够的膀胱容量、良好的括约肌功能和健全的双手是确保好的治疗结果的重要因素[6]，他们报道了 1 个 10 年的随访研究（包含 60 名进行 CISC 的患者），有 17 名未能坚持治疗，其中 10 名患者因为膀胱功能恢复停止治疗，有 4 名患者因神经系统功能退化停止治疗，3 名患者因为持续的尿失禁、患者父母不愿接受这种技术或出现尿道假道而终止治疗。出现尿道假道可能是 CISC 的唯一绝对禁忌证。Murray 等也发表了类似的结果[7]。细致的临床和尿动力学检查筛选患者可以显著减少治疗开始的失败率。通过扩展纳入标准可能会有更多的患者从 CISC 的临床试验中获益，但是纳入标准这点仍有争议。患者能获得自行控制排尿的指导可能与失败率降低有关。

Lapides 等报道有 97% 患者在仅行 CISC 后无尿失禁表现[8]。然而，这些患者有骶骨水平以上的脊髓损伤，在 CISC 治疗前可能已经能自行控制排尿。在一系列关于患有多种疾病的人群 CISC 情况的研究中，白天失禁率为 40%，夜间为 35%。

Lapides 等报道 41% 的患者无泌尿系统感染[9]，Maynard 和 Glass 报道 32% 患者在 CISC 期间仅出现不超过 1 次感染[10]。在无症状患者中取导管尿液做细菌检查的相关研究，结果从 14% 的无菌尿和 43% 的感染尿[7]，到 47% 的无菌尿[5] 和 66% 的无菌尿[8]。Guttman 和 Frankel[11] 报道 CISC 人群里，男性无菌尿发生率为 62%，女性为 49%。

其他并发症的发生率在各研究中基本一致：附睾炎发生率为 2%[9] 和 9%[10]；尿道狭窄发生比例为 2/19[5] 和 2/34[10]；假道形成发生比例为 1/34[10]；不舒适发生率为 14%[7]。在 Newcastle，CISC 的患者对于医院和社会资源的需求明显减少（截瘫患者中的统计数据）[10]。

在目前的研究中，CISC 初期上尿路扩张症状或是维持不进展，或是自行好转，尽管已有 CISC 治疗中肾功能恶化的报道，但仍需进一步的随访调查[12]。

总之，CISC 是一项可用的、安全有效的、能被患者接受的治疗措施，能明显减少医院和社会资源的负担。

（梁　晨）

参考文献

[1] Guttmann L，Whitteridge D. Effects of bladder distension on autonomic mechanisms after spinal cord injuries. Brain，1947，70（Pt 4）：361-404.

[2] Comarr AE. Intermittent catheterization for the traumatic cord bladder patient. J Urol，1972，108（1）：79-81.

[3] Lapides J，Diokno AC，Silber SJ，et al. Clean，intermittent self-catheterization in the treatment of urinary tract disease. J Urol，1972，107（3）：458-461.

[4] Webb RJ，Lawson AL，Neal DE. Clean intermittent self-catheterisation in 172 adults. Br J Urol，1990，65（1）：20-23.

[5] Whitelaw S，Hammonds JC，Tregellas R. Clean intermittent self-catheterisation in the elderly. Br J Urol，1987，60（2）：125-127.

[6] Diokno AC. Practical approach to the management of urinary incontinence in the elderly. Compr Ther，1983，9（7）：67-75.

[7] Murray K，Lewis P，Blannin J，et al. Clean intermittent self-catheterisation in the management of adult lower urinary tract dysfunction. Br J Urol，1984，56（4）：379-380.

[8] Lapides J，Diokno AC，Lowe BS，et al. Followup on unsterile intermittent self-catheterization. J Urol，1974，111（2）：184-187.

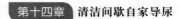

［9］ Lapides J，Diokno AC，Gould FR，et al. Further observations on self-catheterization. J Urol，1976，116（2）：169-171.

［10］ Maynard FM，Glass J. Management of the neuropathic bladder by clean intermittent catheterisation：5 year outcomes. Paraplegia，1987，25（2）：106-110.

［11］ Guttmann L，Frankel H. The value of intermittent catheterisation in the early management of traumatic paraplegia and tetraplegia. Paraplegia，1966，4（2）：63-84.

［12］ Perkash I. Intermittent catheterization failure and an approach to bladder rehabilitation in spinal cord injury patients. Arch Phys Med Rehabil，1978，59（1）：9-17.

第十五章

尿动力学检查

一、尿动力学检查的指征与原则

（一）尿动力学检查的指征

尿动力学检查属于有创检查，应掌握适当的适应证。一般通过病史、查体及无创辅助检查能明确诊断的患者无需行尿动力学检查；患有复杂的下尿路症状、既往治疗效果不佳或准备接受有创治疗时应考虑尿动力学检查。神经源膀胱一般需要进行尿动力学检查，以作为治疗的依据。

由于不同的尿动力学检查项目具有一定的针对性，应选择适当的检查项目[1]。在选择检查项目时应深入了解患者的病史、体征及其他辅助检查结果，争取选择的检查项目更具有针对性[2]。

（二）结果分析应遵循的原则

尿动力学检查结果只反映尿路的功能状况，即只对尿路的功能状况进行诊断，完整的临床诊断应在结合病史、体检及其他辅助检查的基础上做出。

尿动力学检查是一种方法学，与其他方法学一样，对有些异常能得出确诊性结果，对有些异常能得出参考性结果，还有些异常不能得出有意义的结果。因此，未获得异常记录并不能排除异常的存在，不是全部的异常记录都有临床意义。与患者症状不符的检查结果不能作为诊断依据。

二、常用尿动力学检查项目

（一）尿流率测定

1. 检查目的及适应证

尿流率测定是一种简单的无创检查方法。可用于下尿路功能障碍患者的初筛、疗效评价，也可与其他尿动力学检查项目同步联合测定，如压力-流率测定、压力-流率-尿道括约肌肌电测定等。

2. 材料、技术参数设置及操作要点

（1）尿流率以 ml/s 为单位。

（2）不同机型对时间轴、流率轴、尿量轴的默认设置可能不同，操作者应当非常熟悉改变标准格值大小的步骤，以生成清晰的图形。尿流率分辨率最高为 0.5 ml/s，尿量分辨率最高为 10 ml。高于此值无临床意义。

（3）尿流率测定应充分尊重受检者的排尿隐私与排尿习惯，检查应在安静、隐蔽的环境中进行，检测程序启动后，医护人员回避。

（4）排尿体位：男性通常为站位，女性为坐位。

（5）数值范围：尿流率测量范围为 0~50 ml/s，尿量测定范围为 0~1000 ml。

3. 观察指标

主要观察指标包括：最大尿流率（Qmax）、平均尿流率（Qave）、排尿量（Vv）、排尿时间（Vt）、尿流时间及曲线形态（见图 15-1）。

推荐使用最大尿流率（Qmax）结合排尿量（Vv）及残余尿量（PRV）的形式来报告尿流率测定结果，形式为：排尿功能＝最大尿流率/排尿量/残余尿量（VOID＝Qmax/Vv/PRV），其中 Qmax 精确到 1 ml/s，容量精确到 10 ml。在上述形式中暂时空缺的值以"—"符号代替。

Qmax 是最有价值的报告值，在报告时可使用列线图来纠正尿量、年龄、性别等因素对 Qmax 的影响，所用的列线图种类必须在报告中注明。

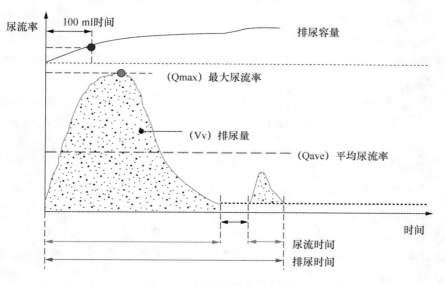

图 15-1 尿流率参数示意图

4. 注意事项

（1）建议记录排尿日记 3 天以上，以了解患者平常排尿状况。

（2）排尿量在 150~400 ml 时测得结果较可靠，故检查前应嘱受检者适量饮水以获得满意的尿量。

（3）采用转盘式尿流率计，尿线落点应尽量集中在容器侧壁。称重式尿流率计则应在每次检测完成后倒掉集尿杯内的液体。

（4）尿流率曲线持续时间小于 2 s 正负方向的变化应为赝象，需要人为校正，方法是以平均跨度超过 2s 的光滑曲线加以校正（图 15-2）。

（5）建议排尿后通过即刻导尿或 B 超进行残余尿测定，有助于评估膀胱排空功能。

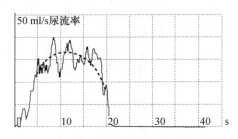

图 15-2 尿流率校正曲线

（二）充盈期膀胱压力容积测定

1. 检查目的及适应证

充盈性膀胱压力容积测定用于评估受检者储尿期膀胱的功能容量、感觉功能、顺应性、稳定性等。可用于膀胱功能障碍性疾病的诊断、鉴别诊断、病因分析、治疗方法的选择以及疗效评估。对上尿路影响的评估来说，膀胱压力是重要内容。此外还可用于膀胱生理、药理、病理生理以及神经生理学研究。

2. 材料、技术参数设置及操作要点

（1）压力的最大精度为 $\pm 1\,cmH_2O$。压力、流率和容量的检测范围分别为 $0\sim250\,cmH_2O$、$0\sim50\,ml/s$ 和 $0\sim1000\,ml$。

（2）建议曲线显示顺序自上而下依次为腹压值（Pabd），膀胱压（Pves），逼尿肌压（Pdet）和尿流率（Qura），其他数据可通过曲线或数值显示。也可依操作者习惯自行设定。

（3）灌注介质：常用生理盐水作为灌注介质。

（4）灌注液体温度：室温，$20\sim22℃$，也可用冰水或温水行诱发实验。

（5）灌注速度：膀胱灌注速度分为慢速（$10\sim20\,ml/min$）、中速（$50\sim100\,ml/min$）和快速（$>100\,ml/min$）三种。一般情况推荐采用中速灌注（$50\sim60\,ml/min$）。神经源性膀胱患者及怀疑有低顺应性膀胱者应低速灌注。快速灌注常用于快速灌注膀胱，如诱发排尿或可能存在的逼尿肌过度活动。

（6）检查体位：卧位、半卧位、坐位、立位。

（7）膀胱测压管的选择及安置：压力传感器分为外置式和导管内嵌式两种。目前国内多数采用外置式传感器，连接外置式传感器的膀胱测压管须柔韧，管壁不能有弹性，导管与导管连接时不能有明显的内径变化。常使用 F6～F8 测压管，压力-流率测定建议采用 F6 测压管。如应用内置式传感器，应描述导管粗细和传感器类型。

（8）腹压测压管的选择及安置：腹压测定多采用球囊测压管（F5～F12）。检查前要求受检者排净粪便，对脊髓损伤等神经源性膀胱患者，由于常伴便秘，检查前一天应清洁灌肠。测压管插入直肠深度至直肠壶腹，深度约 10 cm，充水量为球囊容积的 10%～

20%。肛门切除患者可经肠瘘口或阴道测定腹压，此类患者可增加测压管插入深度以利于客观反映腹压变化。

（9）测压管固定：膀胱压和腹压测压管置入后应妥善固定，以避免在排尿时脱出导致检查中断。猪尾状膀胱测压管具有内固定的作用，不再需要外固定。固定膀胱测压管不能影响排尿，腹压测压管应尽量靠近肛门边缘固定以防止滑脱。

（10）压力零点概念：尿动力学中的压力零点是指周围环境的大气压，而压力参照平面为与受检者耻骨联合上缘等高的水平面。

（11）检查前压力调零方法：外置式传感器通过一个三通管分别与测压连接导管和注射器相连（图 15-3），测压连接导管用于连接相应的测压管，注射器用于排除测压管道内气泡。检查测压系统内无气泡及渗漏后，将测压连接导管末端与传感器置于受检者耻骨联合上缘等高水平面后调零，调零后再分别与已插入并充满液体的相对应测压管相接（图 15-3）。此时膀胱和直肠内的压力是在大气压下的压力。导管内嵌传感器（microtip）可直接检测，无需体外调零。

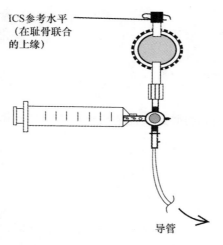

ICS参考水平
（在耻骨联合的上缘）

导管

图 15-3 体外调零示意图
ICS：国际尿控学会

（12）膀胱空虚静息压：调零后连接膀胱测压通道后，此时的 Pves 即为膀胱空虚静息压。该值因受检者体位不同而异。平卧位 5～20 cmH_2O，坐位 15～40 cmH_2O，站立位 30～50 cmH_2O。Pves 和 Pabd 两个压力几乎一致，因此检查前 Pdet 为 0 cmH_2O 或近似 0 cmH_2O。80% 的受检者 Pdet 在 0～6 cmH_2O。

3. 观察指标

主要观察指标包括：膀胱压（Pves）、腹压值（Pabd）、逼尿肌压（Pdet）、初尿意容量（FD）、正常尿意容量（ND）、急迫尿意容量（UD）、膀胱最大容量（MCC）、顺应性（ml/H_2O）。

若怀疑受检者存在逼尿肌活动过度，但检查中未发现，可采用诱发试验，如咳嗽、Valsalva 动作、快速灌注等。

若检查过程中发现尿道外口有漏尿现象，应予标记，记为漏尿点压力，详见后述。

4. 注意事项

（1）检查前，受检者应排空膀胱以保证膀胱容量的准确性。

（2）检查中每灌注 50～100 ml 或 1 min 时可嘱受检者咳嗽以确定膀胱压和腹压传导是否正常。咳嗽时膀胱压和腹压上升幅度应基本一致，如无明显反应或差异过大，表明测压系统传导不良，可能原因有：导管中存在气泡、连接处封闭不良、导管受到挤压或弯折、测压管堵塞等。

（3）检查中如发生明显逼尿肌不稳定收缩引起的自主排尿，将会影响对膀胱容量的判断，此时应减慢或暂停灌注，等待曲线恢复基线水平。如出现大量排尿，应采用慢速灌注重新检查。

（4）检查中怀疑因灌注速度过快引起膀胱顺应性降低时，应暂停灌注，如膀胱压力明显降低即可确定。此时可采用慢速灌注。

（5）检查中由于腹压测压管的刺激，可出现直肠收缩，由于对膀胱压影响很小，可出现 Pdet 曲线波动，这并非 Pdet 活动的结果，分析时注意鉴别。腹压测压管还可能受肠道粪便阻塞或向下移位导致腹压下降，因膀胱压无明显变化，而出现逼尿肌压异常增高的赝象。

（6）充盈期膀胱压力容积测定多与压力-流率联合测定，单独检查可见于对脊髓损伤所致神经源性膀胱患者。

（7）高位脊髓损伤、病态肥胖或其他严重疾病者，检查中要注意自主神经过反射的发生，避免意外发生。

（三）压力-流率测定

1. 检查目的及适应证

同步测定排尿期逼尿肌压力和尿流率，并分析两者之间的相关性以确定尿道阻力的方法，可用于鉴别排尿功能障碍的原因，包括膀胱出口梗阻，逼尿肌收缩力状况，逼尿肌-括约肌协调性。

2. 材料、技术参数设置及操作要点

（1）材料及技术参数设置同充盈性膀胱压力容积测定，停止灌注后嘱受检者取相应体位排尿，排尿前妥善固定膀胱测压管以防止被尿流冲出。

（2）排尿期体位：采用受检者方便排尿的体位，男性多为坐位或立位，女性多为坐位。尽量不采用卧位检查。

3. 观察指标

（1）储尿期观察指标同充盈性膀胱测压。

（2）排尿期主要观察指标：最大尿流率（Qmax）、逼尿肌开口压力（Pdet-open）、膀胱开口压力（Pves-open）、最大尿流率时逼尿肌压力（Pdet-Qmax）、最大逼尿肌压力（Pdet-max）。

（3）结果判断方法：下列分析方法只适用于男性膀胱出口梗阻的判断。

首先，推荐使用 ICS 暂定标准压力–流率图（P/Q 图）判断膀胱出口梗阻（图 15-4）：该图从 A-G 图演变而来，早期的 A-G 图将图中灰色区域归为可疑梗阻区，而 ICS P/Q 图则将其划入无梗阻区。其他判断标准与 A-G 图相同。

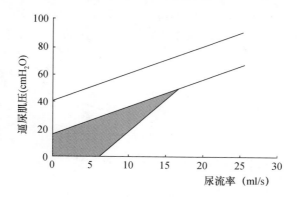

图 15-4 ICS 暂定标准压力–流率图

其次，推荐使用线性被动尿道阻力关系图（Shäffer 图，LinPURR），见图 15-5。该压力图数据主要基于良性前列腺增生（BPH）引起膀胱出口梗阻的临床资料，因此主要用于 BPH 引起的膀胱出口梗阻的判断。采用该图还可得出半定量的梗阻严重程度和逼尿肌收缩力，便于临床统计学分析比较。

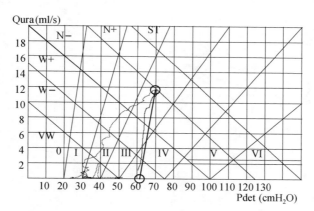

图 15-5 LinPURR 图（又称 Shäfferr 图）

图 15-5 所示 LinPURR 图将梗阻程度分为 7 级，即 0～Ⅵ，0～Ⅰ 为无梗阻，Ⅱ 为轻度梗阻，Ⅲ～Ⅵ 随着分级增加梗阻程度逐渐加重。该图还考虑了逼尿肌收缩力的作用，分 VW（很弱），W－（弱减），W＋（弱加），N－（正常减），N＋（正常加）和 ST（强烈）共六个等级。

最后，可使用 Abrams-Griffiths 图（A-G 图，图 15-6）：A-G 图是一种膀胱出口梗阻的定性诊断方法，利用 Pdet-Qmax 所在区域位置判断膀胱出口是否梗阻，目前已演变为 ICS 暂定标准压力–流率图（图 15-4）。如 Pdet-Qmax 位于可疑区可以有以下三种情况（图 15-7）：① 下降支斜率（最大尿流率时逼尿肌压力与逼尿肌开放压差值/最大尿流率）

小于或等于 2，而且最小排尿期逼尿肌压（Pmuo，或称最小尿流率时逼尿肌压力，有时两者有差异）小于或等于 40 cmH₂O，表示无梗阻；②下降支斜率大于 2，表示梗阻；③无论下降支斜率如何，如 Pmuo 大于 40 cmH₂O 则表示梗阻。另外一个能定量判断膀胱出口梗阻的指标是 AG 值。$AG = PdetQmax - 2Qmax$。AG 数大于 40，表明膀胱出口梗阻，AG 数越大表示梗阻越严重；AG 数在 15～40 之间，表示可疑；AG 数小于 15，表示无梗阻。

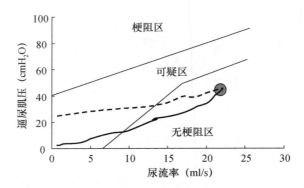

图 15-6 A-G 图，最重要参数为最大尿流率时逼尿肌压（Pdet-Qmax，图中圆点），根据 Pdet-Qmax 所在的位置判断膀胱出口是否梗阻

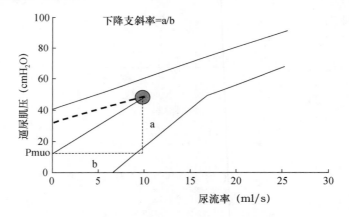

图 15-7 可疑区判断示意图

4.注意事项

（1）储尿期注意事项同充盈性膀胱压力容积测定。

（2）应避免在逼尿肌活动过度状态下排尿，否则可能由于盆底肌肉收缩导致逼尿肌压力偏高，而非自主排尿的结果。

（3）受检者未排尿不一定是逼尿肌无反射，可能因心理因素或不习惯体位影响排尿。

（4）检查中发现带管尿流率明显低于自由尿流率，应结合病史及自由尿流率判断。

（5）压力-流率检查中理想的排尿量应＞150 ml，否则可能因尿流率过低，导致假性梗阻。

（6）对于阴茎回缩明显或阴囊较大的患者，要尽量使尿流能够直接进入集尿器，防止尿液外溅，影响数据采集。

（7）高位脊髓损伤、病态肥胖或其他严重疾病，检查中要注意自主神经过反射的发生，避免意外发生。

（四）同步括约肌肌电测定

1. 检查目的及适应证

同步括约肌肌电测定用于确定受检者是否存在尿道肌肉神经支配异常，通常以肛门括约肌综合肌电活动间接反映尿道括约肌收缩活动情况。常与膀胱压力及压力-流率同步进行。

2. 材料、技术参数设置及操作要点

（1）常用尿动力学检查仪肌电检查敏感度设置范围为 $1 \sim 10\ 000\ \mu V$，可以在检查及形成报告时调整，以获得最佳图形，一般取 $5 \sim 50\ \mu V$。

（2）仪器接地电极：要求埋地铜芯线。患者接地电极要求紧密附着患者肢体。

（3）检测电极：分为针状、表面电极两大类。针状电极信号收集好于表面电极，置入方法为：刺入肛门旁开 1 cm 皮肤，深度 $2 \sim 3$ cm，但属于有创性检查。表面电极简单、方便，临床上应用较多。使用方法：贴片电极贴于备皮清洗后的肛门周围，如采用肛塞电极，应用生理盐水浸湿带有腹压测压导管的肛塞电极，适当涂抹润滑胶，嘱患者深呼吸，随呼吸将其与腹压测压管一起塞入肛门 $6 \sim 10$ cm。为防电极脱出，应将其固定于肛门周围。

3. 观察指标

分别观察在储尿期和排尿期括约肌活动情况，如储尿末期括约肌电位发放频率未见增加，波幅减小，表明括约肌收缩力减弱；而排尿期括约肌肌电不消失甚至加强，则表明逼尿肌-括约肌功能失调。注意排除排尿期由于腹压增加造成的肌电活动增加赝象。

4. 注意事项

（1）操作熟练规范，安置位置正确。

（2）妥善固定，避免电极因患者活动而产生较大移动。

（3）检查中患者身体放松，避免紧张、咳嗽等造成括约肌收缩的情况。

（4）患者接地电极与皮肤应良好接触。

（5）避免检查环境内的交流电影响。

三、尿动力学检查项目的选择

（一）影像尿动力学检查

1. 检查目的及适应证

影像尿动力学检查是指在膀胱测压（充盈期和排尿期）显示和记录尿动力学参数的同时显示和摄录 X 线透视或 B 超的下尿路动态变化图形。主要用于复杂的排尿功能障碍病因判断。如前列腺癌切除术后排尿困难及梗阻伴尿失禁、神经源性排尿功能障碍、下尿路梗阻伴肾积水、女性排尿困难、可控尿流改道术后复查。

2. 材料、技术参数设置及操作要点

（1）材料及技术参数设置同压力-流率测定。

（2）灌注介质：行 X 线尿动力学检查时推荐使用稀释的 15％泛影葡胺盐水（在 400 ml 生理盐水中加入 100 ml 76％的泛影葡胺）。

（3）膀胱测压管及腹压管置管技术及指标，括约肌肌电测定，充盈期膀胱测压及压力-流率测定等注意事项同压力-流率测定。

3. 观察指标

观察指标主要包括：膀胱压、腹压、尿流率、尿道括约肌肌电图、膀胱尿道形态；有尿失禁受检者需观察腹压漏尿点压力、逼尿肌漏尿点压力、膀胱输尿管反流情况。

充盈期应了解膀胱的稳定性、膀胱感觉、膀胱顺应性和膀胱容量。排尿期了解逼尿肌有无反射，收缩力大小和最大尿流率逼尿肌压（Pdet-Qmax），排尿期膀胱出口是否存在梗阻，是否存在逼尿肌括约肌协同功能失调（DSD）。同步透视影像可判断梗阻的解剖水平，但不是诊断梗阻的依据。同步透视影像可判断有无上尿路反流。

4. 注意事项

（1）患者一般取坐位，若想了解膀胱颈和尿道情况，则应取 30°～45°的斜坐位。男性也可 45°斜立位，神经源性膀胱患者可采用斜卧位检查。

（2）本着尽量减少医生及患者受照射剂量的原则，应采用关键点摄片保存影像资料。常用摄片点包括检查开始时、充盈期膀胱各感觉点、充盈期发生逼尿肌无抑制收缩时、灌注结束、开始排尿时。

（3）如需了解下尿路梗阻及其梗阻的解剖水平，患者体位为 45°斜坐位，在最大尿流率附近进行点拍摄。

（4）如需了解膀胱输尿管反流与膀胱压力或顺应性的关系，患者体位为正坐位，对充盈期和排尿期进行定期透视监视，尽量在出现反流前后进行点拍摄，以准确了解出现膀胱输尿管反流时的膀胱压力及容量。

（5）如需了解尿失禁病因，在出现尿失禁时进行点拍摄。

（6）如需了解膀胱颈控尿功能，可在刚刚出现膀胱颈开放时进行点拍摄，可准确评估膀胱颈的控尿能力。

（7）了解尿失禁时膀胱颈或尿道膜部是否开放，在行应力性漏尿点压力测定时拍摄。

（8）排尿期结束后应进行点拍摄以了解残余尿量。

（9）如患者不能排出尿液则应在逼尿肌收缩力最大时进行点拍摄。

（10）如患者仅依靠腹压排尿，应在腹压接近最大时点拍摄，了解腹压升高是否会造成反流等异常。

（11）可控尿流改道术后患者如为可控尿囊，充盈期定时开机透视观察尿囊形态变化，肠蠕动时摄片了解有无反流，了解流出道有无造影剂充盈，出现尿囊失禁时摄片了解充盈期末有无反流。原位膀胱患者充盈期定时开机透视了解尿囊变化，肠蠕动时摄片了解有无反流和后尿道控尿，排尿期摄片了解下尿路形态。

（12）每次曝光时间不应超过 3 s，检查过程中总的摄片时间不应大于 1 min。

（二）腹压漏尿点压力测定

1. 检查目的及适应证

腹压漏尿点压力（abdominal leak point pressures，ALPP）测定：ALPP 又称为应力性漏尿点压（stress leak point pressures，SLPP），为患者进行各种增加腹腔压力的动作过程中出现尿液漏出时的膀胱腔内压（腹压与逼尿肌压的总和），其实质是测量造成漏尿所需的腹腔压力的最小值。用于评价压力性尿失禁（stress urinary incontinence，SUI）患者的控尿功能，代表和定量反映尿道固有括约肌功能的完整性，并为 SUI 的诊断与分类提供标准[3]。

人体在立位或坐位情况下，膀胱或腹腔内有 $20\sim50\ cmH_2O$ 的基础压，ICS 推荐检测的压力值为产生漏尿时刻膀胱内压的绝对值，而非在初始膀胱压基础上增加的值。

2. 材料、技术参数设置及操作要点

（1）材料及技术参数设置同压力-流率测定。

（2）按增加腹压的不同动作方式，ALPP 测定又可分为以下两类：Valsalva 漏尿点压力测定（Valsalva-induced leak point pressures，VLPP）和咳嗽诱导漏尿点测定（cough-induced leak point pressures，CLPP）。

（3）VLPP 是一种动态的激发试验，通过 Valsalva 动作增加腹压，模拟压力性尿失禁（SUI）发生的条件并诱发 SUI。

（4）CLPP 指受检者在不断咳嗽而增加腹压的过程中，出现尿液漏出时的膀胱腔内压。CLPP 一般以两种形式出现：①作为 Valsalva 动作的补充。在进行 VLPP 测定中，有时单靠 Valsalva 动作并不能获得漏尿，此时可以通过多次咳嗽来进行补充以期产生漏尿；②单独作为 ALPP 的一种形式。

（5）VLPP 操作方法：采用仰卧位安放腹压测压管及 F6 膀胱测压管，排空膀胱。妥善固定测压管后，患者改为坐位或站位，两腿稍分开以便观察尿液漏出情况。按前述方法进行体外置零。分别连接液体灌注系统、膀胱压力传感器和腹腔压力传感器。

采取中速膀胱内灌注（$50\sim70\ ml/min$），在膀胱容量达到 200 ml 或达到 1/2 膀胱功能容量时停止膀胱灌注。嘱患者做 Valsalva 动作，直到可见尿道口有尿液漏出。记录尿液开始漏出时刻的膀胱内压力即为 VLPP。若膀胱内压大于 $130\ cmH_2O$ 尚未见尿液漏出，可嘱受检者做咳嗽动作。

（6）CLPP 的操作方法：膀胱充盈至 300 ml 时，嘱患者以逐渐增高的力量咳嗽直至漏尿被检出。其间共进行 3 组咳嗽，每组咳嗽间隔 $15\sim20\ s$，以 3 组咳嗽中出现漏尿的膀胱内压最低值以及 3 组咳嗽中未出现漏尿的腹压最高值的平均值为 CLPP 值。

3. 观察指标

在正常情况下，由于尿道固有括约肌控尿功能正常，即使腹压增加也不会发生漏尿。VLPP 是一个连续参数，一般认为其参考值范围为：①VLPP$<60\ cmH_2O$ 提示尿道固有括约肌关闭功能受损；②VLPP$>90\ cmH_2O$ 可以排除尿道固有括约肌关闭功能受损，即可以除外Ⅲ型压力性尿失禁，提示压力性尿失禁与尿道过度下移有关；③VLPP 介于

$60\sim90\,cmH_2O$ 之间提示尿道括约肌关闭功能受损和尿道过度下移同时存在；④若膀胱压大于 $150\,cmH_2O$ 仍未见尿液漏出，提示尿失禁有其他因素存在。

4. 注意事项

（1）只有在无低顺应性膀胱及不稳定膀胱时的 ALPP 值才与尿道括约肌关闭功能直接相关。因此，在进行 ALPP 检查前需先排除上述可能性。

（2）严重的膀胱尿道脱垂、膀胱憩室、膀胱输尿管反流等可以缓冲膀胱压力，降低了检查结果的可靠性。

（3）患者体位对检查结果有显著影响，推荐采取站立位，可选坐位、半卧位，可采取病史中产生漏尿症状的体位，如坐位。需要在检查结果中标注检查体位。

（4）建议通过肉眼观测漏尿的出现，亦可以通过尿动力学仪自动检测漏尿事件。在以造影剂灌注膀胱时，漏尿点可以在同步影像记录中确定，结果最为准确。

（5）ALPP 随膀胱充盈的增加而进行性下降，因此确定检测时的膀胱容量十分重要。推荐进行 ALPP 测定的膀胱充盈容量应该为 $200\sim300\,ml$，或者是达到由排尿日记获得的功能膀胱容量的一半。当采用 200 ml 的充盈体积，Valsalva 动作不能诱发漏尿时，可将充盈体积增加到 300 ml 再重复检测。

（6）增加腹压的速度也影响 ALPP 的测定，一般同一患者 CLPP 值高于 VLPP 值，原因可能为盆底的反射性收缩所致。因而虽然 CLPP 能达到更高的腹压值，但 ALPP 的检测中，还是首选 VLPP。当 VLPP 不能诱发受检者漏尿时，再采取 CLPP 作为补充。

（三）逼尿肌漏尿点压力

1. 检查目的及适应证

逼尿肌漏尿点压力（detrusor leak point pressures，DLPP）是在无逼尿肌自主收缩及腹压增高的前提下，膀胱充盈过程中出现漏尿时的逼尿肌压力。在膀胱充盈过程中，因膀胱顺应性下降，膀胱腔内压力随着充盈量的增加超过尿道阻力时产生漏尿，此时记录的逼尿肌压力即为 DLPP。主要用于评估因膀胱顺应性下降导致上尿路损害的风险。

2. 材料、技术参数设置及操作要点

（1）材料及技术参数设置：同压力-流率测定。

（2）操作方法：采用仰卧位安放腹腔测压管及 F6 膀胱测压管，排空膀胱。妥善固定测压管后，受检者两腿稍分开以便观察尿液漏出情况。按前述方法进行体外置零。分别连接液体灌注系统、膀胱压力传感器和腹腔压力传感器。采取低速膀胱内灌注（$10\sim20\,ml/min$），检查过程中患者保持安静，避免一切用力的动作，避免一切抑制排尿的努力，也不要做排尿的努力。进行持续膀胱灌注，直至出现尿液外溢，标记此时的逼尿肌压力，即为 DLPP 值。

3. 观察指标

主要观察指标为 DLPP 及相对安全容量（relative safe bladder capacity）。

DLPP≥40 cmH$_2$O 为造成上尿路损害的临界压力。在无逼尿肌自主收缩及腹压改变的前提下，灌注过程中逼尿肌压达到 40 cmH$_2$O 时的膀胱容量为相对安全容量。相对安全膀胱容量越小，意味着膀胱内低压状态的时间越短，上尿路扩张发生越早，扩张程度也越严重。

4. 注意事项

（1）在检查过程中，患者腹压无增加，同时无逼尿肌自主收缩。

（2）DLPP 和相对安全膀胱容量对患者预后及治疗方案的选择非常重要，准确测定这组数据尤为必要。在进行膀胱充盈过程中，严格控制充盈速度和充盈介质的温度，一般需要采用接近于体温的液态介质，慢速灌注，如检查过程中发现膀胱相当稳定并且有良好的顺应性，可适当加快灌注速度以节省检查时间。进行影像尿动力学检查，可以更准确地发现漏尿并记录瞬时的逼尿肌压力。

（3）推荐采用 F6 的双腔测压管，对于小儿患者，应采取更细的双腔测压管。

（4）存在膀胱输尿管反流及巨大膀胱憩室的患者，常无明显的膀胱压力升高，在结果分析时应注意，可用影像尿动力学检查进行确定。并且，在影像尿动力学检查中发现有膀胱输尿管反流的患者，若输尿管反流出现在逼尿肌压达到 40 cmH$_2$O 之前，则相对安全膀胱容量并非为逼尿肌压达 40 cmH$_2$O 时的膀胱容量，而是开始出现输尿管反流时的膀胱容量。

（四）尿道压力描记

1. 检查目的及适应证

尿道压力描记可用于评价尿道控制尿液能力，分为静态尿道压力测定（rest urethral pressure profile，RUPP）、应力性尿道压力测定（stress urethral pressure profile，SUPP）。RUPP 主要用于反映储尿期女性近端尿道和男性后尿道的尿液控制能力，可为各种近端尿道和膀胱颈梗阻的诊断及梗阻定位提供参考，如良性前列腺增生、器质性及功能性膀胱颈梗阻、逼尿肌尿道括约肌协同失调等；也可用于尿道功能的药理学神经支配、排尿生理等试验研究。SUPP 则主要用于评估女性压力性尿失禁患者应力状态下尿道的尿控能力。由于测量结果变异较大，目前仅作为参考指标用于临床分析。

2. 材料、技术参数设置及操作要点

（1）压力单位为 cmH$_2$O，长度单位为 cm。不同机型对压力轴及长度轴的刻度大小设置可能有所不同，操作者应当非常熟悉改变标准格值大小的步骤，以生成清晰的图形。压力轴的最大精度为 1 cm H$_2$O。

（2）选择 F4～F10 的测压管均可获得满意的结果，超过 F10 的测压管会减小尿道的扩展性而导致检测结果偏高。推荐使用距顶端 5 cm 处有 2 个相对侧孔的测压管。

（3）检查时测压管插入方法与常规导尿相同。插管后先排空膀胱，然后注入 50 ml 液体，待测压管有液体流出时向外缓慢牵拉，直至无液体流出，再将测压管向膀胱内插入 1 cm 即可。注意三通接头必须连接在与侧孔相通的管道上。

（4）灌注速度在 1～2 ml/min 时可获得理想的尿道压力。

（5）常用的牵引速度为 1～2 mm/s。

（6）尿道压力与检测过程中受检者的膀胱容量以及患者的体位都有关系。推荐 RUPP 检测时膀胱内液体灌注量不应超过 50 ml，SUPP 检测时膀胱内液体灌注量以 200～250 ml 为宜。患者可取平卧位或坐位，书写报告时，应注明检查时的体位。

（7）SUPP 检测时，受检者必须通过反复咳嗽或者 Valsalva 动作增加腹压以模拟应力状态下进行检测。一般每隔 2 s 增加腹压一次。

3. 观察指标

RUPP 主要观察指标为最大尿道关闭压、功能尿道长度。此外，男性还可获得前列腺长度、膀胱颈压、精阜压等参数。女性可获得控制带长度等参数。

SUPP 主要观察指标为尿道闭合压、压力传导率。

4. 注意事项

尿道压力描记结果有时有较大波动，可以重复检查数次，获取平均值。

（五）儿童尿动力学检查

1. 检查目的及适应证

小儿尿动力学检查指征包括神经性膀胱功能障碍（脊柱裂、脊膜膨出或脊髓脊膜膨出、脊髓纵裂、脊髓栓系综合征）、肛门直肠畸形、排尿异常、膀胱输尿管反流、尿失禁、下尿路梗阻、影像学检查不能明确的肾和输尿管积水。

2. 儿童尿动力学检查的特点

小儿尿动力学检查基本原则同成人，在临床实践中又有其特点。针对儿童，国际尿失禁咨询委员会提出三项推荐意见：

（1）如考虑有创或无创性治疗不能除外出现不可逆恶化的可能时，对患有可能影响下尿路功能的神经或解剖异常患儿应进行有创性尿动力学检查。

（2）对上述患儿也应进行肠道功能的评估。

（3）针对功能异常者采用的保守治疗失败，应采用适合儿童的全面尿动力学检查。

3. 小儿尿动力学检查报告形式

小儿尿动力学检查应包括患儿一般资料、尿动力学检查结果的描述以及尿动力学诊断三部分内容。在患儿一般性资料中应包括患儿的基本信息、病史与查体、影像学检查的结果和既往相关疾病的治疗经过等情况。还需注明患儿是在清醒状态还是在镇静下完成的检查，检查时的体位以及灌注速度等。患儿尿动力学测定中的描述性定性或定量参数值应符合国际尿控学会（ICS）推荐的标准化原则，务求客观真实地描述患儿的尿动力学所见。小儿尿动力学检查报告的形式应与成人一致。

4. 注意事项

（1）小儿尿动力学检查前的准备：注意如下七点。

第一，由患儿家长记录患儿的排尿日记，一般建议记录 1～3 天的排尿日记，这类信息可提供患儿症状的客观证据，也可为尿动力学检查提供可靠的参考依据。

第二，需要告知患儿家长和年龄较大儿童尿动力学检查的过程和意义，争取得到配合和支持。

第三，肠道准备。为了准确检测腹压，检查当日须让患儿排空直肠内的大便，必要时用开塞露协助排便。

第四，检查开始前1~2 h让患儿饮水保持膀胱充盈，便于进行尿流率测定。

第五，对不配合的婴幼儿，检查前15 min给予10%水合氯醛（0.5~1 ml/kg）口服，待患儿睡熟后再置管检查。书写报告时要给予注明。但是，不能应用麻醉剂。

第六，经耻骨上穿刺置管测压的患儿，应于检查前24 h放置测压管。

第七，尿动力学检查设备如压力传感器、尿流传感器和水泵的校准同成人尿动力学检查。

（2）小儿尿动力学检查过程中的特殊要求：见下述九条。

第一，先行自由尿流率测定，再行膀胱压力-流率测定。患儿在膀胱压力-流率测定过程中可以采用灵活体位，新生儿和婴幼儿可以采用平卧或家长抱着患儿进行膀胱测压。大年龄儿童可以采用坐位或站位进行。报告书写时予以注明。

第二，膀胱测压时尽可能用较细测压管。目前，6F双腔测压导管是最细的导管。

第三，严格遵循国际尿控学会的零点压力和参考高度的标准。内容参见其他相关章节。

第四，检查时仔细观察患儿及尿动力学参数信号，尤其是Pdet，并始终监测信号是得到高质量尿动力学结果的关键。一旦发现赝象应及时纠正产生所有赝象的原因。

第五，检查时允许患儿的父母留在检查室内有利于缓解患儿的焦虑情绪。检查室内准备一些儿童书籍和音像制品，并允许他们带来自己喜欢的录像带和食品，这些措施可以有效地分散患儿的注意力，缓解紧张情绪。

第六，直肠内留置直肠测压导管会造成患儿恐惧而使其不易配合，但只要气氛轻松，不致造成压力，大多数5岁以上的儿童都能配合尿动力学检查。

第七，肌电图测量时尽可能采用表面电极。

第八，儿童膀胱灌注时宜选用25~36℃的0.9%生理盐水，建议灌注速度采用10 ml/min慢速灌注或每分钟充盈膀胱容积的10%。膀胱容积的计算公式：30 ml＋（30 ml×年龄）。

第九，如初次检查有异常或怀疑有赝象时应重复检查。

（六）盆底神经电生理检查

1. 同心圆针电极外括约肌运动单位动作电位检查
（motor unit action potential，MUAP）

（1）检查目的及适应证：同心圆针电极可获得较准确的括约肌MUAP信息，但因其为有创检查，所以临床不常规应用。当怀疑神经或肌肉病变影响到外括约肌功能需要进行进一步证实，或需要进行法医学诊断及生物反馈治疗评估时，建议进行外括约肌MUAP测定。

（2）设备、技术参数设置及操作要点

1）可采用带有盆底肌电检测组件的高级尿动力学检查仪或专用仪进行检查。根据电位波幅时限大小，调节其灵敏度，推荐波幅为 100 μV/cm，时限扫描速度为 5 ms/cm。

2）获得正确波形图像的方法为①穿刺方法：患者排空膀胱，截石位，常规消毒铺巾，男性取会阴中线与肛门上 2～3 cm 交界处为穿刺点，垂直进针 4～6 cm，女性则取尿道口外侧 1～2 cm 处进针，呈一定角度朝中线方向推进，边进针边可听到肌电活动的爆发响声。②捕获图像：穿刺正确后，可见清晰标准的自发动作电位波形，稳定针电极获得完整波形，退针至皮下，改变方向部位再次检测，根据情况选择 10 个以上的典型波形。

（3）观察指标：标准尿道外括约肌 MUAP 波形（图 15-8）为：①波形曲线光滑完整，形状相似，并规律发放；②基线稳定；③波形起点与止点能清晰界定，分别用 T1、T2 标示。

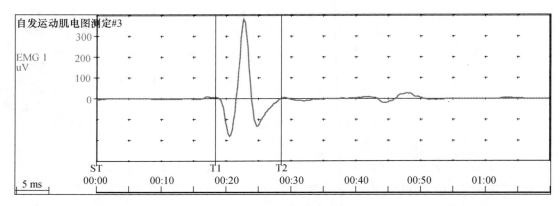

图 15-8　正常 MUAP 示意图
电位间歇性发放，基线平整，波形清晰，T1、T2 点清楚界定

外括约肌 MUAP 的时限稳定性好于波幅，其正常值范围报道不一，时限变化范围较一致。国内一组 80 例 BPH 患者尿道外括约肌 MUAP 的时限正常参考值为 3.46～11.26 ms，平均 7.36 ms；波幅变化范围在 55～607 μV 之间，平均为 237 μV。文献相关报道见表 15-1。

表 15-1　尿道外括约肌运动单位电位参数参考值

第一作者（年份）	MUAP 时限（ms）	MUAP 波幅（μV）
Chantraine A（1990）	5.6±0.19	89±7
Fanciullacci F（1987）	3.7±0.1	256±7.1
Siroky MB（1984）	＜10	＜1500
Dibenedetto M（1979）	3～5	50～300

若 MUAP 波幅降低，时限缩短，通常提示原发于肌肉的疾病；若 MUAP 波幅增高，时限延长，通常提示下运动神经元病变。若出现大量的多相电位提示有神经肌肉的病变。

（4）注意事项

1）影响因素：穿刺部位不准确，过深或过浅；患者咳嗽、不能耐受等引起电极移动；电极与导线接触不良；患者肌肉未能放松；交流电干扰、接地不良等。

2）图 15-9、图 15-10 为常见的异常波形，应当避免。

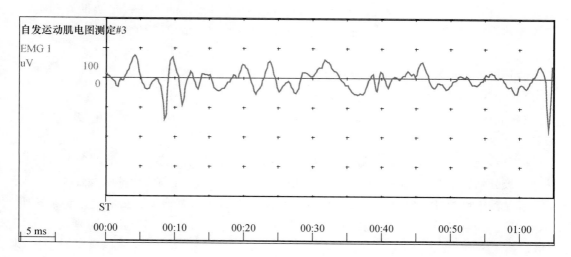

图 15-9 电极移动干扰波

表现为基线呈波状，波形无法辨别

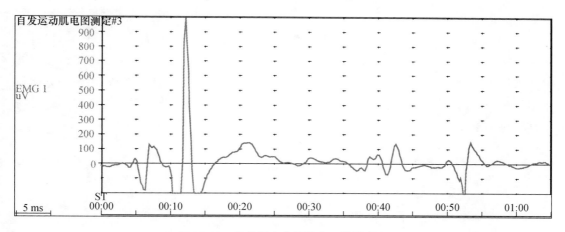

图 15-10 患者用力收缩肌肉，波形高尖

2. 骶反射检查

（1）检查目的及适应证：广义的骶反射检查是指用电生理学方法记录泌尿-生殖-肛门区域的盆底/会阴部肌肉对刺激的反应，它包括球海绵体肌反射和肛门反射，球海绵体肌反射和肛门反射的反射弧传入、传出纤维都位于阴部神经中。骶反射检查的刺激方式有电刺激、机械刺激和磁刺激，刺激位点有阴茎/蒂背神经皮肤、肛门周围、膀胱颈/后尿道。球海绵体肌反射检查是指用电极刺激阴茎/蒂背神经皮肤，神经冲动沿阴部神经传入纤维到达骶髓同侧的后角细胞，经过中枢神经整合后，神经冲动再沿阴部神经传出纤维到达球海绵体肌，它反映了骶髓阴部神经反射弧的完整性。推荐应用电刺激阴茎/蒂背

神经皮肤测量球海绵体肌反射/肛门反射（bulbocavernosus reflex，BCR）潜伏期以评估骶反射功能。

骶反射检查主要用于下列情况：①用于下运动神经元损伤患者 $S_2 \sim S_4$ 阴部神经反射弧完整性的评估；②用于合并圆锥/马尾损伤的尿失禁患者下尿路排尿反射弧完整性的评估；③用于神经源性膀胱患者下尿路排尿反射弧完整性的评估；④协助脊髓损伤后逼尿肌-括约肌协同失调的诊断；⑤用于神经源性勃起功能障碍的鉴别，但其价值存在争议。

（2）设备、技术参数设置及操作要点

1）设备：高级尿动力学检查仪或专用仪。

2）电极：阴茎/蒂背神经刺激电极、同心圆针电极或表面电极等接受电极、参考电极和接地电极。

3）检查步骤：①患者取仰卧位并放松，将刺激电极置于阴茎/阴蒂上，参考电极和接地电极分别置于两侧大腿中上 1/3 交界处皮肤表面。②将同心圆针电极/表面电极分别插入或贴敷于肛门外括约肌，男性还可应用表面电极贴在球海绵体肌皮肤上以记录该肌肉的反应。③电刺激阴茎/阴蒂背神经，刺激持续时间 0.2 ms，刺激强度为感觉阈的 4～6 倍，刺激频率 3 Hz。

（3）观察指标

1）观测球海绵体肌/肛门外括约肌在放松时的电位变化，包括潜伏期、感觉阈、反射阈和波形的变化。

2）刺激阴茎/阴蒂背神经皮肤得到的骶反射图形经常由两部分组成（图 15-11）：第一部分即通常意义上的球海绵体肌反射（BCR），电刺激阴茎/阴蒂背神经皮肤测量到的健康人群第 1 个正向波 P1 潜伏期的平均值为 31～38.5 ms，平均 33 ms；第二部分类似于通过刺激肛门周围皮肤或后尿道得到的骶反射图形。第二部分由于准确性较差，目前不推荐应用于临床诊断。

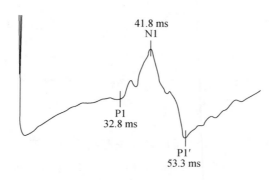

图 15-11　正常球海绵体肌反射图形

患者男性 42 岁，胸 4～胸 5 脊髓不完全性损伤，查体球海绵体肌反射存在，BCR 第 1 个正向波 P1 潜伏期 32.8 ms

3）BCR 潜伏期以波形离开基线开始计算，健康个体左右两侧 BCR 潜伏期无显著性差异，双侧 BCR 潜伏期的差值应小于 3 ms。

4）目前国内外健康人群 BCR 潜伏期尚无统一标准，一般所测 BCR 潜伏期超过均值 2.5～3 倍标准差或波形未引出为异常（见表 15-2）。

表 15-2　国内与国外健康人群 BCR 潜伏期资料比较

第一作者（年份）	例数	BCR 潜伏期（$\overline{X} \pm S$，ms）
李佩华（1999）	10	33.7±3.36
邵蓓（2002）	30	32.5±4.4
Jae HoMoon（1993）	38	32.5±3.5（左侧） 32.4±3.6（右侧）
Hb KH（1996）	32	40.6±8.9

（4）注意事项

1）鉴于神经系统经常存在单侧病变或非对称性损伤，推荐测量双侧球海绵体肌/肛门外括约肌反射以增加判断的准确性。

2）球海绵体肌反射潜伏期在正常范围并不能排除骶髓反射弧轴突存在损伤。脊髓栓系综合征和骶髓上脊髓损伤患者的 BCR 潜伏期经常缩短。

3）健康和患病人群的骶反射图形第一部分及第二部分的组成经常存在差异，健康人群只需要较低的刺激强度即可诱发出骶反射图形的第一部分，而盆底肌肉存在部分去神经病变的患者，应用常规刺激强度骶反射图形的第一部分经常不能诱发出来，但加大刺激强度后骶反射图形的第二部分经常还可以诱发出来，这种孤立的骶反射图形第二部分极易被误认为是延迟出现的骶反射图形第一部分，此时推荐应用双重刺激的方法以明确诊断，因此单次刺激未能诱发出骶反射图形不能判断为骶反射弧完全性损伤。

3. 阴部神经传导速率检查

（1）检查目的及适应证：包括运动神经传导速率（MCV）和感觉神经传导速率（SCV）测定。运动神经传导速率（MCV）系在神经干走行区域上 A、B 两点分别给以脉冲刺激，在远端记录效应肌复合运动电位波形（M 波），从脉冲刺激开始至记录到 M 波出现的潜伏时间为潜伏期。A、B 两点间距离除以 A、B 两点潜伏期的时间差为运动神经传导速率（MCV）。测量感觉神经传导速率（SCV）时刺激与记录的位置和运动神经传导速率（MCV）不同，检查时脉冲刺激神经远端部位，在神经近端部位记录。由于阴部神经位于盆腔以内，因此阴部神经运动终末潜伏期（PNTML）是评价阴部神经运动传导速率的唯一方法。目前可用的适应证包括：①合并盆底脱垂的压力性尿失禁患者，用于间接评价阴部神经功能；②用于预测骶神经调节术或Ⅲ型压力性尿失禁患者的手术效果。

（2）设备、技术指标设置及操作要点

1）高级尿动力学检查仪或专用仪。

2）阴部神经刺激及记录仪（如：Medtronic-Dantec St Mark's 电极），见图 15-12。

3）应用同心圆针电极或表面电极记录的肌电图及神经传导速率检测仪。

4）参考电极和接地电极。

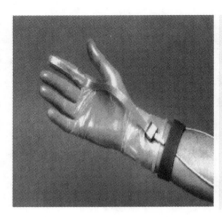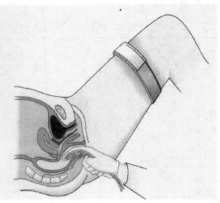

图 15-12 St Mark's 电极

St Mark's 双极刺激电极检查时固定于指端；记录肛门外括约肌收缩反应的记录电极置于指根上方 3 cm 处。将绑有双极刺激电极的示指插入直肠触及左、右坐骨棘刺激阴部神经。

5）检查步骤：分 4 步。

第一步：患者先取左侧屈膝卧位，将 St Mark's 检测电极固定于示指，吸附有生理盐水的参考电极固定在检查者手腕上。将 St Mark's 刺激电极连于肌电图仪及神经传导速度检测仪的刺激源，并将记录电极连于仪器上的记录输入孔。

第二步：检查者示指尖涂少许水溶性润滑剂插入肛门（涂在电极相反方向上，注意勿涂于电极上，润滑剂过多可致电极短路。此外，严防润滑剂进入手套内，以防干扰基础电极的记录产生误差）。

第三步：检查者示指触及左右坐骨棘（盆底上方）——该处即阴部神经穿过坐骨大切迹离开骨盆的部位。将刺激电极紧贴左侧坐骨棘，可感觉到肛门外括约肌收缩。手指下压，使两个刺激电极均接触阴部神经，沿骨盆壁缓慢移动检查手指，注意观察肛门外括约肌最大收缩反应。记录刺激开始至肛门外括约肌产生收缩反应的潜伏期。

第四步，然后做右侧阴部神经检测。有时患者需要采取右侧卧位，以观察右侧阴部神经刺激后，肛门外括约肌的最大收缩反应。

（3）观察指标（图 15-13）

1）阴部神经终末运动潜伏期（PNTML）是阴部神经接受刺激开始至肛门外括约肌开始收缩的时间。

2）PNTML 正常值为 2.0 ms±0.2 ms，左侧与右侧 PNTML 可以略差别，但只与平均值稍有不同。

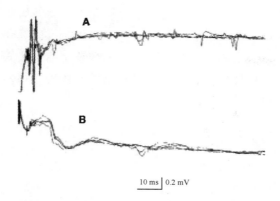

10 ms | 0.2 mV

图 15-13 阴部神经终末运动潜伏期（PNTML）

应用 St Mark's 检测电极刺激阴部神经诱发的肛门外括约肌复合肌肉运动电位或 M 波，图 A 为使用同心圆针电极记录，图 B 为使用表面电极记录

（4）注意事项

1）阴部神经纤维的传导速率和肛门外括约肌的功能都可以影响 PNTML，PNTML 延长代表阴部神经受损，PNTML 异常不代表肛门外括约肌功能异常，但 PNTML 正常并不能排除无阴部神经损伤。

2）特发性便秘患者及会阴部下降患者，常有 PNTML 延长。

3）定量研究神经损伤时，则需进行单纤维 EMG。

（七）动态尿动力学监测

常规膀胱压力测定（CMG）是了解下尿路功能的主要手段，但人工灌注速度明显影响膀胱顺应性，有时甚至诱发出现人为假象，使其诊断精确性受到很大影响。动态尿动力学检查（ambulatory urodynamic monitoring，AUM）是指受试者在日常生活中，膀胱被尿液自然充盈状态下长时间检测尿动力学参数及其变化。AUM 以生理流率自然灌注检查膀胱，患者可保持日常自由活动，由于灌注速率和途径的不同（AUM 经输尿管和输尿管膀胱交界部以生理流率灌注，CMG 是经尿道以导管灌注），一般 AUM 测量充盈期膀胱容量比 CMG 增加，而压力比 CMG 减小。AUM 在检查尿失禁和神经源性膀胱方面较 CMG 更为优越，对膀胱出口梗阻和上尿路扩张的评价也更为确切。

推荐下列情况时进一步行 AUM：①CMG 难以解释或再现的下尿路功能障碍；②神经源性下尿路功能障碍或评估神经源性下尿路功能障碍的治疗措施；③其他不宜采用 CMG 的情况。

四、尿动力学检查的质量控制

尿动力学检查的质量控制应贯穿于检查始终，包括三个基本要素：①仔细和正确选择测定项目和参数；②精确测量，进行质量控制和完整数据记录；③准确的数据分析与严谨的结果报告。

有效的质量控制涉及仪器设定、测定中信号可靠性测试及赝象更正、数据回顾性分析等多个方面。尿动力学检查质量控制取决于对数据定性和定量两方面可靠性的控制，因此，在实时尿动力学测定过程中信号典型值范围和典型信号模式成为定量和定性质量控制的有效工具。除了实时测定过程中的质量控制外，数据回顾性分析过程中的质量控制也十分重要。

（一）尿流率检查质量控制

首先，在尿流率检查前，应记录受检者姓名、年龄、性别、平时尿量等情况，因为尿量对尿流率测定的影响很重要。

其次，在测定过程中尽量减少或消除各种生理或非生理赝象。尤其是以下两种常见的由受检者在测定过程中人为造成的赝象：

（1）受检者在测定时习惯性地来回摆动尿流方向所产生的赝象，应嘱受检者使尿流固定冲击集尿漏斗壁的某一位置，尽可能将所有尿液都排到集尿器内。

（2）受检者在测定时习惯性地捏挤阴茎所产生的赝象。这类赝象一经发现应立即予以纠正，并重新进行测定。

在尿流率测定中还有许多赝象及其产生的方式尚未被认识，因此测试者不应盲目接受计算机的报告，应该对结果进行人工分析，辨别并更正赝象。

再有，测定前鼓励、安慰受检者，消除其紧张情绪与陌生感，测定过程中应避免出现异常的腹肌紧张、恐惧等影响测定结果的情况。测定前尽可能避免尿道器械检查及膀胱镜检查、导尿术等操作，以免影响测定结果的准确性。

最后，建议重复进行两次测定。

（二）压力-流率检查质量控制

1. 检测开始前的质量控制

（1）严格执行 ICS 制定的零点压力标准和参考平面：零点压力是指周围环境大气压力，参考平面为耻骨联合上缘水平面。Pves 和 Pabd 只有在同一参考水平上调零后，压力结果在不同患者和不同中心之间才具有可比性，其差值 Pdet 才有意义。

（2）当遵守 ICS 调零标准时，检测开始前 Pves、Pabd 的初始静息压应在典型值范围以内。平卧位：$5\sim20\ cmH_2O$，坐位：$15\sim40\ cmH_2O$，站立位：$30\sim50\ cmH_2O$。通常 Pves、Pabd 两个记录的压力几乎完全一样，因此 Pdet 初始静息压为 $0\ cmH_2O$ 或接近 $0\ cmH_2O$。除直肠活动导致的以外，所有负压力值都应立即纠正。

（3）建议采用液体介质充盈系统测定 Pves 和 Pabd：导管尖端传感器由于不能确定导管在膀胱和直肠内的水平位置，目前不予推荐。

（4）建议使用标准的经尿道双腔导管：小儿或严重缩窄性梗阻患者推荐行耻骨上膀胱测压。6F 双腔导管是目前使用中最细的。在外压性梗阻中，F6 的双腔导管对压力和流率的测定无明显影响。

（5）常见问题及校正措施：见表 15-3。

表 15-3　压力-流率检查的常见问题及校正措施

常见问题	可能的原因	校正措施
初始静态 Pdet 为负值	Pabd 太高	如 Pves 位于典型值范围以内，两条压力曲线皆为活信号，打开 Pabd 连接管阀门，从气囊内抽出 1～2 滴水。如仍然无效可以轻轻调整直肠气囊的位置或将气囊中的液体放出少许
	Pves 过低	膀胱导管内有气泡，或导管未放入膀胱，或导管堵塞、扭转、打结。可用少量液体缓慢冲刷 Pves 管线
Pdet 初始静息压过高	Pabd 过低	导管内有气泡，或导管堵塞、扭转、打结。可用 1～2 ml 水缓慢冲刷直肠气囊
	Pves 过高	置管位置不对、导管扭转打结、导管侧孔紧贴膀胱壁，可用少量液体缓慢冲刷 Pves 管线

2. 实时测定过程中的质量控制

（1）腹压、膀胱压信号：该两种信号可随着呼吸和患者说话而有小的波动，两者变化相似，但逼尿肌压不应有剧烈变化。

（2）嘱患者按要求咳嗽以测试信号：每分钟或每灌注 50 ml 让患者咳嗽 1 次，观察膀胱压和腹压的变化是否一致。排尿前和排尿后也要立即咳嗽来测试信号。

（3）典型的压力信号模式分为 4 种类型：Ⅰ型为细微结构（静噪），表明信号为具有细微变化幅度的"活"信号；Ⅱ型为细小动态变化（由呼吸、说话及移动所致）；Ⅲ型为规律咳嗽产生的应答变化；Ⅳ型为典型的巨观改变（由腹肌收缩、逼尿肌不稳定、直肠收缩和逼尿肌收缩所致）。

如果出现信号质量恶化或观察到非典型信号模式，则应停止膀胱测压以寻找这些问题的原因，错误被及时更正后测定可继续进行。

（4）规律地间歇咳嗽，尤其在排尿前后，记录压力信号的动态应答。连续观察患者并检测和记录信号变化和患者感觉/活动之间的关系，平滑肌收缩导致压力的变化表现为平滑的曲线，即没有急剧的压力变化。如果曲线的上升、下降非常剧烈或长时间斜率恒定，这时就要考虑是否有导管移动等非生理因素的存在。

（5）Pves、Pabd 突然下降或上升，通常原因是导管移动、堵塞，或连接方面出了问题。当患者改变体位时，静息值发生突然变化，且两个压力信号变化一样。

（6）如果 Pves 出现缓慢上升，而 Pabd 不变，是典型低顺应性膀胱的表现，这时要检查是否有其他原因存在。一个原因是测压导管的开口慢慢移入膀胱颈的部位。让患者咳嗽，如果没有其他明显的赝象，可以考虑原因为低顺应性。此时如果充盈速率超过生理限制 10 ml/min，推荐暂停膀胱灌注，如果压力值随之下降，可以考虑低顺应膀胱至少部分与快速充盈有关。

3. 数据回顾性分析过程中的质量控制

（1）最常见的错误是体内调零，而不是在大气压下进行调零，导致错误的 Pves 和 Pabd。

（2）规律的间歇咳嗽，尤其在排尿前后，记录压力信号的动态应答是非常重要的。咳嗽会产生双相的尖峰，这种赝象容易纠正。

（3）直肠收缩是一种典型的生理性赝象，容易被识别。

（4）许多赝象，如信号没有反应、压力为负值或压力急剧变化经常不能被纠正，此时应重复进行研究。

（5）当第1次检查提示有异常但不能确定其原因，或存在技术问题无法正确分析数据时，应该重复进行尿动力学检查。

（6）如果检查没有得出结论，未能明确回答尿动力学问题，应该重复尿动力学检查。

（7）特别注意：要在检查结束后患者离开检查室前立刻记录和分析结果；如果需要，还可以进行第2次检查。

五、尿动力学检查的并发症预防及处理

尿动力学检查最常见的并发症为泌尿系统感染，比较少见的有尿道出血、尿道损伤和急性尿潴留等。

1. 泌尿系统感染

尿动力学检查后并发尿路感染的发生率为 $1.5\% \sim 30\%$ ，不同的检查人群，尿动力学检查并发的尿路感染发生率和相关因素亦不尽相同[4]。

（1）病因：大致分为以下三类。

1）原发尿路感染的存在：有些患者接受尿动力学检查的原因可能为隐性的尿路感染导致的 LUTS；或者其他原发性疾病伴有难以控制的感染，检查过程中，由于插管、组织的损伤等因素导致感染加重。

2）原发性疾病：某些原发性疾病，如糖尿病、神经源性膀胱导致的慢性尿潴留，插管操作及残余尿造成尿路感染。

3）操作的不规范：如不正确的无菌操作、完成一个检查程序后没有及时更换污染部件等。

（2）病原菌：尿动力学检查后并发的尿路感染菌株多为常见的下尿路感染菌株，如假丝酵母、变形杆菌、肠球菌、大肠杆菌、假单胞菌、凝固酶阴性葡萄球菌、肺炎克雷伯菌和铜绿假单胞菌等。

（3）尿路感染的预防及处理：首先，无症状性菌尿患者接受尿动力学检查之前，不需进行尿细菌学培养和预防性使用抗生素。其次，尿动力学检查后需要预防性服用抗生素治疗，特别是对一些高风险的人群，如检查前保留导尿患者、老年患者、有明显梗阻症状及残余尿者，以及其他系统疾病患者，如接受心脏瓣膜修补术者和有感染性心内膜炎史的患者，检查完成后需要预防性服用抗生素治疗。再有，检查过程中将创伤降到最低程度，严格无菌操作和及时更换可能污染的检查仪器部件，对减少尿动力学检查后感染尤为重要。

2. 其他

尿动力学检查的其他并发症，如发热、尿道损伤、肉眼血尿和急性尿潴留相对比较少见，多发生在经尿道插测压管的操作过程中，与患者的原发病变和不当的插管操作有关，如 BPH 患者在置管过程中易发生尿道损伤导致尿道滴血或肉眼血尿，严重梗阻的患

者在损伤后可能发生急性尿潴留。对这类并发症，多能及时发现，进行相应的对症处理即可。

（张维宇　许克新）

参考文献

［1］ Lenherr SM，Clemens JQ. Urodynamics：with a focus on appropriate indications. Urol Clin North Am，2013，40（4）：545-557.

［2］ Timbrook Brown E，Krlin RM，Winters C. Urodynamics：examining the current role of UDS testing. What is the role of urodynamic testing in light of recent AUA urodynamics and overactive bladder guidelines and the VALUE study? Curr Urol Rep，2013，14：403-408.

［3］ Kalejaiye O，Vij M，Drake MJ. Classification of stress urinary incontinence. World J Urol，2015，33（9）：1215-1220.

［4］ Tsai SW，Kung FT，Chuang FC，et al. Evaluation of the relationship between urodynamic examination and urinary tract infection based on urinalysis results. Taiwan J Obstet Gynecol，2013，52（4）：493-497.

第十六章

夜尿症

一、定义

2002 年，国际尿控学会（International Continence Society，ICS）将夜尿症定义为：患者夜间醒来排尿 1 次或者 1 次以上[1]。需要注意夜间排尿与夜尿症有着细微的差别，必须是以排尿为目的的夜间起床才被称为夜尿症，而因其他原因醒来并附带的排尿就不属于夜尿症。根据定义，夜间 1 次起床排尿即可称为夜尿症，但是临床发现只有 1 次夜尿对患者生活质量影响较小，2 次以上的夜尿更具备治疗的意义。另外，夜尿症需与遗尿鉴别，遗尿症是指在睡眠状态下排尿，是另一种病理现象。

二、患病率

采用 ICS 的定义，国外流行病学报道青年男性（20～40 岁）夜尿症的患病率为 11％～35.2％，成年女性患病率为 20.4％～43.9％，男性女性发病率无统计学差异。老年人及患有下尿路疾病（如良性前列腺增生）的男性患者的患病率更高[2-3]。夜尿症的患病率随着年龄的增加而增高，芬兰一项研究表明年龄在 18～79 岁人群中，以 ICS 定义为标准，男性和女性夜尿症患病率分别为 37％和 43％[4]。中国成人 1 次以上的夜尿症患病率为55％，2 次以上的夜尿症患病率达 22.8％（40 岁以上人群）（根据中国 5 个城市调查结果，数据待发表）。

三、夜尿症对患者的影响

由于夜尿症是非致死性疾病，传统上医生和患者对夜尿症重视不足。事实上夜尿症对于患者日常生活的影响是多方面的，首先夜尿症影响患者的睡眠质量。Hernández[5]等研究发现，有夜尿症组老年患者睡眠障碍评分平均值比无夜尿症对照组高 18 分。睡眠障碍可能导致疲劳、注意力下降、记忆力减退等问题，53.4％的夜尿症患者承认夜尿症导致的睡眠障碍干扰了他们正常的工作和社交。其次，老年患者频繁夜间起床，跌倒概率上升，容易发生髋关节骨折等意外。Haruo[6]通过对 784 名志愿者长达 5 年的研究发现，夜尿症患者相对于非夜尿症患者骨折发生率和死亡率更高。

四、病因

夜尿症是多因素疾病，但男女患者夜尿症病因大致相同，常见的病因包括行为、心理和（或）社会因素；全天多尿或者多尿/烦渴综合征等代谢疾病（糖尿病、烦渴综合征、高钙血症、尿崩症）；夜间多尿（低蛋白血症、日间液体摄入过多、充血性心力衰竭、肾脏病、神经系统疾病）；膀胱储尿或者排空问题（感染、膀胱过度活动）；睡眠疾病（睡眠障碍、睡眠呼吸暂停、镇静剂过度使用）。根据成因及临床表现差异，夜尿症可分为四大类：①多尿症，②夜间多尿，③夜间膀胱容量下降，④混合型。

尽管夜尿症的病因复杂，但夜间多尿是大部分老年患者夜尿症的最为常见病因，即使在 LUTS-BPH 患者中，夜间多尿的发病率也高达 95%[2]，所以夜间多尿是夜尿症重要的独立病因。目前认为夜间多尿主要与夜间抗利尿激素分泌不足及老年患者肾浓缩功能下降有关，所以肾是夜尿症中关键因素。在老年患者中，睡眠障碍是另一个重要的致病因素，临床上常难以鉴别患者是清醒后排尿，还是因为排尿而觉醒。对于长期卧床、泌尿系统结核、间质性膀胱炎、盆腔放疗史患者，排尿次数增加可能是由于膀胱容量降低所致。老年夜尿症患者，往往伴发其他合并症，有时候病因非常复杂[7]。

五、评估

排尿日记是夜尿症最重要的诊断手段，根据排尿日记，得到以下数据：

夜间尿量（NUV）：每夜排尿的总量，包含晨起第一次的排尿量。

夜间排尿次数：睡后到醒来的排尿次数，晨起第一次排尿为日间排尿，不计入夜尿次数。

夜间多尿指数（NPi）：夜尿总量除以 24 h 总尿量，如果超过 20%（<40 岁）或超过 33%（>40 岁），诊断为夜间多尿。

夜间膀胱容量指数（NBCi）：实际的夜尿次数（ANV）－预测的夜尿次数（PNV）。NBCi 大于零，代表夜间膀胱容量下降。PNV＝Ni－1；Ni（夜尿指数）＝夜间总尿量（NUV）/最大膀胱容量（MVV）。

多尿：24 h 总尿量超过 2800 ml（70 kg 体重个体，40 ml/kg）。

排尿日记需记录 24～72 h，需记录液体摄入量和种类，排尿时间及排尿量，排尿时伴发症状。还需要记录患者睡眠时间、觉醒时间，并且根据睡眠状况，采取客观指标评估患者的睡眠质量，必要时可加做睡眠脑电图。详细了解患者病史，包括：排尿伴发症状，泌尿系统感染史，全身疾病史，睡眠障碍等。进行体格及辅助检查，需排除泌尿系统的感染、糖尿病等。结合排尿日记评估结果寻找病因，从而采取针对性治疗。

如果患者全天排尿量超过 40 ml/kg，符合多尿标准，应当进一步检查。患者可能有容积性多尿（例如糖尿病）或者尿崩症。要通过监测血糖、体重、24 h 尿渗透压来加以区别。只有夜尿症而无多尿的患者最有可能存在每次排尿量降低或者睡眠问题。夜间多尿（睡眠时间尿量增多）要根据睡眠后到清醒后第一次排尿时间的总尿量占全天总尿量的百分比来诊断。每个患者比例可能有所不同，然而该数值随着年龄增长而增加，正常值 40 岁以前为小于 20%，40 岁以后为小于 33%。夜间多尿的病因包括糖尿病、充血性心力衰竭、自主性神经功能紊乱、睡眠呼吸暂停综合征、肾功能不全、生理节律缺陷或者抗利尿激素分泌节律异常等[8]。

根据排尿日记可以判断患者的功能膀胱容量，可以判断夜尿症与膀胱容量的关系。膀胱容量缩小可见于间质性膀胱炎、膀胱挛缩、OAB 等。其中 OAB 是良性前列腺增生（BPH）患者夜尿的重要原因。有其他原因而夜间时常起夜的患者，也需要排尿，但每次排出尿量少。进一步的睡眠实验室检查，对于明确夜尿症病因有一定的帮助。

六、治疗

找到潜在病因是治疗夜尿症的关键。改变生活方式和行为方式一直是夜尿的一线治疗方法，主要包括以下几个方面：①限制饮水（每日饮水量小于体重 2%），夜晚要避免饮酒和喝咖啡；②缩短睡眠时间提高睡眠质量；③注意夜间保暖，增加皮肤血供，减少尿液产生；④适度运动，减少双下肢水潴留。调整生活方式，通过减少夜间尿量缓解夜尿症，53.1% 患者症状改善，对于多尿患者治疗效果最好[9]。此外，睡前穿长筒袜、下午抬高下肢及使用利尿药可减少水潴留。保证优质睡眠，去除夜间可能唤醒患者的因素也能很好地缓解夜尿症，但这些措施单独作用效果有限，一般还需要药物配合治疗。如今，治疗夜尿症的药物分为三类：①睡前减少服用水钠潴留类药物，如呋塞米等利尿药；②夜间减少尿液产生类药物，主要有醋酸去氨加压素；③针对病因治疗药物，抗毒蕈碱剂、α 受体阻滞药针对 OAB、BPH 患者治疗效果较好[10]。治疗方法要根据夜尿症的具体类型及病因进行选择，每种药物都有不同的机制及一定的副作用，需要根据患者具体情况慎重选择药物。对于年老体弱的患者，尤其要重视药物的副作用。

（一）去氨加压素

作为人抗利尿激素的合成类似物，醋酸去氨加压素自 1974 年上市以来就开始在治疗尿崩症和夜尿症中被广泛应用。大量的临床研究已证明醋酸去氨加压素在治疗夜尿症中疗效显著[11]。抗利尿激素能调节人体内液体总量和渗透平衡。血浆渗透压的升高会刺激垂体分泌精氨酸抗利尿激素，从而促进肾重吸收水分，减少尿量。去氨加压素可以模拟精氨酸抗利尿激素的与肾远端集合小管上 V_2 受体结合，浓缩尿液，降低总尿量作用[12]，而去氨加压素比生理性精氨酸加压素作用更强。针对不同年龄、不同性别患者的长期和短期研究已经证实去氨加压素在治疗夜尿症中的功效[12-13]。研究发现与安慰剂对比，去氨加压素能显著减少夜间尿量，减少夜尿次数，提高患者生活质量。但值得注意的是，该药也存在腹痛、头痛、失眠和低钠血症等多种副作用。其中低钠血症是药物相关的唯一严重并发症，低钠血症的风险随着年龄的增加而增大[14]，多数发生在 65 岁以上老年人。存在低钠血症的 65 岁以上的高龄患者，应避免使用去氨加压素[15]。目前，去氨加压素可以通过鼻吸入及口服方式给药。口服去氨加压素应由低剂量开始服用，逐渐加到能耐受的最小有效剂量为止，最适剂量个体差异很大，女性对药物敏感度更高。服药后的第 3、7、30 天都要检测血钠，根据血钠值调整剂量。每次增加剂量后，都要重新开始检测血钠。Jean[15]等研究发现，口服去氨加压素治疗后的 127 例患者中 9 例会出现低钠血症，其中 8 例年龄大于 65 岁。

（二）抗毒蕈碱剂

抗毒蕈碱剂是一类被广泛应用于 OAB 的药物，包括酒石酸托特罗定、琥珀索利那新等。乙酰胆碱通过与毒蕈碱受体结合介导膀胱收缩和排尿，抗毒蕈碱剂可直接通过与毒蕈碱受体结合抑制逼尿肌收缩从而缓解尿频。也有报道表明，抗毒蕈碱剂还可能通过抑制传入神经发挥作用，从而缓解尿急症[16-17]。毒蕈碱受体在人体内分布广泛，全身用药可能引起便秘、口干、头痛和头晕等副作用，发生率 $<10\%$[18]。在临床应用中发现抗毒蕈碱剂可以通过抑制膀胱不稳定收缩，降低膀胱敏感性，增加功能膀胱容量，适用于夜间膀胱容量缩小的患者。目前关于抗毒蕈碱在治疗夜尿症中疗效的证据还较少，Chapple 等报道索利那新和托特罗定在治疗膀胱过度活动症的临床试验中，分别减少了夜尿 0.71 次、0.63 次[19]，但是本次试验缺乏安慰剂对照组。另一项曲司氯铵和安慰剂对照的研究验证了：与安慰剂组对比，曲司氯铵能显著减少膀胱过度活动症患者的夜尿次数（$P<0.05$）[20]。达非那新在治疗夜尿症方面的药效尚不确定，在一项安慰剂对照试验中，观察到夜尿次数有所下降[21]，而另一项研究却显示达非那新并没有减少夜尿次数[22]。研究证明，奥昔布宁治疗夜尿症的疗效有限，奥昔布宁的效用优于安慰剂，但不如行为变化疗效显著[23]。目前唯一以夜尿症为研究对象的随机对照试验（RCT）中，OAB 患者使用托特罗定及安慰剂 12 周后，夜间排尿次数分别相对下降了 23% 和 19%（$P=0.145$）[24]。综上所述，目前尚没有确切证据证明抗毒蕈碱剂能减少 OAB 患者的夜尿次数。

（三）α 受体阻滞药

α 受体阻滞药主要应用于治疗良性前列腺增生，同时也能通过降低膀胱出口的阻力来抑制尿路感觉神经的兴奋性。抑制膀胱尿道的反射通路可以降低膀胱的敏感性并改善储尿症状。同时，尿道阻力下降有助于减少残余尿量，提升功能膀胱容量，从而降低排尿次数。国内一项多中心前瞻性随机试验证明，多沙唑嗪 4 mg 与坦索罗辛 0.2 mg 均能够缓解男性下尿路症状患者的夜尿症[25]。

夜尿症是一类年龄相关性疾病，随着现代社会的发展，以及老龄化社会的到来，夜尿症逐渐引起医务人员及患者的重视。夜尿症不是一种疾病，而是多因素导致的一大类疾病。夜间多尿是夜尿症的重要病因；排尿日记是夜尿症最重要的诊断及分类手段；筛选病因是夜尿症治疗的关键。调整生活方式能使多数夜尿症患者受益。全身疾病导致夜间多尿应优先治疗全身疾病，非泌尿系统疾病更应优先治疗。手术和介入手术不能使患者受益，去氨加压素是治疗夜间多尿导致的夜尿症的首选药物。

（许克新）

参考文献

[1] Van Kerrebroeck P, Abrams P, Chaikin D, et al. The standardization of terminology in nocturia: report from the standardization subcommittee of the International Continence Society. Neurourol Urodyn, 2002, 21 (2): 179-183.

[2] Bosch JL, Weiss JP. The Prevalence and Causes of Nocturia. J Urol, 2013, 189: S86-S92.

[3] Abrams P. Nocturia: the major problem in patients with lower urinary tract symptoms suggestive of benign prostatic obstruction (LUTS /BPO). Eur Urol, 2005, 3 (Supp l): 8-16.

[4] Tikkinen KAO, Tammela TLJ, Huhtala H, et al. Is nocturia equally common among men and women? A population based study in Finland. J Urol, 2006, 175 (2): 596-600.

[5] Hernández C, Estivill E, Cantalapiedra A, et al. Impact of nocturia on sleep quality in patients with lower urinary tract symptoms suggesting benign prostatic hyperplasia (LUTS/BPH). The NocSu Study. Urol, 2010, 34 (5): 450-459.

[6] Nakagawa H, Niu K, Hozawa A, et al. Impact of Nocturia on Bone Fracture and Mortality in Older Individuals: A Japanese Longitudinal Cohort Study. J Urol, 2010, 184 (4): 1413-1418.

[7] Bing MH, Moller LA, Jennum P, et al. Pathophysiological aspects of nocturia in a danish population of men and women age 60 to 80 years. J Urol, 2007, 178 (2): 552-557.

[8] Prince D, Prince D, Pedler K, et al. Nocturia, a guide to assessment and management. Aust Fam Physician, 2012, 41 (6): 399-402.

[9] Soda T, Masui K, Okuno H, et al. Efficacy of Nondrug Lifestyle Measures for the Treatment of Nocturia. J Urol, 2010, 184 (3): 1000-1004.

[10] Van Kerrebroeck P. Nocturia: current status and future perspectives. Curr Opin Obstet Gynecol, 2011, 23 (5): 376-385.

[11] Naghizadeh S, Kefi A, Dogan HS, et al. Effectiveness of oral desmopressin therapy in posterior urethral valve patients with polyuria and detection of factors affecting the therapy. Eur Urol, 2005, 48: 819-825.

[12] Lose G, Lalos O, Freeman RM, et al. Efficacy of desmopressin (Minirin) in the treatment of nocturia: A double blind placebo controlled study in women. Am J Obstet Gynecol, 2003, 189 (4): 1106-1113.

[13] Lose G, Mattiasson A, Walter S, et al. Clinical experiences with desmopressin for long term treatment of nocturia. J Urol, 2004, 172 (3): 1021-1025.

[14] Rembratt A, Riis A, Norgaard JP. Desmopressin treatment in nocturia: an analysis of risk factors for hyponatremia. Neurourol Urodyn, 2006, 25 (2): 105-109.

[15] Van KP, Rezapour M, Cortesse A, et al. Desmopressin in the Treatment of Nocturia: A Double-Blind, Placebo-Controlled Study. Eur Urol, 2007, 52: 221-229.

[16] Andersson KE. Bladder activation: Afferent mechanisms. Urology, 2002, 59 (5): 43-50.

[17] Hegde SS. Muscarinic receptors in the bladder: From basic research to therapeutics. Br J Pharmacol, 2006, 147 (s2): 80-87.

[18] Cornu JN, Abrams P, Chapple CR, et al. A Contemporary Assessment of Nocturia: Definition, Epidemiology, Pathophysiology, and Management—a Systematic Review and Meta-analysis. Eur

Urol，2012，62：877-890.

[19] Chapple CR，Martinez Garcia R，Selvaggi L，et al. A comparison of the efficacy and tolerability of solifenacin succinate and extended release tolterodine at treating overactive bladder syndrome：Results of the STAR trial. Eur Urol，2005，48（3）：464-470.

[20] Rudy D，Cline K，Harris R，et al. Multicenter phase III trial studying trospium chloride in patients with overactive bladder. Urology，2006，67（2）：275-280.

[21] Hill S，Khullar V，Wyndaele JJ，et al. Dose response with darifenacin，a novel once daily M3 selective receptor antagonist for the treatment of overactive bladder：Results of a fixed dose study. Int Urogynecol J Pelvic Floor Dysfunct，2006，17（3）：239-247.

[22] Haab F，Stewart L，Dwyer P. Darifenacin，an M3 selective receptor antagonist，is an effective and well tolerated once daily treatment for overactive bladder. Eur Urol，2004，45（4）：420-429.

[23] Johnson TM，Burgio KL，Redden DT，et al. Effects of behavioral and drug therapy on nocturia in older in continent women. J Am Geriatr Soc，2005，53（5）：846-850.

[24] Rackley R，Weiss JP，Rovner ES，et al. Nighttime dosing with tolterodine reduces overactive bladder-related nocturnal mic-turitions in patients with overactive bladder and nocturia. Urology，2006，67：731-736.

[25] Zhang K，Yu W，Jin J，et al. Effect of doxazosin gastrointestinal therapeutic system 4 mg vs tamsulosin 0. 2 mg on nocturia in Chinese men with lower urinary tract symptoms：a prospective，multicenter，randomized，open，parallel study. Urology，2011，78（3）：636-640.

第十七章

客观评估指标的进展——以膀胱过度活动症为例

膀胱过度活动症（overactive bladder，OAB）发病率较高，常给患者带来较大的生活困扰。目前，尚缺乏 OAB 诊断的客观检测方法。OAB 患者尿液中的神经营养因子［包括神经生长因子（NGF）与脑源性神经营养因子（BDNF）］、前列腺素、C 反应蛋白均有变化，这些指标可能成为 OAB 的生物诊断标志物，其中神经营养因子受到较多的关注。NGF/BDNF 与 OAB 的病理生理改变相关，降低体内 NGF 与 BDNF 水平将有助于缓解 OAB。期待未来可以通过阻断 NGF/BDNF 受体或降低 NGF/BDNF 来有效治疗 DO 与 OAB。前列腺素作为 OAB 的诊断指标目前仍存在争议。通过尿 C 反应蛋白水平检测来诊断 OAB 的方法敏感性不足，而血 C 反应蛋白水平可能不足以精确反映其下尿路的情况。经腹超声显示 OAB 患者膀胱壁厚度显著高于对照人群，但其临床应用与推广存在争议。NGF 与 BDNF 可能参与了 OAB 的发生，为我们重新认识 OAB 提供了一个新的方向。许多结果提示尿 NGF 与 BDNF 或许可以作为 OAB 诊断与疗效评估的客观指标。其他的客观指标如前列腺素、细胞因子、C 反应蛋白以及膀胱壁厚度、膀胱血供等超声检测结果与 OAB 的相关性还需进一步研究证实。

膀胱过度活动症是发病率较高的储尿期下尿路症状，常给患者带来较大的生活困扰及较重的经济负担。目前，OAB 的临床诊断是基于患者的症状与主诉，在进行相应的检查除外其他疾病之后的排除性诊断，而缺乏准确、实用的客观检测方法来帮助 OAB 的诊断，或评估疗效。最近的一些研究结果显示，在 OAB 患者中，尿液中的神经营养因子、前列腺素、C 反应蛋白均有变化，这些指标可能成为 OAB 的生物诊断标志物，其中神经营养因子（NGF 和 BDNF）受到较多的关注。有临床研究结果显示，尿 NGF 可作为 OAB 诊断与抗胆碱能药物疗效的潜在生物指标，但也有研究显示，BDNF 可能与 OAB 关系更为密切，可能是一种更有效的 OAB 相关生物标志物。尽管目前仍缺乏确切的证据表明 NGF 或 BDNF 可应用于临床，成为 OAB 的监测标志物，但已明确神经营养因子确实参与了 OAB 的发生。在回顾了该领域的最新研究后，将 OAB 生物标志物相关研究进展总结如下。

一、概述

依据国际尿控协会（ICS）的定义，OAB 是一种以尿急症状为特征的症候群，常伴有尿频和夜尿症状，可伴或不伴急迫性尿失禁[1]。OAB 在男性和女性的患病率相似，均随着年龄的增加而上升[2]。OAB 的核心症状：尿急症（urgency），定义为突发、强烈、很难被延迟的排尿欲望[3]。但"突发"与"强烈"均较主观，难以量化[4]，常常与急迫的尿意相混淆（急迫的尿意是一种生理性的正常膀胱感觉，伴随膀胱充盈过程而逐渐出现，可以被主观控制而延迟排尿）。因此，也给 OAB 的诊断与疗效评估带来了很大难度。逼尿肌过度活动（DO）是 OAB 的尿动力学特征，但 DO 仅能在约一半的 OAB 患者中检测到，而在一些正常人群中会存在无症状的逼尿肌不自主收缩[5]。另外，尿动力学是一项侵入性检查，这影响了其作为 OAB 临床诊断方法的适用性，而目前临床中常用的评估方法只能是患者主诉或一些症状评估量表（如 OAB-q、OABSS 等）[6-7]。

解决这一问题的方法是找到一种更加简单、经济、实用的 OAB 诊断与疗效评估的客观检测方法。尽管目前仍没有一个确切可靠的临床指标，但仍有许多研究对于诊断 OAB 很有价值，值得我们关注。

二、神经营养因子

近年来，神经营养因子在 OAB 中的作用受到了越来越多的关注。神经营养因子包括神经生长因子（NGF）与脑源性神经营养因子（BDNF），是神经细胞生殖、分化、生长与存活所必需的生长因子，其在中枢与外周神经系统中起到了广泛的作用[8]。尿液中的 NGF 与 BDNF 已被证实是由膀胱上皮与膀胱逼尿肌细胞分泌的。NGF 可高选择性地结合于受体 TrkA，BDNF 可高选择性地结合于受体 TrkB，这两种受体均是一种表达于膀胱上皮细胞与传入神经的细胞表面跨膜糖蛋白[9-10]。尿液中 NGF 与 BDNF 的升高可通过受体等通路导致膀胱逼尿肌过度活动[11]。

（一）尿神经生长因子（nerve growth factor，NGF）

对 NGF 的研究开始于 20 世纪 50 年代，Cohen 与 Montalcini 因为发现了 NGF 与其他生长因子，获得了 1986 年的诺贝尔生理学或医学奖。神经细胞或非神经细胞均可能合成 NGF[12]，在尿路中，NGF 是由膀胱上皮及平滑肌细胞产生的。它调节着交感神经元节后纤维及传入神经的生长与功能，并可能是一种激活传入神经 C 纤维，介导其病理变化的化学介质[13]。动物模型证实，膀胱过度活动时膀胱上皮及平滑肌细胞可大量释放 NGF[9]。最近的研究表明，短期或长期膀胱局部给予 NGF 可降低膀胱容量、减少膀胱收缩间隔时间，并增加膀胱反射性收缩[14-15]。另有研究证实在大鼠脊髓或膀胱中长期给予 NGF，可导致膀胱过度活动并出现排尿频率增加[11,14,16-18]。NGF 介导膀胱逼尿肌过度活动的可能机制如图 17-1 所示。

1. 尿 NGF 水平与 OAB 诊断指标

依据前述研究结果，在人体中，随着尿 NGF 水平的上升也可以致敏膀胱传入神经，加强膀胱感觉神经传入，并最终导致 DO。而 DO 被认为是 OAB 的尿动力学表现，因此 NGF 将可能作为 OAB 诊断的生物指标[19]。研究表明，在 OAB、自发性/神经源性 DO、间质性膀胱炎以及膀胱出口梗阻患者中均可检测到水平异常升高的 NGF[20-22]。在有尿急

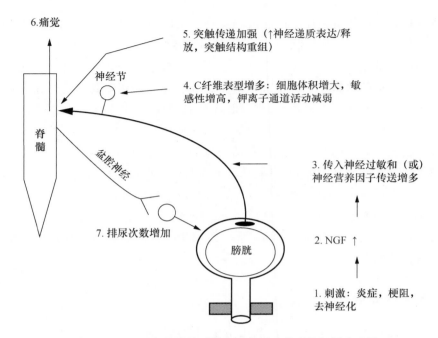

图 17-1 NGF 介导膀胱逼尿肌过度活动的可能机制示意图

在炎症、梗阻、去神经化等刺激因素作用下，NGF 生成增多，并致敏传入神经，加强突触传导并导致排尿次数的增加。NGF，神经生长因子

症或 DO 患者的膀胱组织与尿液中，均可检测到 NGF 水平的升高。但因膀胱的上皮组织、上皮下组织及平滑肌组织很难被量化，不利于在这些组织中观察不同患者 NGF 水平的变化[23]。而尿液很容易量化，相比膀胱组织，尿液检测是一种更简便、安全且准确的定量 NGF 的方法[24]。与对照组相比，OAB 患者的尿 NGF 水平显著升高约 12 倍[25]。另有研究证实，OAB 患者尿液中的 NGF 水平升高，尤其是在有急迫性尿失禁症状的 OAB（湿性 OAB）患者[26]。而且 OAB 患者尿 NGF 水平可能还与患者尿急症状的严重程度相关：研究证实尿急症状评分（USS）为 3 分或 4 分的患者，其尿 NGF 水平显著高于 USS 评分为 3 分以下的患者[25]。在 Liu 等的研究中，干性 OAB 患者与湿性 OAB 患者的尿 NGF 水平均显著高于对照组（无下尿路症状）或仅有膀胱感觉过敏的人群；而湿性 OAB 患者的尿 NGF 水平又显著高于干性 OAB 患者（这可能是由于湿性 OAB 患者中 DO 的比例更高）[26]。在男性 BOO 患者与对照人群中进行的研究显示，BOO/OAB 与 BOO/DO 患者的尿 NGF 水平显著高于 BOO/无 OAB 人群或对照组人群，BOO/OAB 患者与 BOO/DO 患者的尿 NGF/Cr 水平无显著差异[27]。在女性患者中，混合性尿失禁（MUI）患者、急迫性尿失禁（UUI）患者以及 DO 患者的尿 NGF 水平均显著高于压力性尿失禁（SUI）患者或对照人群。尿 NGF/肌酐（Cr）比值大于 0.05 的比例在 SUI 患者中为 9%，在 DO 患者中为 77%，在 SUI 合并 DO 的患者中为 81%，在抗压力性尿失禁术后新发 DO 的患者中为 80%[28]。Chen 的研究显示，以尿 NGF/肌酐比值大于 0.05 作为诊断 OAB 的标准时，敏感度与准确度分别为 67.9% 与 93.8%[29]。不过，也有另外

研究显示，OAB 患者尿 NGF/Cr 比值有升高趋势，但与健康受试者相比，差异并未达到统计学意义[30]。对于这种有差异的不同结果，可能还需要更多临床研究来证实 NGF 与 OAB 的确切关系。

2. 尿 NGF 水平与 OAB 治疗效果评估指标

抗胆碱能药物是目前最常用的治疗 OAB 的药物，它主要阻断胆碱能药物受体，并可能同时降低尿 NGF 水平。在 Liu 等的研究中，给予 OAB 患者抗胆碱能药物（托特罗定 4 mg，每日一次）治疗 12 周，在用药 4、8、12 周及停药 4 周后分别测定尿急严重程度（USS）及尿 NGF/Cr[31]。结果显示，对治疗有反应者在用药 4、8、12 周后，USS 均有显著缓解，而 NGF/Cr 在用药 12 周后才出现显著下降。停药 4 周后，35% 的患者症状复发，且 NGF/Cr 水平重新上升（与基线值相比 $P=0.28$），而在症状未复发的患者中，NGF/Cr 仍维持在低水平（与基线值相比 $P=0.043$）。提示尿 NGF 可作为抗胆碱能药物治疗 OAB 的疗效评估指标（图 17-2）。这个研究进一步显示，虽然尿 NGF 与 USS 均随着抗胆碱能药物的治疗而下降，但两者的变化之间存在时间窗，这可能是由于 USS 是患者的主观感受，NGF 是 OAB 的病理生理改变，患者症状缓解的同时，病理生理改变可能需要更长的治疗时间才能够达到。虽然在停药 1 个月后 35% 的患者出现复发，但随着病理生理状态的改变（NGF 水平下降），更长的抗胆碱能药物治疗能否带来更低的复发率或更长的无复发时间，尚有待于进一步验证。

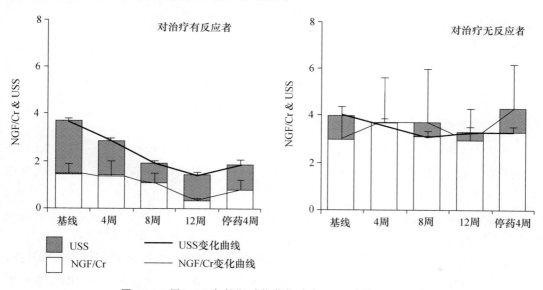

图 17-2 尿 NGF 与抗胆碱能药物治疗 OAB 疗效的相关性

（二）尿液中的脑源性神经营养因子（brain-derived nerve factor，BDNF）

BDNF 是人体内数量最多的一种神经营养因子，但不论在生理或病理状态下，目前对其研究或了解仍相当有限。现有研究表明，BDNF 主要由小、中型的肽能神经元细胞生成，也可由非神经细胞产生[32]，在感觉神经生长及发挥功能上起到了重要作用[33]。

BDNF 较多地存在于脊髓中的感觉神经末梢，除了其对神经细胞的营养与重塑作用外，也有研究表明其对伤害感受有重要介导作用[34]，而体内 BDNF 的表达水平可能受到 NGF 的调节[35]。

1. 尿 BDNF 水平与 OAB 诊断、治疗效果评估指标

对于 BDNF，现有数据基本来自于膀胱功能异常的实验室模型研究。而对于其在下尿路功能中所起到的作用，无论是在生理状态下或病理状态下，目前了解仍十分有限。有研究表明，在慢性膀胱炎症或脊髓损伤时，膀胱中 BDNF 的水平会显著上升[36]。对此，最近的动物研究可证实：隔离 BDNF 后有慢性膀胱炎症的受试小鼠膀胱功能得到改善[37]。而无论 BDNF 隔离与否，均不影响正常动物的膀胱排尿反射，提示 BDNF 对膀胱功能的影响可能仅限于病理状态下。最新的一项临床研究表明，对照组受试者尿液中的 BDNF/Cr 比值（pg/mg）均较低，而 OAB 患者尿液中的 BDNF/Cr 比值则显著上升[38]，并且与年龄或尿液取样时间无关（图 17-3）。

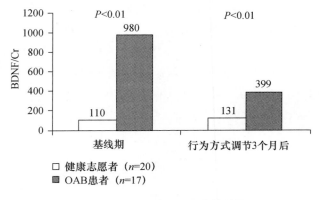

图 17-3　BDNF 与 OAB 的相关性

此研究结果提示有可能将 BDNF 水平作为 OAB 诊断的客观检查指标。并且，在 3 个月的行为方式调节后，OAB 患者的 BDNF 水平下降，但仍高于健康受试者。该研究也进行了 BDNF 作为 OAB 诊断标准的准确性评估，以受试者工作特征曲线（ROC）分析，BDNF 优于 NGF 而更适合作为 OAB 诊断指标（图 17-4）。但其作为 OAB 临床诊断标准被广泛推广前，可能还需要进一步的大规模临床研究来证实其可靠性与稳定性。

另外，临床研究证实，膀胱疼痛综合征或间质性膀胱炎患者尿液中 BDNF 水平升高，而在接受肉毒杆菌毒素膀胱三角区注射后，尿 BDNF 水平显著下降[22]，由此可见尿 BDNF 水平的下降与 LUTS 症状的改善存在正相关。

2. 神经营养因子 NGF 和 BDNF 与 OAB 治疗的靶点

前述研究与分析使我们认识到，尽管出现急迫尿意时，正常受试者尿 NGF 水平显著上升，但仍显著低于 OAB 患者的尿 NGF 水平。此结果提示正常人群在出现急迫尿意时会有尿 NGF 水平的生理性上升，而 OAB 患者会出现 NGF 的病理性异常升高[39]。P2X3 及 TRPV1 等受体可调节膀胱功能，神经营养因子可能是通过影响这些受体的表达与功能从而推动了 DO 或 OAB 的发生发展[40]。我们足以通过这些信息获得启示，即降低尿

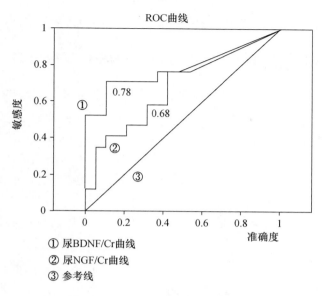

① 尿BDNF/Cr曲线
② 尿NGF/Cr曲线
③ 参考线

图 17-4 BDNF 诊断 OAB 的准确度

液中升高的 NGF 水平可能是治疗 DO 或 OAB 患者的重要方式。这一点已得到了一些研究的证实：在脊髓损伤的大鼠脊髓中给予 NGF 抗体中和 NGF 后，膀胱逼尿肌反射亢进与逼尿肌-括约肌协同失调均得到了抑制[41]。这与使用辣椒辣素脱敏 C 纤维后观察到的疗效一致。而在顽固性的自发性/神经源性 DO 患者中，肉毒杆菌毒素 A 膀胱逼尿肌注射也被证实可降低尿 NGF 水平[42]。在 Pinto 与 Hu 的研究中[37,43]，通过隔离 NGF 与BDNF 可成功抑制 DO。因此我们有理由相信：NGF 和 BDNF 与 OAB 的病理生理改变相关，降低体内 NGF 与 BDNF 水平将有助于缓解 OAB。我们也期待在未来会有新的药物出现，通过阻断 NGF/BDNF 受体或降低这些神经营养因子本身来有效治疗 DO与 OAB。

三、前列腺素

前列腺素 （PG） 可以调节下尿路功能，是由膀胱平滑肌和膀胱上皮细胞合成的。逼尿肌牵张延展、膀胱神经刺激、膀胱黏膜损伤以及炎症等因素均可促进 PG 的合成[44]。前列腺素可能参与调节逼尿肌及膀胱传入神经的活动，它通过激活膀胱传入神经 （辣椒辣素敏感神经，如 C 纤维），降低可引起逼尿肌收缩的刺激阈值，从而影响排尿反射。因此前列腺素可参与 OAB 等膀胱刺激症状的发生[44]。在动物研究中，前列腺素 E2 膀胱灌注可诱导小鼠逼尿肌收缩，而尿道局部应用则引起尿道舒张[45]。而激活前列腺素 EP3 受体可以兴奋膀胱传入神经，影响膀胱功能[46]。

在临床研究中，一方面 OAB 患者尿液中前列腺素 E2 及 F2α 水平与健康受试者相比显著升高，而且首次尿意时的膀胱容量与前列腺素 E2 呈负相关[44]。另一方面，也有临床研究并未发现前列腺素 E2 水平在 OAB 患者、间质性膀胱炎患者及健康受试者之间有显著差异[47]。前列腺素作为 OAB 的诊断指标目前仍存在争议，尚需更多的临床证据。

四、尿液中的细胞因子及尿液与血液中的 C 反应蛋白

OAB 曾被推测为是一种膀胱的炎症性疾病[48]，最近也有研究提出了 OAB 患者膀胱样本的组织学检测结果，提供了膀胱炎症的组织学证据[49-50]。但基于活组织的膀胱炎症检测方法是侵入性的，可能带来损伤甚至并发症，而且价格昂贵，故不适宜临床应用。而细胞因子水平在炎症状态下升高，可作为良好的生物指标。有研究检测了 OAB 患者尿液中的细胞因子、趋化因子及生长因子等，结果显示与健康受试者相比，这些生物标志物中部分有显著升高，巨噬细胞炎症蛋白（MIP-1β）及表皮生长因子（EGF）等标志物有 5 倍以上的上升，而单核细胞趋化蛋白 1（MCP-1）等标志物则有 10 倍以上的显著上升[48]。

C 反应蛋白（CRP）已被作为炎症与感染的标志物而得到深入研究。血浆 CRP 在炎症等状态下显著增高，被用来作为评估疾病进展与治疗效果的临床指标。有临床研究显示，与健康受试者相比，OAB 患者的血浆 CRP 显著升高，而且湿性 OAB 患者的 CRP 水平高于干性 OAB 患者[51]。而在同一研究中，尿液中的 CRP 很少能检测到，膀胱组织中的 CRP 的 mRNA 表达也呈一般水平。就现有数据来看，通过尿 CRP 水平检测来诊断 OAB 的方法敏感性不足。而另一方面需强调的是，下尿路症状患者的血 CRP 水平可能不足以精确反映其下尿路情况，因为除 OAB 外，其他全身炎症反应也可能影响到 CRP 水平，这可能影响到其是否适合作为诊断 OAB 的生物标志物[51-52]。

五、超声检测膀胱壁厚度及膀胱血流

近年来，较多的研究显示，膀胱局部血供减少可造成膀胱的缺血缺氧，可能是膀胱功能异常的主要原因。膀胱功能异常在代偿期表现为逼尿肌肥厚，并出现下尿路刺激症状，而在失代偿期则表现为逼尿肌收缩无力、膀胱收缩功能下降。有研究证实 OAB 患者膀胱壁厚度增加，而经过有效的抗胆碱能药物治疗后，厚度降低[31]，提示膀胱壁厚度可能是监测 OAB 疾病进程及疗效的有效指标。但同时也应注意到，在此研究中膀胱壁厚度在各人群中的变化很大，尽管与健康受试者相比，OAB 患者膀胱壁厚度有增加趋势，但并未达到统计学差异。在 Kuo 的研究中分别使用经腹超声与经阴道超声对 OAB 患者及对照人群进行检查[53]。有趣的是，经阴道超声检查未发现膀胱壁厚度在两组人群间的变化，而经腹超声结果显示 OAB 患者膀胱壁厚度显著高于对照人群。膀胱出口梗阻（BOO）是导致膀胱功能障碍的重要因素之一，因此膀胱壁厚度也常作为 BOO 的监测指标被提及。但从临床研究的结果来看，膀胱壁厚度与 BOO 程度的一致性并不确切[53-54]。因此，虽有膀胱壁厚度与 OAB 相关性的正向研究结果，但其临床应用与推广也一直存在争议[55]。

膀胱的血供情况可能是反映膀胱功能更直接的指标。研究显示，衰老、BOO 等多种因素均可影响膀胱功能[56]，而这些因素影响膀胱的共同通路可能就是导致膀胱血供减

少。而膀胱在长期、慢性的缺血缺氧状况下，可在黏膜/黏膜下层、逼尿肌、神经纤维、膀胱间质等组织结构中发生变化，导致黏膜层破坏、逼尿肌及神经纤维高敏、间质纤维化，最终影响膀胱功能而出现储尿期症状[57]。在 Pinggera 的研究中[58]，使用经直肠的彩色超声检测下尿路血流，结果显示与年轻对照组或年龄吻合的老年对照组相比，老年下尿路症状患者膀胱血流灌注均显著下降。提示膀胱缺血缺氧可能是伴随年龄出现的导致下尿路症状的重要因素。在另一项研究中[59]，对比了前列腺电切术（TURP）后有持续逼尿肌过度活动（DO）与无 DO 人群的经直肠超声检测结果，显示 DO 患者膀胱血流的阻力指数（RI）显著高于无 DO 人群，提示 TURP 术后持续的 DO 及储尿期症状可能与膀胱缺血缺氧状况相关。

六、总 结

OAB 的诊断与疗效评估目前仍主要依赖患者主诉、症状评分量表等主观的评估工具，缺乏准确且临床可行的客观评估指标。神经营养因子 NGF 与 BDNF 可能参与了 OAB 的发生，为我们重新认识 OAB 以及膀胱功能提供了一个新的方向。并且，有研究显示 OAB 患者尿液中的 NGF 与 BDNF 水平上升，BOO 合并 OAB 或 DO 的患者尿 NGF 水平也有升高，且在药物治疗 BOO 后伴随 NGF 水平的下降。这些结果均提示尿 NGF 与 BDNF 或许可以作为 OAB 诊断与疗效评估的客观指标。其他与 OAB 相关的客观指标还包括前列腺素、细胞因子、C 反应蛋白以及膀胱壁厚度、膀胱血供等超声检测结果，但这些生物标志物或超声结果与 OAB 的相关性还需进一步研究证实。

（胡　浩）

参考文献

[1] Abrams P，Cardozo L，Fall M，et al. The standardization of terminology of lower urinary tract function：report from the standardisation sub-committee of the international continence society. Neurourology and Urodynamics，2002，21（2）：167-178.

[2] Wang YL，Xu KX，Hu H，et al. Prevalence，risk factors，and impact on health related quality of life of overactive bladder in China. Neurourology and Urodynamics，2011，30（8），1448-1455.

[3] Chapple CR，Artibani W，Cardozo LD，et al. The role of urinary urgency and its measurement in the overactive bladder symptom syndrome：current concepts and future prospects. British Journal of Urology International，2005，95（3）：335-340.

[4] Gormley EA，Lighter DJ，Faraday M，et al. Diagnosis and treatment of overactive bladder（non-neurogenic）in adults：AUA/SUFU guideline amendment. J Urol，2015，193（5）：1572-1580.

[5] Hashim H，Abrams P. Is the bladder a reliable witness for predicting detrusor overactivity? Journal of Urology，2006 Jan，175（1）：191-195.

[6] Nixon A，Colman S，Sabounjian L，et al. A validated patient reported measure of urinary urgency severity in overactive bladder for use in clinical trials. Journal of Urology，2005，174（2）：604-607.

[7] Starkman JS，Dmochowski RR. Urgency assessment in the evaluation of overactive bladder（OAB）.

Neurourology and Urodynamics，2008，27（1）：13-21.

[8] Allen SJ，Dawbarn D. Clinical relevance of the neurotrophins and their receptors. Clinical Science，2006，110（2）：175-191.

[9] Steers WD，Tuttle JB. Mechanisms of disease：the role of nerve growth factor in the pathophysiology of bladder disorders. Nature Clinical Practice Urology，2006，3（2）：101-110.

[10] Birder LA，de Groat WC. Mechanisms of disease：involvement of the urothelium in bladder dysfunction. Nature Clinical Practice Urology，2007，4（1）：46-54.

[11] Lamb K，Gebhart GF，Bielefeldt K. Increased nerve growth factor expression triggers bladder overactivity. J Pain，2004，5：150-156.

[12] Pezet S，McMahon SB. Neurotrophins：mediators and modulators of pain. Annual Review of Neuroscience，2006，29：507-538.

[13] Vizzard MA. Changes in urinary bladder neurotrophic factor mRNA and NGF protein following urinary bladder dysfunction. Exp Neurol，2000，161：273-284.

[14] Yoshimura N，Bennett NE，Hayashi Y，et al. Bladder overactivity and hyperexcitability of bladder afferent neurons after intrathecal delivery of nerve growth factor in rats. Journal of Neuroscience，2006，26（42）：10847-10855.

[15] Zvara P，Vizzard MA. Exogenous overexpression of nerve growth factor in the urinary bladder produces bladder overactivity and altered micturition circuitry in the lumbosacral spinal cord. BMC Physiology，2007，7：9.

[16] Vizzard MA. Neurochemical plasticity and the role of neurotrophic factors in bladder reflex pathways after spinal cord injury. Prog Brain Res，2006，152：97-115.

[17] Seki S，Sasaki K，Igawa Y，et al. Detrusor overactivity induced by increased levels of nerve growth factor in bladder afferent pathways in rats. Neurourol Urodyn，2003，22：375-377.

[18] Zvara P，Vizzard MA. Exogenous overexpression of nerve growth factor in the urinary bladder produces bladder overactivity and altered micturition circuitry in the lumbosacral spinal cord. BMC Physiol，2007，7：9.

[19] Kuo HC. Recent investigations of urinary nerve growth factor as a biomarker for overactive bladder syndrome. Korean Journal of Urology，2009，50（9）：831-835.

[20] Vizzard MA. Neurochemical plasticity and the role of neurotrophic factors in bladder reflex pathways after spinal cord injury. Progress in Brain Research，2006，152：97-115.

[21] Liu HT，Liu AB，Chancellor MB，et al. Urinary nerve growth factor level is correlated with the severity of neurological impairment in patients with cerebrovascular accident. British Journal of Urology International，2009，104（8）：1158-1162.

[22] Pinto R，Lopes T，Frias B，et al. Trigonal injection of botulinum toxin A in patients with refractory bladder pain syndrome/interstitial cystitis. European Urology，2010，58（3）：360-365.

[23] Birder LA，Wolf-Johnston A，Griffiths D，et al. Role of urothelial nerve growth factor in human bladder function. Neurourol Urodyn，2007，26：405-409.

[24] Kuo HC，Liu HT，Chancellor MB. Can urinary nerve growth factor be a biomarker for overactive bladder? Rev Urol，2010，12（2-3）：e69-77.

[25] Liu HT，Chen CY，Kuo HC. Urinary nerve growth factor in women with overactive bladder syndrome. British Journal of Urology International，2011，107（5）：799-803.

[26] Liu HT，Kuo HC. Urinary nerve growth factor level could be a potential biomarker for diagnosis of overactive bladder. Journal of Urology，2008，179：2270-2274.

[27] Liu HT，Kuo HC. Urinary nerve growth factor levels are increased in patients with bladder outlet obstruction with overactive bladder symptoms and reduced after successful medical treatment. Urology，2008，72：104-108.

[28] Liu HT，Chancellor MB，Kuo HC. Urinary nerve growth factor level could be a biomarker in the differential diagnosis of mixed urinary incontinence in women. BJU Int，2008，102：1440-1444.

[29] Chen CY，Kuo HC. Novel urinary biomarkers in the diagnosis and assessment of overactive bladder. Incontinence and Pelvic Floor Dysfunction，2009，3（1）：20-23.

[30] Antunes-Lopes T，Pinto R，Carvalho-Barros S，et al. Urinary neurotrophins—potential biomarkers of overactive bladder. Journal of Urology，2011，185（4）：780-781.

[31] Liu HT，Chancellor MB，Kuo HC. Decrease of urinary nerve growth factor levels after antimuscarinic therapy in patients with overactive bladder. British Journal of Urology International，2009，103（12）：1668-1672.

[32] Obata K，Noguchi K. BDNF in sensory neurons and chronic pain. Neuroscience Research，2006，55（1）：1-10.

[33] Merighi A，Salio C，Ghirri A，et al. BDNF as a pain modulator. Progress in Neurobiology，2008，85（3）：297-317.

[34] Zhao J，Seereeram A，Nassar MA，et al. Nociceptor-derived brain-derived neurotrophic factor regulates acute and inflammatory but not neuropathic pain. Molecular and Cellular Neuroscience，2006，31（3）：539-548.

[35] Pezet S，McMahon SB. Neurotrophins：mediators and modulators of pain. Annual Review of Neuroscience，2006，29：507-538.

[36] Qiao LY，Vizzard MA. Cystitis-induced upregulation of tyrosine kinase（TrkA，TrkB）receptor expression and phosphorylation in rat micturition pathways. Journal of Comparative Neurology，2002，454（2）：200-211.

[37] Pinto R，Frias B，Allen S，et al. Sequestration of brain derived nerve factor by intravenous delivery of TrkB-Ig2 reduces bladder overactivity and noxious input in animals with chronic cystitis. Neuroscience，2012，166（3）：907-916.

[38] Antunes-Lopes T，Pinto R，Carvalho-Barros S，et al. Urinary levels of brain derived neurotrophic factor（BDNF）in women with overactive bladder（OAB）syndrome correlate with the severity of symptoms. European Urology Supplements，2011，10（2）：277-278.

[39] Liu HT，Kuo HC. Urinary nerve growth factor levels are elevated in patients with overactive bladder and do not significantly increase with bladder distention. Neurourology and Urodynamics，2009，28（1）：78-81.

[40] Cruz F，Charrua A，Frias B，et al. NGF-induced detrusor overactivity is TRPV1 dependent. European Urology Supplements，2010，9（2）：69.

[41] Seki S，Sasaki K，Igawa Y，et al. Suppression of detrusor-sphincter dyssynergia by immunoneutralization of nerve growth factor in lumbosacral spinal cord in spinal cord injured rats. J Urol，2004，171：478-482.

[42] Liu HT，Chancellor MB，Kuo HC. Urinary nerve growth factor levels are elevated in patients with

detrusor overactivity and decreased in responders to detrusor botulinum toxin-A injection. European Urology，2009，56（4）：700-707．

［43］ Hu VY，Zvara P，Dattilio A，et al．Decrease in bladder overactivity with REN1820 in rats with cyclophosphamide induced cystitis. Journal of Urology，2005，173（3）：1016-1021．

［44］ Kim JC，Park EY，Seo SI，et al．Nerve growth factor and prostaglandins in the urine of female patients with overactive bladder. Journal of Urology，2006，175（5）：1773-1776．

［45］ Yokoyama O，Miwa Y，Oyama N，et al．Antimuscarinic drug inhibits detrusor overactivity induced by topical application of prostaglandin E2 to the urethra with a decrease in urethral pressure. Journal of Urology，2007，178（5）：2208-2212．

［46］ Su X，Leon LA，Wu CW，et al．Modulation of bladder function by prostaglandin EP3 receptors in the central nervous system. American Journal of Physiology，2008，295（4）：F984-F994．

［47］ Liu HT，Tyagi P，Chancellor MB，et al．Urinary nerve growth factor but not prostaglandin E2 increases in patients with interstitial cystitis/bladder pain syndrome and detrusor overactivity. British Journal of Urology International，2010，106（11）：1681-1685．

［48］ Tyagi P，Barclay D，Zamora R，et al．Urine cytokines suggest an inflammatory response in the overactive bladder：a pilot study. International Urology and Nephrology，2010，42（3）：629-635．

［49］ Compérat E，Reitz A，Delcourt A，et al．Histologic features in the urinary bladder wall affected from neurogenic overactivity-a comparison of inflammation，oedema and fibrosis with and without injection of botulinum toxin type A. European Urology，2006，50（5）：1058-1064．

［50］ Apostolidis A，Jacques TS，Freeman A，et al．Histological changes in the urothelium and suburothelium of human overactive bladder following intradetrusor injections of botulinum neurotoxin type A for the treatment of neurogenic or idiopathic detrusor overactivity. European Urology，2008，53（6）：1245-1253．

［51］ Chuang YC，Tyagi V，Liu RT，et al．Urine and serum C-reactive protein levels as potential biomarkers of lower urinary tract symptoms. Urological Science，2010，21（3）：132-136．

［52］ Kupelian V，McVary KT，Barry MJ，et al．Association of Creactive protein（CPR）and lower urinary tract symptoms in men and women：results from boston area community health survey. Urology，2009，73（5）：950-957．

［53］ Kuo HC. Measurement of detrusor wall thickness in women with overactive bladder by transvaginal and transabdominal sonography. International Urogynecology Journal and Pelvic Floor Dysfunction，2009，20（11）：1293-1299．

［54］ Oelke M，Höfner K，Jonas U，et al．Diagnostic accuracy of noninvasive tests to evaluate bladder outlet obstruction in men：detrusor wall thickness，uroflowmetry，postvoid residual urine，and prostate volume. European Urology，2007，52（3）：827-835．

［55］ Kuo HC，Liu HT，Chancellor MB. Urinary nerve growth factor is a better biomarker than detrusor wall thickness for the assessment of overactive bladder with incontinence. Neurourol Urodyn，2010，Mar；29（3）：482-487．

［56］ Roosen A，Chapple CR，Dmochowski RR，et al．A refocus on the bladder as the originator of storage lower urinary tract symptoms：a systematic review of the latest literature. Eur Urol，2009，56（5）：810-819．

［57］ Kuo HC，Liu HT，Chancellor MB. Can urinary nerve growth factor be a biomarker for overactive bladder? Rev Urol，2010，12（2-3）：e69-77.

［58］ Pinggera GM，Mitterberger M，Steiner E，et al. Association of lower urinary tract symptoms and chronic ischaemia of the lower urinary tract in elderly women and men：assessment using colour Doppler ultrasonography. BJU Int，2008，102（4）：470-474.

［59］ Mitterberger M，Pallwein L，Gradl J，et al. Persistent detrusor overactivity after transurethral re-section of the prostate is associated with reduced perfusion of the urinary bladder. BJU Int，2007，99（4）：831-835.

第十八章

良性前列腺增生/良性前列腺梗阻手术治疗及手术时机的探讨

一、前列腺解剖

前列腺位于膀胱颈下方，尿道生殖隔上方，形如倒置的栗子。前方为耻骨联合，后方为直肠壶腹。正常前列腺重约 18 g，长 3 cm，宽 4 cm，厚 2 cm。在组织切片上，前列腺可分为两个明显的腺组，外部前列腺占大部分，构成前列腺的主体，包含有分支腺和主腺；内部腺集中在尿道黏膜和黏膜下层，分为黏膜腺和黏膜下腺。黏膜腺环绕于尿道前列腺部的周围，黏膜下腺位于黏膜腺和肌纤维组织隔之间。据此，Mc Neal 把前列腺划分为中央区、外周区和移行区。两个射精管和尿道内口至精阜之间的前列腺组织为中央区，呈圆锥状，约占前列腺体积的 25%；中央区周围的组织为外周区，约占 70%，两区合占 95%；移行区位于精阜之上、尿道周围，约占前列腺的 5%。传统前列腺分为五个叶，即前、中、后叶及两个侧叶。前叶很小，位于尿道前方、两侧叶之间；中叶称为前列腺峡，呈楔形，位于尿道后方，即两射精管及尿道之间的腺体组织；后叶位于射精管、中叶和两侧叶的后方；两侧叶紧贴尿道侧壁，位于后叶侧部前方，前叶和中叶的两侧。

二、良性前列腺增生的简介及基本概念

良性前列腺增生（BPH）及其相关症状在老年男性中是非常普遍的，被认为是与年龄增长相伴的疾病。良性前列腺增生、良性前列腺肥大、膀胱出口梗阻、良性前列腺梗阻、下尿路症状是与 BPH 密切相关的一组名词，定义如下：

（1）良性前列腺增生（benign prostatic hyperplasia，BPH）：是一个组织学的诊断，主要特征是前列腺移行带的平滑肌细胞和上皮细胞的增生。

（2）良性前列腺肥大（benign prostatic enlargement，BPE）：定义为因组织上的良性前列腺增生引起的前列腺体积增大。

（3）膀胱出口梗阻（bladder outlet obstruction，BOO）：是排尿期梗阻的通用术语，特点是膀胱逼尿肌压力的增加和尿流率的下降。需要尿动力学检查的证实。

（4）良性前列腺梗阻（benign prostatic obstruction，BPO）：是膀胱出口梗阻的一种形式，当因为组织学上的前列腺增生引起膀胱出口梗阻时用此诊断。

（5）下尿路症状（lower urinary tract symptoms，LUTS）：是指一组临床症状，是患者自身或是他人对患者变化状况的主观感受，下尿路症状包括储尿期症状、排尿期症状和排尿后症状。不仅仅是前列腺病变所特有的症状，男性女性均可出现。

对于良性前列腺增生的自然病程，目前缺乏统一的定义及严格的研究，尚不十分明确。根据尸体解剖研究、活检以及手术病理证实，不同地区前列腺增生的患病率有相似的特点。50岁以上的男性中有超过2/3的人组织学上证实患有良性前列腺增生，当超过70岁时，良性前列腺增生的患病率高达80％以上[1]。

通常男性在超过40岁时前列腺在组织学上就开始出现增生，但并不是所有人都会出现下尿路症状。膀胱出口梗阻可以伴随下尿路症状或是前列腺肥大出现，也可以不伴有下尿路症状或是前列腺肥大。在良性前列腺增生患者中，有部分病例出现良性前列腺梗阻的情况。相互关系如图18-1。

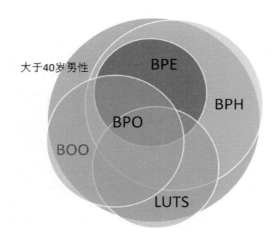

图 18-1　与良性前列腺增生（BPH）相关疾病关系图
BPE，良性前列腺肥大；BPO，良性前列腺梗阻；BOO，膀胱出口梗阻；LUTS，下尿路症状

三、良性前列腺增生的评估方法

1. 良性前列腺增生的临床症状评估

良性前列腺增生的临床症状评估是非常重要的，它可以反映出前列腺增生对患者的困扰程度。目前常用的是美国泌尿协会症状指数（American Urological Association Symptom Index，AUASI）和国际前列腺症状评分（International Prostate Symptom Score，IPSS）（表18-1）。两份量表内容相似，症状评分表包含7个问题，3个储尿期问题（尿频、夜尿、尿急），4个排尿期问题（尿不尽、间断性排尿、排尿费力、尿流变细）。每个问题由轻到重有0～5个评分。总共0～35分，0～7分为轻度症状，8～19分为中度症状，20～35分为重度症状。国际协调委员会推荐用一个问题作为生活质量的评估，即"如果在您今后的生活中始终伴有现在的排尿症状，您认为如何？"患者根据自己的评估，做出适当的回答，该问题答案从0."非常好"；1."好"；2."多数满意"；3.

"满意和不满意各半"；4."多数不满意"；5."不愉快"；6."很痛苦"；7 个等级，相应分别打 0～6 分。尽管单纯这一问题不能完全反映前列腺增生症状的轻重程度，尤其是排尿症状对生活质量的影响，但在医生和患者开始讨论这一重要内容时仍然很有意义，可以作为描述症状轻重程度和疗效观察的一种客观指标。

表 18-1　国际前列腺症状评分（IPSS）表

在最近 1 个月内，您是否有以下症状？	无	在五次中					症状评分
		少于一次	少于半数	大约半数	多于半数	几乎每次	
1. 是否经常有尿不尽感？	0	1	2	3	4	5	
2. 两次排尿间隔是否经常小于两小时？	0	1	2	3	4	5	
3. 是否曾经有间断性排尿？	0	1	2	3	4	5	
4. 是否有排尿不能等待现象？	0	1	2	3	4	5	
5. 是否有尿线变细现象？	0	1	2	3	4	5	
6. 是否需要用力及使劲才能开始排尿？	0	1	2	3	4	5	
7. 从入睡到早起一般需要起来排尿几次？	没有	1 次	2 次	3 次	4 次	5 次	
	0	1	2	3	4	5	

生活质量指数（QOL）评分表

	非常好	好	多数满意	满意和不满意各半	多数不满意	不愉快	很痛苦
8. 如果在您今后的生活中始终伴有现在的排尿症状，您认为如何？	0	1	2	3	4	5	6

QOL 评分：　　　　分

　　在 AUASI 和 IPSS 评分的相关研究中发现，中-重度症状患者的评分较高[2-3]。明尼苏达州奥姆斯特德郡的一项年龄分层随机抽样调查中，美国 40～79 岁的老年男性中，26%～46%的人存在中-重度症状（AUASI>7）。并且症状评分的增加与年龄有很强的相关性，平均每增加 1 岁，症状评分增加 0.8 分[4]。在苏格兰、法国、日本、荷兰、西班牙、英国、澳大利亚、韩国、新加坡等地的研究中，虽然患病率稍有差异，但在年龄相关性上的结论十分相似[5-14]。这表明下尿路症状可能存在一些地域饮食文化方面的差异，但与年龄增加的相关性是一致的，这与前列腺体积随年龄增长的解剖学研究相应[1]。

　　这些研究均是横断面研究，没有纵向的随访研究，而实际存在相当大的个体差异。在苏格兰一个随访 1 年的研究中发现，将近 50%的患者症状维持在基线水平不变，超过 1/3 的患者症状有进展，大约 20%的患者症状有所缓解[15]。在一项 42 个月的随访研究中发现，奥姆斯特德郡的男性患者症状评分增长缓慢，平均增长率为每年 0.18 分（SD＝1.22，$P<0.001$)[16]。40 岁年龄层患者平均增长率为每年 0.05 分，到 60 岁这个年龄段平均每年增长 0.44 分，并且在 70 岁时趋于稳定。症状评分的增长类似于 S 形，有别于前列腺体积的线性增长[1]。

　　这些差异对症状严重程度的本质变化提出质疑。横断面研究和纵向随访研究之间的差异可能与流行病学研究的选择因素有关。横断面研究排除了接受治疗的良性前列腺增生患者，也就系统地排除了那些相对症状较重的人群。而纵向随访，则可能会纳入这些病例。所以目前尚不清楚横断面研究和随访研究之间存在多大的选择因素的差异，以及是否对年龄变化相关性结果产生影响。

2. 良性前列腺增生的生理指标评估（尿流率）

良性前列腺增生时，尿道近端压力的增高会使尿流率下降。有两种方法来评估下尿路功能。一种是尿动力学检查，直接测定尿流率及压力流率。另一种通过残余尿的测定来间接反映下尿路功能。

压力流率测定是一项侵入性检查，同时测定尿流率、膀胱压力和腹腔压力[17]。膀胱压力由经尿道或耻骨上置入膀胱内的换能器直接测量。腹腔压力由放置在直肠的传感器测得。尿流率是由尿流计描记出来以反映瞬时尿流率变化的曲线。通过得到的数据代入诺模图（Nomogram），分辨引起尿流率下降的原因[18]。因此可以确定哪些人是因为膀胱原因（比如神经源性膀胱和膀胱逼尿肌肌力下降）引起的尿流率下降。但这项检查不能区分良性前列腺增生引起的梗阻和尿道狭窄引起的梗阻。

自由尿流率操作简单，并且是非侵入性检查。可以有效避免检查中的不适感，降低侵入性检查带来的潜在并发症。测量的参数包括排尿量，平均尿流率（总尿量/排尿时间），最大尿流率（Qmax），排尿时间。需要注意的是，一般尿量＜150 ml 时，最大尿流率随尿量增加明显增加，尿量＞150 ml 时相对稳定。

测量排尿后的残余尿量可以间接反映下尿路功能。随着梗阻的加重，膀胱变得不能完全排空，残余尿量增加。残余尿可以通过排尿后导尿直接测得尿液容积，也可以通过超声测量残余尿液的前后径、左右径、上下径估算得出。

社区整体高患病率，以及随年龄增加症状的加重和尿流率的下降已有报道。基于奥姆斯特德郡的队列研究[19]。以最大尿流率 15 ml/s 为临界值，40～44 岁男性中 24％伴有尿流率下降，70 岁以上男性中达到 69％。以最大尿流率 10 ml/s 为临界值时，同样也得出了年龄相关性的结论。40～44 岁男性中有 6％尿流率受损，70 岁以上人群为 36％。Diokno 等在密西根的研究中也得出相似结果[20]。

通过比较发现，最大尿流率在不同年龄段人群中的每年变化是不同的[21]。40 岁年龄段的人群最大尿流率每年下降 1.3％，70 岁年龄段的人群最大尿流率每年下降 6.5％。这与横断面研究得出的在所有年龄组每年下降 2％的结论不同。与症状研究一样，尿流率研究的横断面研究与纵向研究可能也存在选择标准的差异。此外，这种不同年龄组间最大尿流率变化率不同的原因，或许更多的是与膀胱功能下降有关，而非前列腺本身的问题引起。

3. 良性前列腺增生的解剖学评估（前列腺体积）

通常良性前列腺增生患者的前列腺体积会更大，可以通过前列腺体积大小来评估良性前列腺增生。相对来说，靠近前列腺尿道部的增生更容易引起梗阻和下尿路症状。前列腺体积可以通过直肠指诊（digital rectal examination，DRE）、膀胱镜检、超声、前列腺核磁来测得。

已有大量研究证实通过直肠指诊评估前列腺体积的准确性与可靠性[22-27]，但观察者间可信度较差。可靠性与直肠指诊操作者的经验有关，准确性常常因前列腺体积不同而有差异。一般来说，对于小体积前列腺的评估更准确，对于大体积前列腺的评估常小于实际体积。

膀胱镜检也可以评估前列腺体积。检查中可以估测前列腺尿道长度，确定膀胱内情况，有无小梁形成，有无结石及膀胱憩室。但膀胱镜并不推荐作为诊断性检查应用。

前列腺超声使得评估前列腺体积的可靠性大大增加，超声也成为最常用的检查[28-31]。超声测量前列腺常用的方法有：经腹壁、经直肠和经会阴 3 种。经会阴的方法因操作不便、图像质量不佳很少应用。经腹壁的方法操作简单，且患者痛苦小，临床上应用较多。但由于耻骨的遮挡，探查角度无法与前列腺纵轴垂直，另外还受肥胖、肠胀气、膀胱充盈程度等影响，显示图像及径线测量精度均不及经直肠法。经直肠法测量时，患者左侧卧位，屈膝屈髋，暴露肛门，将探头缓缓插入直肠，调节探头深浅，测量各条径线数值。前列腺体积以估计长椭球的公式计算，公式：$V = 0.52 \times$ 前后径 $\times$ 左右径 $\times$ 上下径[32]。

除了估算前列腺总体积，超声还可以估计移行带体积[33-35]。超声图像上前列腺中部有一片较周围组织信号偏低的区域，这部分为前列腺移行带。移行带与良性前列腺增生关系密切，往往认为移行带体积更直接影响前列腺尿道，这个区域的大小比前列腺总体积对排尿功能的影响更大。移行带的测量与前列腺总体积的测量相类似。但移行带在前列腺不同解剖位置上的测量值不一定相同，这使得一些回顾性分析移行带容积的研究存在一些争议。近年来，一些研究表明，通过非侵入性方法（超声、CT）测量膀胱壁厚度可以提示膀胱出口梗阻的存在[36-37]。有人发现这种解剖测量可能比尿流率测定区域更好地识别膀胱出口梗阻（ROC 曲线下面积分别为 0.86 和 0.69）[36]。

前列腺体积是对前列腺病态的高患病率的直接反映。苏格兰的一项横断面研究表明，前列腺体积与年龄密切相关（r=0.44，$P < 0.001$），并且相当一部分人的前列腺体积 > 20 ml（88%）[38]。奥姆斯特德郡的研究也报道了类似的结果[39]。研究显示前列腺体积平均每年将近增加 0.6%。并且主要是前列腺中部移行带区的良性腺瘤样增生[40]，这部分低回声区域与年龄关系更密切[41]。

基于奥姆斯特德郡的研究，随访 18 个月、42 个月、60 个月，结果表明前列腺体积平均每年增加 1.6%[42]。增长速度不随年龄增长，但大体积前列腺人群比小体积前列腺人群的前列腺体积增长速度要快。这个随访研究的结果比横断面研究得出的数据要高（每年 0.6%），但与 Berry 等通过尸检得出的结论相似[1]。

4. 良性前列腺增生的生化指标（PSA）

血清前列腺特异抗原（PSA）水平是评价良性前列腺增生的主要生化指标。PSA 为 33-kDa 丝氨酸蛋白酶，主要来源于前列腺上皮细胞[43]。血清 PSA 水平在前列腺增生的男性[38-39,44]以及前列腺癌患者[44-45]中有明显升高。血清 PSA 水平升高被认为是由于前列腺上皮的增生，局部组织破坏，PSA 释放入血导致[46]。在外周血测得的 PSA 以两种形式存在：一种与 α-1 抗糜蛋白酶（ACT）结合，另一种呈非结合游离态。PSA 也有与 α-2 巨球蛋白（MG）结合的存在形式[47-48]。游离 PSA 和 α-1 抗糜蛋白酶（ACT）的复合 PSA 可以通过多种试剂检测到，而与 α-2 巨球蛋白（MG）结合的 PSA 不能被免疫识别[47-51]。有研究发现，良性前列腺增生患者的游离 PSA 浓度较前列腺癌患者更高[48]。因此，血清总 PSA 和游离 PSA 水平可以评估前列腺增生[52]。

有大量研究检测血清 PSA 水平和年龄之间的关系[4,38-39,53-55]。尽管研究之间略有不同，但几乎所有研究都表明，在非前列腺癌人群中，血清 PSA 水平与年龄有很强的相关性。前列腺癌和前列腺增生患者的血清 PSA 水平均会升高，高水平的 PSA 提示前列腺癌的风险，PSA 水平也会随着年龄的升高而升高。在奥姆斯特德郡的研究得出的不同年龄组的参考范围现在仍广泛应用[39]。应对有明显下尿路症状的男性患者的血清 PSA 水平进行矫正，提高血清 PSA 对前列腺癌的预测价值[52,56-57]。

5. 良性前列腺增生评价指标的局限性

尽管以上这些指标均不同程度地反映了良性前列腺增生的一些特点，但是缺乏特异性[58]。逼尿肌功能的影响，也会出现上述指标异常。无论是因老龄化导致的膀胱逼尿肌肌力下降，还是疾病、手术或是外伤引起的神经损伤，均可以出现下尿路症状，使尿流率下降。尿失禁和前列腺炎也会导致症状评分增加。虽然前列腺体积可能不受其他因素的影响，但并不是所有良性前列腺增生患者都存在前列腺体积的增大。因此，目前在良性前列腺增生的流行病学研究中没有一个精确适用的评价指标。

四、良性前列腺增生的远期结果

良性前列腺增生是一种慢性进展性的疾病。不及时治疗会出现很多并发症[57]。包括急性尿潴留、反复泌尿系统感染、肾盂积水，甚至肾衰竭。有研究发现，10 年累积急性尿潴留发生率从 4％到高达 73％不等[57,59]。在奥姆斯特德郡研究中，8000 余人随访 1 年，其中 57 人有过急性尿潴留[60]。累积尿潴留发生率为每年 6.8/1000 人。急性尿潴留风险随年龄增长逐渐累积。在多变量分析中，基线年龄、症状严重程度和最大尿流率均是急性尿潴留的独立风险因素。在长期双盲药物研究中发现（MTOPS 研究），每年每 100 人中有 4.5 人出现良性前列腺增生的进展性表现（良性前列腺增生进展性定义为：IPSS 评分增加大于 4 分，出现急性尿潴留、尿失禁、肾功能不全或是反复泌尿系感染）。随访 4 年累积 BPH 进展风险高达 17％。

五、良性前列腺增生的手术治疗

1. 经尿道前列腺电切术的历史

经尿道前列腺电切术（transurethral resection of the prostate，TURP）一直被认为是治疗良性前列腺增生的金标准[61]。现代 TURP 起源于 1932 年，由 McCarthy 发明，由一个斜面的透镜系统和一个用于切割的钨环构成[62]。在 1970 年技术得到发展，霍普金斯棒透镜系统的开发以及光纤照明系统的应用大大改进了其可视化[63]。在 1980 年摄像机的应用进一步提高手术的可视化，并且手术视频也成为教学的重要工具。发电机的进步提高了手术中切除的精度和效率。高功率发电机实现了对组织的汽化、凝固和干燥过程。TURP 逐渐成为治疗良性前列腺增生的金标准，是泌尿外科最基本的手术操作。

2. 良性前列腺增生的手术适应证

膀胱出口梗阻手术治疗的绝对适应证包括：难治性尿潴留，继发于膀胱出口梗阻的氮质血症，前列腺肉眼血尿以及膀胱结石形成。而早期 TURP 最常见的指征是缓解由下尿路梗阻引起的症状。

一项研究显示，1991—1998 年行 TURP 的患者中，单纯因下尿路症状行手术的占 81%，因尿潴留行手术的仅占 15%[64]。而在 Mebust 等的研究中，对比了 1978—1987 年间 13 个中心的 TURP 手术情况，研究显示只有 30% 的人有下尿路症状，27% 的患者有尿潴留，12% 的患者有多次复发的前列腺炎，12% 因血尿行手术，3% 合并膀胱结石[65]。仅仅不到 10 年的时间，TURP 的手术适应证就逐渐转向缓解症状和改善生活质量。

通常对于症状轻微的患者（AUASI 评分<7 分或尿流率>15 ml/s）建议应等待观察。对于症状评分高（AUASI 评分>7 分）或尿流率明显降低（尿流率<15 ml/s）的患者，在评估手术获益与风险后可行手术干预。术前有严重排尿症状的患者在 TURP 术后有明显改善[66]。

3. 手术方式

从 20 世纪初开始，良性前列腺增生的手术治疗经历了逐步的细化。早期通过耻骨上切口或会阴切口来切除前列腺的中间部分。此后出现了各种器械经尿道以非可视的方式试图建立前列腺隧道。1913 年 Hugh Hampton Young 介绍了冲压前列腺切除器，通过膀胱镜鞘可于直视下切除前列腺组织[67]。1910 年 Edwin Beer 通过膀胱镜，用加有高频电流的绝缘铜线以灼烧的方式治疗了一名不能行开放手术的膀胱癌患者[68]。1926 年 Maximilian Stern 记述了双极钨丝切除器[69]。之后由 John Francis McCarthy 对电切镜进行了改进，形成了如今的电切镜[70]。

4. 其他手术方式

尽管 TURP 技术逐渐成熟，但其潜在的并发症推动着新技术的不断出现。双极 TURP、汽化电切术、激光汽化剜除术等新技术的出现使单极 TURP 的手术量呈现下降的趋势[71]。美国医疗保险数据显示从 1999 年到 2005 年，TURP 每年下降 5%。而激光手术每年增加 60%。

（1）双极电切：双极电切镜在应用时，电流只经过两电极之间很短的距离，所需电量大为减少，切除部位的热损害更低，术后刺激更小，对周围括约肌、神经造成损伤的概率也相应减少。理论上双极电切更加锐利清晰，减少潜在的血管损伤，降低术中和术后的出血。并且双极电切可以应用等渗的生理盐水作为灌洗液，避免了因低张灌洗液的吸收而引起的电切术后综合征（TUR 综合征），手术时间可以适当延长。2001 年，Botto 等首次发表了应用双极电切的研究报告，42 名患者接受双极经尿道前列腺电切术。术后 3 个月的随访数据显示，平均术后 1.4 天拔除尿管，住院时间为 2.2 天。IPSS 评分从 16 分下降到 9 分，最大尿流率从 7.9 ml/s 上升到 19.7 ml/s[72]。另一项 RCT 试验，双极 TURP 与单极 TURP 相比较，两组术后 IPSS 评分均明显改善（双极：从 20.9 下降到 10.8，单极：从 21.6 下降到 11.1），最大尿流率均明显增加（双极：从 10.4 ml/s 增加到 17.1 ml/s，单极：从 10.9 ml/s 增加到 14.8 ml/s）。术后并发症，单极电切组有 1 例

TURP 综合征，双极电切组没有，其他无差别[73]。近期的一篇 meta 分析显示，双极 TURP 可以明显减低 IPSS 评分，改善最大尿流率，减少残余尿，比单极 TURP 的并发症更少，留置尿管时间更短，患者满意度更高[74]。

（2）激光技术：激光治疗是靠组织中的载色体吸收相应波长激光并转化为热量，根据产热的多少，组织发生凝结、汽化或是碳化。治疗 BPO 手术常用的激光包括钬激光、铥激光、绿激光、半导体激光等。在过去 20 年间，激光技术经历了一个从理论到实际的过程，如今已成为一项安全有效的治疗方式。激光相较 TURP 可以最大限度地降低 TUR 综合征、出血、逆射精、尿失禁等并发症的发生。激光可以应用于前列腺体积更大或是合并症更多的高危患者，甚至可以应用于抗凝治疗的患者[75]。已有很多研究数据证实，激光前列腺电切术的平均住院时间更短，下尿路症状改善更快，但目前尚缺乏长期的随访研究来评价激光治疗的远期疗效。

5. TURP 手术的变迁

近年来，药物治疗的出现，逐渐成为改善 BPH 患者排尿症状的主要手段。在一项 BPH 治疗方式的研究中发现，在 1985—1989 年，仅有 1.1％的患者接受药物治疗，余下患者均行手术治疗，这段时期前列腺增生的治疗药物还没有广泛应用，TURP 为治疗良性前列腺增生的金标准；在 1995—1999 年有 33.5％的患者应用 α 受体阻滞药改善症状，此时前列腺药物治疗作为一种非传统的治疗方式得到广泛应用；2005—2009 年 47.8％的患者应用 α 受体阻滞药，25.9％的患者接受 α 受体阻滞药和 5α 还原酶抑制剂的联合治疗，这段时期开始前列腺药物逐步取代手术治疗成为一线治疗，并且也出现了联合治疗方式，来改善疾病的远期结果及进程[76]。

在另一项研究中也得到了相似的结果，在药物治疗出现之前手术为良性前列腺增生的唯一治疗方式。药物治疗出现之后，只有 60％的患者接受手术治疗，当药物逐渐成为一线治疗时，手术治疗只占 10％[77]。

随着各种新兴技术的出现，良性前列腺增生的手术方式的选择也变得多样。来自英国中心的分析显示，1990—2000 年，单极 TURP 手术量下降了 31.6％，并且因尿潴留而行手术的比例有所增加[78]。一项 1990—2005 年 65 岁以上联邦医疗保险的分析显示，BPH 的总手术量增加了 44％，但 TURP 每年减少 5％，其他大多通过微波治疗、经尿道针刺消融、经尿道激光凝固、激光汽化治疗[79]。尽管 TURP 仍是最常见的手术方式，新技术的宣传使患者更倾向选择新的治疗方式，热疗和激光的应用越来越多。决定患者是否行 TURP 的因素包括患者的年龄和健康状况，外科医生对手术方式的偏好也是 TURP 下降的一个原因[80]。

在一项基于回顾 2001—2007 年美国继续教育委员会数据的研究显示，每年毕业的住院医师数量变化不大，但住院医师 TURP 的操作数量呈下降趋势，从 2001 年的每人 58 例下降到 2007 年的每人 43 例[81]。相比之下，激光手术操作数量明显上升，2004 年平均每人 2～3 例，到 2007 年增加到 13.5 例。在一项 2008 年的前瞻研究中，操作超过 50 例 TURP 的外科医师比低于 50 例的外科医师能切除更多的组织[82]。TURP 手术量的下降，使年轻医师达不到学习曲线要求，可能最终转化为疗效的下降。

六、疗效

单极 TURP 治疗 BOO 有着最长时间的随访数据，可以指导临床决策。I级证据显示 TURP 对比等待观察有着明显的优势[83]。药物治疗对那些最终因良性前列腺增生和 LUTS 接受手术治疗的患者也有显著影响。此外，另一项长期前瞻性随机试验将 TURP 与其他手术方式头对头比较，不断强化手术近期及远期疗效，确立 TURP 为治疗 BOO 的金标准。

（一）单极 TURP 与开放手术

传统开放手术的指征是前列腺体积超过 100 g，或是伴随膀胱石、膀胱憩室等需要同期开放处理的情况。但现在内窥镜技术不断挑战超过 100 g 的大体积前列腺。在一个随机试验中对比了传统开放手术和 TURP 在大于 80 g 前列腺治疗中的疗效。两者手术时间没有显著差异，切除组织重量开放手术要明显大于 TURP（116.8 g vs. 69.7 g），而术后膀胱冲洗时间和入院时间 TURP 要优于传统开放手术。并发症的发生情况两者之间没有显著差异[84]。

（二）单极 TURP 与等待观察的比较

人们普遍认为随着年龄增长，最大尿流率会下降，前列腺体积会增加。但对于一些人来说，治疗是可以推迟的，或者是不推荐的[85]。等待观察是 AUA 指南所推荐的，用于轻度症状和低生活质量评分的良性前列腺增生患者[86]。

随机试验证实，对于有明显症状的良性前列腺增生患者，单极 TURP 相较等待观察可以明显改善患者生活质量[78]。在一个多中心随机试验中[87]，将中等症状的良性前列腺增生患者分为 TURP 组和等待观察组，进行了 3 年的随访，研究发现等待观察组治疗失败（治疗失败定义为死亡，尿潴留，残余尿量大于 350 ml，膀胱结石形成，新发尿失禁，症状评分升高或血肌酐水平超过正常值 2 倍）情况明显高于 TURP 组。最常见的是发生尿潴留，残余尿增加和症状评分升高。此外，24% 的等待观察组患者在 3 年的随访期间要求手术治疗，通过手术增加尿流率、改善症状。这项研究也表明，TURP 术后并发症发生率很低，并没有出现大量的尿失禁或性功能障碍[87]。

（三）单极 TURP 和药物治疗比较

前列腺药物治疗的诞生和发展改变了 BPH 治疗的当前格局，使得一些患者延迟甚至免除手术治疗。大多数有症状的 BPH 患者初次就诊时，通常会给予药物治疗，一线治疗方案是单用或连用 α 受体阻滞药和 5α 还原酶抑制剂[82]。其他通过 FDA 批准用于治疗 LUTS 的药物包括抗胆碱能药物、PDE-5 抑制剂和 β 受体激动剂等。

自从良性前列腺增生治疗药物治疗的引入，术前接受药物治疗的患者比例稳步增加。一项回顾性研究显示，2008 年接受 TURP 手术的患者中曾服用药物治疗者高达 87%[88]。这与 1998 年的 36% 形成鲜明对比。所以现在 TURP 的手术指征变为药物治疗失败的良性前列腺增生。此外，药物治疗也使因尿潴留而行手术的比例增加。而术前发生尿潴留的患者往往比没有尿潴留病史的患者有着更高的不良预后风险。Blanchard 等发现，那些

对 α 受体阻滞药不敏感的患者，在行 TURP 术后症状改善情况比对该药敏感的患者要差[89]。Flanigan 等发现，初诊即刻行 TURP 的患者比延迟 5 年行 TURP 的患者，术后症状评分及最大尿流率改善要明显[90]。患者药物治疗多年后的年龄和身体健康状况，以及长期梗阻引起的膀胱功能的下降，最终可能导致手术疗效减低[88]。

花费和随诊也是需要和初诊患者探讨的一个问题。手术通常会产生更高的前期费用，而长期的药物治疗费用可能会最终超过手术费用，并且需要高频的随诊，根据症状改善情况调整用药剂量；而手术可以避免这个问题，或许对依从性较差的患者来说，手术是更合适的选择。

（四）短期疗效

围术期以及短期疗效评判标准为症状评分、生活质量评分的改善、最大尿流率的提高，和残余尿量的多少。

系统回顾 meta 分析显示[91-92]，TURP 术前和术后 1 年对比，症状评分明显改善（28 vs. 4），最大尿流率明显增加（4 ml/s vs. 28 ml/s），统计学上差异明显。

（五）长期疗效

长期疗效包括再次手术率和是否有症状再发并需要再次服药。多年来，世界范围内技术设备的进步，术中监测的提高，降低了 TURP 短期和长期并发症发生率，长期的随访也证实了 TURP 的长期疗效。一项回顾性研究，回顾了单中心 30 年的 TURP 手术，围术期抗生素的应用使泌尿系统感染率显著降低（从 25% 降低到 6%）[93]。二次切除率从 8% 下降到 1%。术后尿道狭窄和膀胱颈挛缩多年来一直稳定在 6%。另一项前瞻性队列研究显示，术后随访 6 年二次手术率为 9%，术后随访 12 年二次手术率为 16%，包括膀胱颈切开和二次电切[94]。其余大部分患者术后 6 年、12 年仍保持良好的手术症状改善效果。这项研究证明了 TURP 的长期有效性。

（六）并发症

TURP 是作为传统开放手术的替代而诞生的一项微创技术，有其特有的并发症。一项回顾性研究应用 Clavien 分类系统（Clavien classification system，CCS）报道了 TURP 术后并发症的情况[95-96]。Ⅰ级、Ⅱ级并发症发生率分别占 59.1% 和 29.5%，Ⅲ级、Ⅳ级的严重并发症很少出现。大多数研究报道 TURP 的死亡率是 2.5%[97]。

1. 出血

出血并发症包括术中大量失血、术中或住院期间的输血风险、需要手术干预的出血以及迟发性出血。一些早期文献报道，前列腺体积大小和切除时间是术后出血的风险因素[98]。前列腺体积在 45～60 g 和切除时间超过 90 min 的患者出血风险增加。许多研究中"出血风险"具体指的是术中失血而不是术后失血[97]。另一些研究显示，术后出血风险与切除组织重量和切除时间无关[99]。

口服抗凝或抗血小板药物是增加出血风险的重要因素之一。许多泌尿外科专家认为抗凝是 TURP 的绝对禁忌证。有研究评估了抗凝、抗血小板药物对 TURP 安全性的影响[100]。一项研究表明对于服用阿司匹林抗凝的患者，无论术前停药与否，术中失血风险均高于没有抗凝药物史的患者。另外，平均住院时间和尿管拔除时间，都是无抗凝史的患者更短[101]。文献报道口服阿司匹林用于二级预防的患者，围术期停用阿司匹林会显著增加心脑血管不良事件发生的风险，不良事件通常在停药后 8～10 天发生。所以对于这类患者需要注意权衡围术期出血与停药增加的潜在血栓栓塞风险。

有几项研究发现，使用 5α 还原酶抑制剂可以预防 TURP 的出血并发症。Pastore 等的研究表明度他雄胺可以显著降低围术期失血[102]。研究比较了术前与术后的血红蛋白含量，度他雄胺组患者与未服用度他雄胺组患者差异明显。非那雄胺也在另一项研究中得出相似结论[103]。

2. 电切综合征

电切综合征是指因吸收大量低渗灌注液而引起的神经和心血管症状。症状包括精神改变、恶心、呕吐、高血压、心动过缓、视觉异常。灌注液从前列腺血管或是前列腺、膀胱周围间隙吸收[104]。有研究发现，灌注液吸收速度接近 20 ml/min[105]。

早期蒸馏水作为灌注液用于单极 TURP，但蒸馏水会导致红细胞破裂溶血，后来应用甘氨酸溶液作为灌注液，但仍有 2％～10％ 的病例发生电切综合征[99]。其他低渗溶液，像甘露醇和山梨醇，对于电切综合征也没有明显的改善。此外山梨醇还可能会因为代谢引起乳酸酸中毒[106]。

多项研究试图降低电切综合征的发生率，但无论是缩短电切时间、控制灌注压力还是前列腺内注射升压素，电切综合征仍有大约 2％ 的发生率[107]。一旦发生电切综合征，应用利尿药、监测电解质平衡，可以有效地缓解症状[97]。

3. 死亡率和其他并发症

德国一项前瞻性研究发现，TURP 术后并发症发生率和死亡率与组织切除量有关[98]。切除超过 60 g 组织的病例死亡率和输血风险会显著增加，而术后排尿障碍和泌尿系统感染与切除体积的关系不显著。另一项研究发现高龄也会增加术后并发症的发生率[97]。超过 80 岁的患者有着更高的并发症发生率，与术前合并症无关。切除时间或前列腺大小也与 TURP 并发症的发生率无显著相关性。回顾研究显示，TURP 的死亡率（1969 年 2.5％，2008 年 0.10％）和输血率（1969 年 3.9％，2008 年 2.9％）已有明显降低[98]。

4. 远期并发症

TURP 的远期并发症包括膀胱颈挛缩（0.3％～9.2％），尿道狭窄（2％～10％），急迫性尿失禁（2.2％），压力性尿失禁（＜0.5％），复发需要二次电切（3％～14.5％）[108-110]。一个前瞻性研究发现膀胱颈挛缩更容易发生在切除重量小于 20 g 的患者中。

七、手术时机的选择

药物广泛应用于缓解前列腺引起的下尿路症状，使良性前列腺增生的病程延长，但良性前列腺增生进展的最终结局仍是手术治疗。研究显示，近 20 年来患者的年龄、合并高血压概率、手术史（次数）和其他基础疾病有明显增加，患者的平均前列腺体积由

（34.4±14.5）ml 增加到（61.3±32.4）ml，手术前列腺切除量由（7.2±6.4）g 增加到（10.8±7.6）g。但术后患者拔管时间更早，平均住院天数减少，术后 4 周继发出血以及 1 年内二次手术发生率显著下降[77]。这项结果表明，虽然由于药物治疗的增加，推迟了手术时间，使得围术期并发症的风险有所增加，但实际并发症发生率并没有增加。这是由于 TURP 手术更加成熟，外科医生的技术更加熟练，可以控制这些由药物治疗带来的围术期并发症风险。

在一项研究中，回顾性分析了 1990 年、2000 年、2010 年的 662 例 TURP 患者，研究中对手术的适应证进行了分析，发现 2010 年因中-重度 LUTS 行手术治疗的仅占 26%，因反复尿潴留而行手术的占 68%。TURP 的手术指征更多的为反复的尿潴留、血尿、结石等 BPH 的并发症，BPH 引起的下尿路症状多用药物改善，因 LUTS 症状而行手术的患者呈下降趋势。随访中发现，2010 年 11.5% 的患者存在术后长期不能自行排尿，术后储尿期症状持续存在率达 7.9%，较 1990 年和 2000 年有显著增加。在手术方式与技术都趋近成熟的今日，仍存在如此之高的手术失败风险。

正常生理情况下，膀胱血供足以保证膀胱壁在整个排尿周期中处于正常氧代谢的状态。膀胱灌注主要依靠局部调节，并且与膀胱的顺应性密切相关，当顺应性减低时，膀胱的血流灌注就会下降[111]。BOO 是引起膀胱过度活动症（overactive bladder，OAB）的重要原因[112]。当存在 BOO 时，排尿时膀胱内压升高，超过毛细血管压力，就会出现膀胱壁灌注不足，导致膀胱壁平滑肌细胞缺血缺氧，排尿结束后，膀胱内压下降，又会发生再灌注损伤。长期的慢性缺氧状态及再灌注损伤，造成平滑肌细胞损伤及膀胱壁内神经节损伤[113]，逼尿肌细胞收缩功能受损及膀胱去神经病变，最终导致了膀胱过度活动症及膀胱逼尿肌无力（underactive bladder，UAB）的发生。

UAB 被定义为，膀胱逼尿肌收缩强度减低或是持续收缩时间减少，导致膀胱排空时间延长，或者不能完全排空[114]。一项研究认为，OAB 与 UAB 之间存在相互联系，两者既可以独立存在，又可以相互重叠同时并存，并且若不对 OAB 进行干预，或者治疗失败的 OAB 会转化为逼尿肌过度活动与收缩力受损并存的状态，进一步转化为 UAB[115]。

而膀胱逼尿肌状态与 TURP 手术疗效之间密切相关。在一项 113 例的 TURP 术前最大逼尿肌压力与术后排尿情况的相关性研究中[116]，术后随访 24 个月。术后仍无法排尿患者 3 例，术前 Pdet. max 平均为（15.7±5.1）cmH_2O，明显低于其他 3 组［（102.7±39.3）cmH_2O、（95.9±42.8）cmH_2O、（77.0±27.4）cmH_2O］。功能疗效无效组患者 9 例，术前 Pdet. max 平均为（32.5±16.6）cmH_2O，明显低于其他 3 组［（115.2±36.3）cmH_2O、（87.5±28.7）cmH_2O、（75.5±46.9）cmH_2O］。由此得出结论，术前 Pdet. max＜32.5 cmH_2O 的 BPH 患者 TURP 术后客观指标改善较差。术前应用尿动力学检查评估逼尿肌功能，对于 TURP 术后疗效、预后有指导意义。术前逼尿肌功能损伤严重的，术后症状得不到改善的概率就很高。

八、如何预判良性前列腺增生的药物治疗失败？如何选择其最佳手术时机？

因为药物的广泛应用，使良性前列腺增生的手术适应证发生改变，根据目前的指南我们只处于被动的等待局面，等待出现并发症后再行手术干预，这往往已经错过了最佳的手术时机。我们需要一个明确的指标来提前预判药物治疗的失败，以掌握手术时机、保证术后的疗效。

1. 影像学

超声是评估良性前列腺增生患者的重要检查。经腹或经直肠超声可检查前列腺的大小和形态，结构是否紊乱，有无结节，是否突入膀胱。前列腺体积虽然能预测良性前列腺增生的临床进展、预测发生急性尿潴留的风险，但没有研究表明前列腺体积与 TURP 预后有明确相关性。一项 BPH 药物治疗失败的预判指标研究发现，当前列腺尿道长度大于 4.53 cm 时，良性前列腺增生药物治疗失败的风险增加，敏感性 83.3%，特异性 61.6%；当移行带尿道长度大于 3.35 cm 时，良性前列腺增生药物治疗失败的风险增加，敏感性 83.3%，特异性 77.9%。因此可以采用前列腺尿道长度或移行带尿道长度作为药物治疗是否有效的预测指标。

2. 尿液生物标志物

UAB 的病因可能涉及老龄、糖尿病、膀胱出口梗阻、神经系统疾病等多因素。在 UAB 的发生、发展过程中产生的生物化学活性物质，随尿排出体外，有效的生物标志物对于 UAB 的诊断及治疗是重要的。潜在的可以通过尿道上皮释放到尿液中的生物标志物有 cGMP、NO、Tachykinins、PGE2、BDNF 等。cGMP 已被证实与勃起功能障碍患者中的 PDE5 抑制剂的活性增高有关。排尿阶段，NO-cGMP 信号通路激活，会降低膀胱出口阻力。Tachykinin 诱导的 NK2 受体的激活使膀胱逼尿肌收缩。PGE2 被证明是与 OAB 有关的因子[117]。另有研究表明，伴有 OAB 症状的良性前列腺增生患者尿液中 BDNF 表达升高[118]。这些尿液生物标志物对 UAB 的评估作用尚需进一步验证。

3. 血清生物标志物

有研究发现，JM-27 与良性前列腺增生的严重程度有关，可用于鉴别组织性前列腺增大和症状性前列腺增生。有症状的良性前列腺增生患者的 JM-27 比无症状前列腺增大患者的 JM-27 高 18 倍。并且 JM-27 水平不受前列腺体积影响[119]。另有研究发现 BPSA 可以预测移行带扩大，预测良性前列腺增生进展，尿潴留的发生，以及是否最终需要行手术治疗[120]。

目前评价良性前列腺增生的指标缺乏特异性，这就需要我们综合评价患者的一般情况、症状、影像学资料以及血尿指标，来预测患者的药物治疗疗效，以确定最佳的手术时机。

（王焕瑞）

参考文献

[1] Berry SJ，Coffey DS，Ewing LL. The development of human benign prostatic hyperplasia with age. J Urol，1984，132（3）：474-479.

[2] Barry MJ，Fowler FJ Jr，O'Leary MP，et al. The American Urological Association symptom index for

benign prostatic hyperplasia. J Urol，1992，148：1549-1557.

［3］ Cockett ATK，Aso Y，Chatelain C，et al. Proceedings of the 4th International Consultation on Benign Prostatic Hyperplasia (BPH). Channel Islands：Scientific Communication International Ltd，1991.

［4］ Jacobsen SJ，Oesterling JE. Lieber MM Community-based population studies on the natural history of prostatism. Curr Opin Urol，1995，5：13-17.

［5］ Guess HA，Chute CG，Garraway WM，et al. Similar levels of urological symptoms have similar impact on Scottish and American men-although Scots report less symptoms. J Urol，1993，150：1701-1705.

［6］ Sagnier P-P，Macfarlane G，Richard F，et al. Results of an epidemiological survey using a modified American Urological Association Symptom Index for benign prostatic hyperplasia in France. J Urol，1994，151：1266-1270.

［7］ Tsukamoto T，Kumamoto Y，Masumori N，et al. Prevalence of prostatism in Japanese men in a community-based study with comparison to similar American study. J Urol，1995，154：391-395.

［8］ Bosch JLHR，Hop WCJ，Kirkels WJ，et al. The International Prostate Symptom Score in a community-based sample of men between 55 and 74 years of age：Prevalence and correlation of symptoms with age，prostate volume，flow rate and residual urine volume. Br J Urol，1995，75：622-630.

［9］ Chicharro-Molero JA，Burgos-Rodriguez R，Sanchez-Cruz JJ，et al. Prevalence of benign prostatic hyperplasia in Spanish men 40 years old or older. J Urol，1998，159：878-882.

［10］ Hunter DJW，Berra-Unamuno A. Martin-Gordo A Prevalence of urinary symptoms and other urological conditions in Spanish men 50 years old or older. J Urol，1996，155：1965-1970.

［11］ Trueman P，Hood SC，Nayak US，et al. Prevalence of lower urinary tract symptoms and self-reported diagnosed 'benign prostatic hyperplasia'，and their effect on quality of life in a community-based survey of men in the UK. BJU Int，1999，83：410-415.

［12］ Madersbacher S，Haidinger G，Temml C，et al. Prevalence of lower urinary tract symptoms in Austria as assessed by an open survey of 2096 men. Eur Urol，1998，34：136-141.

［13］ Lee E，Yoo KY，Kim Y，et al. Prevalence of lower urinary tract symptoms in Korean men in a community-based study. Eur Urol，1998，33：17-21.

［14］ Tan HY，Choo WC，Archibald C，et al. A community based study of prostatic symptoms in Singapore. J Urol，1997，157：890-893.

［15］ Garraway WM，Armstrong C，Auld S，et al. Follow-up of a cohort of men with untreated benign prostatic hyperplasia. Eur Urol，1993，24：313-318.

［16］ Jacobsen SJ，Girman CJ，Guess HA，et al. Natural history of prostatism：Longitudinal changes in voiding symptoms in community-dwelling men. J Urol，1996，155：595-600.

［17］ Te AE，Kaplan SA. Transurethral electrovaporization of the prostate. Mayo Clin Proc，1998，73：691-695.

［18］ Abrams PH，Griffiths DJ. The assessment of prostatic obstruction from urodynamic measurements and from residual urine. Br J Urol，1979，51：129-134.

［19］ Girman CJ，Panser LA，Chute CG，et al. Natural history of prostatism：Urinary flow rates in a commu-nity-based study. J Urol，1993，150：887-892.

［20］ Diokno AC，Brown MB，Goldstein NG，et al. Urinary flow rates and voiding pressures in elderly men living in a community. J Urol，1994，151：1550-1553.

［21］ Roberts RO，Jacobsen SJ，Jacobson DJ，et al. Longitudinal changes in peak urinary flow rates in acommunity based cohort. J Urol，2000，163：107-113.

［22］ Meyhoff HH，Hald T. Are doctors able to assess prostatic size? Scand J Urol Nephrol，1978，12：219-221.

［23］ Bissada NK，Finkbeiner AE，Redman JF. Accuracy of preoperative estimation of resection weight in transurethral prostatectomy. J Urol，1976，116：201-202.

［24］ Meyhoff HH，Ingemann L，Nordling J，et al. Accuracy in preoperative estimation of prostatic size. A comparative evaluation of rectal palpation，intravenous pyelography，urethral closure pressure profile recording and cystourethroscopy. Scand J Urol Nephrol，1981，15：45-51.

［25］ Rahmouni A，Yang A，Tempany CM，et al. Accuracy of in-vivo assessment of prostatic volume by MRI and transrectal ultrasonography. J Comput Assist Tomogr，1992，16：935-940.

［26］ Roehrborn CG，Girman CJ，Rhodes T，et al. Correlation between prostate size estimated by digital rectal examination and measured by transrectal ultrasound. Urology，1997，49：548-557.

［27］ Varenhorst E，Berglund K，Löfman O，et al. Inter-observer variation in assessment of the prostate by digital rectal examination. Br J Urol，1993，72：173-176.

［28］ Bates TS，Reynard JM，Peters TJ，et al. Determination of prostatic volume with transrectal ultrasound：A study of intra-observer and inter-observer variation. J Urol，1996，155：1299-1300.

［29］ Collins GN，Raab GM，Hehir M，et al. Reproducibility and observer variability of trans-rectal ultrasound measurements of prostatic volume. Ultrasound Med Biol，1995，21：1101-1105.

［30］ Littrup PJ，Williams CR，Egglin TK，et al. Determination of prostate volume with transrectal US for cancer screening. Part II. Accuracy of in vitro and in vivo techniques ［see comments］. Radiology，1991，179：49-53.

［31］ Watanabe H，Igari D，Tanahashi Y，et al. Measurements of size and weight of prostate by means of transrectal ultrasonotomography. Tohoku J Exp Med，1974，114：277-285.

［32］ Terris MK，Stamey TA. Determination of prostate volume by transrectal ultrasound. J Urol，1991，145：984-987.

［33］ Corica FA，Jacobsen SJ，King BF，et al. Prostatic central zone volume，lower urinary tract symptom severity and peak urinary flow rates in community-dwelling men. J Urol，1999，161：831-834.

［34］ Kaplan SA，Te AE，Pressler LB，et al. Transition zone index as a method of assessing benign prostatic hyperplasia：Correlation with symptoms，urine flow and detrusor pressure. J Urol，1995，154：1764-1769.

［35］ Witjes WP，Aarnink RG，Ezz-el-Din K，et al. The correlation between prostate volume，transition zone volume，transition zone index and clinical and urodynamic investigations in patients with lower urinary tract symptoms. Br J Urol，1997，80：84-90.

［36］ Manieri C，Carter SS，Romano G，et al. The diagnosis of bladder outlet obstruction in men by ultrasound measurement of bladder wall thickness. J Urol，1998，159：761-765.

［37］ Kojima M，Inui E，Ochiai A，et al. Noninvasive quantitative estimation of infravesical obstruction using ultrasonic measurement of bladder weight. J Urol，1997，157：476-479.

［38］ Collins GN，Lee RJ，McKelvie GB，et al. Relationship between prostate specific antigen，prostate volume and age in the benign prostate. Br J Urol，1993，71：445-450.

［39］ Oesterling JE，Jacobsen SJ，Chute CG，et al. Serum prostate-specific antigen in a community-based population of healthy men: Establishment of age-specific reference ranges. JAMA, 1993, 270: 860-864.

[40] Collins GN, Lee RJ, Russell EB, et al. Ultrasonically determined patterns of enlargement in benign prostatic hyperplasia. Br J Urol, 1993, 71: 451-456.

[41] Bosch JLHR, Hip WCJ, Niemer AQHJ, et al. Parameters of prostate volume and shape in a community based population of men 55 to 74 years old. J Urol, 1994, 152: 1501-1505.

[42] Rhodes T, Girman CJ, Jacobsen SJ, et al. Longitudinal prostate growth rates during 5 years in randomly selected community men 40-79 years old. J Urol, 1999, 161: 1174-1179.

[43] Papsidero LD, Kuriyama M, Wang MC, et al. Prostate antigen: a marker for human prostate epithelial cells. J Natl Cancer Inst, 1981, 66: 37-42.

[44] Stamey TA, Yang N, Hay AR, et al. Prostate-specific antigen as a serum marker for adenocarcinoma of the prostate. N Engl J Med, 1987, 317: 909-916.

[45] Oesterling JE. Prostate specific antigen: A critical assessment of the most useful tumor marker for adenocarcinoma of the prostate. J Urol, 1991, 145: 907-923.

[46] Brawer MK, Lange PH. Prostate specific antigen: its role in early detection, staging, and monitoring of prostatic carcinoma. J Endourol, 1989, 3: 227-236.

[47] Lilja H. Significance of different molecular forms of serum PSA. The free, noncomplexed form of PSA versus that complexed to alpha 1-antichymotrypsin. Urol Clin North Am, 1993, 20: 681-686.

[48] Lilja H, Christensson A, Dahlén W, et al. Prostate-specific antigen in serum occurs predominantly in complex with a 1-antichymotrypsin. Clin Chem, 1991, 37 (9): 1618-1625.

[49] Christensson A, Laurell CB, Lilja H. Enzymatic activity of prostate-specific antigen and its reactions with extracellular serine proteinase inhibitors. Eur J Biochem, 1990, 194: 755-763.

[50] Sottrup-Jensen L. Alpha-macroglobulins: structure, shape, and mechanism of proteinase complex formation. J Biol Chem, 1989, 264: 11539-11542.

[51] Zhou AM, Tewari PC, Bluestein BI, et al. Multiple forms of prostate-specific antigen in serum: differences in immunorecognition by monoclonal and polyclonal assays [see comments]. Clin Chem, 1993, 39: 2483-2491.

[52] Carter HB, Morrell CH, Pearson JD, et al. Estimation of prostatic growth using serial prostate-specific antigen measurements in men with and without prostate disease. Cancer Res, 1992, 52: 3323-3328.

[53] Gustafsson O, Mansour E, Norming U, et al. Prostate-specific antigen (PSA), PSA density and age-adjusted PSA reference values in screening for prostate cancer-a study of a randomly selected population of 2, 400 men. Scand J Urol Nephrol, 1998, 32: 373-377.

[54] Morgan TE, Jacobsen SJ, McCarthy WF, et al. Age-specific reference ranges for prostate-specific antigen-based detection of prostate cancer in African American men. N Engl J Med, 1996, 335: 304-310.

[55] Weinrich MC, Jacobsen SJ, Weinrich SP, et al. Reference ranges for serum prostate-specific antigen (PSA) in Black and White men without cancer. Urology, 1998, 52: 967-973.

[56] Carter HB, Pearson JD, Metter EJ, et al. Longitudinal evaluation of prostate-specific antigen levels in men with and without prostate disease. JAMA, 1992, 267: 2215-2220.

[57] Meigs JB, Barry MJ. Natural history of benign prostatic hyperplasia. In: Kirby R, McConnell J,

Fitzpatrick J, Roehrborn C, Boyle P, eds. Textbook of Benign Prostatic Hyperplasia. Oxford: Isis Medical Media Ltd, 1996: 125-135.

[58] McConnell JD, Barry MJ, Bruskewitz RC, et al. Benign Prostatic Hyperplasia: Diagnosis and Treatment. Clinical Practice Guideline, Number 8. AHCPR Publication No. 94-0582. 1994.

[59] Barry MJ. Epidemiology and natural history of benign prostatic hyperplasia. Urol Clin North Am, 1990, 17: 495-507.

[60] Jacobsen SJ, Jacobson DJ, Girman CJ, et al. Natural history of prostatism: Risk factors for acute urinary retention. J Urol, 1997, 158: 481-487.

[61] Mebust WK. Transurethral surgery. In: Walsh PC, Retik AB, VaughanJr ED, Wein AJ. (eds) Campbell's Urology 7th edn, vol. 2. Philadelphia, PA: WB Saunders, 1997: 1511-1528.

[62] Nesbit RM. A history of transurethral prostatectomy. Rev Mex Urol, 1975, 35: 349-62.

[63] Fitzpatrick JF, Mebust WK. Minimally invasive and endoscopic management of benign prostatic hyperplasia. In: Walsh PC, Retik AB, Vaughan Jr ED, Wein A, editors. Campbell's urology, vol. 2. 8th ed. Philadelphia: Saunders, 2003: 1379-1422.

[64] Borboroglu PG, Kane CJ, Ward JF, et al. Immediate and postoperative complications of transurethral prostatectomy in the 1990s. J Urol, 1999, 162: 1307-1310.

[65] Mebust WK, Holtgrewe HL, Cockett ATK, et al. Transurethral prostatectomy: immediate and postoperative complication. A cooperative study of 13 participating institutions evaluating 3, 885patients. J Urol, 1989, 141: 243-247.

[66] Greene LF, Holcumb GR. Transurethral resection in special situations. In: Greene LF, Segura JW, editors. Transurethral surgery. Philadelphia: WB Saunders, 1979: 216.

[67] Young HH. A new procedure (punch operation) for small prostatic bars and contracture of the prostatic orifi ce. JAMA, 1913, 60 (4): 253-257.

[68] Beer E. Removal of neoplasms of the urinary bladder. A new method, employing high frequency (oudin) currents through a catheterizing cystoscope. JAMA, 1910, 54 (22): 1768-1769.

[69] Stern M. Resection of obstructions at the vesical orifice. New instruments and a new method. JAMA, 1926, 87 (21): 1726-1730.

[70] McCarthy J. A new apparatus for endoscopic plastic surgery of the prostate, diathermia and excision of vesical growths. J Urol, 1931, 26: 695-696.

[71] Sandhu JS, Ng CK, Gonzalez RR, et al. Photoselective laser vaporization prostatectomy in men receiving anticoagulants. J Endourol, 2005, 19 (10): 1196-1198.

[72] Botto H, Lebret T, Barré P, et al. Electrovaporization of the prostate with the Gyrus device. Eur Urol, 2001, 15: 313-316.

[73] Yang S, Lin WC, Chang HK, et al. Gyrus plasmasect: is it better than monopolar transurethral resection of prostate? Urol Int, 2004, 73: 258-261.

[74] Lee SW, Choi JB, Lee KS, et al. Transurethral procedures for lower urinary tract symptoms resulting from benign prostatic enlargement: a quality and meta-analysis. Int Neurourol J, 2013, 17 (2): 59-66.

[75] Chung DE, Wysock JS, Lee RK, et al. Outcomes and complications after 532 nm laser prostatectomy in anticoagulated patients with benign prostatic hyperplasia. J Urol, 2011, 186: 977-981.

[76] Choi SY, Kim TH, Myung SC, et al. Impact of changing trends in medical therapy on surgery for

benign prostatic hyperplasia over two decades. Korean J Urol, 2012, 53 (1): 23-28.

[77] Izard J, Nickel JC. Impact of medical therapy on transurethral resection of the prostate: two decades of change. BJU Int, 2011, 108 (1): 89-93.

[78] Wilson JR, Urwin GH, Stower MJ. The changing practice of transurethral prostatectomy: a comparison of cases performed in 1990 and 2000. Ann R Coll Surg Engl, 2004, 86 (6): 428-431.

[79] Yu X, Elliott SP, Wilt TJ, et al. Practice patterns in benign prostatic hyperplasia surgical therapy: the dramatic increase in minimally invasive technologies. J Urol, 2008, 180 (1): 241-245.

[80] Schroeck FR, Hollingsworth JM, Kaufman SR, et al. Population based trends in the surgical treatment of benign prostatic hyperplasia. J Urol, 2012, 188 (5): 1837-1841.

[81] Sandhu JS, Jaffe WI, Chung DE, et al. Decreasing electrosurgical transurethral resection of the prostate surgical volume during graduate medical education training is associated with increased surgical adverse events. J Urol, 2010, 183 (4): 1515-1519.

[82] Cury J, Coelho RF, Bruschini H, et al. Is the ability to perform transurethral resection of the prostate influenced by the surgeon's previous experience? Clinics, 2008, 63 (3): 315-320.

[83] Barry MJ, Mulley Jr AG, Fowler FJ, et al. Watchful waiting vs immediate transurethral resection for symptomatic prostatism. The importance of patients' preferences. JAMA, 1988, 259 (20): 3010-3017.

[84] Ou R, You M, Tang P, et al. A randomized trial of transvesical prostatectomy versus transurethral resection of the prostate for prostate greater than 80 mL. Urology, 2010, 76 (4): 958-961.

[85] Kirby RS. The natural history of benign prostatic hyperplasia: what have we learned in the last decade? Urology, 2000, 56 (5 Suppl 1): 3-6.

[86] McVary KT, Roehrborn C, Avins AL, et al. American urological association guideline: management of benign prostatic hyperplasia. J Urol, 2011, 185 (5): 1793-803.

[87] Wasson JH, Reda DJ, Bruskewitz RC, et al. A comparison of transurethral surgery with watchful waiting for moderate symptoms of benign prostatic hyperplasia. The Veterans Affairs Cooperative Study Group on transurethral resection of the prostate. N Engl J Med, 1995, 332 (2): 75-79.

[88] Izard J, Nickel JC. Impact of medical therapy on transurethral resection of the prostate: two decades of change. BJU Int, 2011, 108 (1): 89-93.

[89] Blanchard K, Hananel A, Rutchik S, et al. Transurethral resection of the prostate: failure patterns and surgical outcomes in patients with symptoms refractory to alpha-antagonists. South Med J, 2000, 93 (12): 1192-1196.

[90] Flanigan RC, Reda DJ, Wasson JH, et al. 5-year outcome of surgical resection and watchful waiting for men with moderately symptomatic benign prostatic hyperplasia: a Department of Veterans Affairs Cooperative Study. J Urol, 1988, 160 (1): 12-16.

[91] Lourenco T, Pickard R, Vale L, et al. Alternative approaches to endoscopic ablation for benign enlargement of the prostate: systematic review of randomised controlled trials. BMJ, 2008, 337: a449.

[92] Lourenco T, Pickard R, Vale L, et al. Minimally invasive treatments for benign prostatic enlargement: systematic review of randomized controlled trials. BMJ, 2008, 337: a1662.

[93] Lim KB, Wong MY, Foo KT. Transurethral resection of prostate (TURP) through the decades-a comparison of results over the last thirty years in a single institution in Asia. Ann Acad Med Singa-

pore，2004，33（6）：775-779.

［94］ Mishriki SF，Grimsley SJ，Nabi G，et al. Improved quality of life and enhanced satisfaction after TURP：prospective 12-year follow-up study. Urology，2008，72（2）：322-326.

［95］ Mamoulakis C，Efthimiou I，Kazoulis S，et al. The modifi ed Clavien classifi cation system：a standardized platform for reporting complications in transurethral resection of the prostate. World J Urol，2011，29（2）：205-210.

［96］ Mitropoulos D，Artibani W，Graefen M，et al. Reporting and grading of complications after urologic surgical procedures：an ad hoc EAU guidelines panel assessment and recommendations. Eur Urol，2012，61（2）：341-349.

［97］ Mebust WK，Holtgrewe HL，Cockett AT，et al. Transurethral prostatectomy：immediate and postoperative complications. A cooperative study of 13 participating institutions evaluating 3，885 patients. J Urol，2002，167（2 Pt 2）：999-1003.

［98］ Reich O，Gratzke C，Bachmann A，et al. Morbidity，mortality and early outcome of transurethral resection of the prostate：a prospective multicenter evaluation of 10，654 patients. J Urol，2008，180（1）：246-249.

［99］ Shrestha BM，Prasopshanti K，Matanhelia SS，et al. Blood loss during and after transurethral resection of prostate：a prospective study. Kathmandu Univ Med J，2008，6（23）：329-334.

［100］ Wenders M，Wenzel O，Nitzke T，et al. Perioperative platelet inhibition in transurethral interventions：TURP/TURB. Int Braz J Urol，2012，38（5）：606-610.

［101］ Taylor K，Filgate R，Guo DY，et al. A retrospective study to assess the morbidity associated with transurethral prostatectomy in patients on antiplatelet or anticoagulant drugs. BJU Int，2011，108 Suppl 2：45-50.

［102］ Pastore AL，Mariani S，Barese F，et al. Transurethral resection of prostate and the role of pharmacological treatment with dutasteride in decreasing surgical blood loss. J Endourol，2013，27（1）：68-70.

［103］ Donohue JF，Sharma H，Abraham R，et al. Transurethral prostate resection and bleeding：a randomized，placebo controlled trial of role of finasteride for decreasing operative blood loss. J Urol，2002，168（5）：2024-2026.

［104］ Collins JW，Macdermott S，Bradbrook RA，et al. Is using ethanol-glycine irrigating fluid monitoring and "good surgical practice" enough to prevent harmful absorption during transurethral resection of the prostate? BJU Int，2006，97（6）：1247-1251.

［105］ Fitzpatrick JM. Minimally invasive and endoscopic management of benign prostatic hyperplasia. In：Wein AJ，editor. Campbell-Walsh urology. Philadelphia：Elsevier Saunders，2011：2684.

［106］ Trepanier CA，Lessard MR，Brochu J，et al. Another feature of TURP syndrome：hyperglycaemia and lactic acidosis caused by massive absorption of sorbitol. Br J Anaesth，2001，87（2）：316-319.

［107］ Issa MM，Young MR，Bullock AR，et al. Dilutional hyponatremia of TURP syndrome：a historical event in the 21st century. Urology，2004，64（2）：298-301.

［108］ Ahyai SA，Gilling P，Kaplan SA，et al. Meta-analysis of functional outcomes and complications following transurethral procedures for lower urinary tract symptoms resulting from benign prostatic enlargement. Eur Urol，2010，58（3）：348-97.

[109] Kallenberg F，Hossack TA，Woo HH. Long-term follow up after electrocautery transurethral resection of the prostate for benign prostatic hyperplasia. Adv Urol，2011，2011：359478.

[110] Rassweiler J，Teber D，Kuntz R，et al. Complications of transurethral resection of the prostate (TURP) -incidence，management，and prevention. Eur Urol，2006，505：969-979.

[111] De Nunzio C，Franco G，Rocchegiani A，et al. The evolution of detrusor overactivity after watchful waiting，medical therapy and surgery in patients with bladder outlet obstruction. J Urol，2003，169 (2)：535-539.

[112] Kershen RT，Azadzoi KM，Siroky MB. Blood flow，pressure and compliance in the male human bladder. J Urol，2002，168 (1)：121-125.

[113] Andersson KE. Storage and voiding symptoms：pathophysiologic aspects. Urology，2003，62 (5 Suppl 2)：3-10.

[114] Miyazato M，Yoshimura N，Chancellor MB. The other bladder syndrome：underactive bladder. Rev Urol，2013，15 (1)：11-22.

[115] Chancellor MB. The overactive bladder progression to underactive bladder hypothesis. Int Urol Nephrol，2014，46 Suppl 1：S23-27.

[116] 王栋，许克新. 经尿道前列腺切除术的疗效与术前膀胱逼尿肌压力的相关性研究. 中华泌尿外科杂志，2014，35 (3)：212-215.

[117] Birder LA，Ruggieri M，Takeda M，et al. How does the urothelium affect bladder function in health and disease? ICI-RS 2011. Neurourol Urodyn，2012，31 (3)：293-299.

[118] 胡浩，许克新，张晓鹏，等. 伴有膀胱过度活动症症状的良性前列腺增生患者尿液中脑源性神经营养因子的表达. 北京大学学报（医学版），2014，46 (4)：519-523.

[119] Cannon GW，Mullins C，Lucia MS，et al. A preliminary study of JM-27：a serum marker that can specifically identify men with symptomatic benign prostatic hyperplasia. J Urol，2007，177 (2)：610-614；discussion 614.

[120] Mikolajczyk SD，Millar LS，Wang TJ，et al. "BPSA," a specific molecular form of free prostate-specific antigen，is found predominantly in the transition zone of patients with nodular benign prostatic hyperplasia. Urology，2000，55 (1)：41-45.

索引词表